표 준 주

ACS와 IUPAC에서 권장함.

원소기호	O 8	원자번호
이름	산소	
원자량	15.9994	
안정한산화수	−2 3.5	전기음성도

a가장 안정하거나 잘 알려진 동위원소의 질량수
b가장 반감기가 긴 동위원소의 질량

주기 \ 족	1 (IA)	2 (IIA)	3 (IIIB)	4 (IVB)	5 (VB)	6 (VIB)	7 (VIIB)	8
1	H 1 수소 1.00794 1 2.2							
2	Li 3 리튬 6.941 1 1.0	Be 4 베릴륨 9.01218 2 1.5						
3	Na 11 나트륨 22.98977 1 1.0	Mg 12 마그네슘 24.305 2 1.2	◀ 전 이 금 속					
4	K 19 칼륨 39.098 1 0.9	Ca 20 칼슘 40.08 2 1.0	Sc 21 스칸듐 44.9559 3 1.2	Ti 22 타이타늄 47.90 4 1.3	V 23 바나듐 50.9415 5 1.5	Cr 24 크로뮴 51.996 3 1.6	Mn 25 망가니즈 54.9380 2 1.6	Fe 26 철 55.845 3 1.6
5	Rb 37 루비듐 85.4678 1 0.9	Sr 38 스트론튬 87.62 2 1.0	Y 39 이트륨 88.9059 3 1.1	Zr 40 지르코늄 91.22 4 1.2	Nb 41 나이오븀 92.9064 5 1.2	Mo 42 몰리브데넘 95.94 6 1.4	Tc 43 테크네튬 98.9062[b] 7 1.4	Ru 44 루테늄 101.07 (3,4) 1.4
6	Cs 55 세슘 132.9054 1 0.9	Ba 56 바륨 137.327 2 1.0	La* 57 란타넘 138.9055 3 1.1	Hf 72 하프늄 178.49 4 1.2	Ta 73 탄탈럼 180.9479 5 1.3	W 74 텅스텐 183.84 6 1.3	Re 75 레늄 186.2 7 1.5	Os 76 오스뮴 190.2 4 1.5
7	Fr 87 프랑슘 (223)[a] 1 0.9	Ra 88 라듐 226.0254[b] 2 1.0	Ac** 89 악티늄 (227)[a] 3 1.0	Rf 104 러더포듐 (261)[a] 4 —	Db 105 더브늄 (262)[a] 5 —	Sg 106 시보귬 (266) — —	Bh 107 보륨 (264) — —	Hs 108 하슘 (269) — —

란타넘족 원소	* 6	Ce 58 세륨 140.116 3 1.1	Pr 59 프라세오디뮴 140.90765 (3,4) 1.1	Nd 60 네오디뮴 144.24 3 1.1	Pm 61 프로메튬 (145)[a] 3 1.1
악티늄족 원소	** 7	Th 90 토륨 232.0381[b] 4 1.1	Pa 91 프로탁티늄 231.03588 5 1.1	U 92 우라늄 238.02891 6 1.2	Np 93 넵투늄 (237) 5 1.2

율 표

-12를 기초로 하였다.
어진 원자량은 가장 안정하거나
진 동위원소들의 것이다.

0	11 (IB)	12 (IIB)	13 (IIIA)	14 (IVA)	15 (VA)	16 (VIA)	17 (VIIA)	18 (VIIIA)
								He 2 헬륨 4.002602 — —
			B 5 붕소 10.81 3 2.0	C 6 탄소 12.011 +4,−4, 2.5	N 7 질소 14.0067 +3,−3 3.1	O 8 산소 15.9994 −2 3.5	F 9 플루오르 18.99840 −1 4.1	Ne 10 네온 21.1797 — —
			Al 13 알루미늄 26.98154 3 1.5	Si 14 규소 28.086 4 1.7	P 15 인 30.97376 5 2.1	S 16 황 32.06 6 2.4	Cl 17 염소 35.453 +1,−1 2.8	Ar 18 아르곤 39.948 — —
28 켈 .69 1.8	Cu 29 구리 63.546 2 1.8	Zn 30 아연 65.409 2 1.7	Ga 31 갈륨 69.72 3 1.8	Ge 32 저마늄 72.61 4 2.0	As 33 비소 74.9216 +3,−3 2.2	Se 34 셀레늄 78.96 4 2.5	Br 35 브로민 79.904 +1,−1 2.7	Kr 36 크립톤 83.80 — —
46 라듐)6.4 1.4	Ag 47 은 107.868 1 1.4	Cd 48 카드뮴 112.411 2 1.5	In 49 인듐 114.82 3 1.5	Sn 50 주석 118.71 4 1.7	Sb 51 안티모니 121.760 +3,−3 1.8	Te 52 텔루륨 127.60 4 2.0	I 53 아이오딘 126.904 +1,−1 2.2	Xe 54 제논 131.293 — —
78 금 .078 1.4	Au 79 금 196.9665 3 1.4	Hg 80 수은 200.59 2 1.5	Tl 81 탈륨 204.3833 1 1.4	Pb 82 납 207.2 2 1.6	Bi 83 비스무트 208.9804 3 1.7	Po 84 폴로늄 (210)[a] 4 1.8	At 85 아스타틴 (210)[a] +1,−1 2.0	Rn 86 라돈 (222)[a] — —
110 — 69) —	— 111 — (272) — —							

금속 준금속 비금속

내 부 전 이 원 소

63 로퓸 .964 1.0	Gd 64 가돌리늄 157.25 3 1.1	Tb 65 터븀 158.92534 3 1.1	Dy 66 디스프로슘 162.50 3 1.1	Ho 67 홀뮴 164.93032 3 1.1	Er 68 어븀 167.26 3 1.1	Tm 69 툴륨 168.9342 3 1.1	Yb 70 이터븀 173.04 3 1.1	Lu 71 루테튬 174.97 3 1.1
95 리슘 43) 1.2	Cm 96 퀴륨 (247)[a] 3 1.2	Bk 97 버클륨 (247) 3 1.2	Cf 98 캘리포늄 (251)[a] 3 1.2	Es 99 아인슈타이늄 (251) — 1.2	Fm 100 페르뮴 (257) 3 1.2	Md 101 멘델레븀 (258) — 1.2	No 102 노벨륨 (259) — —	Lr 103 로렌슘 (262) — —

임상화학

CLINICAL CHEMISTRY

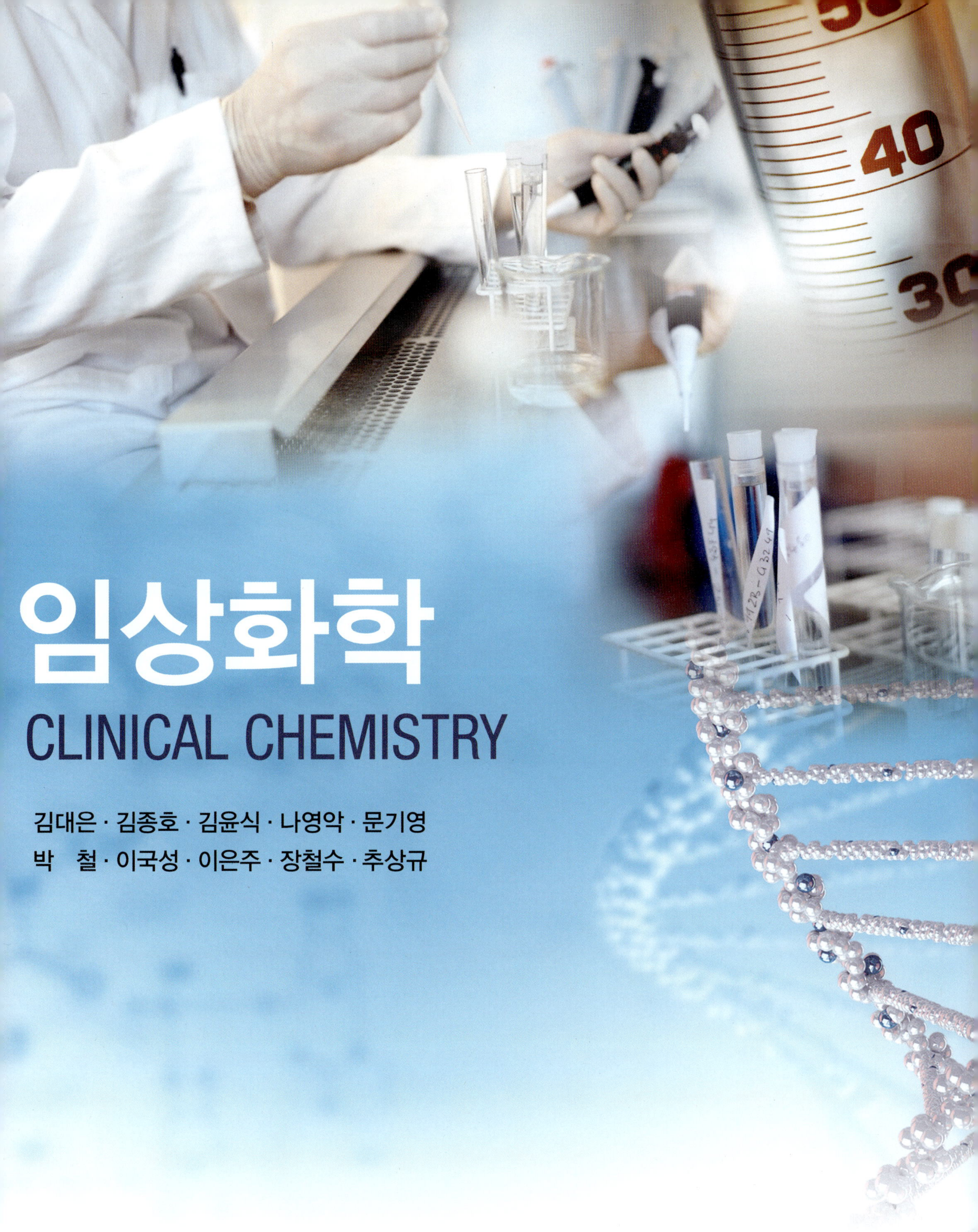

임상화학

CLINICAL CHEMISTRY

김대은 · 김종호 · 김윤식 · 나영악 · 문기영
박　철 · 이국성 · 이은주 · 장철수 · 추상규

고려의학
KOMB Korea Medical Book Publishing Company

머리말

임상화학은 질병으로 인한 체액의 화학적 성분들의 농도 변화를 연구하는 학문이다. 정상인은 건강을 유지하기 위하여 섭취 대사 배설을 반복하면서 체액의 화학물질 농도를 일정하게 유지한다. 그러나 질병을 앓게 되면 질병과 관계있는 화학물질들의 농도 변화가 일어난다. 따라서 임상화학은 질병을 이해하고 예방과 진단 그리고 치료를 위하여 중요한 기준이 되는 학문이다.

이 책은 날로 발전해가는 임상화학 분야를 보다 쉽게 이해하고, 활용할 수 있도록 심혈을 기울여 제작하였다. 뿐만 아니라 의학검사 업무를 수행하는 사람들과 진단검사학, 보건학, 의학 등 보건 분야를 수학하는 학생들, 그리고 건강에 관심 있는 모든 사람들의 참고서가 될 것으로 사료된다.

저자들은 최고의 책을 제작하기 위하여 최선을 다했지만 독자들의 끊임없는 지도와 편달을 부탁하며 보다 새롭고 좋은 책이 될 수 있도록 계속해서 노력할 것이다.

이 책은 임상화학을 이해하고 임상화학 업무분야에서 최고의 지침서가 될 수 있도록 임상화학 업무에 필요한 기본적인 지식과 분석에 이용되는 기기들의 내용을 기술하였으며 질병을 이해하는 데 필요한 참고치들의 관리방법, 혈액과 같은 체액으로부터 화학물질들의 분석방법과 임상적인 의의, 그리고 실험에서 필요한 일반 지식 및 특징들을 수록하였다.

끝으로 이 소책자가 학업에 임하는 학생들에게는 지침서로, 전공자들에게는 참고자료로 도움을 줄 수 있다면 다행이라고 생각한다. 그간 이 책을 출간하기까지 도움을 주신 여러 분들과 고려의학 최병진 사장님 그리고 임직원 모든 분들께 심심한 사의를 표한다.

2013. 8

저 자

차 례

총론

6장 저울(Balance) / 41

7장 용액(Solution) / 45

8장 전해질(Electrolytes) / 55

9장 용량분석 / 63

10장 비색분석 / 71

11장 광도계 / 79

12장 자동분석기 / 93

13장 전기화학 분석(Electrochemical analysis) / 107

14장 분리분석(Separation analysis) / 127

15장 질관리(Quality control, QC) / 157

각론

1장 검체와 재단백 / 199

2장 탄수화물(Carbohydrates) / 215

3장 비단백질소(Nonprotein Nitrogen) / 251

4장 단백질 / 281

5장 물과 전해질(Water and Electrolytes) / 297

6장 혈액가스(Blood gas) / 315

7장 효소(Enzymes) / 333

8장 간기능검사 / 399

9장 신기능검사 / 419

10장 지질, 지단백, 아포지단백 / 435

11장 호르몬과 비타민 / 471

12장 약물검사 / 517

13장 표지자(Markers) / 537

한글 찾아보기 / 551
영문 찾아보기 / 555

총론
Clinical Chemistry

1장 임상화학의 개념

1. 임상화학이란

임상병리학이란 의학의 한 분야로 인간의 건강유지, 질병의 예방 및 치료 그리고 진단에 필요한 검사 방법을 연구하고, 그 정보를 해독 처리하는 광범위한 학문이며, 그중에서도 화학적 방법으로 분석, 평가, 연구하고 해석하는 분야를 임상화학(clinical chemistry)이라고 한다.

학문은 넓은 의미로 인문학, 사회과학 그리고 자연과학으로 구분된다.

자연과학은 화학, 생물, 물리 등 자연현상에 대한 전반적인 학문 분야이다. 임상화학은 임상병리검사학(medical technology)의 한 분야이고 임상병리검사학은 자연과학의 한 분야인 의과학의 한 분야이다. 임상병리검사학을 세분화하면 아래(표 1-1)와 같다.

표 1-1. 임상병리 검사학의 분류

임상병리검사학	임상화학	지질검사학, 임상효소학, 중금속검사학, 전해질 및 혈액가스검사학, 진단호르몬학, 치료적 약물농도 모니터링학, 독물검사학, 종양표지자 분석학, 면역화학 요분석학, 일반검사학, 진단체액학, 진단분자유전학, 진단영양학, 핵산생화학, 세포호르몬학, 당질검사학, 미량원소학, 선천성대사학 등
	임상혈액학	골수검사학, 세포형태학, 유세포검사학, 혈액응고학, 분자혈액학, 혈액종양학
	임상미생물학	병원감염관리학, 임상세균학, 임상진균학, 임상바이러스학, 임상기생충학, 항균제내성학, 분자미생물학, 미생물역학
	임상면역학	진단세포면역학, 진단체액면역학, 진단면역형광학, 장기이식학, 자가면역학, 알레르기학, 종양면역학, 분자면역학, 종양표지자학, 면역기능학, 면역측정학, 바이러스혈청학, 세균혈청학, 기생충혈청학, 진균혈청학
	수혈의학	성분채집학, 조혈모세포학, 분자수혈의학, 성분수혈의학, 혈장분획학 친자감별학, 조직은행학, 면역혈액학, 수혈혈액학, 조직이식학`
	세포유전학 진단분자생물학	암유전자진단학, 신생아대사유전학, 분자유전학, 유전상담학
	조직검사학	조직병리학, 세포병리학, 효소조직화학, 면역조직화학
	임상생리학	순환생리학, 신경생리학, 호흡기생리학, 초음파검사학
	검사정보학	정보처리학, 의사결정학, 생명정보학, 의료정보학, 영상처리학, 검사통계학, 검사해석학
	검사의학 현장검사학	검사실경영학, 정도관리학, 검사기기학, 검사자동화학, 안전관리학

임상화학에서 취급되는 분야는 검사실의 management, 안전관리, 검체의 관리, 분석기자제의 사용법, 시약의 제조법, 정도관리, carbohydrates, nonprotein nitrogens, lipids and lipo-proteins, amino acids, proteins, enzymes, electrolytes and blood gases, hormones, vitamins, hemoglobin metabolites, drugs, trace elements, tumor markers 등이다.

인체를 구성하고 있는 모든 물질들과 질병을 일으키는 병원성 물질들의 기능과 질병과의 관계를 이해하고 정확하게 분석하여 질병 예방과 치료, 진단 및 예후판정에 활용할 수 있는 정보를 제공할 수 있도록 분석, 평가, 연구하는 모든 분야이다. 뿐만 아니라 임상화학의 범위는 질병을 예방하고 진단, 치료에 필요한 새로운 화학물질들을 분석, 평가 연구하고 새로운 분석법을 개발하며, 또한 당뇨병 검사(diabetes test), 종양 표지자 검사(tumor markers test), 골 표지자 검사(bone markers test), 심장 표지자 검사(cardiac markers test), 신장기능검사(kidney function test), acid-base의 균형 검사, 간 기능 검사(Liver function test), 췌장 기능 검사(pancreatic function test), bone metabolism 검사, 뇌하수체 기능 검사(pituitary function test), 갑상선 기능 검사(thyroid function test), 부신 기능 검사(adre-nocortical function test), 임신 관련 호르몬 검사(reproductive endocrine function test), 유전병 검사(inherited disease test), 약물 검사(therapeutic drug monitoring) 등 인체를 구성하고 있는 모든 장기나 조직들의 기능검사를 연구하고 개발하는 분야까지 포함된다.

임상화학 검사는 기원전까지 거슬러 올라간다. 기원전 4~5세기에 Hipocrates에 의하여 uro-scopy(요검사 진단)의 중요성이 강조됨으로써 요(urine)를 보고 질병을 예측하는 uromancy 즉, 요의 육안적 검사에서부터 시작하였다. 임상화학은 16세기경 Swiss의 의학자이며, 연금술사인 P.A. paracelsus(1493~1541)에 의하여 의학과 화학이 접목된 iatrochemistry(medical chemistry)라는 분야가 발달하게 되었다. 19세기에 이르러 uric acid의 임상적 해석과 위액의 산도 검사를 보다 과학적인 방법으로 분석하게 되었다.

20세기에 이르러 임상화학 분석 기술은 눈부시게 발전하여 이제까지의 화학분석에서 사용되어 왔던 중량법, 적정법으로부터 탈피하여 spectrophotometric method, light emission and scat-tering technique 등이 사용되고 있다. 근래에 이르러 특정 화학물질을 잘 분리 분석하는 특이도를 높이기 위하여 ion selective electrode(ISE)를 이용하는 electrochemistric technique, 수용체(receptor)와 같은 biosensor를 이용하는 분석법, 그리고 특이적으로 반응하는 성질을 이용하는 효소법(enzyme methods, EIA)과 항원－항체 반응법(immunochemical methods) 등이 많이 활용되고 있다. 또한 고감도의 측정이 가능한 방사선 동위원소를 이용한 분석법(radiochemical method), 다수의 물질을 분리하여 동시에 측정하는 chromatography, 단백질이나 핵산처럼 이온성을 갖는 물질들의 분리, 분석을 위한 electrophoresis techicque, 핵산은 상보적(complementary)으로 결합하는 성질을 이용한 nucleic acid techniques 등이 이용된다. 최근에는 표적 DNA의 유무를 알기 위하여 DNA chip을 사용하는 최신 방법이 개발되었고, 최신 물리화학 기술을 사용하는 mass spectrometry나 핵자기공명 등도 이용되고 있다.

1970년대만 하더라도, 우리나라의 검사실에서는 물질 분석에 필요한 시약의 제조와 분석 방법은 대부분 수동(manual) 방법에 의존하였으나 검사물질이 다양해지고 환자가 증가함에 따라 짧은 시간 내에 많은 검체를 정확하게 분석해야 하는 필요성이 증대함에 따라 자동화 분석기기가 출현하였다. 뿐만 아니라 컴퓨터와 같은 정보 통신 분야의 발달로 자동화는 신속하게 발달하게 되었다. Autoanalyzer는 1시간 동안 수십 검체를 처리할 수 있는 semi-autoanalyzer와 1시간에 수백 검체에서 수천 검체를 처리할 수 있는 대형 autoanalyzer가 개발되었다. 그리고 bar-code의 개발로 검체의 준비와 분류, 분석시약의 준비와 pipetting, 검사 종류의 인식, 그리고 환자의 제반 의학정보 등 준비된 검체로부터 물질의 분석과 검사 결과를 컴퓨터에 입력 전달까지 OCS 등의 연계 시스템이 자동적으로 처리할 수 있게 되었다. 임상화학 검사실의 자동화는 검체의 운반, 분석, 결과의 정리, 결과의 종합적인 관리 등 모든 분야에서 자동화되고 있으며, 언제 어디서나 누구에게나 필요한 경우 자료를 제공할 수 있는 ubiquarters의 개념을 도입하여 on line화되고 있다.

Bar-coding한 검체가 TLA system에 의하여 임상화학 검사실로 이동되면 routine analysis, STAT analysis, TDM, 기타 special test 등으로 검체가 분액 분류되기 때문에 수동 작업으로 인하여 유발할 수 있는 오차를 제거할 수 있는 장점이 있다. 최근에는 간편하고 단일 검사 방법으로 POCT(point-of-care testing) 검사 방법 등이 개발되고 있다.

임상화학 검사는 환자의 검체를 분석하여 질병을 관리하기 위하여 활용되므로 신빙도(reliability)가 높은 결과를 얻기 위하여 신속하게 수행되어야 한다. 신빙도 높은 결과를 얻기 위하여 오차(error)가 최소화되도록 종합적인 정도관리(totally quality control, TQC)를 해야 한다. 오차는 환자 및 검체 관리, 분석 방법 및 시약, 분석 기제 기구 및 분석자 등으로부터 유래하기 때문에 정확한 분석 결과를 얻기 위하여 환자, 검체, 분석기기, 분석과정, 분석 시약, 분석자 등에 대한 충분한 지식을 습득해야 한다.

앞으로 임상화학검사 물질의 종류는 다양해지고 검체의 농도도 미량(ng/μl, pg/μl, fg/μl 등)까지 분석하여 인체를 구성하고 있는 모든 장기병리와 대사성 질환, 신경 질환 등 질병에 관한 모든 정보를 임상화학의 검사 결과에 의존하게 될 것으로 기대한다.

2장 측정단위

과학적인 자료의 근거를 결정하는 성분, 즉, 단위를 나타내는 수치를 측정값(치)이라 하고, 수치 수량(numerical quantity), 단위(unit), 물질의 이름(name of substance)으로, 예를 들면, 100mg/dl, glucose 등으로 나타낸다.

초기에는 CGS: 길이(centimeter), 질량(gram), 시간(second)의 단위를 사용하였으나, 현재는 MKS : 길이(meter), 질량(kilogram), 시간(second)을 사용한다.

그러나 실험에서는 전형적인 기계, 기구 등을 사용하고 있으며, 어떠한 기계, 기구 및 장치도 정확하게 검증할 수 없기 때문에 매우 높은 감도의 측정법을 사용하며 개선하고 있으나 모든 측정은 오차로 인한 불확정성(uncertainity)을 갖고 있다.

근래에는 국제도량총회에서 채택된 단위계인 국제단위계(Systeme International Unit, SI)를 기준단위로 사용하고 있으며, 국제 순정 응용 화학연합(International Union of Pure applied Chemistry, IUPAC) 및 국제 임상화학연맹(International federation for Clinical Chemistry, IFCC)에서도 임상화학의 단위로 활용되고 있다.

1. SI 기본단위

표 2-1. SI 기본 단위 종류

기본 물리량	명 칭	기 호
길이(length)	meter	m
질량(mass)	kilogram	kg
시간(time)	second	s
전류(Electric current)	ampere	A
물질의 양(Amount of substance)	mole	mol
광도(luminous intesity)	candela	cd
열역학적 온도(Thermodynamic temperature)	kelvin temp.	K

2. SI 보충단위(측정단위)

1) 길이의 단위

1m = 100cm	1m = 1,000mm	1m = 10^6 μm
1m = 10^9nm	1m = 10^{10} Å	1m = 39.37inch
1km = 0.6mile	1mile = 1.61km	1mile = 1,760yd
1m = 1.094yd	1feet = 30.48cm	1inch = 2.54cm

2) 부피의 단위

1L = 1,000mL	1L = 106UL	1mL= 103UL
1quart = 946mL	1pint = 473.179mL	1oz = 29.6mL
1barrel = 158.99L	1gallon = 3.785L	

3) 무게의 단위

1kg = 1,000g	1kg = 106mg	1kg = 109ug
1Oz = 28.35g	1Lb = 453.9g	1g = 15.4grain

3. SI 유도단위(실용단위)

표 2-2.

종류(물질량)	기 호	명 칭
체적(용적)	m^3(L)	cubic meter
면적	m^2	square meter
파수	m^{-1}	per meter
밀도	kg/m^3	kilogram per cubic meter
농도	mol/L	mole per liter
압력	Pa	Paskal
열량	J	joule
전압(전위)	V	volt
전기량(전하)	C	coulomb
주파수	Hz	Hertz
전기용량	F	Farad
전기저항	O	Ohm

4. SI 단위의 접두어

표 2-3.

기 호	명 칭	누적승수
E	exa	10^{18} (백경 배)
P	peta	10^{15} (천조 배)
T	tera	10^{12} (일조 배)
G	giga	10^{9} (십억 배)
M	mega	10^{6} (백만 배)
k	kilo	10^{3} (천 배)
h	hecto	10^{2} (백 배)
da	deca	10 (열 배)
d	deci	10^{-1} (십 분의 일)
c	centi	10^{-2} (백 분의 일)
m	milli	10^{-3} (천 분의 일)
μ	micro	10^{-6} (백만 분의 일)
n	nano	10^{-9} (십억 분의 일)
p	pico	10^{-12} (일조 분의 일)
f	femto	10^{-15} (천조 분의 일)
a	atto	10^{-18} (백경 분의 일)

3장 분석용 초자

유리(초자)는 규산염 양이온의 함량과 음이온의 함량에 따라 구조가 결정되는 성질을 지닌 복합 규산염을 의미하고, Fe^{3+}, 혹은, Ni^{2+}와 같은 금속 양이온을 첨가함으로써, 다양한 색깔이 나타난다.

1. 화학실험용 초자의 일반적인 조건

(1) 투명도가 좋아야 한다.
(2) 급냉, 급열에 잘 견디어야 한다.
(3) 고온에 잘 견디어야 한다.
(4) 내산성, 내알칼리성이 높아야 한다.
(5) 내약품성, 내부식성이 높아야 한다.
(6) 경제성을 고려해야 한다.

2. 초자(유리)의 종류

1) 연질유리(Soft glass)

일명 소다석회유리, 무붕산 유리라고 하며, 성분은 Na_2O, CaO, SiO_2로 구성되어 있고, 붕규산유리에 비해 열에 약하고, 화학적 저항은 있지만 약한 편이고, 알칼리에는 높은 저항을 나타낸다. 용도는 1회용 기구를 만드는 데 주로 사용한다.

2) 경질유리(Hard glass)

일명 카리 석회유리라고 하며, 성분은 K_2O, CaO, SiO_2로 구성되어 있고, 열에 강하고, 산성에도 강하며, 투명도가 좋기 때문에 이화학적 실험기구 및 색유리에 사용한다.

3) 붕규산 유리(Borosilicate glass)

일명 내열초자라고 하며, 성분은 Na_2O, B_2O_3, SiO_2로 구성되어 있고, 알칼리 함량이 낮고 magnesialime-zinc군과 중금속은 없기 때문에 고온에 견고하다.

내열성(600℃까지 견디며, 510℃까지는 안정성), 부식성(내화학성)에 강하므로 높은 정밀성이 요구되는 이화학적인 분석이나 광학기구에 사용된다. 특히, Pyrex 및 Kimax(소수의 원소만을 포함)나 Corex(산화 알미늄을 첨가한 aluminium-silicate유리), 그리고 Vycor(내열성 및 내산성이 강한 유리), Brand 등이 있다.

4) 석영유리(Quartz glass)

일명 규산유리라 하고, borosilicate 유리에서 silicate를 제외한 모든 원소를 제거한 이산화규소(SiO_2, 96% 이상)로만 구성된 유리이다. 투명품은 수정을, 불투명품은 고급유리제품에 주로 이용되며, 내열성, 부식성, 내방사선 등의 성질을 가지고 있으나 170℃에서 연화, 알칼리와 산에 약하며, 열전도율이 낮고, 고가이다. 광학용기구, quartz cell, curette, prism, lens, 고정밀 분석 장치 등에 이용된다.

5) 표준 납(알칼리) 유리

일명 소다회 유리(flint glase, sodalime, 연유리)라고 하며, 성분은 K_2O, PbO, SiO_2로 구성되어 있어 열에 약하며, 비교적 저가이다. 실온 근처에서만 사용되므로 온도에 민감하나, 화학물질에 강한 반면에 형광물질과 정밀기구의 사용이 불가능하여 주로 1회용 기구나 일반병에 많이 이용된다.

표 3-1. 유리의 성질과 판별법

유리의 종류	성 질	자른 면의 색깔
연질유리	가열하여 냉각해도 늘릴 수 있다	녹 색
경질유리	가열하여 냉각되면 늘릴 수 없다	황 색
붕규산유리	가열하는 데 시간이 오래 걸린다	엷은 황색
석영유리	가열해도 잘 달구어지지 않는다	무 색

4장 초자기구의 종류와 사용법

과학적인 실험과 분석에는 다양한 기구들을 사용하고 있다. 수많은 과학자들은 내열성, 내산성, 내알칼리성, 내충격성 등에 잘 견디면서도 투명하여 육안으로도 식별이 좋은 재질로 만들어진 기구들을 끊임없이 개발, 개선, 발전시키면서 오늘에 이르고 있다. 그중에서도 과학자들의 요구를 상당히 충족시키면서 발전해 온 것이 초자기구인 것이다. 근래에는 미량시료를 안전하고, 신속, 정확, 정밀하게 계량 측정할 수 있는 초미량 측정용 초자기구의 지속적인 개발과 특정한 목적에 의해 개발된 초자기구들이 다양하게 사용되고 있는 실정이나, 초자라는 제한된 특성이 있어 플라스틱, 폴리에틸렌, 폴리스틸렌 등의 고분자 화합물과 금속 등이 병용되어 초자기구의 역할을 축소시키고 있다.

1. 초자기구의 종류

실험실에서 화학실험을 할 때에는 많은 초자기구와 여러 가지 기구를 사용하게 되며, 이들은 실험 결과에 미치는 영향이 크기 때문에 그 종류나 성질을 알아두는 것이 중요하다. 보통 초자기구는 내열 온도 및 Alkali 용출량에 따라 경질과 연질로 나누고, 경질은 다시 1급, 2급, 보통질로 나눈다.

1) 초자기구의 표지

(1) TC(to contain, 유입용, einguss, internal volume)

용량기구의 내부에 들어있는 용량을 표시한 것으로, 수은을 넣었을 때 내벽에 묻지 않으므로 검정 시에는 수은을 사용한다. 따라서 이 종류의 pipette는 씻어내는 종류(wash out pipette)로 적은 양의 계량용이 많다. 예를 들면, Sahli pipette, Lambda pipette 등과 표준용액의 제조에 사용하는 volumetric flask가 있다.

(2) TD(to deliver, 유출용, ausguss, external volume)

용량기구에 표시된 용량을 옮겼을 때(방출된 후)의 양을 표시한 것으로, pipette 내에 증류수를 넣어서 자연스럽게 흘러나온 양을 기준으로 하고, 검정 시에는 증류수를 사용한다. 따라서 이 종류의 pipette는 급히 불어내서도 안 되고, pipette 끝에 남은 양을 불어도 안 되는 pipette으로 예로는 möhr pipette, ostwald pipette, transfer pipette, measuring pipette, buret, mess cylinder 등이 있다.

(3) To blow out pipette

TD pipette과 같으나 최후에 남는 한 방울을 불어내어 포함시키는 것이 다르며(blow out pipette), mouth piece 쪽에 젖빛유리로 ring이 표시되어 있다(etched ring).

(4) A(ausguss, 유출용)선과 E(einguss, 유입용)선

용량 플라스크에 두 개의 눈금만이 표시되어 있으며 위쪽의 선(A선)은 TD용이고, 아래쪽의 E선은 TC용이다. mess cylinder는 TC와 TD가 별도로 표시된 것이 있다.

2) Pipette의 종류

(1) Volumetric pipette, 또는 transfer pipette

Pipette의 중앙에 원형, 사각, 마름모형의 팽대부가 있고, 이 부분은 pipette 내벽에 증류수막의 면적을 최소화하여 오차를 줄이고, 정확한 양을 옮길 수 있어, 검체 채취 및 표준액을 취할 때 사용한다.

(2) Ostwald Folin pipette

Volumetric pipette과 비슷한 모양으로 오차를 최소화하기 위하여 팽대부가 pipette 끝 가까이에 있으며, 적은 양(2mL 이하)의 점성이 있는 혈청이나 혈액 등의 검체를 취할 때 사용한다.

(3) Serological pipette

원통관 전체에 용량의 눈금이 pipette 끝 부분까지 균일하게 표시되어 있다. 이 눈금은 증류수로 검정하여, 눈금이 그어져 있고, pipette 총량을 계측 시에만 정확성을 인식하지만, 정확을 요하는 표준액, 검체를 취하는 데는 부적합하나 일정량의 수용액이나 희석 혈청 등을 분주할 때 주로 사용한다.

(4) Möhr pipette

원통관 전체에 용량의 눈금이 균일한 원통부분(직경이 같은 부분)까지만 눈금이 표시되어 있다. 즉 pipette 끝 부분의 사선 부위에는 눈금이 표시가 안 된다. 정확을 요하지 않는 시약을 취할

때 사용한다.

(5) Micropipette

검체 등의 적은 용량인 μL로 표시되는 양을 취급할 때 사용한다.

특히, 미량의 시료 채취 시에 주의할 것은 micropipette, 또는 tip 내에 묻어있는 수막(liguid, film)이 형성되어 오차가 발생되므로 용매로 몇 차례 헹궈 내거나(wash out), 마지막 방울을 불어 내는 blow out pipette이 대부분이다. 또한 표준액과 시료 채취 시에는 정확하게 검정된 것을 사용하여야 하며, 근래에는 자동화된 것이 대부분이다.

① Sahli pipette

일정한 크기의 모세관으로 되어 있는 미량 채취용 pipett으로, hemoglobin 측정에 쓰인다(wash out pipette).

② Lang-Levy pipette

모세관형으로 중앙부가 잘룩한 곳이 있어 용량이 고정되고, wash out pipette으로 잘룩한 형이다.

③ Kirk pipette

모세관형으로 Lang-Levy pipette과 비슷하나, 잘룩한 곳은 없으나, 용량 표시 눈금이 있다.

④ Capillary pipette

모세관형으로 일정량의 눈금이 모세관에 표시되어 있는 pipette.

(6) pipette filler

고무재료로 되어 있으며, 위험한 시약이나 더러운 시료를 취하고자 할 때 사용한다.

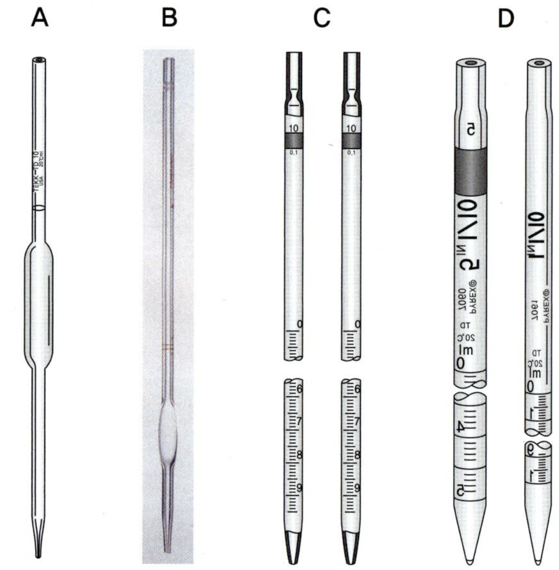

A. Volumetric pipette
B. Ostwald Folin pipette
C. Serological pipette
D. Mohr pipette

그림 4-1. Pipette의 종류

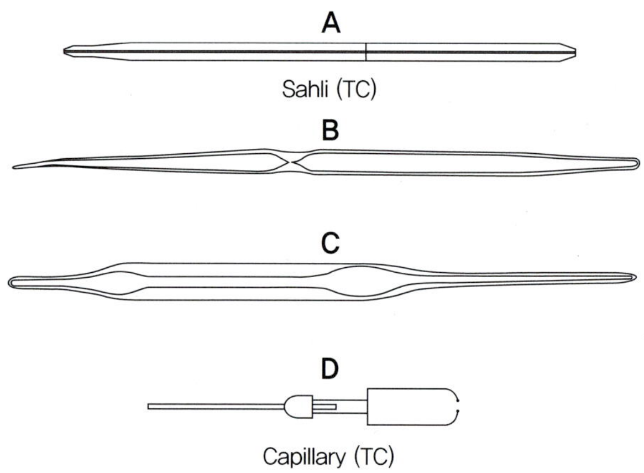

A. Sahli pipette(straight, wash out)
B. Lang-Levy pipette
(comstrictive, no wash out)
C. Kirk pipette(straight, wash out)
D. Capillary pipette
(straight, wash out)

그림 4-2. Micropipette

(7) Sanz pipette(over flow형)

시약병과 모세관으로 구성된 것으로 시약의 일정량을 배출시키는 경우와 검체의 일정량을 채취하는 경우에 사용한다.

(8) Auto pipette(Eppendorf pipette, piston형)

만년필형으로 끝에 tip이 끼어 있으며, 용량에 있어 고정형과 가변형이 있으며, knock형이다.

(9) Pasteur pipette

pipett의 끝 부분이 몸통보다 상당히 가늘고 긴 것으로 눈금이 없고, 흡입구에 고무 bulb가 있는 것으로 균액 등의 채취에 이용한다.

3) Buret의 종류

Buret이란 표준액을 넣고 적정할 때 사용하는 분석용기구로 TD로 표시되어 있으며, 용액의 유출량을 자유롭게 조절할 수 있는 stop cork가 붙어 있어 쉽게 적은 양도 가할 수 있다.

(1) 보통형(Macro buret)

전체량이 1mL, 5mL, 10mL, 25mL, 50mL인 것이 주로 사용되고, 한 눈금은 1/10mL이다. stop cork는 유리, teflon제, 고무관의 pinch cork, 유리구슬 등이 있다.

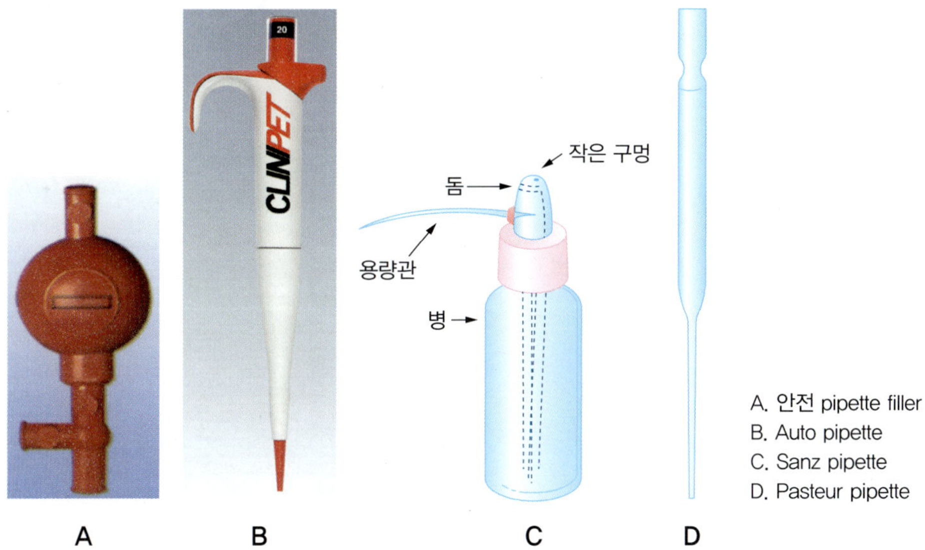

그림 4-3. Pipette의 종류

(2) 미량형(Micro buret)

전량이 1~3mL인 것으로 한 눈금은 1/100mL이다.

(3) 초미량형

전량이 0.1~1mL인 것으로 한 눈금은 1/1,000mL이다.

(4) 자동뷰렛(Autoburet)

적정을 반복할 때 자동적으로 적정액이 뷰렛 내에 들어가게 된 것이다.

4) Flask의 종류

Flask란 화학실험에서 화학반응, 증류, 용량측정, 조제 및 분석에 널리 사용된다.

온도에 따라 용량이 변화하므로, 최종 희석 시에는 실온에 두어야 한다.

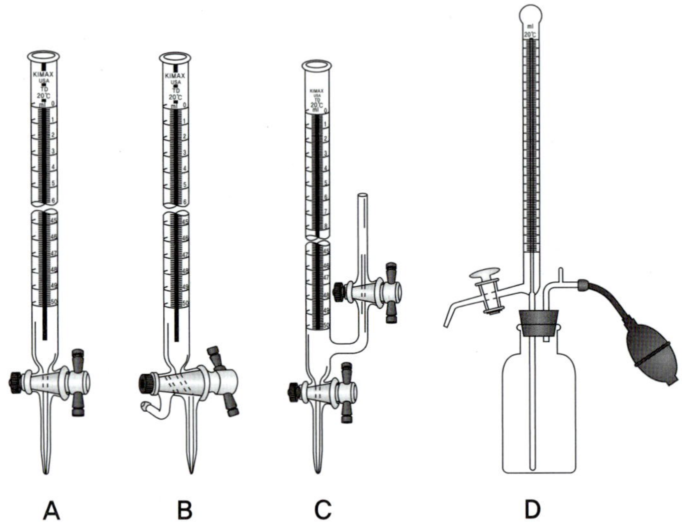

그림 4-4. Buret의 종류

(1) 삼각플라스크(Erlenmeyer flask)

용량은 1~3,000mL까지 다양하며, 용도는 광범위하게 사용된다. 주로 적정, 혼합, 조제에 이용한다.

(2) Boiling flask(round bottomed flask, distilling flask)

바닥이 둥근 것으로 열에 대해 강하여 환류, 증류장치에 주로 사용한다.

(3) 여과용 플라스크(Filtering flask)

삼각플라스크와 같으나 목 부위에 가지가 달려 있어 흡입장치에 연결할 수 있다. 주로 Büchner funnel과 플라스크를 연결하여 흡입 여과용으로 사용한다.

(4) Kjeldahl flask

증류 flask와 비슷하나 밑 부분이 타원형 모양으로 되어 있고, 주로 질소화합물을 분해, 증류하는데 사용한다.

(5) 용량 플라스크(Volumetric flask)

증류 flask와 비슷하나 아랫부분이 편평하고 넓으며, 윗부분은 목이 가늘고 한 개의 눈금이 있으며 주로 시약, 표준액의 제조, 및 희석에 사용하는 정확한 TC의 용량 기구이다.

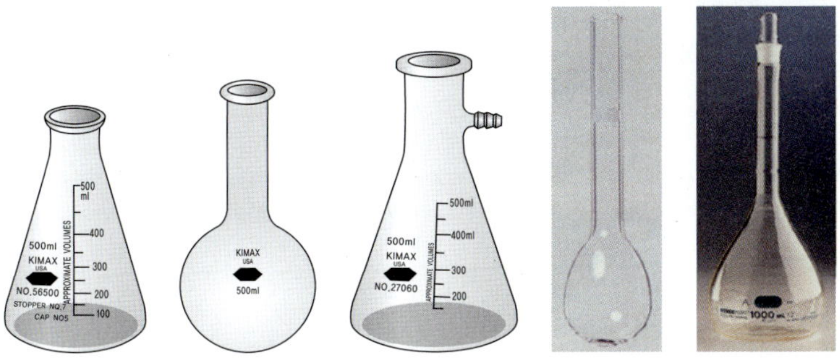

A B C D E

A. 삼각플라스크
B. Boiling flask
C. 여과용 플라스크
D. Kjeldahl flask
E. Volumetric flask

그림 4-5. Flask의 종류

5) Funnel

Funnel은 용액의 여과에 사용하는 기구로, 대개 60° 각을 이룬 Bunsen type이 대부분이고, 재질로는 초자, 플라스틱, 금속, 도가니 등으로 만들어 사용한다.

(1) Funnel(일명 bunsen funnel)

일반적으로 일반화학실험이나 분석에 사용한다.

(2) Ribbed funnel(주름진 깔때기)

깔때기 내면에 아래방향으로 주름을 만들어 여과속도를 높인 것이다(신속여과용).

(3) Büchner funnel

흡인여과에 사용하는 도자기 또는 plastic 제의 감압 여과기이다. 여과판 위에 여과지를 말착시키고 흡인 여과한다. 감압과 가압용이 있다.

(4) Separating funnel(분별깔때기, 분액깔때기)

간단한 추출 과정에 이용하며, 용액층과 용매층(혼합되지 않는 액체)을 분리하는 데 사용되고, 요 중의 17-KS, 17-OHCS 추출 과정 등에 이용된다.

(5) Safety funnel(thistle heads)

액체 주입용으로 역류되는 것을 방지하기 위하여 내부에 골(ridge)을 넣어 내부 표면적을 넓혀 준 기구이다.

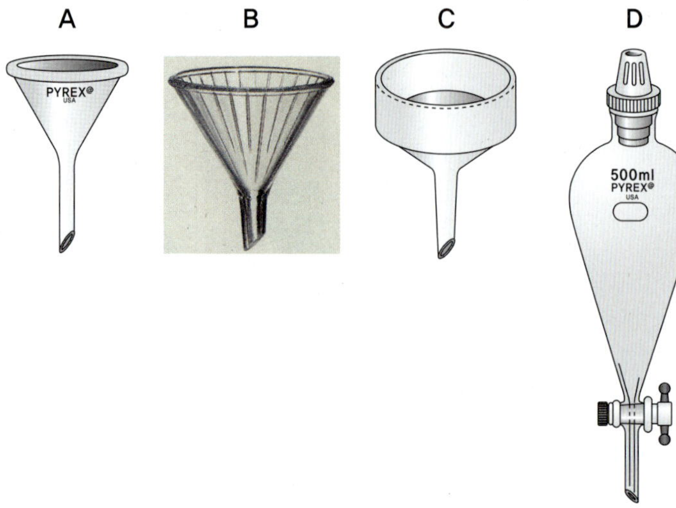

그림 4-6. 깔때기의 종류

6) Test tube

초자기구 중 가장 많이 사용되며, 용도에 따라 형태, 크기, 재질 등이 다양하다. 유리 재질이라도 얇은 것과 두꺼운 것, 착색된 것과 안 된 것, 계량 눈금이 있는 것과 없는 것을 비롯하여, 초자, 금속 및 플라스틱 등 다양하다.

주조, 정성, 정량분석, 합성과 발색반응, 시약, 검체 등의 보존과 계량 등에 사용된다.

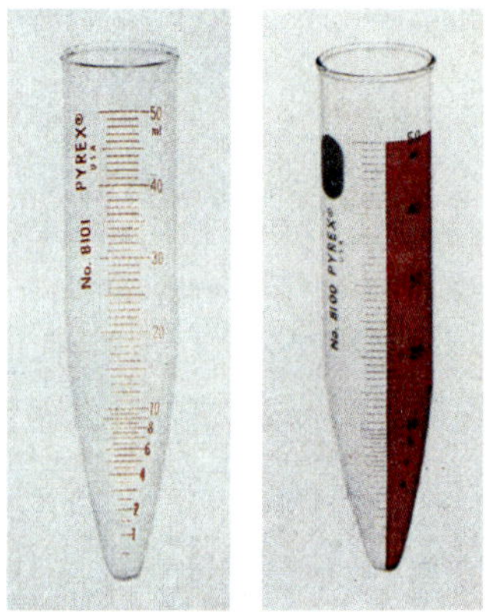

그림 4-7. Centrifuge tube

(1) Kahn tube

12×75mm의 소형 tube

(2) Wasserman tube(4부)

13×100mm의 tube, 총 용량이 약 10mL이다.

(3) Test tube(중형시험관 : 5부)

15×150mm의 tube, 총 용량이 약 20mL이다.

(4) Test tube(대형시험관 : 6부)

18×200mm의 tube, 총 용량이 약 30mL이다.

(5) Centrifuge tube

원심분리용 시험관으로, 각 원침 검사 등에 사용하며, 계량용 눈금이 있는 것과 없는 것이 있다.

(6) Scre

시험관에 뚜껑이 있는 것으로, 배양검사 및 휘발성 물질의 검사에 사용한다.

(7) Folin-Wu sugar tube

각종 당을 측정 시에 사용한다.

(8) NPN tube

비단백질소 측정에 사용

(9) Diazo tube

요의 Diazo 반응에 사용

(10) Esbach tube

요의 단백정량에 사용

(11) Nissl tube

뇌척수액의 단백정량에 사용

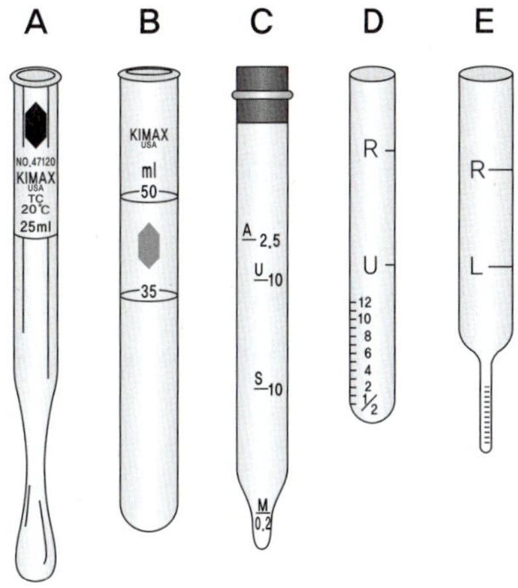

A. Folin-Wu sugar tube
B. N.P.N tube
C. Diazo tube
D. Esbach tube
E. Nissl tube

그림 4-8. 시험관의 종류

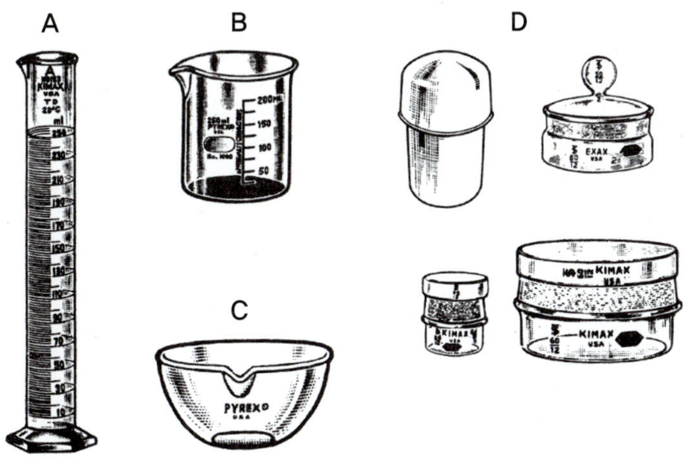

A. Cylinder
B. Beaker
C. Evaporation dish
D. Weighing bottle

그림 4-9. 초자기구의 종류

7) 기타

(1) Cylinder

정확을 크게 요하지 않는 용액의 계량에 쓰인다.

(2) Beaker

시료의 가열, 보존, 내용물의 교반 용해 등 시약의 제조에 사용한다.

(3) Evaporating dish

주로 규조토로 만들어진 것이며, 각종 물질의 건조, 또는 회화 목적으로 사용한다.

(4) Weighing bottle

유리제품으로 적은 beaker와 같은 모형에 뚜껑이 있으며, 주로 시약을 칭량할 때 사용한다.

(5) Reagent bottle

시약의 보존, 시료의 보존(vial 이라고도 불림) 등 이외에도 표본병, 채혈병, 배양용병, dropping bottle 등이 있다.

(6) 냉각기(Condenser)

용기 내에서 발생된 증기를 냉각, 응축시키는 초자기구로, 용도에 따라 구별하여 사용되기도 한다.

① Liebig condenser

② Allihn condenser

③ Graham condenser

④ Widmer spiral condenser

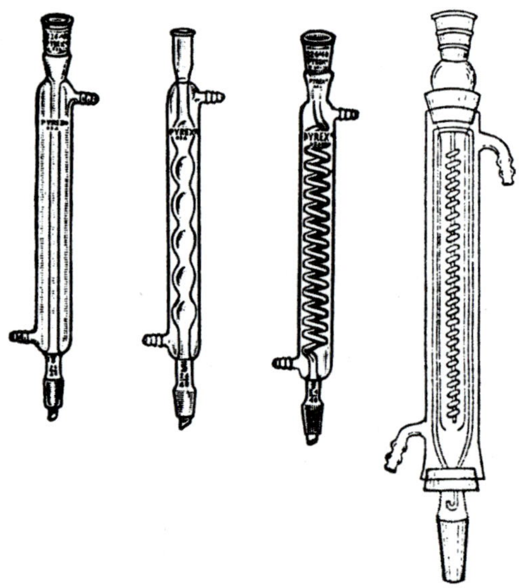

그림 4-10. Condenser의 종류

(7) 제습기(Desiccator)

일명 건조기라고도 하고, 습기를 피해 보관하고자 하는 각종 약품, 시료, 표준물질, 비색계 cell, prism, lenze, 시약 등을 보관할 수 있는 기구이며, 아래쪽에 흡습제를 넣고 약품 등은 위에 넣어 둔다.

흡습제(건조제)의 종류

① $CaCl_2$: 기체, 액체, 고체 등의 건조 특히 탄화수소나 할로겐화합물, Ether류의 건조사용

② $CuSO_4$: ethanol, benzene, ether 등에 사용

③ CaO : alcohol 건조

④ P_2O_5 : 가장 강력한 건조제로, 고체나 기체의 건조에 적합

⑤ 농황산 : 액체 건조제로 고체나 기체의 건조에 사용

⑥ Al_2O_3 : 강력한 건조젤 중성건조제로 사용

⑦ 기타, silicagel(Drierite), $MgSO_4$, Na_2SO_4, $CaSO_4$ 등이 있다.

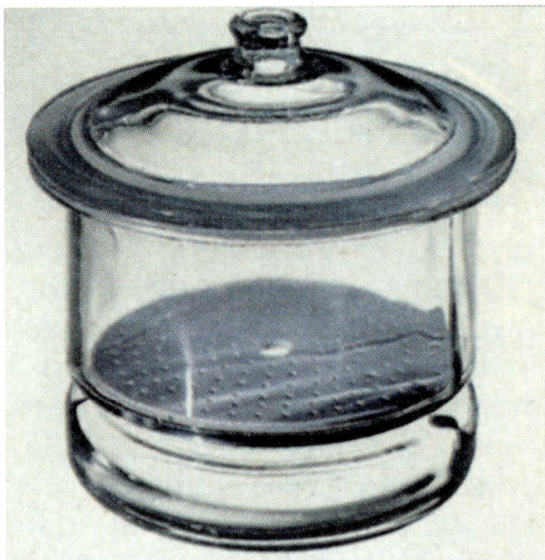

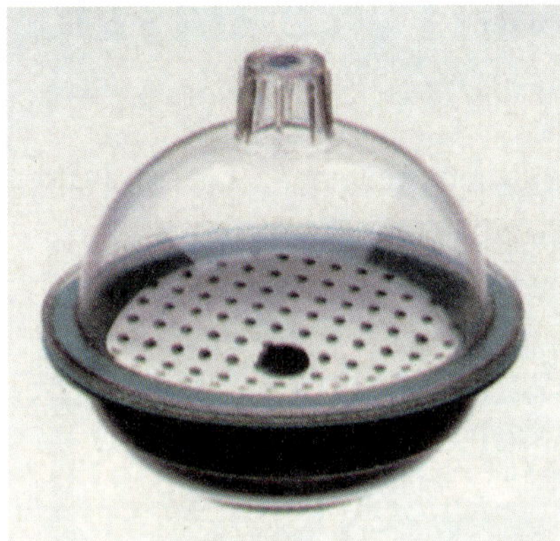

Desiccator Plates, Porcelain

그림 4-11. Desiccator

(8) Cuvette(Cell)

보통 비색관이라고 하며, 분광광도계에서 빛의 흡광도를 측정하는 데 이용되며 재질로는 유리, 석영, plastic, polyethylene film cuvette 등이 있다.

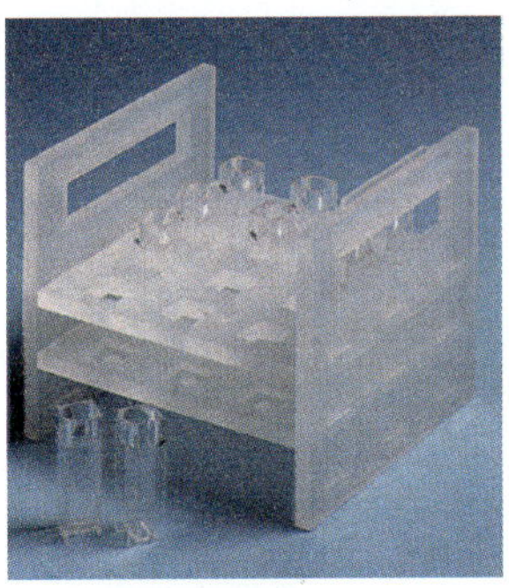

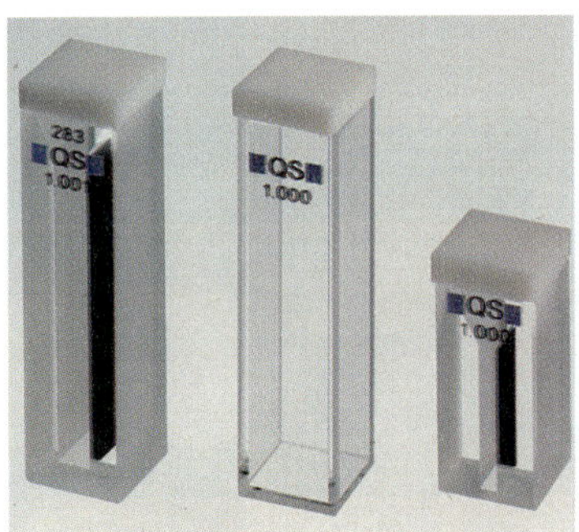

(9) Washing bottle

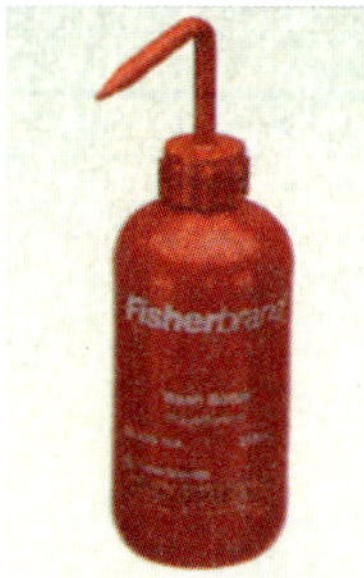

(10) Dropping bottle

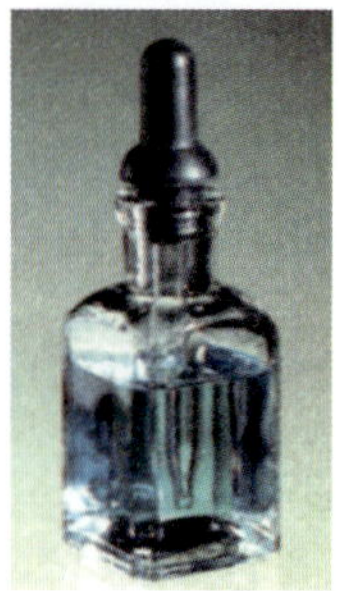

(11) Chromatography column

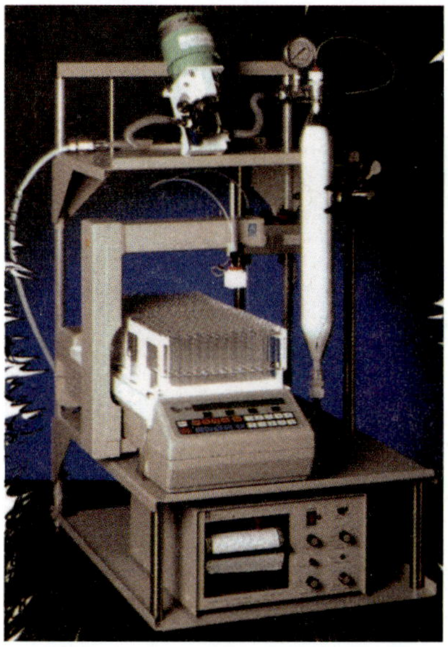

(12) 비중계

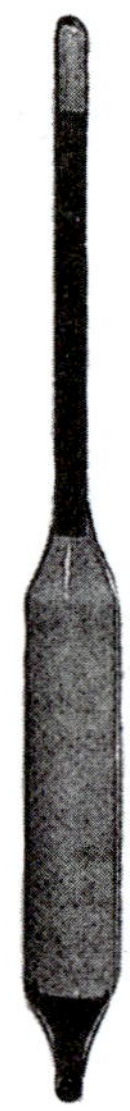

(13) Mortar & pestle

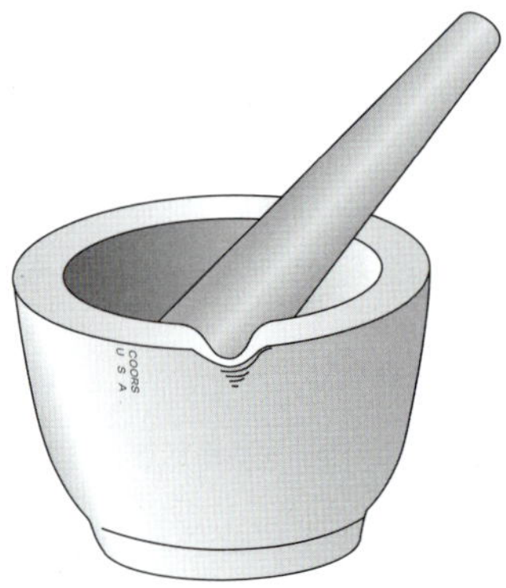

(14) Syringe pipett

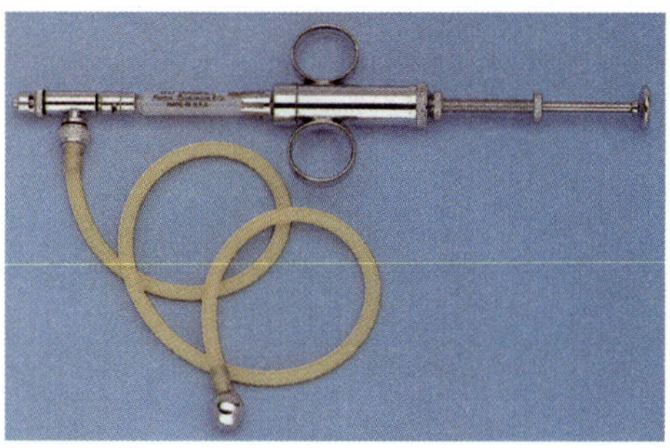

(15) Dispenser

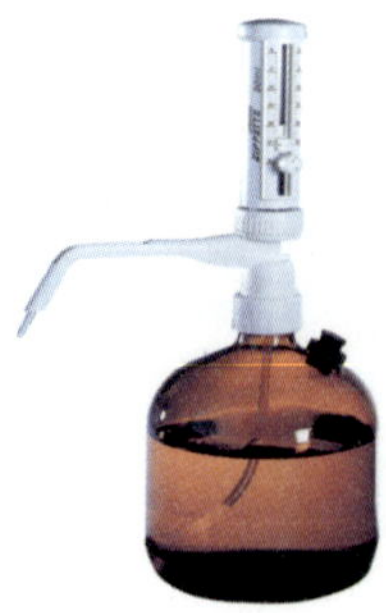

(16) Tube Rack

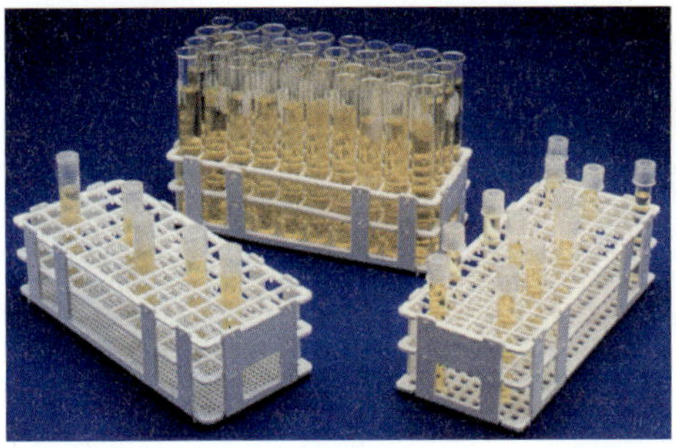

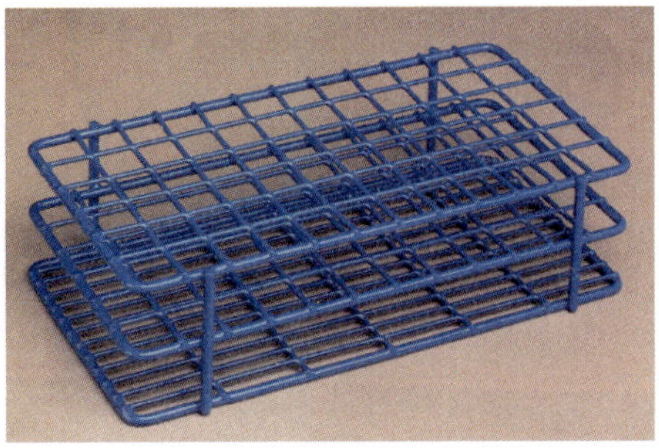

2. 사용법

1) Autopipette

(1) 고정형과 가변형이 있으며, 가변형일 경우 필요 용량을 조절하여 맞춘다.

(2) Disposable tip(blue, yellow, white tip 등)을 정확하게 끼운다.

(3) 검체나 시약을 취할 때는 조작버튼을 1단계만 누른다.

(4) Tip을 용액 속에 담그고, 조작버튼을 3~4초에 걸쳐 서서히 올린다.

(5) Tip 끝이 시약 등에 닿지 않도록 하고, tip 바깥쪽을 닦아낸다.

(6) 옮겨서 가할 때, 기벽에 대고 1단계 버튼을 서서히 눌러 액체가 다 들어간 후, 1~2초 기다린 다음 2단계까지 누르고, Tip은 손을 사용하지 말고, tip 제거 장치를 이용, bio-hazard waste bottle에 버린다.

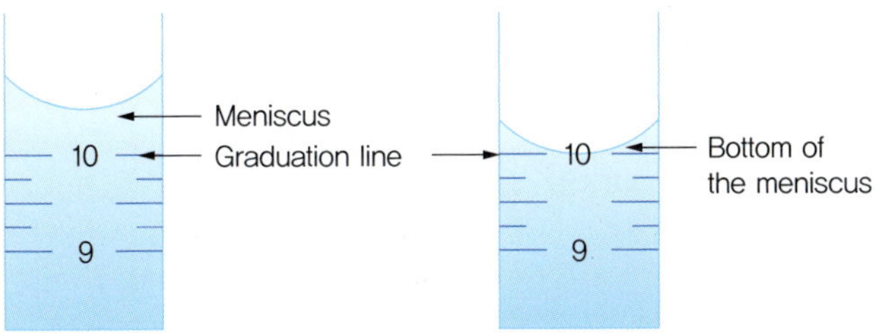

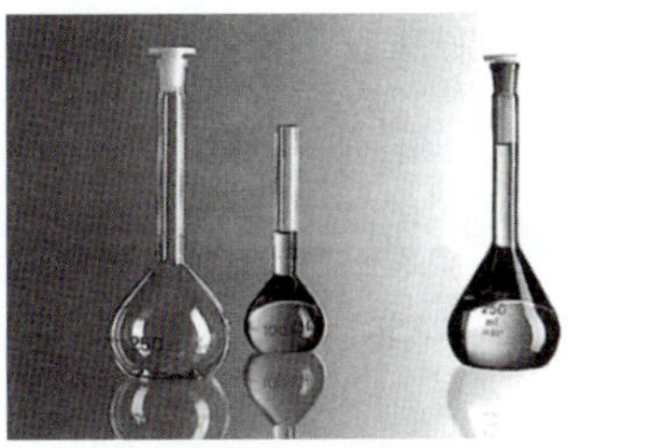

그림 4-12. 자동피펫의 사용법

2) Volumetric flask

(1) 사용한 후에는 깨끗하게 세척한 후 실온에서 거꾸로 세워 건조한다.

(2) 조제하고자 하는 용질을 천칭으로 정확히 칭량한다.

(3) volumetric flask에 증류수를 2/3 정도 가하며, 칭량한 용질을 넣고 혼합하여 용해한다.

(4) 용해가 완료되면 증류수를 가하여 눈금까지 채우고, meniscus를 정확히 맞춘다.

(5) 마개를 막고 거꾸로 한 다음 잘 혼합한다.

(6) 혼합이 완료되면 똑바로 세워 놓고 10~20분 방치한 후 사용한다.

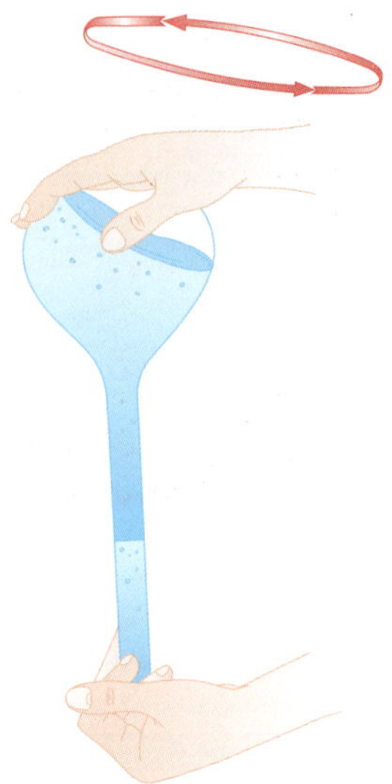

그림 4-13. 용량플라스크 사용법

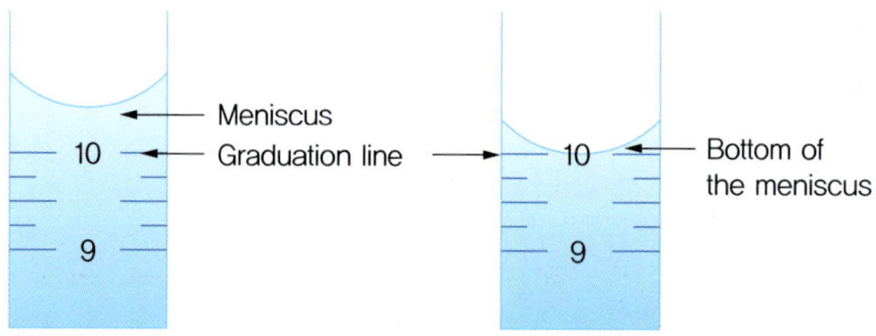

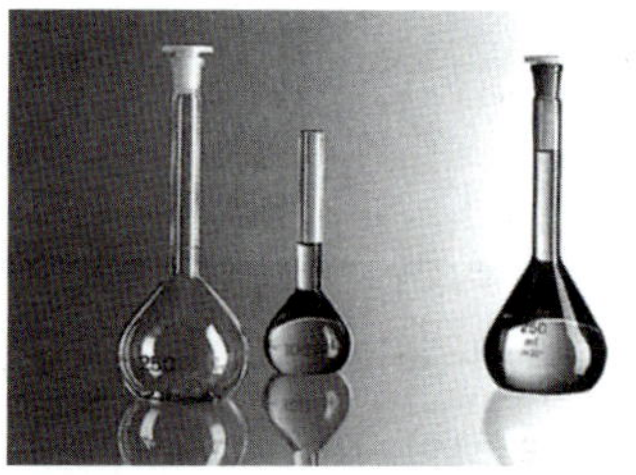

그림 4-14.

3) Separatory funnel

(1) 추출하고자 할 때 검체와 유기용매를 필요량 취한다.

(2) 마개를 막고 funnel을 거꾸로 한 다음 한 손의 손가락 사이에 마개를 잡고, 다른 손으로는 윗부분을 잡는다.

(3) 강하게 혼합한 후, 윗부분을 잡았던 손으로 cork를 열어 air를 빼준 다음, 다시 잠그고 반복한다.

(4) 혼합이 끝나면 바로 세워 방치한다.

(5) 마개를 열고 cork를 열어 액체를 분리한다.

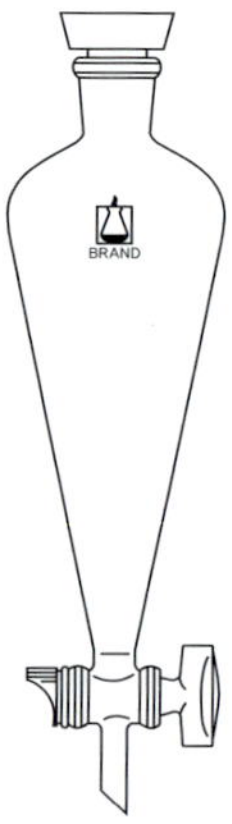

그림 4-15. 분액깔때기 사용법

4) 안전 pipette

(1) Filler의 아래쪽에 필요한 pipette을 삽입한다.

(2) "A"(Air)의 cork를 압박하고 팽대부를 눌러서 공기를 뺀다.

(3) pipette를 시약병에 넣고 "S"(sampling)를 압박하여 필요한 양을 취한다.

(4) "E(Etched ring)"를 압박조절하여 눈금을 조절한다.
(5) 가하고자 하는 시험관에 옮기고 "E"를 눌러 시약을 가한다.
(6) 마지막 한 방울은 "E의 입구"를 막고, "E"를 압박한 후 "E" 옆의 팽대부를 눌러 준다. 근래에는 고무제품의 사용에 불편함이 있어, pipette aid나 pip pump 등을 사용한다.

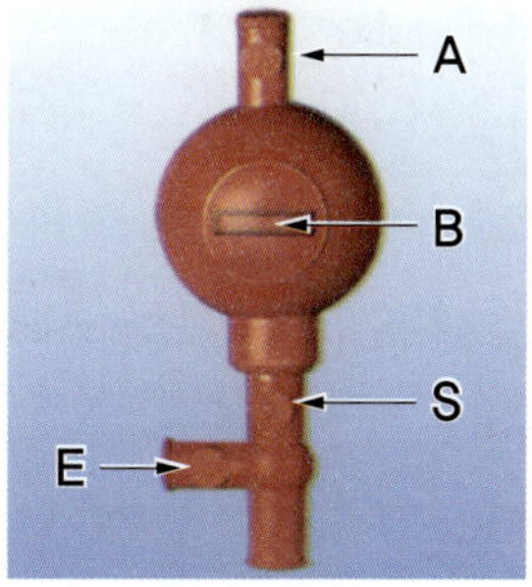

그림 4-16. 안전 pipette 사용법

3. 초자기구의 세척방법

모든 초자기구는 화학적, 미생물학적으로 깨끗해야한다. 즉 화학적으로 모든 성분과 각종 세제 등이 없어야 하고, 세균의 아포류 및 세균 등의 오염이 있어서는 안 된다. 새로 구입된 초자는 수돗물에 담갔다가 비눗물 및 세제를 사용하여 솔로 세척하고, 30분간 끓이고, 다시 솔로 세척하고, 깨끗한 물로 헹구어낸 다음 증류수로 수 회 세척한 후, 물기를 제거하고 160℃에서 1시간 정도 열 멸균하여 사용한다. 현재는 대부분 초음파 세척기를 사용한다.

1) 화학적 검사목적

(1) 시험관 및 일반 초자기구

사용한 시험관 및 실험기구는 물에 담갔다가 비눗물 및 세제를 사용하여 솔로 닦고, 수돗물로 헹구어 비눗물을 제거한 다음, 물기를 제거하고 건조기에서 약 1시간 동안 건조하여 사용한다.

(2) 6N 염산(HCl) 용액

Fe, Ca, Mg, Pb 등의 중금속정량에 사용할 시험관은 새로 구입된 시험관이나 사용한 시험관을 우선 비눗물로 세척하고 6N HCl 용액에 12~24시간 담가 둔 다음 증류수로 염산성분을 제거하고, 최종 재증류수로 세척한 후 건조하여 사용한다. 이와 같이 처리한 시험관을 산처리 시험관이라고 한다.

(3) 20% 질산(HNO_3) 용액

수은(Hg)이 함유된 시약을 사용한 시험관은 수돗물로 세척하고, 20% 질산용액에 12~24시간 담가 둔 다음 증류수로 질산 성분을 제거하고, 최종 재증류수로 세척한 후 건조하여 사용한다. 또한, 수은을 세척하고자 할 때 20% HNO_3 용액에 넣고 혼합하여 수은표면이 반짝 반짝 빛이 나면, 수돗물로 질산 성분을 완전 제거한다(장시간 방치하면 수은이 모두 녹아 없어지므로 조심해야 한다).

(4) Pipette

사용한 pipette는 물에 담가 혈액, 혈청 및 시약 등이 말라붙지 않게 한다. pipette washer에 pipette 끝이 위쪽으로 향하게 세우고, 수도꼭지에 연결하여 약 30~40분간 가동한 후, 꺼내어 5~10분간 세워서 물이 흘러내리도록 하고 건조기를 100℃ 정도 유지하고 약 1시간 건조한다(pipette washer 사용방법을 참고). 또한 근래에는 초자기구의 대부분을 초음파 세척기(ultrasonicating washer)를 사용, 세척한다.

(5) 10% KOH용액

혈병이나 혈청이 말라붙은 pipette 등은 10% KOH용액에 12~24시간 담가서 용해, 분리 제거한 후 pipette 세척방법과 동일하게 실시하여 사용한다.

(6) 중크롬산 세척액(Potassium dicromate cleaning solution)

제조 방법은 500~600mL의 증류수를 큰 용기에 넣고 냉각시키면서 250~500mL의 농황산(c-H_2SO_4)을 조금씩 혼합하면서 넣는다(이때 열이 생기므로 항상 찬물에 담가 냉각해야 한다. 특히 화상에 주의해야 한다). 실온 정도로 냉각이 되면 100g의 중크롬산카리($K_2Cr_2O_7$)를 넣어 용해시킨 다음 증류수를 가하여 1L 되게 한다. 용도는 기름기 묻은 pipette이나 백혈구, 적혈구 pipette 등을 이용액에서 12~24시간 담근 후 수돗물로 세척하여 산성성분을 제거하고 최종에 증류수로 세척한 후 건조하여 사용한다.

(7) 기타 세척방법

stopcork에 묻은 grease는 유기용매로 씻거나 농황산에 담근다. 또한 100% KOH 용액 50mL에 70% ethanol 450mL를 혼합한 용액에 담근다. 또한 세제 상품인 비스타용액(단백분해), 네오페렉스 P(단백응고물제거), 네오페렉스 OS(자동세척기 세척) 등을 이용하면 세척력이 우수하다.

Automatic washer

① pre rinse
② Hot detergent solution
③ Rinse with tap water
④ Rinse with distilled water
⑤ Ultrasonic washer
⑥ Dry heat

2) 혈액학적 검사목적

각종 세제가 유리에 남아 있으면 적혈구를 파괴시키기 때문에 주의해야 한다.

(1) 적혈구, 백혈구 또는 혈색소 측정용 pipette

사용한 pipette는 aspirator를 이용하여 증류수로 깨끗이 씻고, alcohol로 다시 한 번 세척한 후, 이어서 acetone, ether를 통과시켜 공기 중에서 건조하여 사용한다. 만약 pipette 내에 염색액이 남아 있으면 cleaning용액에 담가 12~24시간 방치한 후 증류수로 씻고 위와 같은 방법으로 건조하여 사용한다.

(2) Slide glass

새로운 slide glass를 중크롬산용액에 12~24시간 담근 후, 수돗물로 수세하여 산도를 완전히 제거하고, 70% ethanol에 담갔다가 부드러운 거즈로 닦고 사용한다.

3) 세균학적 검사목적

(1) 새로운 초자를 비눗물로 세척하고 20~30분간 끓이고, 수돗물로 수세한 후 최종에 증류수로 다시 세척하고 물기를 제거한다. 물기가 제거되면 고압멸균기(121℃, 15 Lb)로 30분간 멸균한다.

(2) 사용한 초자는 3% cresol용액에 담그거나 고압 멸균한 후, (1)과 동일한 방법으로 처리하여 사용한다.

4. 실험실의 안전

1) 전기

(1) 모든 기기에 접지선을 설치함은 물론 필히 ME기기의 사용과 EPR system을 구축한다.

(2) extension cord를 사용 시 여러 장비를 동시에 사용하지 말아야 한다. 특히 많은 전력을 필요로 하는 기기를 사용하므로 과부하가 걸려 화재의 위험성이 있다.

(3) extension cord나 전원 cord에서 전원 plug를 뽑을 때 전깃줄을 잡지 말고, plug를 잡고 뽑아야 한다.

(4) 주기적으로 기기 내에 먼지 및 이물질을 제거해 준다.

(5) 정밀한 기계와 주파수 발생을 유발하는 기기는 될 수 있는 한 전원 cord를 분리하여 사용해야 한다. 즉 독립된 단독선을 사용한다.

(6) 예민한 기기(자동분석기 및 모든 분석기기 등)는 AVR(자동전압조절기)를 설치해야 한다.

(7) 기기 설치 시에는 수평을 유지해야 한다.

(8) 기기를 다룰 때는 손에 물기를 제거해야 한다.

(9) 기기의 전원을 연결할 때는 110 V인지, 220 V인지를 확인하고 연결해야 한다.

(10) 감전과 누전에 주의해야 한다.

2) 초자기구

(1) 유리파손에 의한 상해(laceration)를 입을 수 있다.

(2) 유리세공 시에는 유리파손이 없도록 한다.

(3) 깨졌거나 금이 간 기구는 사용하지 않도록 한다.

3) 중독성 물질

(1) Halogen, 아질산, 질산, 발연산, Alkyl 황산, nitro 화합물, HCN, $COCl_2$, aniline, CO gas 등을 취급 시 주의해야 한다. 특히, HCN, CO, alkyl 황산 등은 무취이므로 흡인에 주의해야 한다.

(2) 자극성이 있는 benzyl chloride, benzoyl chloride, isonitrite, mercaptane 등이 휘산되어 눈에 들어가면 위험하다.

(3) 유독성 물질인 KCN, 아비산, 황린, dimethyl 황산, alkaloid 등을 취급한 후에 손을 깨끗이 씻어야 한다.

(4) 발암물질, 돌연변이원종, 환경 오염물질, 방사선 동위원소 물질 등은 별도의 관리 규정에 의해 엄격하게 취급하여야 한다.

4) 인화성 물질(화재)

(1) 발화성 물질인 황린, K, Na, Na_2O 등은 자연발화하므로 휴지통에 버려서는 안 된다.

(2) 가연성 용매인 ether, acetone, alcohol, benzene, toluene, xylene, chloroform, ethyl acetate 등의 취급 시 근접된 곳에 열기가 있으면 인화되므로 주의해야 한다.

(3) 실험실 내에서는 흡연을 해서는 안 된다.

(4) 내화성, 환기장치가 완벽한 곳에서 취급한다.

5) 폭발성 물질

(1) 발화성 물질인 Na, K, P 등은 자연발화하므로 동시에 사용하면 폭발하기 쉽다.

(2) 지방족 할로겐 화합물, 즉, $CHCl_3$이나 CCl_4는 K 및 Na와 반응하여 강하게 폭발하므로 주의해야 한다.

(3) 산화제인 KCl, $K_2Cr_2O_7$, $KMnO_4$, H_2O_2 등의 무기 및 유기 과산화물 그리고, 폴리니트로화합물 등의 취급에 주의해야 한다.

(4) CaO, CaC_2, $AlCl_3$(무수) 등을 동시에 사용할 때 주의해야 한다.

6) 부식성 물질

(1) 일부 화학약품은 피부에 심한 화상을 입힐 수 있다.

(2) 부식성 약품에는 강산(황산, 염산, 질산)과 강염기(KOH, NaOH) 및 진한 sodium

hypochlorite(NaOCl) 등이 있다.

(3) 발열반응이 우려될 경우에는 용매인 물에다 강산이나 염기를 가해야 하며, 필히 보호장구(내산, 내염기성 장갑, 위생복, 보호안경, 안전보호대 등의 착용)를 사용한다.

(4) 휘발성 물질의 사용은 physiological cabinet이나, fume hood 내의 환기장치가 완벽한 곳에서 취급해야 한다.

7) 생물학적 위험 물질(bioharzards)

(1) 간염 B 바이러스 및 간염 C 바이러스 등의 감염에 주의해야 한다.

(2) HIV 및 AIDS 등은 환자와 접촉하거나 검체를 다루는 과정에서 각별히 주의해야 한다.

(3) 전염성, 감염성 물질이나, 발암물질, 돌연변이원종 등 모든 가검물의 취급은 감염관리규정 준수하며, 분석전과정과 보관, 관리 및 폐기물의 처리 등을 엄격하게 적용, 실시해야 한다.

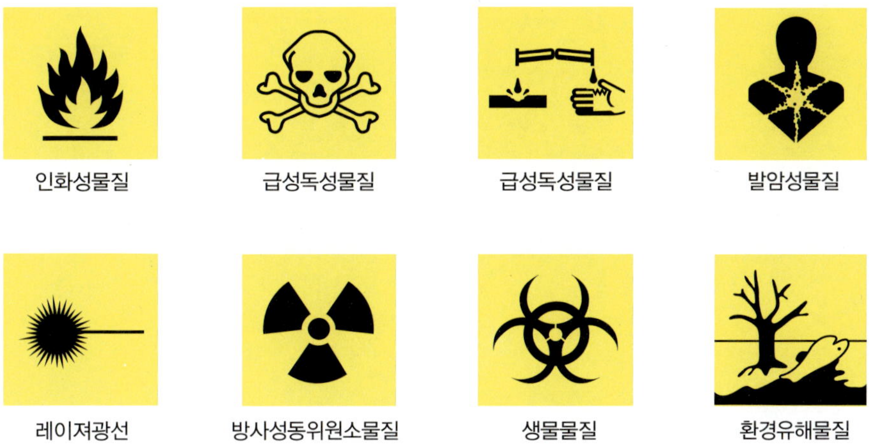

그림 4-17. 실험실의 안전표지(safety symbols)

5장 시약(Reagent)

시약의 사용 목적은 과학실험, 분석실험, 특수실험, 시험연구, 농, 공, 산업용 등에서 미지물질을 정성, 정량적으로 분석하기 위하여 사용되는 물질이다. 특정 순도를 갖고 있어 초순수, 순수, 1급, 2급, 3급 및 공업용 등으로 사용되는 화공약품류, 의약품류를 비롯하여 임상 진단용 검사 시약 등을 말한다. 시약은 그 용도와 품질 등에 따라서 다양하게 구분되며, 제조회사나 각 나라마다 제조와 표준 규격 등을 엄격하게 규정하여 사용하고 있다. 모든 시약은 불순물을 다소 포함하고 있어 분석 결과치에 영향을 주거나, 반응이 불분명하거나 일어나지 않을 경우도 있다. 목적에 따라, 시약의 선택을 잘 해야만 정확하고 정밀성 있는 결과를 얻을 수 있다.

1. 시약의 규격과 등급

1) 시약의 규격

독일은 Merck 규격, 미국은 ACS(American Chemical Society) 규격과 Rosin 규격, 일본은 JIS(Japan Industial Standard) 규격, 한국은 KS 규격 등으로 규정하고 있다. 기타에는 trace element(중금속측정), spectro analyzed solvent(분광광도계를 이용한 측정), standardization of reference method(표준물질 제조 시), chemically reagent(분석화학에 사용) 등이 있다.

2) 시약의 등급

화학약품의 순도에 관한 기준은 각 나라마다 약간 다르다. GR, AR, 특급은 분석용 시약으로 분류하고, EP, 일급, CP는 순도는 좋으나 불순물의 함량을 확인하고 분석에 사용해야 한다. 공업용 시약이 있으므로 순도를 확인하고 분석 시에는 주의해야 한다.

2. 규격에 따른 등급

1) Merck 규격(독일)

Guaranted reagent(보증급 : GR), Extra pure(최순급 : EP), Pure(순급 : P)의 3등급으로 분류한다.

2) JIS(Japanese Industrial standard) 규격(일본)

특급, 일급, 이급, 특수 및 공업용 등으로 분류한다.

3) ACS 규격(미국)

Analytical reagent(분석용 : AR), Chemical pure(최순급 : CP)의 2등급으로 분류한다. 미국의 국립표준국(National Bureau of standard, NBS)에서는 불순물의 정도에 따라서 다음과 같은 NBS 등급을 규정하고 있다.

A grade : 원자 상태의 표준물질

B grade : 불순물이 0.002% 이하 – ultimate standards

C grade : 1차 표준물질 – relerence materials

D grade : 불순물이 0.05% 이하 – working standards

E grade : 2차 표준 물질

3. 의약품 규격

미국은 USP(United states pharmacopeia)와 NF(National Formular), 영국은 BSP(British state pharmacopeia), 일본은 JP(Japan pharmacopeia), 한국은 KP(Korea pharmacopeia) 등으로 더욱 엄격하게 규정하고 있다.

표 5-1. 물의 종류에 따른 비전도율과 비저항

종 류	비전도율(μs/cm)	비저항(10^5 Ω·cm)
수도수	10~1,000(290)	0.01~1(0.034)
정제수(증류수)	2~10	1~5
탈이온수	0.5~1	10~20
재정제수	0.2~0.5	10~50
역삼투수	2~10	1~5
전도수(25℃)	0.063	159

4. 물의 순도

물의 순도는 일반적으로 전기 전도도(electrical conductivity), 즉, 전기 비저항(electrical relative resistivity)으로 추정한다. 순도가 높을수록 전기 전도는 낮고, 전기 비저항은 높다. 일반적으로 전기 비저항에서 수돗물은 0.001~0.1MO /cm, 증류수는 0.1~0.5MO /cm, 탈이온수는 1~2MO /cm, 재 증류수는 1~5MO /cm로 분류하며, 또한 순수 물은 0.2~1.0MO /cm, 초순수 물은 16~18.3MO /cm, 제약용 정제수는 1.0MO /cm이상으로 기준하고 있다. 전도수(conductive water)는 정밀 분석에 사용되는 비교적 전기저항이 가장 높은 정제수이다.

5. 실험용 물의 제조법

1) 물의 종류

(1) 증류수(Distilled water) : 증류장치로 정제한 물

(2) 재증류수(Redistilled water) : 증류수에 침전제를 넣어서 다시 증류한 물

(3) 탈이온수(Deionized water) : 양이온교환수지와 음이온교환수지를 이용하여 이온과 유기물을 제거한 물

(4) 기타, 수도수(Tap water, running water), 탈탄산증류수, 탈철증류수 등이 있다.

NCCLS(National Commitee for Clinial Laboratory Standard, 미국 임상 표준협의회)에 의한, 순수(pure water)의 기준은, Type I : 미량원소, 효소, 형광 면역물질분석 등 고도의 정확, 정밀도를 요구할 때 사용, Type II : 대부분의 기본적인 분석에 사용, Type III : 세척용 등에 사용할 때 사용하도록 권고하고 있다.

2) 제조법

(1) 탈이온수

수돗물 중의 불순물인 이온을 강산성 양이온 교환수지와 강염기성 음이온 교환수지로 각각 H^+와 OH^-와 교환하여 탈이온화한 물로, 이온화하지 않은 불순물은 제거되지 않는다. 상품화된 순수 제조기는 다양하나, Miniclear, Milli-Q, BANTAM water system 등이 있다.

순수제조를 위한 수지 컬럼의 사용은 가장 흔하면서도 우수한 방법이다. 훌륭한 수지는 순수한 H_2O을 만든다. 하지만 수지 컬럼은 사용 수명에 한계를 가지며, 그것의 재생 공정 또한 시간과 비용 부담이 크다. 엄청난 양의 황산(양이온 컬럼)과 부식제(음이온 컬럼)를 이용한 수지 세척도 이에 포함된다. 수지 컬럼의 효율이 좋을수록(break through가 나타날 때까지) 사용자에게 있어 더욱 경제적이며 안전해진다.

(2) 역삼투(R/O, reverse osmosis)법

역삼투란 물이 분자필터로 작용하는 막을 통과하는 과정을 의미한다. 즉, 농도가 다른 용액을 반투막 사이에 놓아두면 삼투작용에 의해 용매는 농도가 낮은 쪽에서 높은 쪽으로 이동하지만 역삼투는 용매가 농도가 높은 쪽에서 낮은 쪽으로 압력에 의해 이동된다. 사용된 반투막은 유기물, 세균, 미립자의 95~99%와 이온화 및 용해된 모든 무기질의 90~97%를 제거하지만 시약 제조용 물로는 부적합하나, 전처리 정제과정으로 많이 이용된다.

역삼투 부문은 원수에 녹아있는 염을 적절한 양으로 제거하기 때문에 보통 탈염장치 앞에서 사용한다. 이것은 수지층의 사용시간(수명)을 연장하며 재생 빈도를 낮춘다.

* Type 1 순수제조 장치 : prefilter → 역삼투 → 이온교환 cartridge → submicro filter → membrane filter(pore size : 0.23μm 이하)

6. 참고표준물질(Standard Reference material, SRM)

표준물질은 분석치의 산정 기준치, 기기분석의 검량, 분석방법의 개발 및 정확도를 기본으로 한 측정법의 척도 및 정도관리 등에 이용된다.

1) 일차 표준물질(Primary standard)

화학성분이 분석되어 있는 순수한 화학약품이며, 전반적으로 용량 분석에 이용되며, 정확하게 칭량되면 직접 표준액을 제조하여 분석에 이용된다.

일차 표준물질의 조건

① 안정되고 일정한 조성을 갖는 물질이어야 한다.
② 건조(104~110℃)시 분해되지 않는 물질이어야 한다.
③ 쉽게 정제되어야 하고, 적어도 순도가 99.95% 이상이며 물에 잘 녹아야 한다.
④ 칭량 시 오차가 적도록 상대적으로 당량이 커야 한다.
⑤ 흡수성과 풍화(efforescence)성과 조해(deliquescence)성이 없고, 부반응이나 변색이 되어서는 안 된다.
⑥ 정확하게 분석할 수 있어야 한다.
⑦ 가능한 완전 이온화되어야 한다.

종 류

① 산성표준물질(알칼리용액 적정용)

Constant boiling HCl, pot. biphthalate, oxalic acid, succinic acid, sod. oxalate, sulfamic acid

② 염기성표준물질(산성용액 적정용)

Sod. tetraborate, tris-(hydroxymethyl) aminomethane, sod. carbonate

③ 중성표준물질

Sod. chloride, pot. iodate, pot. dichromate

2) 이차 표준물질(Secondary standard)

일차 표준물질로 농도를 결정한 후 사용하는 물질로 직접 칭량하여 용해 후 표준물질로 사용할 수 없다. 이차 표준물질에 속하는 것은 농염산, 농황산, 농질산, NaOH, KOH 등이 있다.

3) 임상화학용 표준물질

미국 국립 표준국(National Bureau of Standards : NBS)에서 생산하는 표준참고물질에는 cholesterol, urea, uric acid, creatinine, calcium carbonate, bilirubin, D-glucose, cortisol, Sod. chloride, Lithium carbonate 등의 30여 종이 있다.

4) 참고용 표준물질(standard material reference)

일반적으로 신용 있는 검사실에서 농도를 결정한 물질로, 정도관리에 주로 사용한다.

5) 보존표준액(Stock standard)

저장용으로 만들어진 농축용액

6) 사용표준액(Working standard)

보존표준액을 희석하여 만들어진 용액으로 필요시에는 실험할 때마다 희석하여 사용한다. 표준검량선을 작성하거나, 농도 측정의 척도로 사용한다.

7. 시약 사용상의 주의점

(1) 목적에 따른 품질의 시약을 선택해야 한다.

어떤 불순물은 엄격한 제한을 요하나, 다른 불순물은 전혀 관계없을 때도 있다.

순도가 높으면 가격이 높을 수가 있으므로 목적에 따라, 제한이 불필요 시에는 순도가 낮은 품질을 사용해도 무방하다.

(2) 분석결과의 이상치를 직접시약의 원인으로만 생각하지 않도록 한다.

변동요인은 pipetting, 혼합, 방치시간, 온도, 조작상의 요인, 기구의 눈금, 분석기기의 성능, 기구나 물의 오염, 시약의 보존에 따른 변질 등이 있다.

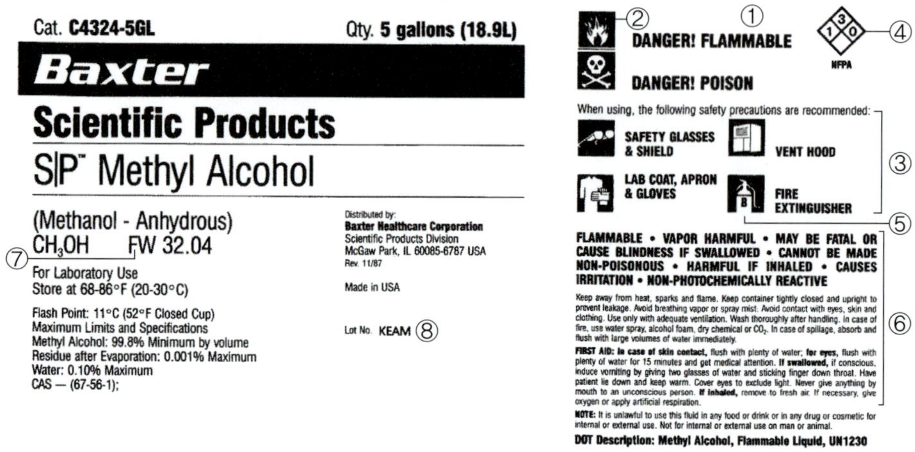
Cat. C4324-5GL
Qty. 5 gallons (18.9L)
Baxter
Scientific Products
S|P™ Methyl Alcohol
(Methanol - Anhydrous)
CH3OH FW 32.04
For Laboratory Use
Store at 68-86°F (20-30°C)
Flash Point: 11°C (52°F Closed Cup)
Maximum Limits and Specifications
Methyl Alcohol: 99.8% Minimum by volume
Residue after Evaporation: 0.001% Maximum
Water: 0.10% Maximum
CAS — (67-56-1);
Distributed by:
Baxter Healthcare Corporation
Scientific Products Division
McGaw Park, IL 60085-6787 USA
Rev. 11/87
Made in USA
Lot No. KEAM
DANGER! FLAMMABLE
DANGER! POISON
NFPA
3 1 0
When using, the following safety precautions are recommended:
SAFETY GLASSES & SHIELD
VENT HOOD
LAB COAT, APRON & GLOVES
FIRE EXTINGUISHER
B
FLAMMABLE • VAPOR HARMFUL • MAY BE FATAL OR CAUSE BLINDNESS IF SWALLOWED • CANNOT BE MADE NON-POISONOUS • HARMFUL IF INHALED • CAUSES IRRITATION • NON-PHOTOCHEMICALLY REACTIVE
Keep away from heat, sparks and flame. Keep container tightly closed and upright to prevent leakage. Avoid breathing vapor or spray mist. Avoid contact with eyes, skin and clothing. Use only with adequate ventilation. Wash thoroughly after handling. In case of fire, use water spray, alcohol foam, dry chemical or CO2. In case of spillage, absorb and flush with large volumes of water immediately.
FIRST AID: In case of skin contact, flush with plenty of water; for eyes, flush with plenty of water for 15 minutes and get medical attention. If swallowed, if conscious, induce vomiting by giving two glasses of water and sticking finger down throat. Have patient lie down and keep warm. Cover eyes to exclude light. Never give anything by mouth to an unconscious person. If inhaled, remove to fresh air. If necessary, give oxygen or apply artificial respiration.
NOTE: It is unlawful to use this fluid in any food or drink or in any drug or cosmetic for internal or external use. Not for internal or external use on man or animal.
DOT Description: Methyl Alcohol, Flammable Liquid, UN1230
①
②
③
④
⑤
⑥
⑦
⑧

① statement of hazard　② hazards class
③ safety precautions　④ National Fire Protection Agency(NFPA) hazard code
⑤ fire extinguisher type　⑥ safety instructions
⑦ formula weight　⑧ lot number

그림 5-1. 시약의 표기내용

(3) 시약의 조건을 기재해야 한다.

시약 명, 제조연월일, 보존조건, 개봉연월일 용도, 농도, 역가, 사용법과 주의사항, 제조자 등을 필히 기재한다.

(4) 시약의 여분을 보관해야 한다.

새로운 시약을 사용하기 전에, 동일조건하에서 동시에 비교실험 결과를 확인한다.

(5) 시약의 표기를 잘 확인하여야 한다.

시약의 특성, 보관 온도, 보관 방법 등을 자세히 살펴보고 이해하여야 한다.

(6) 독물은 black label을, 극물은 red label을, 일반시약은 blue label을 한다.

8. 시약의 품질불량의 문제점

(1) 순도의 불량

용량분석의 표준시약의 순도는 99.95% 이상이어야 한다. 표준액 제조 시 순도가 좋지 않으면 일정한 조성을 알 수 없고, 불안정한 물질이 되어 표준액이 문제가 된다.

(2) 불순물에 의한 목적성분의 오염이 발생한다.

철정량 시 시약 중에 철성분의 함량을 확인하고 사용한다.

(3) 불순물에 의한 유사반응이 일어난다.

불순물이 다른 반응을 일으켜 정오차를 일으킨다.

(4) 불순물에 의한 정색반응을 저해시킬 수 있다.

시약의 순도가 낮은 시약을 사용함으로써, 불순물이 반응을 방해하여 부의 오차(negative error)를 일으킬 수 있다.

(5) 고분자 화합물의 품질이 균일해야 한다.

고분자 화합물은 균일한 구조를 갖는 것이 적고, 생성, 또는 합성의 조건에 따라 품질의 변화가 크므로 선택을 잘해야 한다.

6장 저울(Balance)

저울(천칭)의 종류는

① 칭량의 크기에 따라 : 대, 중, 소, 표준형 등

② 조작법에 따라 : 직시식, 수동, 자동, 상명, 하명 등

③ 칭량원리에 따라 : 등비형, 비등비형 등이 있다.

그 밖에도 floor type과 desk type 등으로 구분되며, 지렛대에 원리를 이용한 상명, 하명, 화학, 직시 저울 등이 있고, 용수철의 탄력을 이용한 Torsion balance, 진동자의 복원력, 부력을 이용한 전자저울 등이 있다.

저울은 화학분석에 사용되는 질량(무게, 중량)을 칭량하는 계량기이다. 임상화학 분석에 필요한 시약을 제조할 때, 화학약품의 무게를 칭량하는 임상화학에서 기본적인 기기이다. 분석저울의 정확도는 계량, 감량, 감도에 의해 결정되는데, 평량(capacity)은 안전하고 정확하게 계량할 수 있는 최대의 질량을 의미하고, 감량(sensitivity)은 정확히 달 수 있는 최소의 질량을 의미하고, 감도는 감량을 평량으로 나눈 값에 해당된다. 표준용액, 규정액 및 정량용 분석시약 등의 조제 시 용질을 정확하게 칭량해야 할 때 사용하며, 미량까지 칭량이 가능한 저울을 사용한다.

1. 저울의 종류

1) 상명저울(Rough upper pan balance)

감량은 100mg이며, 평량은 200g으로 0.1g 이내의 오차가 있어도 지장이 없는 측정에 사용한다. 왼쪽 접시에는 물체(시약)를, 오른쪽 접시에는 분동을 놓으면서 평형을 맞춘다.

2) Trip balance

감량은 100mg이며, 상명저울과 비슷한 성질을 갖고 있으나, 많은 양을 칭량할 때 사용된다. 최고 200g까지 칭량할 수 있다.

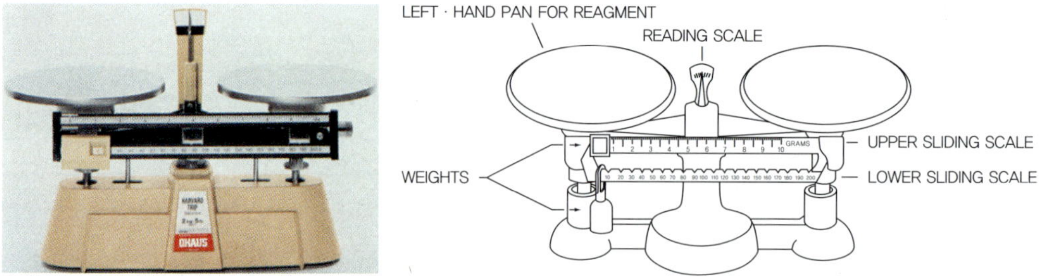

그림 6-1.

3) Torsion balance

감량은 10mg이며, 상명저울과 비슷한 원리이나 위에 덮개(뚜껑)가 있어 바람의 영향을 받지 않는다. 2mg까지 읽을 수 있어 신속하고, 정확하게 달 수 있다. 또한 ultra micro Torsion balance는 0.001mg까지 칭량이 가능하다.

4) 화학 저울(Chemical balance)

감량은 0.1mg이며, rider(10mg)를 이용하여 0.01mg까지 계량이 가능하다. 칭량접시 두 개가 칼날(knife edge) 위에 있는 저울대에 매달려 있고, 왼쪽 접시에는 물체(시약)를, 오른쪽 접시에는 분동을 놓는 진동평량법으로 무게를 다는 형태의 저울이나 지금은 거의 사용하지 않는다.

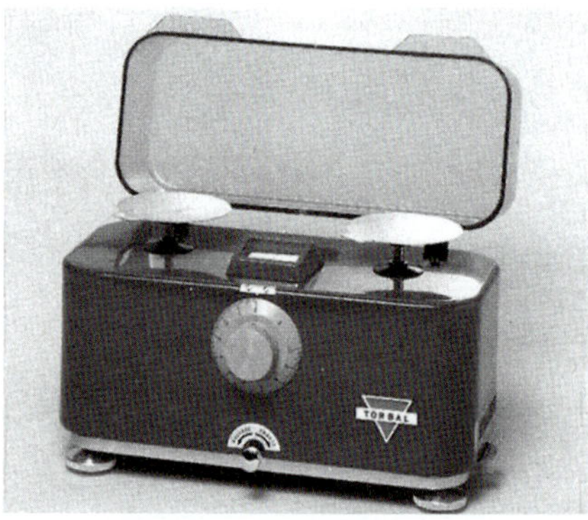

그림 6-1. Torsion balance

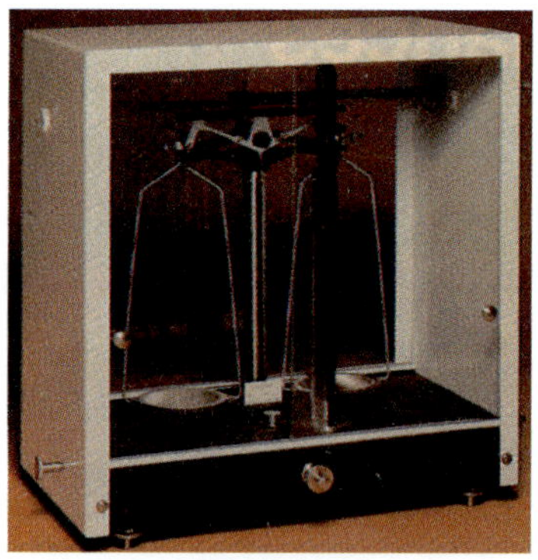

그림 6-2. Chemical balance

5) 직시 저울(Direct reading balance)

보통 0.1~1mg 정도이며, 칼날(knife edge)에 매달려 있는 칭량접시에 약포지를 놓고 약포지의 무게를 기록한 후, 칭량하고자 하는 무게를 합하여 분동나사로 분동을 취한다. 필요한 시료물질을 올려놓고, weight knob을 평형상태로 돌려 무게를 측정하여 시료물질을 가감하여 무게를 맞춘다.

6) 전자(분석)저울(Electronic analytical balance)

검출한계는 10^{-6}~10^{-7}g까지이며, 칭량 원리는 전자석(전자기력)의 사용에 기초를 둔다. 물체가 접시에 가해지면 자기장에 놓여 있던 전선이 원위치에서 밀려난다. 전선이 원위치로 돌아오는 데 필요량을 전기량을 중량으로 환산한다.

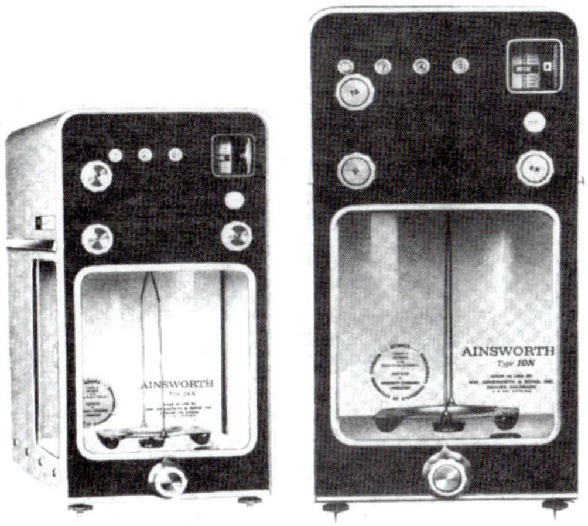

그림 6-3. Direct reading balance

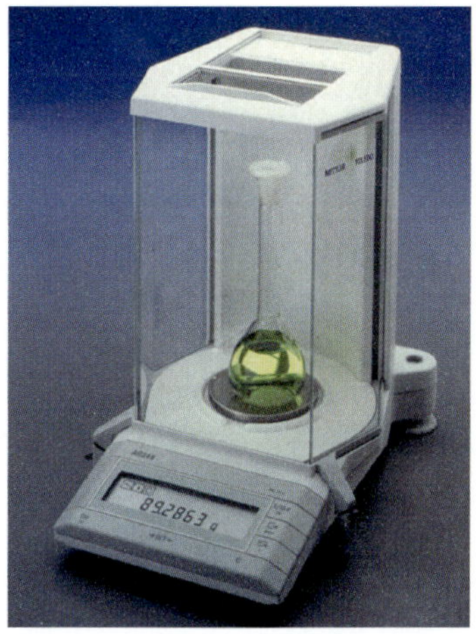

그림 6-4. Electronic analytical balance

사용법

① 전원을 켠다.

② 기름종이나 빈 용기를 칭량접시에 올려놓는다.

③ Key panel의 F1 key를 누르면, 중량이 "0"으로 된다(Tare).

④ 칭량할 물질(시약)을 약포지에 올려서 필요한 무게를 맞춘다.

2. 저울(천칭) 사용 시 주의사항

1) 설치장소

(1) 직사광선이 들어오지 않고, 환기가 잘 되는 곳에 설치한다.

(2) 내·외부의 충격과 진동 및 온도차이가 없으면서, 요동이 없는 고정대에 놓고 사용 전에 수평을 맞춘다.

(3) 부식성 가스가 발생하는 곳을 피하고, 습기가 없는 곳을 택한다.

2) 측정 시 주의

(1) 팬에 직접 시료를 놓지 않고, 기름종이나 시료병에 칭량한다.

(2) 약품은 흘리지 말아야 하며, 흘리면 즉시 청소한다.

(3) 너무 많은 양은 달지 않도록 한다.

(4) 부식성이 있는 물질이나 액체는 시료병을 사용한다.

(5) 시약은 팬의 중심부부터 놓으며, 화학저울의 분동(weight)은 손으로 잡지 말고 forcep으로 옮긴다.

3) 사용 후

(1) 무게가 측정되면, 즉시 정지 상태로 놓는다.

(2) 기기내부를 깨끗이 청소한다.

(3) 정기적으로 점검한다.

7장 용액(Solution)

1. 용액의 정의

두 가지 혹은 그 이상의 성분이 균일하게 혼합되어 있는 물질을 용액이라 한다. 용질이 용해되는 액체를 용매(solvent)라 하며, 여기에 용해되어 있는 물질을 용질(solute)이라고 한다. 용액은 용매 종류에 따라 물을 용매로 하였을 때는 수용액(aqueous solution), 물 이외의 용매를 사용하였을 때는 비수용액이라고 한다. 수용액 중의 용매인 물 분자는 극성이 크기 때문에 용질 중 결정 입자, 분자, 이온들의 표면에 인력을 작용하여 입자나 이온들을 끌어당겨 분해시킴에 따라서 물 분자에 둘러싸이게 되는 것을 수화(水化, Hydration) 현상이라 하고, 이 현상에 의해 용질들이 쉽게 용해된다. 용액은 용해된 용질의 입자나 분자 수에만 관계하고 용질의 화학적 특성에는 관여하지 않는 성질을 총괄성(colligative properties)이라 한다. 용질의 입자나 분자 수가 많을수록 어는점(융점, melting point)은 더 낮아지고, 끓는점(비점, boiling point)과 증기압(vapor pressure)은 더 높아진다.

2. 용액의 종류

1) 단순용액(Simple solution)

용질의 입자 크기가 1mm 이하의 아주 작은 알맹이 즉 분자의 크기로 분리되어 용매인 물 분자 사이에 고루 존재하는 상태의 용액으로, 분자 수준의 Brown 운동은 하나, Tyndall 효과는 없는 용액을 의미한다.

2) 교질용액(Colloidal solution)

입자가 매우 커서 colloidin막을 통과하지 못하며, 1~1,000nm의 입자(10^{-6}~10^{-9}m)가 용매에 용해되어 있는 용액이다. 중력에 의해서도 침전되지 않고 용매 중에 부유상태로 존재하는 용액을 의미한다. Brown 운동과 Tyndall 효과를 나타내며, 투명, 반투명, 불투명 교질용액이 있다.

3) 현탁액(Suspension solution)

눈으로 보일 정도의 고체물질의 입자가 부유하고 있는 액체 즉 용질이 용액상으로 존재하나 분자 고유의 특성을 가지고 있는 액체를 의미한다. 세포부유액 등이 그 예이다.

4) 유탁액(Emulsion Solution)

2개 이상의 액체가 서로 혼합되어 한 액체가 현미경이나 한외현미경(限外顯微鏡)에서나 보일 정도의 작은 방울 형태로 다른 액체에 골고루 분산되어 있는 액체 혼합물을 의미한다. Oil emulsion 등이 그예이다.

3. 용해도(Solubility)

일정온도에서 일정량의 용매에 용해하는 물질의 양은 한도가 있다. 이것을 그 용매에 대한 용해도라고 한다. 용해도에 따라 용액을 분류하면 어떤 온도에서 용매에 고체 또는 기체의 용질이 녹을 수 있는 최대량을 포함한 용액을 포화용액(Saturated solution)이라 하며, 어떤 용매에 용질이 최대한도까지 녹지 않는 용액, 즉 용질을 더 녹일 수 있는 용액을 불포화용액(Unsaturated solution)이라고 하고, 어떤 용매에 용질이 한도 이상으로 녹아 있는 용액, 즉 용질을 그 포화도 이상으로 포함하고 있는 용액을 과포화용액(Supersaturated solution)이라고 한다.

4. 용액의 농도

1) Percent(%) 용액

용액의 중량, 또는 체적의 100에 대한 용질의 중량 또는 체적을 나타내는 것으로 세 가지로 구분한다.

(1) 중량백분율(W/W%)

용액 100g 중에 용해하고 있는 용질의 g 수로 나타낸 중량 농도를 의미한다.

예 10w/w% Sod. chloride용액은 10g의 NaCl을 증류수를 가하여 용해 후 전량이 100g이 되게 한 용액이다.

(2) 용량백분율(v/v%)

용액 100mL 중에 용해되어 있는 용질의 mL수로 나타낸 용량 농도를 의미한다.

예 10% 초산용액은 10mL의 초산에 증류수를 가하여 혼합한 후 전량이 100mL 되게 한 용액이다.

(3) 중량용량백분율(w/v%)

용액 100ml 중에 용해되어 있는 용질의 g 수를 나타낸 농도를 의미한다.

예 0.85% NaCl용액 2L를 조제하는 방법. NaCl 17g을 정확히 칭량하고, 2L용량플라스크에 증류수를 2/3 정도 넣고, 칭량한 NaCl를 넣어 혼합 용해한 후 다시 증류수를 가하여 2L 눈금까지 채운 다음 잘 혼합한다.

*용질이 액체일 때 즉 함량농도(w/w%)를 용량(v/v)%로 환산할 때

$$\frac{\text{만들려하는 농도}}{\text{비중} \times \text{함량}} = \text{ml/dL}$$

2) 몰용액(M : mole solution)

용액 1L 중에 녹아 있는 용질의 g 분자량 수를 의미한다. 즉, 용질의 분자량(g)만큼 칭량하여 증류수를 가하여 1L가 되도록 하였을 때의 농도이다.

*용질이 액체일 때, 즉 함량농도(w/w%)를 M 농도로 제조 시 필요량은

$$\frac{\text{만들고자 하는 } M\text{농도} \times \text{분자량}}{\text{함량} \times \text{비중}} \times \frac{\text{만들려는 량}}{\text{기준량}} = \text{ml/L}$$

예 1. 1.2 M Sod. carbonate용액을 0.5L를 조제하는 방법.

Sod. carbonate의 분자량이 106이므로, Na_2CO_3 63.6g을 칭량하고, 0.5L 용량플라스크에 증류수를 2/3 정도 취하고, 칭량한 Na_2CO_3를 플라스크에 혼합 용해한 후 증류수를 가하여 0.5L 눈금까지 채우고 혼합한다.

2. 1 M Hydrochloric acid 용액 1L를 조제하는 방법.

1L 용량플라스크에 증류수 2/3 정도를 취하고, 농염산(함량 35%, 비중 1.19) 87.6mL을 취하여 서서히(조금씩) 가하면서 혼합한다(이때 열이 발생하여 초자기구가 파손될 우려가 있으므로 냉각시키면서 혼합). 냉각 후 1L 눈금까지 증류수를 채우고 혼합한다.

3) 몰랄 용액(m : molal Solution)

용매 1000g 중에 녹아 있는 용질의 g 분자량 수로 나타낸 용액이다. 온도가 변하여도 농도는 변하지 않으므로 빙점 하강, 빙점상승, 삼투압 측정에 이용한다.

4) 일상적으로 사용되고 있는 용액의 농도와 단위

시료 내의 용질이 용액에 매우 많이 희석된 환경오염물질, 중금속, 유기용제 등의 단위로 ppm과 ppb를 사용한다.

(1) 중량농도단위 : kg/L=g/mL, g/dL=g/100mL=1,000mg/100mL=0.01g/mL, mg/L=μg/mL $=10^{-6}$g/mL=ppm(part per million). μg/L=ng/mL=10^{-9}g/mL=ppb (part per billion).

(2) 몰(M)농도 단위: M/L=10^3mM/L=mM/mL, mM/L=10^{-3}mM/mL=10^{-6} μM/mL.

(3) 당량(N)농도 단위: Eq/L=10^3mEq/L=mEq/mL

I. 화학식량(chemical formula)의 기본개념

화학반응을 간단한 식으로 나타낼 때 원자나 분자, 이온 및 이온군 또는 원자단들 간의 반응과정을 반응물과 생성물의 화학반응식으로 나타낸다. 이때 모든 원자들의 원자질량단위(amu)에 상용하는 식량을 갖고 표시하며, 반응물과 생성물 간에는 질량의 변화가 없다.

1) 원자

원소의 성질을 보유하고 있는 최소의 입자

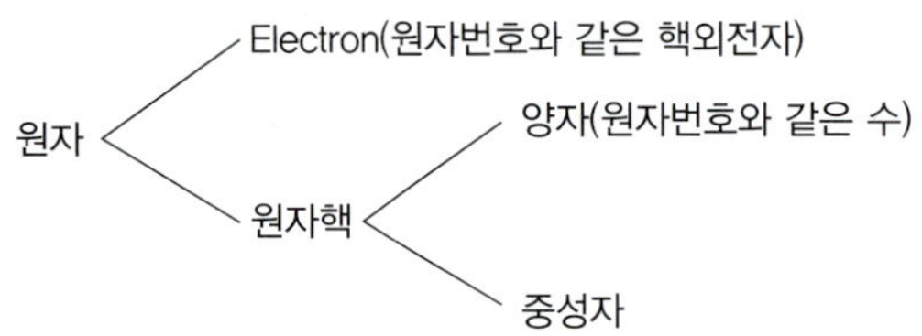

2) Dalton의 원자설

(1) 원소는 원자라고 하는 매우 작고, 파괴되지 않는 입자이다.

(2) 같은 원소의 원자는 크기, 모양, 무게 등이 모두 같고, 원소가 달라지면 원자도 달라진다.

(3) 화학변화는 원자가 결합하거나 떨어질 뿐이고 원자자체는 새로 만들어지거나 없어지지 않는다.

* 동위원소(Isotope) : 원자번호는 같으나 질량수가 다른 것 즉 화학성질은 같으나 질량만 다른 것을 의미한다.

*동족원소(Isobar) : 원자번호는 다르나 질량수가 같은 것을 의미한다.

3) 분자(Molecule)

물질을 잘게 쪼갤 때, 물질의 특성을 잃지 않는 최소단위, 즉, 독립적으로 존재할 수 있는 물질의 최소입자를 말한다.

4) 화학식

원소기호와 숫자를 사용하여 물질을 이루는 기본 입자인 원자, 분자 또는 이온을 나타낸 식을 화학식이라고 하며, 그 특성에 따라서 다음과 같이 구분한다.

화합물 (조성비) → 실험식 (비율) → 분자식 (갯수) → 시성식 (구조, 기능) → 구조식 (결합)

(1) 실험식(Empirical formula)

원소기호를 사용하여 물질의 구성을 표시하는 가장 간단한 식, 즉 1분자 중 각 성분원소의 원자수의 비율을 가장 간단하게 나타낸 식이다.

(2) 분자식(Molecular formula)

단체 또는 화합물의 실제조성을 표시하는 식으로 분자식은 실험식의 정수배이다.

(3) 시성식(Rational formula)

물질을 이루는 분자의 특성을 알 수 있도록 작용기를 따로 구분하여 나타낸 화학식이다.

(4) 구조식(Constitution formula)

분자 내의 각 원자들의 결합상태를 원자가와 같은 수의 결합선(가표, chemical bond)으로 이어서 나타낸 식이다.

물질	실험식	분자식	시성식	구조식
아세트산	CH_2O	$C_2H_4O_2$	CH_3COOH	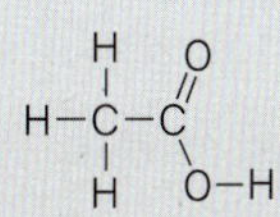
에탄올	C_2H_6O	C_2H_6O	C_2H_5OH	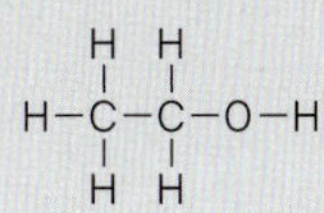

II. 당량(Equivalent weight)

원소나 원자단 사이에 일어나는 화학반응은 항상 서로 일정한 양적 비로 일어나는데 이 같은 양적 비의 단위를 당량이라 한다.

1) 원소의 당량

수소 1g 원자량 또는, 산소의 1/2g 원자량과 화합 또는 치환하는 원소의 양을 그 원소의 당량이라고 한다.

$$\text{원소의 당량} = \frac{\text{원자량}}{\text{원자가}}$$

* 원자가(Valency) : 화합물 중에서 어떤 원자 1개가 직접 또는 간접으로 결합하는 수소원자의 수를 말한다.

2) 산 또는 염기의 당량

① 산의 당량 : 산 1분자 중에 함유하고 있는 해리성 수소의 수 즉 1당량의 수소를 함유하는 산의 양

② 염기의 당량 : 1당량의 산을 중화시키는 데 필요한 염기의 양, 즉 염기 1분자 중에 함유하는 해리성의 OH의 수

$$\text{산 또는 염기의 당량} = \frac{\text{분자량}}{\text{치환될수 있는 } H \text{ 또는 } OH\text{수}}$$

3) 원자단의 당량

원자단은 화학변화에서 2종류 이상의 원자가 결합하여 마치 원소와 같은 성질을 나타내는 원소의 모임을 말한다. 원자단의 종류에는 NH_4^+, HCO_3^-, CO_2^{-2}, NO_3^-, OH^-, SO_4^{-2}, ClO_4^-, MnO_4^-, $Cr_2O_7^{-2}$ 등이다.

$$\text{기의 당량} = \frac{\text{분자량}}{\text{기의 원자가}}$$

4) 염(塩)의 당량(금속의 당량)

중화반응에 의해 생성된 염의 당량은 분자량을 금속의 (+)전하의 총수로 나눈 값이다.

$$\text{염의 당량} = \frac{\text{분자량}}{\text{총}(+)\text{전하수}}$$

5) 산화·환원의 당량

환원작용에 관여하는 수소의 1당량을 함유하는 환원제의 양 및 이에 상당하는 산화제의 양을 말한다. 원자나 원자단의 화학식량을 그 반응을 통하여 얻어진 그 원자나 원자단의 산화수(변화량)로 나눈 값이다.

$$\text{산화·환원의 당량} = \frac{\text{분자량(화학식량)}}{\text{산화수(변화량)}}$$

*산화수(Oxidation number)

원소의 산화상태를 나타내는 수를 의미한다.

산화수를 정하는 기준

① 유리상태의 원소의 산화수는 "0"이다. 즉, O_2, N_2와 같은 단체의 산화수는 "0"이다.

② 어떤 화합물을 구성하는 모든 원자의 산화수의 총화는 "0"이다.

예) H_2SO_4: $(+1) \times 2 + (+6) + (-2) \times 4 = 0$

③ 수소화합물 중의 수소원자의 산화수는 "1"이다(단, 금속수소화합물(NaH)에서는 "−1"이다).

④ 산소화합물 중의 산소의 산화수는 "−2"이다(단, 과산화물(H_2O_2)에서는 "−1"이다).

⑤ 이온화합물의 각 원소의 산화수는 이온의 (+)하전수 또는 (−)하전수와 같다.

예) $Cr_2O_7^{2-}$: $(+6) \times 2 + (-2) \times 7 = -2$

⑥ 할로겐 원자는 산화물 이외에는 대부분 -1의 산화수를 갖는다.

⑦ 알칼리 금속의 산화수는 대부분 +1이다.

III. 규정용액(N : normality solution)

용액 1L 중에 녹아 있는 용질의 g 당량수를 의미하며, 즉 용질의 당량(g)만큼 칭량하여 증류수로 용해하여 전량이 1L 되게 한다.

*용질이 액체일 때, 즉 함량(w/w%)을 N 농도로 제조 시 필요량은

$$\frac{\text{만들고자 하는 } M\text{농도} \times \text{분자량}}{\text{함량(농도)} \times \text{비중} \times \text{원자가}} \times \frac{\text{만들고자하는 량}}{\text{기준량}} = \text{mL/L}$$

예 1. 0.1N Sod. carbonate 용액 500mL를 조제하는 방법.

Sod. carboante의 분자량은 106이다. Na_2CO_3의 1당량은 53이므로 2.65g를 정확히 칭량하고, 500mL 용량 플라스크에 증류수를 2/3 정도 취한 다음 칭량한 Na_2CO_3를 넣고 혼합 용해한 후 증류수를 가하여 500mL 눈금까지 채운 다음 혼합한다.

2. 2/3N H_2SO_4 용액 1L를 조제하는 방법.

1L 용량 플라스크에 증류수를 2/3 정도 취하고, 농황산(함량 95%, 비중 1.8) 19.1mL를 취하여 서서히 가하고 혼합한 후, 온도가 높으면 냉각한 후 증류수를 가하여 1L 눈금까지 채운 다음 혼합한다.

표 7-1. 농산과 농염기의 성상

시 약 명	함량(W/W%)	분자량	비 중	대략 N농도
농염산(HCl)	36.5~38	36.5	1.18	12
농황산(H_2SO_4)	95~98	98.08	1.84	36
농질산(HNO_3)	60~71	63.02	1.42	16
빙초산(CH_3COOH)	99~100	60.05	1.05	17.5
농인산(H_3PO_4)	85	98.00	1.70	
젖산	85	90.08	1.2	11
암모니아수(NH_4OH)	28~30	35.05	0.9	14.8

5. 오스몰용액(Osm : osmole solution)

용액 1L 중에 녹아있는 용질 osmole gram이 함유된 용액을 의미한다.

예 1osm NaCl 용액 1L를 조제하는 방법.

NaCl은 수용액 중 거의 해리되어 Na^+이온과 Cl^- 이온으로 존재하므로, 2 삼투압을 갖는다. 그러므로 1osm 용액은 NaCl 1/2g 분자량 용액이 되어 NaCl 29.25g을 칭량하여 증류수로 용해하고 1L 눈금까지 채운 다음 혼합한다.

6. 검체 및 용액의 희석방법

높은 농도의 용액이나 시료 중 성분이 분석법의 한계 이상의 고농도로 존재할 때 필요한 농도로 희석하여 측정에 이용한다. 희석법에는 계열희석과 고도희석법이 있는데, 계열희석법은 동일 시료를 필요한 희석단계의 수만큼 시험관을 준비하여 같은 양의 희석액을 넣고, 시료를 첫 시험관에 가하여 연속적으로 희석하는 방법이며, 최종 희석배수를 산정하여 결과 산출에 적용해야 한다.

고도 희석법에서 희석의 표현은 원시료 1용에 대한 최종액량의 비로 표시하며, 희석률은 최종액량에 대한 원시료의 체적의 비로 나타낸다.

$$\text{희석률 계산법} = \frac{\text{최종액량}}{\text{원액의 양}}$$

예 1. 0.2mL의 혈청에 9.8ml의 증류수를 가했다면 희석률은 얼마인가?

희석률 == $\frac{0.2\ mL + 9.8\ mL}{0.2\ mL} = \frac{10}{0.2} = 50$ 으로 1 : 50 이며, 혈청은 50배 희석되었다.

2. 100mg/dl인 포도당 표준액을 1 : 5로 희석하고 다시 1 : 4로 희석하였다면 최종농도는 얼마인가?

$100 \times \frac{1}{5} \times \frac{1}{4} = 5mg/dL$　　　$\therefore 5mg/dL$

3. 95% alcohol 용액을 희석하여 70% alcohol 용액 1,000mL를 만들려면 95% alcohol 몇 mL가 필요한가?

[계산법은 NV=N'V'를 적용하여 계산하면 매우 편리하다]

즉, 원액의 농도×원액의 양 = 희석용액의 농도×희석용액의 양

따라서 95% × VmL = 70%×1,000mL　　　∴Vml = 736.8mL

7. 투석(Dialysis)

Colloid 용액의 입자는 보통 용액입자(분자, 이온)보다도 현저하게 크기 때문에 적당한 막을 사용하여 시료액으로부터 colloid 입자를 분리·정제할 수 있는 조작을 의미한다. 이때 사용할 수 있는 막에는 유산지, 물고기의 부레, colloidin막, cellophan막, acetyl cellulose막 등이 있다.

8. 염석(Salting out)

순수한 물에는 녹고, 일정 농도 이상의 무기염류의 수용액에는 잘 녹지 않고 불용성이 되어 석출되는 현상을 의미한다. 염석을 일으키는 중성염은 NaCl, KCl, Na_2SO_4, Na_2SO_3, $(NH_4)_2SO_4$, $MgSO_4$ 등이 있다. 한편, 단백질의 염석현상은 단백질에 높은 농도의 중성염을 가하면 단백질이 물과 친화력을 잃고 단백질 상호간에 결합침전되는 현상이다.

9. 염용(Salting in)

순수한 물에 녹기 어렵지만 소량의 무기염을 가하면 용해도가 현저히 증가하여 쉽게 녹게 되는 현상을 의미한다.

10. 습성회화(Incineration)

황산 또는 강산을 유기물에 가하여 가열하면 황산의 탈수작용으로 탄소가 유리되고 수증기와 함께 CO_2가 되어 방출되어 연소과정 없이 회화되는 과정을 말한다.

8장 전해질(Electrolytes)

1. 전해질의 정의

수용액에서 ion화 또는, 해리하는 화합물, 즉 어떤 종류의 화합물은 물에 용해되어 ion을 생성하는데, 이들 ion은 전하를 갖고 있기 때문에 전류를 잘 통함으로써 전해질이라고 한다.

2. 전해질의 종류

(1) 강전해질 : 수용액 내에서 분자가 완전히 이온화되거나 이온으로 해리되는 화합물

예 H_2SO_4, HCl, HNO_3, NaOH, KOH, NaCl, K_2SO_4, NH_4Cl, CH_3COONa 등

(2) 약전해질 : 수용액 내에서 분자가 부분적으로 이온화 되는 화합물

예 acetate의 유기산, 인산 등의 다양성산, NH_4OH, 석회수, 염기성 아미노산 등

(3) 비전해질 : 전혀 ion으로 해리되지 않고, 분자, 원자 또는 화합물로 용해되는 물질

예 설탕 등의 당류, 알코올류, Methane 등의 탄화수소, acetone 등의 유기화합물, 질소, 산소 등의 기체

3. 산 · 염기의 개념

1) Arrhenius의 개념

산(acid)이란 수용액 중에서 H^+를 내놓을 수 있도록 H^+를 가지고 있는 물질이며, 염기(base)란 수용액에서 OH^-를 내놓을 수 있도록 OH^-기를 갖고 있는 물질을 의미한다.

2) Brönsted의 개념

산(acid)이란 다른 물질에 양성자(proton)를 줄 수 있는 물질, 즉 양성자를 유리하는 물질이며, 염기(alkali)란 다른 물질로부터 양성자를 받을 수 있는 물질, 즉 양성자를 받는 물질을 의미한다.

3) Lewis의 개념

산(acid)은 전자쌍을 공유하고 전자쌍공여체와 공유결합을 만들 수 있는 물질, 즉 염기로부터 한 쌍의 공유되지 않은 전자를 받아들일 수 있는 물질을 말하며, 염기란 다른 원자를 ion 또는 분자와 공유할 수 있는 전자쌍을 갖고 있는 물질, 즉 한 쌍의 비공유 전자쌍을 줄 수 있는 물질을 의미한다.

4. 동적 평형

하나의 산이 H^+와 A^-(음이온)로 해리할 때, 해리하지 않은 산과 ion과의 사이에 평형이 성립된다.

$$HA \rightleftarrows H^+ + A^-$$

즉 산의 분자를 수용액에 넣었을 때 처음에는 여러 개의 분자가 해리를 함으로써 정반응의 속도가 커지나 생성된 ion이 증가하므로 서서히 역반응의 속도가 증가하여 분자가 ion화되는 속도와 결합하는 속도가 동등하게 되어 반응이 더 이상 진행되지 않는 것 같이 보인다. 정반응과 역반응의 반응속도가 동등할 때를 평형이라고 하며, 이것을 동적 평형이라고 한다.

5. 질량 작용의 법칙

화학 평형의 법칙이라고도 한다. 다음과 같은 균일계의 가약 반응에서

$$aA + bB \rightleftarrows cC + dD$$

정반응의 반응속도는 $[A]^a \times [B]^b$이며, 역반응의 반응속도는 $[C]^c \times [D]^d$가 된다. 평형상태가 되었을 때 양쪽의 속도는 같으므로

$$Keq = \frac{[C]^c \cdot [D]^d}{[A]^a \times [B]^b]}$$

인 관계가 성립되고, 이 관계를 질량작용의 법칙이라고 한다. [ ]는 각 성분의 농도를 나타내며, Keq는 평형 상수라 한다.

예 0.1M acetic acid는 25℃에서 1.34% ion화하고 있다. 이때, 해리상수(Ka)는 얼마인가?

$CH_3COOH \rightleftarrows H^+ + CH_3COO^-$

풀이

(1) CH_3COOH의 $Keq = \frac{[H^+]\cdot[CH_3COO^-]}{[CH3COOH]}$

(2) 1.34% 전리되었으므로

$[H^+]$ = 0.1M의 1.34% = 0.1×0.0134 = 0.00134M

$[CH_3COO^-]$ = 0.0134M

[CHCOOH] = 0.1−0.0134

$$\therefore Ka = \frac{0.00134 \times 0.00134}{0.1 - 0.00134} = 1.82 \times 10^{-5}$$

예 Acetic acid의 Ka는 25℃에서 1.75×10^{-5}이다. pKa는 얼마인가?
(단, log 1.75 = 0.243)

풀이 $pKa = -\log 1.75\times10^{-5}$
$= 5-\log 1.75 = 5-0.243 = 4.757$

6. 물의 해리

Arrhenius는 물을 중성이라고 하였고, Brönsted는 산일 수도 있고, 염기일 수도 있다고 표현하였다. 물 분자는 매우 미량이지만 이온화한다고 보면, hydronium ion(H_3O^+)과 hydroxyl ion(OH^-)으로 해리하므로 약전해질에 속하며, 때로는 산과 염기로 작용하므로 양성 용매라고 한다.

$$2H_2O \rightleftharpoons H_3O^+ + OH^-$$

$$\text{물의 해리상수} = \frac{[H_3O^+]\cdot[OH^-]}{[H_2O]}$$

물의 해리도는 대단히 적으므로 $[H_2O]$의 값은 해리 전후에 변화가 없다 해도 좋으므로 $K\cdot[H_2O]$는 일정 온도에서 일정하다. 따라서 물의 해리상수[이온곱 상수(Kw)]는

$Kw = [H_3O^+]\cdot[OH^-]$

25℃에서 $Kw = 1\times10^{-14}$

$\therefore [H_3O^+]\cdot[OH^-] = 1\times10^{-14}$ at 25℃ 즉 $[H_3O^+]^2 = 1\times10^{-14}$

$[H_3O^+] = 10^{-7}$

따라서 액성은 $[H_3O^+]$로 표시할 수 있으므로

산성 : $[H_3O^+] > 10^{-7}$

알칼리성 : $[H_3O^+] < 10^{-7}$

중성 : $[H_3O^+] = 10^{-7}$

예 0.02M HCl 용액에서 $[H^+]$와 $[OH^-]$는 얼마인가?

풀이 $[H^+] = 2 \times 10^{-2}$

$2 \times 10^{-2} \cdot [OH^-] = 10^{-14}$

$\therefore [OH^-] = 2 \times 10^{-12}$

예 0.005M NaOH 용액 내의 [H]와 [OH]는 얼마인가?

풀이 $[H^+] = 5 \times 10^{-3}$

$5 \times 10^{-3} \cdot [OH^-] = 10^{-14}$

$\therefore [OH^-] = 5 \times 10^{-11}$

7. pH(수소이온지수)의 정의

용액의 산도나 염기도는 수소이온 농도로 나타낼 수 있으며, 1909년 Sφrensen은 용액의 산도를 나타내는 새로운 방법으로 pH(power of the hydrogen, 수소이온의 세기)의 표시를 제안하였다. pH는 '수소이온농도의 상용대수의 역수'로 나타낸다.

즉, $pH = \log \frac{1}{[H]} = -\log[H^+]$

$pOH = -\log[OH^-]$

$\therefore pH + pOH = 14$

H^+의 농도가 10배 증가할 때 pH는 1이 증가한다. 일반적으로 pH가 크면 클수록 용액의 산도는 낮아지고 염기도는 증가한다.

예 0.01M NaOH 용액의 pH는 얼마인가?

풀이 OH^- 이온의 농도는 10^{-2}이므로

H^+ 이온의 농도는 $10^{-14} / 10^{-2} = 10^{-12}$

$\therefore pH = -\log 10^{-12} = 12$

예 pH 12인 NaOH 용액 200mL를 만들려면 NaOH가 몇 g이 필요한가?

풀이 pH가 12이므로 H^+ 이온농도는 10^{-12}이다. 따라서, OH^- 이온농도는 10^{-2}

$\therefore pH = -\log 10^{-12} = 12$

$\therefore 0.02M \times 40 \times \frac{200}{1,000} = 0.08\,g$

pH 12일 때 pOH는 2에 해당하므로, $[OH^-]$는 10^{-2}이 된다. 따라서, 0.02M NaOH 용액을 만들라는 의미이다.

$$\text{만들고자하는 농도} \times \text{분자량} \times \frac{\text{만들고자하는 량}}{\text{기준량}} = \text{필요량(g)/만들고자하는 량}$$

예 pH 2와 pH 6에서 농도차는 얼마인가?

풀이 pH 2에서 H^+ 이온의 농도는 10^{-2}, pH 6에서 H^+ 이온의 농도는 10^{-6}이므로 농도차는 10,000배이다.

8. 완충액(Buffer Solution)

약산과 그의 짝염기 및 약염기와 그의 짝산으로 구성된 용액을 완충액이라 한다. 이용액은 다소의 산과 염기를 가하여도 pH가 별로 변하지 않으며, 농축시키거나 희석을 할 때는 pH가 변하지 않는 성질이 있다. 이들의 작용은 모두 공통 이온의 효과에 의하여 산이 투입되면 염기가 작용하여 H^+이 제거되고, 염기가 투입되면 산이 해리되어 H^+을 증가시켜 일정한 pH를 유지한다.

완충액의 종류에는 인산 완충액($Na_2HPO_4+NaH_2PO_4$), 탄산 완충액($Na_2CO_3+NaHCO_3$), Barbital 완충액(Barbital+Sod. barbital), 붕산 완충액(Boric acid+Sod. borate), 초산 완충액(초산+초산나트륨) 등이 있다.

1) Common ion effect(공통 이온효과)

공통 이온효과는 이온 평형계에서 그 평형에 참여하는 이온과 공통되는 이온을 외부에서 넣어주면 평형은 그 이온 농도를 감소시키는 방향으로 이동한다는 이론이다. 즉 초산용액이 해리하면 다음과 같이 된다.

$$CH_3COOH \rightleftharpoons CH_3COO^- + H^+$$

여기에 초산나트륨을 소량 가하면 용액 중의 CH_3COO^- 농도가 증가되어, 공통 이온효과에 의해 역반응이 일어나게 되어 위의 평형은 ←로 이동하여 CH_3COOH의 산성이 약해지게 된다. 또한 NH_4OH 용액이 해리하면 다음과 같이 된다.

$$NH_4OH \rightleftharpoons NH_4^+ + OH^-$$

여기에 NH_4Cl을 소량 가하면, 용액 중의 NH_4^+ 농도가 증가되어 위 평형은 ←로 이동하여 NH_4OH의 염기가 약해지게 된다.

따라서 약전해질 용액과 공통 이온을 가진 강전해질 용액의 혼합액은 약전해질이 단독으로 존재해 있을 때보다 pH값이 잘 변화되지 않는다.

2) Henderson-Hasselbalch 공식의 유도과정

초산은 수용액 중에서 다음 같이 평형을 이룬다.

$$HAc \rightleftarrows H^+ + Ac^-$$

(1) 평형상수 $Ka = \frac{[H^+] \times [Ac^-]}{[HAc]}$

단, HAc는 산, Ac^-는 염으로 나타낸다.

(2) $[H^+]$를 구하기 위한 변환 : $[H^+] = Ka \times \frac{[HAc]}{[Ac^-]}$

(3) 양변에 −log를 대입하면 : $-\log[H] = -\log Ka + (-\log \frac{[HAc]}{[Ac]})$

(4) 정리하고, HAc는 산, Ac^-은 염으로 대입하면,

$$pH = pKa - \log \frac{[산]}{[염]}$$

(5) 산과 염의 위치를 변경 : ∴ $\therefore pH = pKa + \log \frac{[염]}{[산]}$

3) 1M 인산(phosphate) 완충액의 조제

1M 인산완충액(pH 7.4)을 1L 만들기 위한 Na_2HPO_4와 NaH_2PO_4의 비를 구하고, 필요한 양(무게)을 분자량에 의해 구한다.

〈방 법〉

(1) Henderson-Hasselbalch 식에 의거하여 정리하면,

$$pH = pKa + \log \frac{[Na_2HPO_4]}{[NaH_2PO_4]} \quad (단,\ pKa=7.1)$$

$$7.4 = 7.1 + \log \frac{[Na_2HPO_4]}{[NaH_2PO_4]}$$

$$0.3 = \log \frac{[Na_2HPO_4]}{[NaH_2PO_4]}$$

$$2 = \frac{[Na_2HPO_4]}{[NaH_2PO_4]} = \frac{[염]}{[산]} = \frac{2}{1}$$

따라서 [염]과 [산]의 비는 2 : 1이다.

(2) 완충액의 M 농도는 염과 산의 M 농도의 합이다.

즉 [염] + [산] = 1M

[염] = 1 − [산]

여기에 [염]과 [산]의 비를 대입하면

$$\frac{[염]}{[산]} = \frac{2}{1} = \frac{1-[산]}{[산]}$$

정리하면 2[산] = 1 − [산]

3[산] = 1

결국, [산] = $\frac{1}{3}$ = 0.33 [염] = $\frac{2}{3}$ = 0.67

(3) 각 염의 분자량은 Na_2HPO_4가 142, NaH_2PO_4는 120이므로 대입하면

$Na_2HPO_4 = 142 \times 0.67 = 95.14g$

$NaH_2PO_4 = 120 \times 0.33 = 39.60g$

(4) 위 물질의 무게를 칭량하고, 1L 용량 플라스크에 미리 끓여 놓은 증류수를 2/3 정도 넣고, 용질을 넣고 용해한 후 1L 눈금까지 증류수로 채운다. 그리고 pH meter로 pH를 측정하고, 차이가 나면 보정해야 한다.

4) 이온강도(Ionic strength)

이온 활성도를 이온 간의 인력과 연관시키기 위해 Lewis는 이온강도(μ, mu)를 도입했는데, 이온강도는 몰농도 척도로 다음과 같이 정의된다.

$$\mu = \frac{1}{2}\Sigma[(ion) \times 전하^2]$$

이온강도는 각 이온에 대해 ion의 mol 농도와 그 전하의 2승을 곱한 것의 합을 2로 나눈 값으로, 이온강도는 모든 형태의 이온이 정전기적힘에 어느 정도 기여하는가를 나타내는 것이며 이는 전하수에 의존하며 용액 중 특정염과는 무관하다.

예 0.1M의 NaCl 용액의 이온강도(μ)는 얼마인가?

풀이 $NaCl \rightleftarrows Na^+ + Cl^-$

Na의 농도 = 0.1M, 전하는 1

Cl의 농도 = 0.1M, 전하는 1

따라서, $\mu = \frac{1}{2}(0.1 \times 1^2 + 0.1 \times 1^2)$

$= 0.1$

9장 용량분석

1. 분석법의 종류

1) 정성분석(Qualitative analysis)

용액 중에 어떤 성분이 존재하는가를 확인하는 방법이다.

2) 정량분석(Quantitative analysis)

용액 중에 어떤 성분의 양이 일정 단위당 얼마만큼 들어 있는가를 정량적으로 측정하는 방법이다.

3) 중량분석(Gravimetric analysis)

주로 정량하고자 하는 성분을 칭량하기 쉬운 화합물로 분리하여 천칭을 사용하여 중량을 닮으로써 목적 성분의 함량을 구하는 방법으로 침전법과 가스 발생법이 있다. 침전법은 검체를 용해한 용액에 침전제를 가하여 목적 성분을 침전형으로 만들어 분리 정량하는 방법이 많이 사용되고 있다.

4) 용량분석(Volumetric analysis)

부피분석이라고도 하며, 정량하고자 하는 물질의 부피를 측정하여 물질의 양을 계산하는 정량분석의 한방법이다. 즉 농도를 모르는 용액을 일정량 취하고, 농도를 알고 있는 용액(표준액)을 가하여 반응의 종말점까지 소비된 표준액의 양으로 농도를 모르는 용액의 농도를 측정하는 방법이다.

용량분석에 이용되고 있는 화학반응은 다음과 같은 조건을 갖는 것이라야 한다.

(1) 반응이 정량적으로 진행하고 역반응과 부반응을 동반하지 않는 것.

(2) 반응속도가 빠른 것.

(3) 반응종말점을 확인할 수 있는 것.

2. 중화적정법(Neutralization titration)

1) 원 리

산과 알칼리의 중화반응을 이용해서 정량하는 방법으로 산·염기 적정이라고도 하며, 산과 염기의 당량이 같아야 완전히 중화된다. 중화반응이란 산과 염기가 반응하여 물과 염이 생성되는 것, 또는 각각의 산·염기의 성질을 잃게 되는 것을 말한다.

중화반응에서 산의 수소이온 H^+과 염기의 수산화이온 OH^-으로부터 물이 생성된다.

$$H^+ + OH^- \rightarrow H_2O$$

H^+ 1mol을 공급하는 산의 질량을 산의 1g 당량, OH^- 1mol을 공급하는 또는 H^+ 1mol과 반응하는 염기의 질량을 염기의 1g 당량이라고 한다. 일반적으로 산·염기의 1g 당량을 구할 때 다음과 같이 계산한다.

$$\text{산(염기) 1 g 당량} = \frac{\text{산(염기) 1 mol의 질량(g)}}{\text{산(염기) 1분자중 H(OH)수}}$$

산과 염기는 같은 g 당량수로 완전히 중화된다. 용액 1L 중에 산 또는 염기 N g 당량을 포함하면 용액의 농도는 N 농도이다. N 농도의 산용액 V mol이 N 농도의 염기용액 V mol이 중화될 때 다음 식이 성립된다.

$$N \cdot V = N' \cdot V'$$

중화적정에서는 중화의 진행에 따라 용액의 pH가 변화하는데, 당량점[equivalence point: 산(염기)에 같은 몰수의 염기(산)를 첨가하여 염이 형성되고, 중화되는 적정점을 말함.] 전후에서는 일반적으로 급격히 변화한다. 이 당량점을 정확히 알기 위해서는 당량점에서 용액의 pH에 따라, 변색하는 지시약을 선정하여, 그 중화 당량점을 추정할 수가 있다.

2) 지시약의 선택

지시약으로 가장 널리 사용되는 것은 색깔의 변화가 나타나는 지시약이다. 지시약의 종류는 매우 다양하며 변화가 나타나는 시점이 각각 다양하므로 중화점을 예측하여 그 근처에서 변화가 나타나는 지시약을 사용하면 실험을 효과적으로 할 수 있다. 산염기적정에 사용되는 지시약은 pH(수소이온지수)에 따라 그 색깔이 달라진다. 즉 산염기 적정에서 지시약은 산-염기 적정에서 당량점을 결정하는 데 사용된다. 이 지점은 반응이 완결되는, 즉 같은 양의 산과 염기가 반응하는 지점이다. 만약 지시약을 적절하게 선택한다면 색깔이 바뀌는 지점(종말점(end point))은 당량점과 일치한다.

중화적정에 있어서 사용하는 산 및 염기의 종류에 의해 약산, 또는 약 염기의 유기색소인 지시약을 선택한다.

(1) 강산을 강알칼리로 적정하면

강산과 강염기는 물에서 완전히 이온화하므로 당량점에서 중화되어 중성염 용액으로 존재하며, 당량점에서의 pH는 7이다. 당량점 인접해서 실제 강염기 한 방울을 넣을 때 pH는 10까지 증가하므로 지시약은 페놀프탈레인이 적당하다.

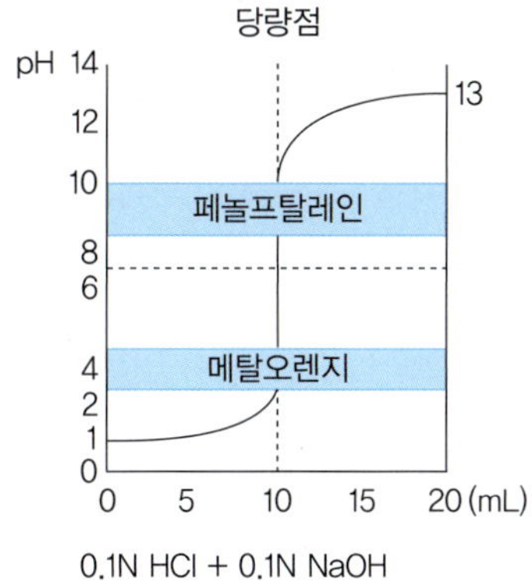

그림 9-1. 강산과 강염기 중화적정

(2) 강알칼리를 강산으로 적정하면

당량점에서의 pH는 7이다. 당량점에서 강산 한 방울에 의해 pH가 급격히 커진다. 이때 변색범위는 pH 4 정도이며, 지시약은 Methyl orange가 적합하다.

(3) 약산을 강알칼리로 적정할 경우 당량점의 pH 변화는 크지 않다.

생성된 염의 가수분해로 인하여 용액은 알칼리성을 나타내고, pH는 7보다 크다.

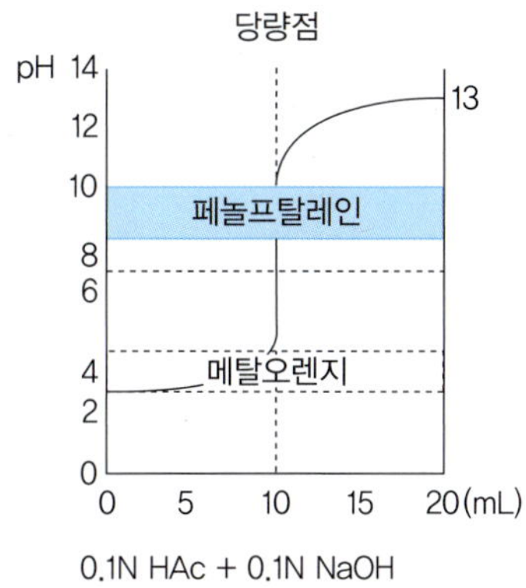

그림 9-2. 약산을 강염기로 중화적정

(4) 약염기를 강산으로 적정할 경우 당량점의 pH 변화는 크지 않다.

당량점에서 생성된 염의 가수분해로 인하여 용액은 산성을 나타내고, pH는 7보다 낮아진다.

(5) 약산을 약염기로 적정할 경우나 약염기를 약산으로 적정할 경우

당량점에서 pH 변화가 둔하게 나타나므로 실제의 적정에는 이용할 수 없다. 따라서 표준액으로 초산이나 암모니아수는 부적당하다. 즉 중화 당량점 부근에서 pH변화가 작고 해리되기 때문에 지시약에 의한 변색이 일어나지 않는다.

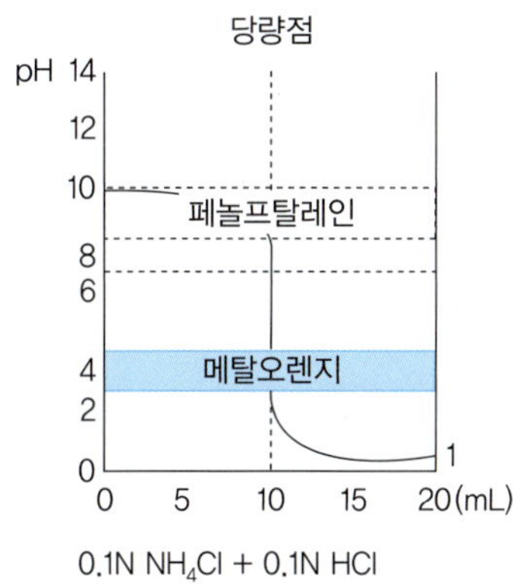

그림 9-3. 약염기를 강산으로 중화적정

3. 침전 적정법

침전반응을 이용한 적정법으로 표준액으로는 $AgNO_3$, NaCl, NH_4SCN 등을 사용한다. 분석원소는 거의 할로겐원소(Cl^-, Br^-, I^-, CN^-, SCN^-, S^{-2})의 정량에 한정되어 있다.

원리는 수용액에서 ion반응결과 불용성 물질이 생성되고, 반응계에서 ion이 없어짐으로써 유색의 난용성 침전이 생성되어 종말점을 나타내는 방법이다.

1) Möhr법

표준액 $AgNO_3$는 검체 중 Cl이온과 반응하여 백색의 AgCl로 침전되고, 여분의 Ag이온은 지시약인 K_2CrO_4 용액과 반응하여 적갈색의 Ag_2CrO_4 침전이 생성될 때를 종말점으로 한다(액성은 중성이어야 한다).

$Cl^- + Ag^+ \rightarrow AgCl \downarrow$

$2Ag^+ + CrO_4^- \rightarrow Ag_2CrO_4$(적갈색)

2) Fajans법

검체(Cl)에 지시약인 Sod. fluorescein을 가하고, 표준액 $AgNO_3$로 적정하면 우선 AgCl로 침전이 생성되고, 이 colloid 입자는 당량점에서 급격하게 지시약을 흡착하여 적색으로 되었을 때 종말점으로 한다(액성은 pH 7~10).

3) Volhard법

$AgNO_3$ 용액에 지시약 $Fe_2(SO_4)_3$(철명반)을 가하고, 초산산성에서 표준액인 KSCN을 가하면 AgSCN으로 모두 침전된 후 $Fe(SCN)_3$이 생성되면서 적색을 나타낸다(액성은 산성용액).

4. 산화환원적정법

산화는 전자를 잃는 반응을 말하며, 환원은 전자를 얻는 반응을 말한다.

산화제는 자신이 쉽게 환원되면서 다른 물질을 산화시키는 성질이 강한 물질을 산화제라 하며, 환원제는 자신이 산화되면서 다른 물질을 환원시키는 힘이 강한 물질을 환원제라 한다. 산화제, 또는 환원제의 표준용액으로 적정하는 것을 산화환원적정이라 한다. 산화제·환원제 1g 당량이 반응할 때 1mol의 전자를 방출하는 환원제의 양 또는 1mol의 전자를 받아들이는 산화제의 양이다.

환원성 물질의 표준액은 $Na_2S_2O_3$,$(COOH)_2$,$(NH_4)Fe(SO_4)_2$ 등이 있고, 산화성 물질의 표준액은 $KMnO_4$, KIO_3, $K_2Cr_2O_7$, $(NH_4)_2SO_4$, $KBrO_3$ 등이 있다.

5. 착염(킬레이트) 적정법

킬레이트시약을 사용하여 금속이온을 정량하는 방법으로 금속 킬레이트 화합물의 생성반응을 이용한다. 킬레이트적정에는 킬레이트시약, 완충액, 금속 지시약 등이 필요하다.

1) 킬레이트시약

1분자 중에 2개 이상의 배위결합을 만들 수 있는 원자를 가진 것을 말하며, Ethylenediaminetetraacetic acid-Na_2(EDTA-Na_2)를 주로 사용한다. 구조는 다음과 같다.

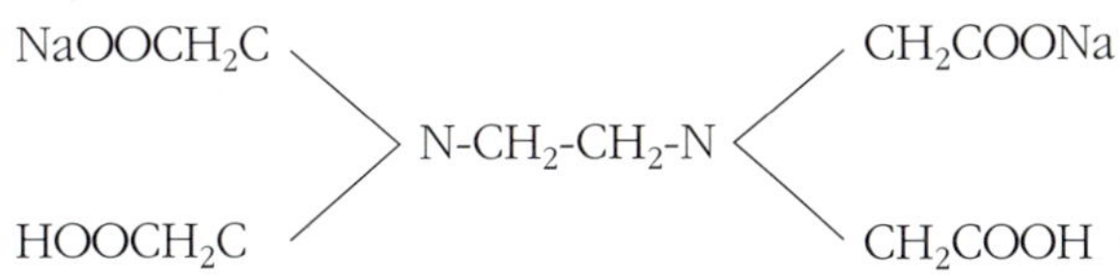

킬레이트적정에서 EDTA-Na_2 1mol은 금속이온의 이온가에 관계없이 항상 1mol과 반응한다. 따라서 규정농도를 사용하지 않고 몰농도를 사용한다(단, EDTA는 물에 녹기 어렵기 때문에 EDTA-Na_2를 사용한다).

$$M(\text{금속})^{+n} + EDTA^{-4} = M\text{-}EDTA^{(4-n)-}$$

킬레이트시약에는 EDTA, 1.2-cyclohexanediamine-4-acetic acid, Nitro-3-acetate disod. 등이 있다.

2) 완충액

EDTA와 금속이온이 안정한 킬레이트 화합물을 만드는 데는 최적의 pH가 있다. 또 적정의 진행과 함께 다음과 같이 반응한다.

$$EDTA + M^{+2} \longrightarrow M\text{-}EDTA + 2H^{+}$$

수소이온이 생기기 때문에 pH가 낮아진다. 이것을 조절하고, pH를 일정하게 유지하기 위하여 완충액이 필요하다. 즉 금속이온은 pH가 높아지면 수산화물을 생성하기 쉬워 EDTA와의 chelate 화합물을 생성하지 않기 때문에 적정 시에 완충액을 필요로 한다.

3) 금속 지시약

chelate 적정에서 종말점을 구하기 위해서는 금속 지시약이 필요하다. 즉 중화법 지시약은 수소이온농도와 반응해서 변색되는 색소인 반면에, chelate 지시약은 금속이온농도와 반응해서 변색하는 색소이다.

복염(Complex salt)과 착염(Chelate salt)의 차이

(1) 복염 : 두 가지 이상의 염이 결합하여 새로운 염을 만드는데, 이 염이 이온화한 것이 성분염이 이온화하여 만든 이온과 같을 때, 이 염을 복염이라고 한다.

예 $K_2SO_4 + Al_2(SO_4)_3 + 24H_2O \rightarrow 2KAl(SO_4)_2 \cdot 12H_2O$

즉, 성분염의 이온은 K^+, SO_4^{-2}, Al^{+3}, SO_4^{-2}이 생성되고, 생성된 염의 이온은 K^+, Al^{+3}, SO_4^{-2}이므로 같은 이온이다.

(2) 착염 : 두 가지 이상의 염이 반응하여 새로운 염을 만드는데, 이 염이 이온화한 것이 성분염이 이온화하여 만든 이온과 다를 때, 이 염을 착염이라고 한다.

예 $4KCN + Fe(CN)_2 \longrightarrow K_4Fe(CN)_6$

즉, 성분염의 이온은 K^+, CN^-, Fe^{+2}, CN^-이 생성되고, 생성된 염의 이온은 K^+, $Fe(CN)^{-4}$ (ferrocyanin ion)이 생성된다.

6. 지시약(Indicator)

유기색소로 외부에서 시각적으로 종말점을 알기 위해 일정한 pH 영역에서 명확히 변색을 일으키는 시약을 지시약이라고 한다. 색이 용액의 pH를 지시하므로 이들 색소를 의미한다.

1) 중화법 지시약

수소 이온농도의 변화에 따라 변색하는 시약으로 자신은 약산 또는 약염기의 색소로 중화반응의 종말점을 지시하는 시약으로 산·염기 지시약이라고 하며, pH값을 알려주므로 pH 지시약이라고도 한다.

원리는 pH의 변화에 의해 분자형의 색과 이온화형의 색이 있는데, 산을 가하면 이온화를 억제하여 분자상태의 색이 나타나고, 알칼리를 가하면 이온화를 촉진하여 이온상태의 색이 나타낸다.

표 9-1. 산·염기 지시약

지 시 약	pH 범위	변 색
Thymol blue	1.2 ~ 2.4	red ~ yellow
p-nitrophenol	2.0 ~ 4.0	colorless ~ yellow
Methyl yellow	2.9 ~ 4.0	red ~ yellow
Brom phenol blue	3.0 ~ 3.6	yellow ~ blue
Methyl orange	3.1 ~ 4.4	red ~ yellow
Brom cresol green	3.8 ~ 5.4	yellow ~ blue
Methyl red	4.2 ~ 6.2	red ~ yellow
Brom cresol purple	5.2 ~ 6.8	yellow ~ purple
Brom thymol blue	6.0 ~ 7.6	yellow ~ blue
Phenol red	6.8 ~ 8.4	yellow ~ red
phenolphthalein	8.3 ~ 10.0	colorless ~ red
Thymolphthalein	9.3 ~ 10.6	colorless ~ blue
Töpfer	2.5 ~ 4.0	red ~ yellow

2) 침전법 지시약

어떤 무색의 유기화합물이 침전표면에 흡착되면 유기화합물의 구조에 변화가 일어나 색이 생성되어 종말점을 나타내는 시약을 의미한다.

① Mohr법 : Pot. chromate(pH 6~10)

$Ag^{+} + K_2CrO_4 = Ag_2CrO_4$(적갈색)

$Pb^{+2} + K_2CrO_4 = PbCrO_4$(황색)

$K_2CrO_4 = Hg_2CrO_4$(갈색)

$Hg^{++} + K_2CrO_4 = HgCrO_4$(등색)

② Fajan법 : Fluorescene(pH 7~10)

(AgCl의 colloid 입자에 적색)

③ Volhard법 : $Fe_2(SO_4)_3$(산성)

$Fe^{+3} + KSCN = Fe(SCN)_3$(적색)

3) 산화 · 환원 지시약

자체가 산화형일 때와 환원형일 때의 색이 다르므로 구별해야 한다.

① 규정액 자신이 지시약인 경우 : $KMnO_4$

② 일반적인 지시약인 경우 : Starch, CCl_4, chloroform

③ 강산 조건에서 사용하는 경우

표 9-2. 산화·환원 지시약

지 시 약	산화형	환원형
Indigo monosulfonate	청색	무색
Methylene blue	청록색	무색
Diphenylamine	자색	무색
Naphthol sulfonic acid indophenol	적색	무색
Dichlorophenol indophenol	무색	청남색
Dimethylphenanthroline	담청색	적색

4) 킬레이트지시약

킬레이트적정법에 사용하는 지시약은 Eriochrome black T(EBT)(pH 7~11 : 적색~청색)는 청색용액에 Ca, Mg, Zn, Cd 등에 의해 적색을 나타내고, Murexide(pH 9~11 : 적(황)~자색)는 금속이온에 따라 색이 다르다. N.N.Dotite(Ca정량 : pH 12~13 : 적색~청색), Tiron(Fe정량 : 청색~무색), Variamin(Fe정량 : 청자~황), Dimethylna-phtidin(Zn정량 : pH 5~6 : 적자색~무색), 1-(2-pyridyldiazo)2-naphthol(PAN)(pH 2~12 : 적자색~자색) 등이 있다.

7. 용량분석의 오차원인

(1) 표준액의 방치에 의한 농도변화(증발, 변질)

(2) 온도에 의한 표준액의 용적 변화

(3) 화학 액량기의 차(검정이 부정확)

(4) 액량기의 눈금에 대한 시각차(meniscus의 읽는 위치에 따른 오차)

(5) 지시약 변색점의 판별에 의한 개인차

10장 비색분석

비색분석(colorimetric analysis)은 착색(정색) 용액에 빛을 흡수시키거나 투과시켜 목적하는 물질의 농도를 측정하는 분석법으로 육안 비색법과 광도분석법 등이 있다.

임상화학 검사에 가장 많이 사용되고 있는 비색분석은 광도 분석(photometry)으로, 화학 반응의 결과 생성된 착색용액이 일정한 파장의 빛을 흡수하는 성질을 이용하여 광도계(photometer)로 흡광도(absorbance)를 구하고, 농도를 알고 있는 표준액의 흡광도와 비교하여 물질의 농도를 구하는 분석법이다.

1. 전자파와 빛

전자석에 세기가 다른 전류를 통하면 자석이나 자장의 세기는 전류의 세기에 따라 비례적으로 변하여 파동(wave)으로 전파된다. 이것을 전자파(electromagnetic wave)라 하며, 파장이 긴 장파로부터 중파, 단파, 초단파, microwave, 원적외선, 적외선, 가시광선, 자외선, X-선, 감마선, 우주선으로 짧아진다. 특히 가시광선(visible light)의 범위는 파장 400~700nm(4,000~7,000Å) 사이를 의미하고, 백색광인 태양빛을 프리즘을 통하면 7가지 색을 볼 수 있으나, 파장 400nm 이하인 자외선이나 파장 700nm 이상의 적외선은 눈으로 볼 수 없다.

2. 여색(보색 : complementary color)

물질은 어떤 파장의 빛을 흡수하거나 투과한다. 특이한 색을 가진 것은 파장에 의한 것이며 투과하는 파장의 빛에 의해 결정된다. 물질이 흡수하는 파장의 빛(색)과 그 물질이 내는 색과의 관계를 여색(보색)이라고 하며, 두 가지 색이 합쳐져서 흰색의 빛이 되는 관계이다. 예를 들면 빨간 잉크는 자연광 가운데서 황록색의 빛이 흡수되고, 나머지 파장의 빛이 투과(또는 반사)되어 빨갛게 보인다. 투과된 빨간색과 황록색의 관계를 보색이라고 한다.

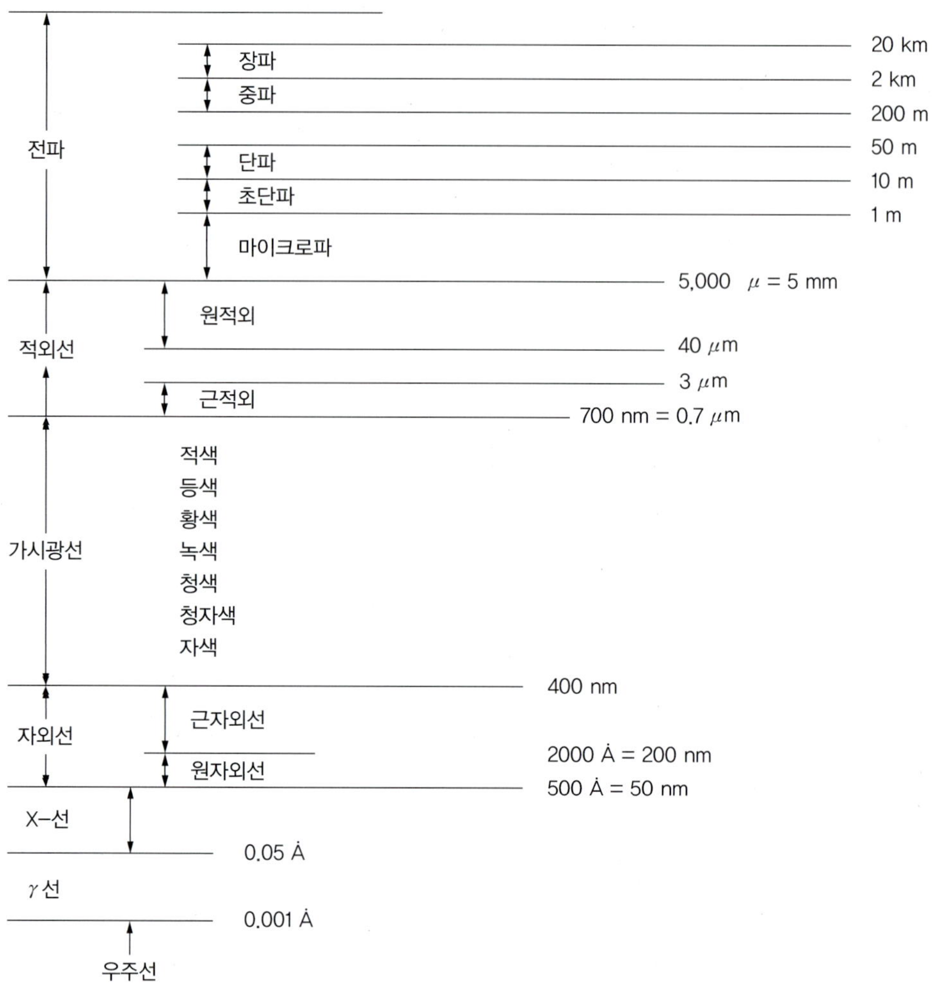

그림 10–1. 전자파의 종류와 파장

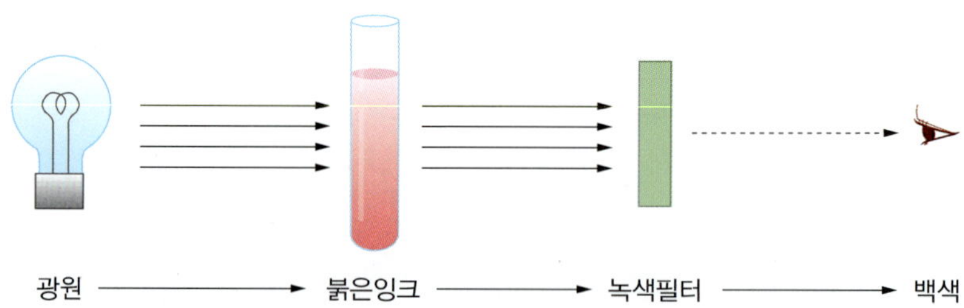

그림 10–2. 용액과 필터의 보색관계

보색 관계의 과정

표 10-1. 파장에 따른 입사광(filter의 색)과 용액의 색(보색)

흡수파장(mm)	입사광의 색(filter의 색)	용액의 색(보색)
400 ~ 435	자 색	황 색
~ 480	청 색	황 등 색
~ 490	청 록 색	적 등 색
~ 500	녹 청 색	적 색
~ 560	녹 색	적 자 색
~ 580	황 색	자 색
~ 595	황 등 색	청 색
~ 610	적 등 색	청 록 색
~ 750	적 색	녹 청 색
~ 800	적 자 색	녹 색

(1) 백색광 : 태양빛은 모든 파장의 빛을 포함하는데, 이러한 빛은 색이 없는 것으로 우리 눈에 보이는 것을 의미한다.

(2) Spectrum : 백색광이 prism을 통과하면 분광현상에 의해 무지개색의 띠로 분리되는데, 빛의 파장에 따라 분리되는 띠를 말한다.

(3) 흡수(Absorption) : 전자기 에너지는 시료의 원자나 분자에 전이되어 낮은 상태에서 높은 상태로 이루어지는 과정을 의미한다.

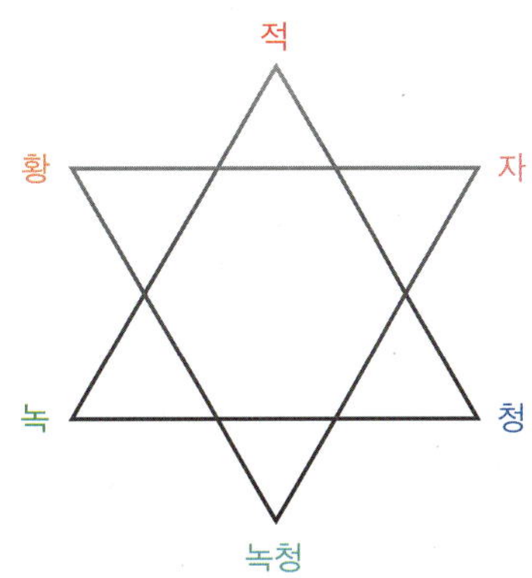

그림 10-3. 빛과 색의 보색

(4) 방출(emission) : 높은 상태(들뜬 상태)에서 낮은 에너지준위(기저상태)로 되돌아 갈 때 내는 에너지를 의미한다.

(5) 산란(scattering) : 복사선이 물질 속의 ion, 원자, 분자에 의해 편극을 일으키며, 잠시 여기상태에서 멈춘 후, 기저상태로 돌아갈 때 모든 방향에서 복사선 상태로 전파되는 것을 말한다.

(6) 색(color) : 착색된 물질에 백색광을 조사하였을 때 어떤 파장의 빛만을 선택적으로 흡수하고, 나머지 빛은 투과, 반사되어 나온 광선이 우리 눈에 비추어 보이는 색을 의미한다.

3. 비색분석의 원리

착색된 용액에 빛을 흡수시켜 그 정도를 비교하는 분석법을 비색법이라고 한다. 즉 물질이 녹아 있는 용액에 발색시약을 첨가하면 착색 또는 변색된다. 이때 색의 강도는 그 물질 함유량에 비례하므로 그 용액의 색이 짙고 엷은 것을 비교함으로써 물질의 양을 알 수 있는 방법이다. 이에 관한 법칙은 다음과 같다.

1) Lambert의 법칙

농도가 같은 용액에서 색의 강도는 액층의 길이에 비례한다. 즉 빛이 흡수되어 감소하는 비율은 빛이 통과하는 매체의 두께(길이)에 비례한다.

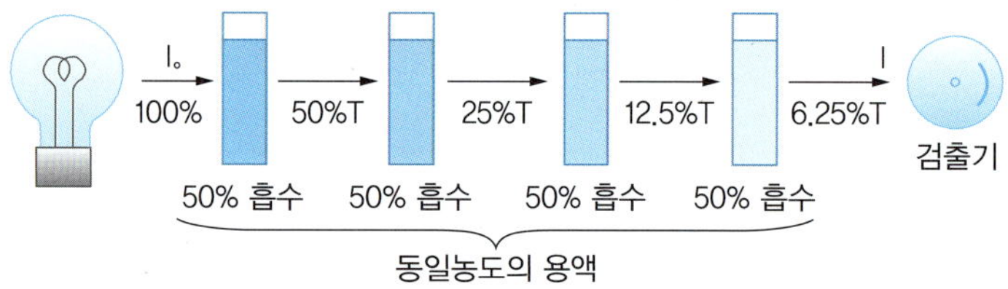

그림 10-4. 액층의 두께와 투과율과의 관계

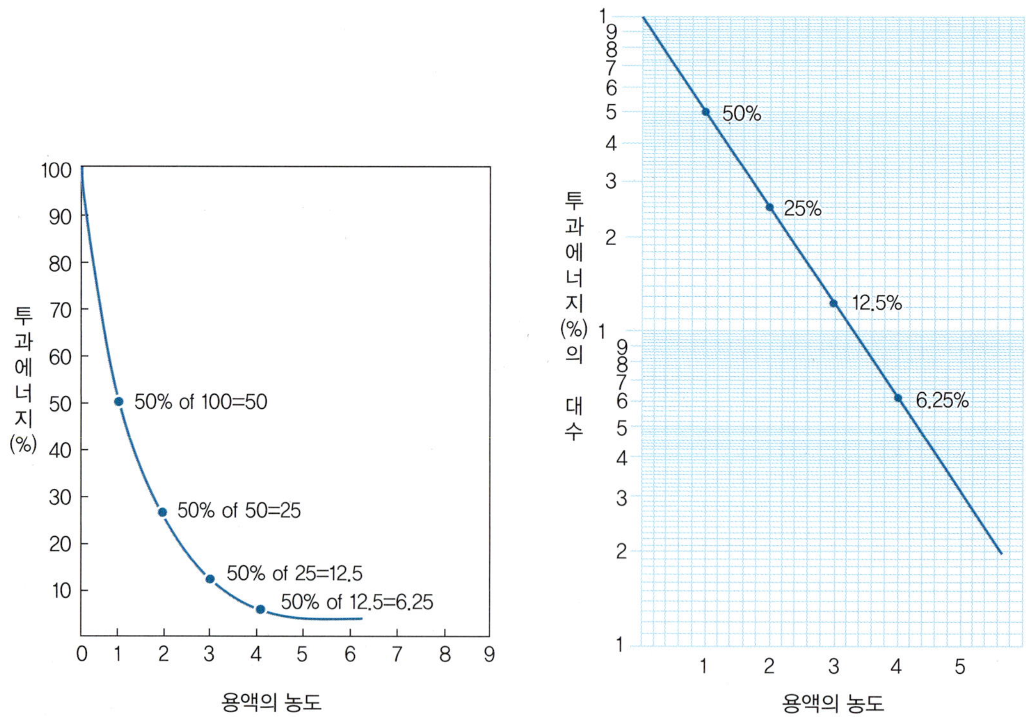

① 투과 에너지 (%)

② 투과 에너지 (%)의 대수

그림 10-5. 투과율과 농도와의 관계

농도가 같은 용액의 액층 두께를 2, 3, 4배로 하면, 입사광에 대하여 투과광은 $\frac{1}{2}$, $\frac{1}{4}$, $\frac{1}{8}$로 흡수가 감소한다(단, 동일농도의 용액의 흡수는 똑같이 50%로 함).

입사광(I_o)이 매체를 통과할 때 매체의 농도가 일정하면, 두께에 따라 지수함수적으로 투과광(I)이 감소한다.

즉 $I = I_o \times 10^{-kl}$

$$\frac{I}{I_0} = 10^{-kl}$$

양변에 log를 대입하면,

$$\log \frac{I}{I_0} = \log 10^{-kl}$$

$$\log \frac{I}{I_0} = kl$$

$\log \frac{I}{I_0}$을 A라고 하면, $\therefore A = kl$

2) Beer의 법칙

액층의 길이가 같을 경우 색의 강도는 용액의 농도에 비례한다. 즉 어떤 유색용액을 빛이 통과할 때 빛이 흡수되는 양은 유색용액의 흡수물질의 농도에 비례한다.

액층을 일정하게 하고 용액의 농도를 2, 3, 4배로 증가하면 입사광에 대하여 흡수도는 2, 3, 4배로 증가한다.

두께가 일정하면 투과광의 강도는 흡수물질의 농도의 증가와 더불어 지수함수적으로 감소한다.

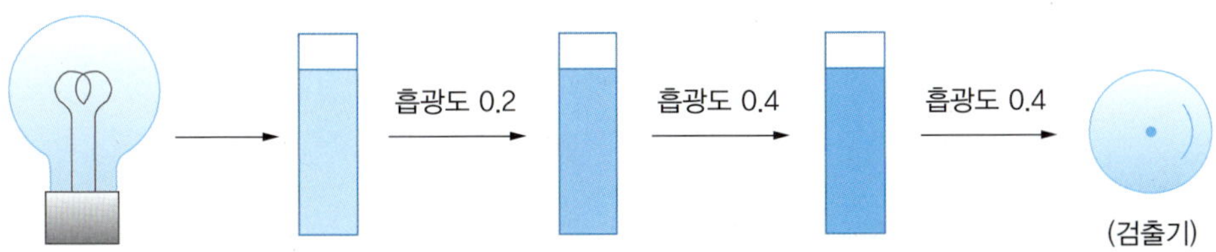

그림 10-6. 농도와 흡수도와의 관계

$I = I_o \times 10^{-kc}$

$$\frac{I}{I_o} = 10^{-kc}$$

양변에 log을 대입하면,

$$\log \frac{I}{I_o} = -kc$$

$$\log \frac{I_o}{I} = kc$$

$\log \frac{I_o}{I}$ = A라 하면, $\therefore A = kc$

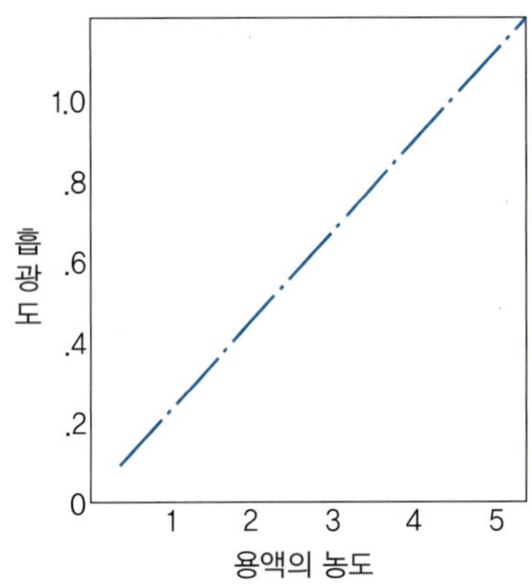

그림 10-7. 흡수도와 농도와의 관계

$K = \frac{A}{C}$, K는 직선의 기울기(흡광률, absorptivity, a) 따라서 Beer의 법칙이 성립할 때 두 용액의 흡광도와 농도를 비교하면, K는 일정할 때

$$K = \frac{A_1}{C_1} = \frac{A_2}{C_2},\ C_2 = \frac{A_2}{A_1} \times C_1$$

즉 농도를 표준액으로 할 때, 표준액의 흡광도를 , 미지 물질의 농도에 따른 흡광도 를 측정함으로써 미지농도 를 계산에 의해서 구할 수 있다.

$$Cu = \frac{TA}{SA} \times \text{표준물질의 농도} \times \text{표준액의 사용량} \times \frac{\text{단위}}{\text{검체의 사용량(희석율} \times \text{사용량)}}$$

따라서 흡수도는 두께가 일정하면 농도에 비례하고, 기지농도를 대조로 하여 미지농도의 흡수도를 측정하여 그 용액의 농도를 구할 수 있다.

3) Lambert-Beer의 법칙

빛의 흡수는 액층의 두께와 용액의 농도에 비례한다. 즉 색의 강도는 발색의 농도와 빛이 통과하는 용액의 길이에 비례한다.

$$\frac{I}{I_o} = 10^{-klc}$$

양변을 log를 대입하면,

$$\log \frac{I}{I_o} = -klc = T,\ \%T = \frac{I}{I_o} \times 100 = T \times 100 = \%T$$

$$\log \frac{I_o}{I} = klc$$

$$\log \frac{I_o}{I} = A\text{라고 하면},\quad \therefore A = klc$$

- A = absorbance(Extinction coefficient, E)
- k = molar absorptivity
- l = length(기준 = 1 cm, 10 mm)
- c = concentration
- I_o = intensity of the incident light
- I = intensity after passing through the material

4) 흡수도와 투과도와의 관계

응용적인 면에서 흡수도를 읽기가 곤란할 때 투과도를 구하여 흡수도로 계산하는 데 이용된다.

① I_o = I일 때 무색투명한 용액에서 흡수가 없고 투과율은 100%이다.

② I = 0일 때 투과율은 0이고, 흡수도는 무한대(∞)인 상태로 농도가 점차 진해져 투과가 차단된 상태이다.

표 10-2.

T	2-log%T	A
100%T	2~2	0
10	2~1	1
1	2~0	2
0	2-(-∞)	∞

③ I = 100% T일 때

$\frac{I}{I_o} = \frac{100}{T}$ =을 Beer법칙에 대입하면,

$\log\frac{I}{I_o} = kc$

$\log\frac{100}{T} = kc$ $\quad\therefore A = kc$이므로

$A = \log 100 - \log\%T$, $\%T = 100 \times T$, $A = -\log\frac{\%T}{100}$, $A = -(\log \%T - \log 100)$,

$\therefore A = 2 - \log\%T$

예 투과율이 30%T라면 흡수도는 얼마인가?(단, log 3은 0.4771)

풀이 A = 2 − logT
= 2 − log 30
= 2 − 1.4771
= 0.5229

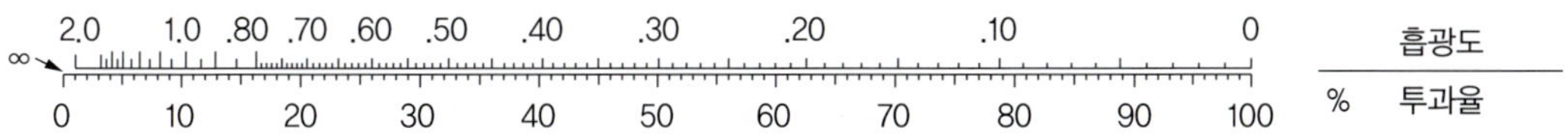

그림 10-8. 흡광도와 투과율의 관계

5) 투과도(Transmittancy, T)와 투과율(Transmittance, %T)

투과도는 cuvette 내의 유색용액을 통과한 빛의 양이며, 투과율은 입사광(I_o)에 대한 투과광의 비율을 나타낸 것으로 %T로 표시한다.

6) 흡수도(absorbance, A, optical density, O. D., Extintion coefficient, E)

흡수도는 cuvette 내의 유색용액을 통과하는 동안 흡수된 양의 크기를 나타낸 것으로 A로 표시한다.

7) Beer's-Lambert's법칙

오차는 cuvette(cell) 내에 미광이 들어가면 기계적인 오차가 발생되며, 검사자의 읽기오차, 맹검(Blank)을 사용하지 않았을 때, 유리기구의 불량, 분석 용액 내에 다른 빛을 흡수하는 물질이 공존할 때, 공존 물질 상호간의 회절작용 및 불순물이 공존할 때 오차가 발생한다.

8) Beer's 법칙의 적용 한계

① 모든 비색 반응이 전부 B-L 법칙에 적용되는 것이 아니다.

② 화학 반응과 농도변화가 일정하고 빛이 통과하는 띠폭(band width)이 좁아야만 적용된다.

③ 혼탁된 용액은 입사광이 산란되어 흡광도가 높아지게 된다.

④ 용액이 형광을 발하게 되면 투과광이 증가되어 흡광도는 용액의 농도보다 낮게 측정된다.

⑤ 용액 중의 용질이 광분해 등에 의해 입사광이 변화할 때, 비색으로 인한 흡광도가 현저하게 낮거나, 높을 때 적용의 한계를 벗어난다. 대개 25~75%가 적용의 신뢰 구간이다.

⑥ 이상의 조건이 중복되거나 적용 한계를 벗어날 때 오차를 일으키나, 근래에는 고급 분광광도계의 사용으로 오차율을 최소화하고 있으며 더욱 개선, 발전해가고 있는 실정이다.

11장 광도계

광도계의 기본구성

광도계의 기본구성은 광원부(lamp), 분광부(filter), 시료부(curet), 수광부(detector), 기록계(galvanometer) 등으로 구성되어 있다.

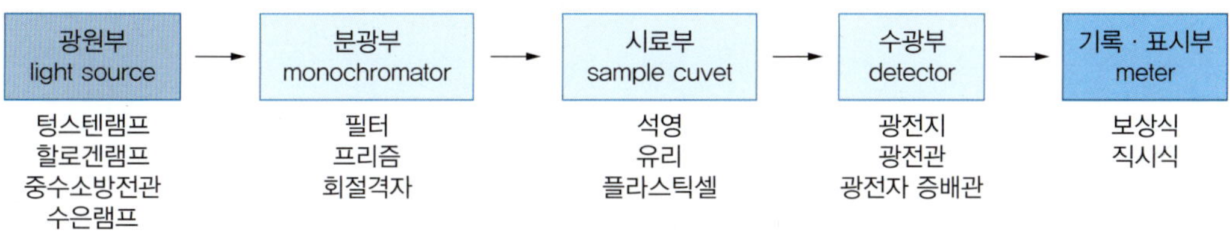

그림 11-1. 광도계의 기본 구조

1. 광원(light source)

안정된 빛(복사선, 복사에너지)을 내는 장치이다.

(1)가시부(400~700nm) : Tungsten lamp(전압 10V, 전류 3A, 수명 200~250시간)

(2)자외부(200~360nm) : ①Mercury lamp(전압 200~270V, 전류 18mA, 수명(1,000~3,000시간)

② 중수소방전관 : Deuterium(D_2) lamp(전압 10V, 전류 300mA, 수명 500~1,000시간)

(3) 자외부 및 가시부 : Xenon lamp는 형광광도계의 광원이다.

(4) 적외부(800nm이상) : ① Nernst Glower lamp(ZrO_2 + Y_2O_3)

② Globar lamp(SiC)

(5) Hollow cathode lamp(중공음극방전관)

원자흡광광도계의 광원으로 양극은 tungsten, 음극에는 분석하고자 하는 금속을 입히고, 관내부에는 Neon gas나 Argon gas를 채운 상태에 전압을 전극에 걸면 기체 양이온이 큰 energy를 얻어 음극표면에 금속 원자를 떼어내는 데 튕겨 나온 금속원자는 excited되어 특유한 금속의 선을 낸다. 필요한 전압은 600~1,000Volt이다.

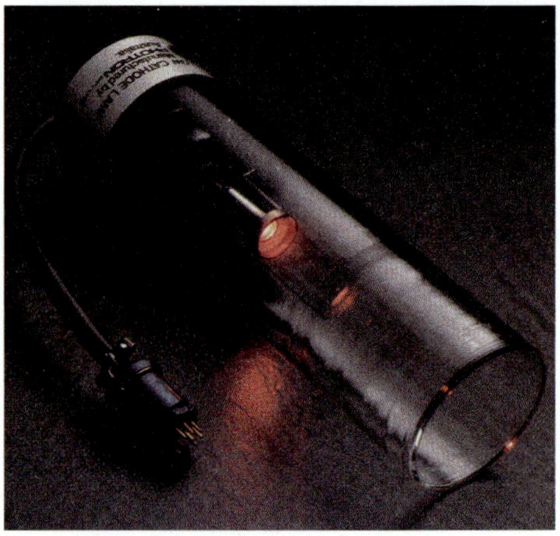

그림 11-2. Hollow Cathode Lamp

2. 분광부(Monochromator)

분광부는 파장 선택부라고도 하고, 광원으로부터 단색광을 얻기 위한 장치, 즉 제한된 파장 영역의 파장띠를 얻기 위한 장치를 말한다.

1) Prism

재료는 석영(자외부, 가시광선, 근적외선 등)과 유리 등이 있다. prism의 종류는 Cornu형, Bunsen형, Littrow형이 있으며, prism의 분산력, 분산도, 분산능에 따라 성능이 다양하고, 연속광을 얻을 수 있다.

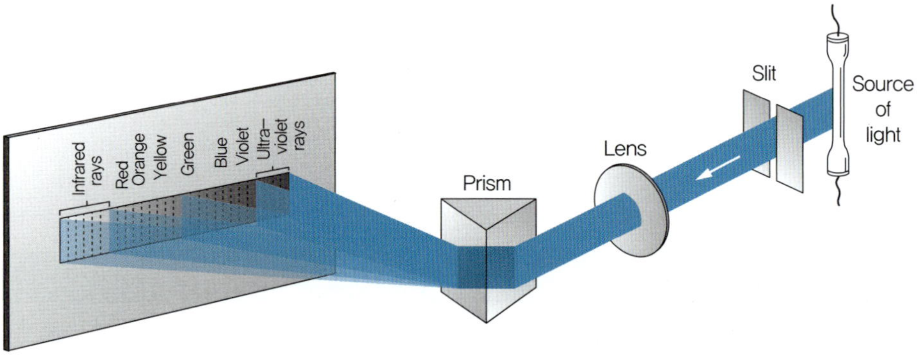

그림 11-3. Prism의 분광

2) 회절격자(Diffraction gratings)

회절이란 음파, 전파 및 빛 등의 파동이 좁은 틈 같은 데를 지날 때 똑바로 지나지 않고, 뒤쪽의 그늘진 부분까지도 약간 전파되는 현상이다. 회절격자는 평면 또는 오목면상에 극히 정교하게 규칙적(일정하게)으로 조밀하게 홈을 판 것이며, 이판 표면에 백색광이 홈에 조사되면 회절각의 차이에 따라 연속광을 분산하며, 홈이 서로 같으면 평행선을 형성한다. 이 홈이 입사광을 모든 방향으로 반사하며, 홈이 서로 인접해 있어 파장의 상호간섭과 강화가 일어난다. 회절격자의 보통 홈수는 mm

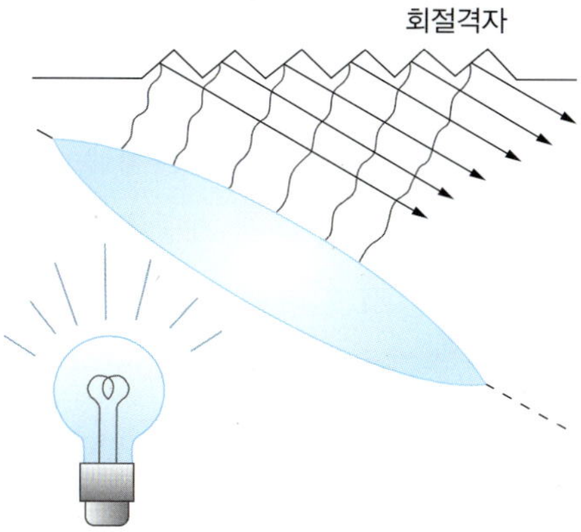

그림 11-4. 회절격자(Diffraction gratings)

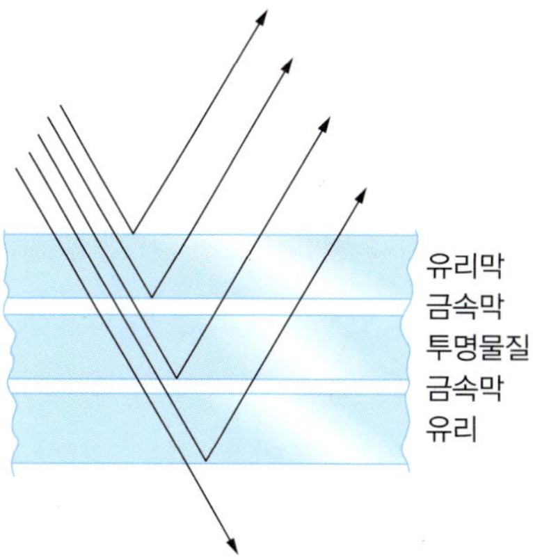

그림 11-5. 간섭필터(Interference filter)

당 1,000개 전·후이다. 회절격자의 특징은 스펙트럼의 분산이 균일하므로 파장눈금이 등간격이다. 어느 파장도 동일한 파장의 성능이 얻어질 수 있어서 일정한 스펙트럼 밴드의 광이 얻어진다.

3) 간섭필터(Interference filter)

간섭이란 두 가지 이상의 같은 종류의 파동이 같은 점에서 만났을 때에 그 점에서 서로 강하게 겹쳐지거나 혹은 약하게 겹쳐지는 현상을 뜻한다. 간섭필터는 유리 사이에 금속막을 끼운 것으로 금속막의 빛의 간섭을 이용하여 단색광을 얻는 장치이다. 정밀도가 높고 가장 좁은 띠를 얻을 수 있는 장치이다.

두 유리판의 내면에 반투명한 금속(Ag) film을 도포하고, 그 사이에 투명한 유전제(CaF_2, MgF_2)를 채우며, 그 유전체 층의 두께에 따라 투과하는 빛의 파장이 결정된다.

4) 흡수필터(Filter)

연속 spectrum을 얻을 수 없고, 특정 파장의 빛만 투과시키고, 다른 빛은 흡수시켜 빛을 걸러낸다. 적색필터는 적색만 투과시키며 보색인 청록은 흡수한다. 각 파장의 filter를 준비하고 교환하여 각 파장의 빛을 얻는 경우이며, 종류에는 색유리 필터, 용액필터, gelatin필터 등이 있다. 간섭필터보다 폭이 넓고, 유효띠 너비가 30~250nm 정도이다. 따라서 유효파장의 폭이 좁고, 파장의 순도가 좋으며, 대부분 맑은 filter를 선택한다. 예로서 540(No. 54)nm 필터는 모든 빛은 흡수하고 540nm만 통과시킨다는 뜻이다. 그러나 실제 band는 520~560nm 사이이며 투과의 최대는 540nm이다.

5) 기타에는 Slit(광량조절장치), Mirror, Lens 등이 있다.

3. 시료부(Sample container)

측정하고자 하는 유색물질을 담는 용기로, 종형, 횡형, 원형, 직사각형, cylinder형 등이 있으며, 유리, 석영, 플라스틱, film 등의 재질로 만들어졌다. 광투과에 관해 특수하게 가공한 것을 cuvette 혹은, cell이라고 한다. 양호한 cuvette은 반사 손실을 최소로 줄이기 위하여 빛의 방향에 완전 수직인 상태와 같은 투과 위치에서 굴절률이 다르면 안 된다. 표준길이(두께)는 10mm이며, 흡수도의 변화를 일으키는 요인은 지문, 지방질, 얼룩, 흠집, 고온건조 등이고, 가장 좋은 세척방법은 증류수로 씻는 방법이고, 종류는 다음과 같다.

① 유리 cuvette(규산염) : 가시부와 근적외부에서 사용
② 플라스틱 cuvette : 가시부와 근적외부에서 사용
③ 석영 cuvette : 자외부에 주로 사용하고 가시부와 적외부에도 사용
④ 결정성 NaCl cuvette : 적외부에 주로 사용
⑤ film cuvette : 가시부 영역에서 1회용으로 사용

4. 수광부(Detector)

빛의 energy를 광전효과 작용에 의해 전기적 energy로 전환시키는 장치로 빛의 세기에 비례한다.

1) 광전지(photocell)

빛은 광감층인 은(Ag)막에 닿으면 전자가 방출되어 중간층인 Selenium층을 거쳐 전자가 부족하여 전자를 수용하는 철(Fe)이나 구리(Cu)판으로 이동하고, 전자의 이동에 의해 전류가 발생한다. 즉 빛에너지는 반도체층과 금속과의 계면에서 전류를 발생하여 흐르는데, 전류의 세기는 빛의 세기에 비례하고, 기전력이 없어 쉽게 증폭되지 않는다. 값이 저렴하고, 가시광선 영역에서 주로 사용된다.

2) 광전관(phototube)

진공상태의 관속에 일정한 전압을 가하고 음극의 금속막에 빛이 닿아 광전자를 방출하면, 이 광전자가 양극으로 이동하여 전류가 생성된다. 음극막에는 알칼리금속, 또는 알칼리산화물인 SbCs(가시부), AgCs(적외선) 등을 이용한다. Dynode가 없다. noise 적고 감도가 비교적 높다.

3) 광전자증배관(photomultiplier tube)

광전관에 불활성 가스인 Argon gas를 저압으로 봉입하고, 여러 개의 Dynode(보통 9개 이상)가 있어 광전자의 증폭을 일으킨다. 감도는 광전관에 비해 5~10배가 더 양호하다. 200~600nm에서 극

히 높고, 입사광량과 광전류간의 관계로 비례하며, 전압의 변환에 따라 감도 조절이 가능하다. 입사광을 관의 정면에서 받아들이는 Head-on형과 관 측면에서 받아들이는 side- winder형 등이 있으며, 분광 광도계에 많이 사용된다.

4) 기타 반도체 광전소자(photodiode), 규소 diode(silicon photodiode), 반도체 검출기(semiconductor detector) 등이 있다.

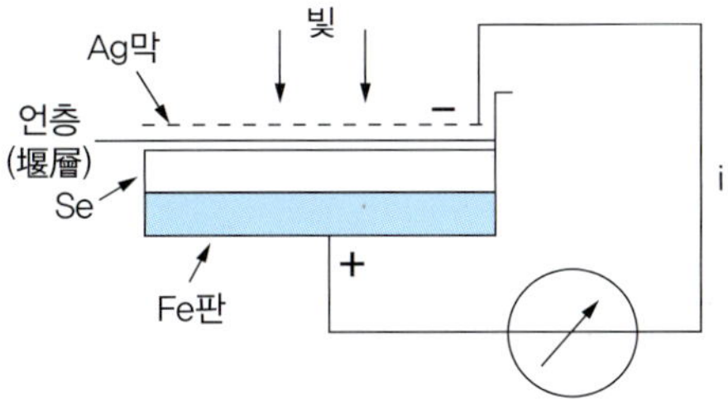

그림 11-6. 광전지의 구조

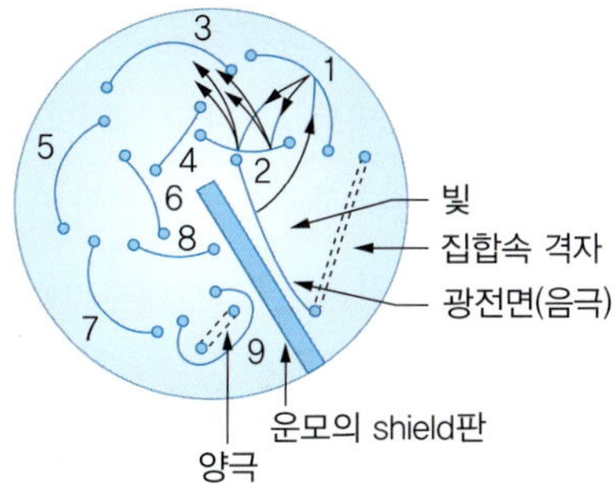

그림 11-7. 광전자 증배관

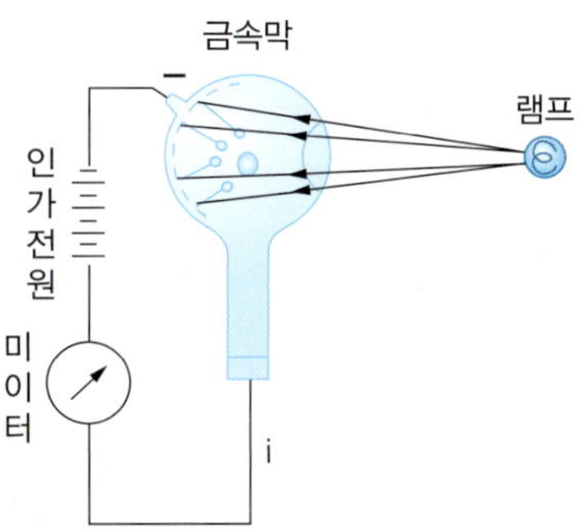

그림 11-8. 광전관의 구조

5. 기록계(recorder, galvanometer)

수광부에서 얻어진 전기신호를 대수증폭기를 사용하여 대수로 변환시켜 %T나, A로 읽어 메타로 나타낸다. analog와 digital type이 있다.

6. 광도계의 종류

광도계는 photometer, spectrophotometer, double beam spectrophotometer, flame-photometer, atomic absorption spectrophotometer, fluorometer, reflectance photometer, turbidometer, nephelometer 등이 있으며, 각 기기에 대한 원리, 구조도 및 용도를 설명한다.

1) Photometer와 spectrophotometer

하나 또는 그 이상의 파장에서 어떤 용액의 흡수도를 측정하는 기기로 고도의 특이도를 내기 위해 분광광도계는 검체와 관련된 제한된 파장의 빛을 내야 한다. Electrophotometer(광전광도계)와 spectrophotometer(분광광도계)의 차이에서 Electrophotometer는 단색광을 얻기 위해 간섭필터, 필터를 사용하는 것이며, spectrophotometer는 연속광을 얻기 위해 prism, 또는 회절격자를 사용한다.

(1) 구성

광원부, 분광부, 시료부, 수광부, 기록계로 구성된다.

(2) 구조도

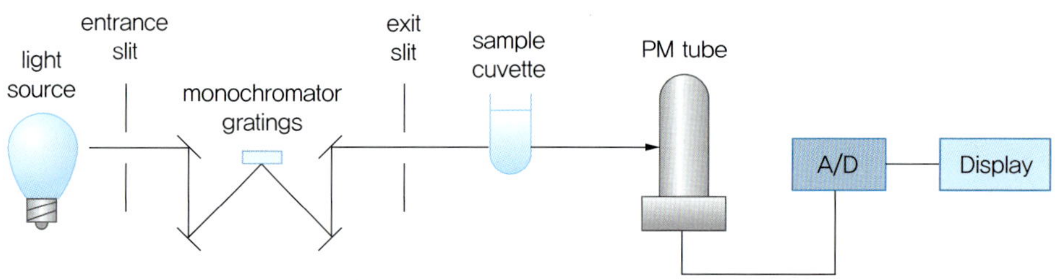

그림 11-9. 분광광도계(Spectrophotometer)의 기본 구성

(3) 용도

검체에 발색시약을 가하여 반응시켜 생성된 유색물질의 색의 강도를 측정한다. 즉 빛을 유색물질에 통과시켜 물질이 흡수한 양을 측정한다.

(4) 사용 시 주의 사항

① 맹검은 측정할 때마다 설정해야 한다.

② Cuvette 사용 시 최소필요량을 알고 있어야 한다.

③ Cuvette의 외부는 기계에 넣기 전에 항상 닦아주고, 넣을 때는 항상 같은 방향으로 넣어야 한다.

④ Cuvette 내에 용액 중에 기포가 없어야 한다.

⑤ Cuvette holder의 뚜껑은 항상 덮고 조작해야 한다.

⑥ 전원은 될 수 있는 한 AVR(automatic voltage regulator)를 사용해야 한다.

2) 2광로 연속 분광광도계(Double beam spectrophotometer)

Double beam은 reference beam과 sample beam으로 구분되고, reference beam은 blank cuvette과 같으나 측정되는 물질만 다르다. 이것은 파장과 시간에 따른 흡수도를 기억하고 있어 sample beam을 계속적으로 비교하여 측정이 된다. 분광광도계 측정의 정밀도를 유지하기 위한 범위는 대개 20~50%T, 또는 흡광도로는 0.3~0.7 범위이다. 또한 noise(분광광도계의 안정도가 높으면 낮아지고, 낮으면 높아진다)와 drift(일정기간 동안에 흡광도가 낮아지거나 높아지는 경향을 나타내는 것)가 낮은 것이 성능이 좋은 분광광도계이며, 일정한 흡광도를 나타내는 표준용액을 이용하여 정기적으로 점검하여야 한다.

(1) 구조도

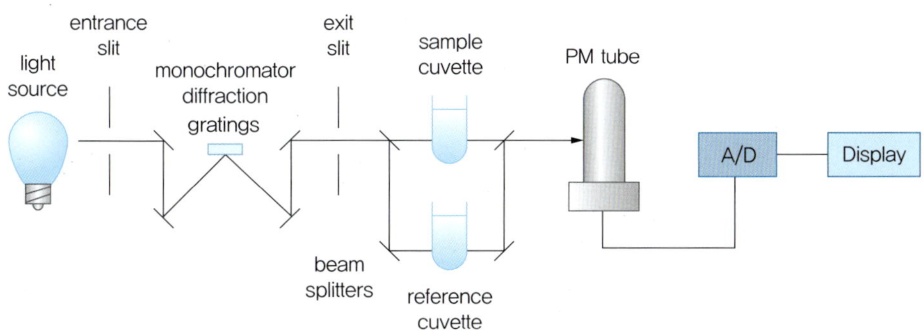

그림 11-10. 2광로 연속 분광광도계의 기본 구성

(2) 용도

효소의 초속도(kinetic assay), rate assay 측정에서 필수적이고, 미량 정량에 많이 이용된다.

파장이 약간 변화하더라도 sample beam과 reference beam에 대한 비율을 지속적으로 비교하여 양쪽 beam에서의 강도나 흡광도에 관한 영향을 미리 제거할 수 있다. 파장과 시간 경과에 따른 흡광도를 plot할 수 있으며, net absorbance를 얻을 수 있다.

3) 염광 광도계(Flame photometer)

염광분석은 발광분석(emission photometry)의 하나로 사광(발광현상)은 기저상태의 물질이 여러 종류의 에너지를 흡수하여 여기상태로 되고, 여기된 원소는 매우 불안정하여 곧바로 기저상태로 돌아올 때 특정 에너지를 방출하는 현상이다. 사광을 이용하여 시료 중의 분석목적성분이 내는 특유한 spectrum의 파장이나 사광의 강도를 측정하여 금속의 농도를 정량하는 방법이다.

(1) 구성

분무장치(Atomizer, Nebulizer), Burner, 분광부, 수광부, 기록계로 구성된다.

(2) 염광광도계의 종류

① 직접법(Direct method)

시료와 표준물질을 이온제거수로 희석하여 직접 연소시켜 측정하는 방법이다.

② 내부 표준법(Internal standard method)

시료와 표준 물질에 참조 물질 Li를 첨가하여 동시에 연소시켜 일정농도의 Li에서 얻어지는 에너지를 reference로 하여 측정 금속의 에너지를 측정하는 방법이다. Li 대신에 Cs을 사용하기도 하는 데, Li 측정 시에는 Cs을 참조 물질로 사용하는 것이 양호하다. Lithium을 첨가하는 이유는 인체 내에는 없으며, 사광을 양호하게 하고, Na과 K의 중간 파장을 갖고 있으며, Na과 K에 사광이 일정하여 간섭을 주지 않기 때문에 충분한 spectrum을 얻을 수 있다.

(3) 구조도

① 직접법

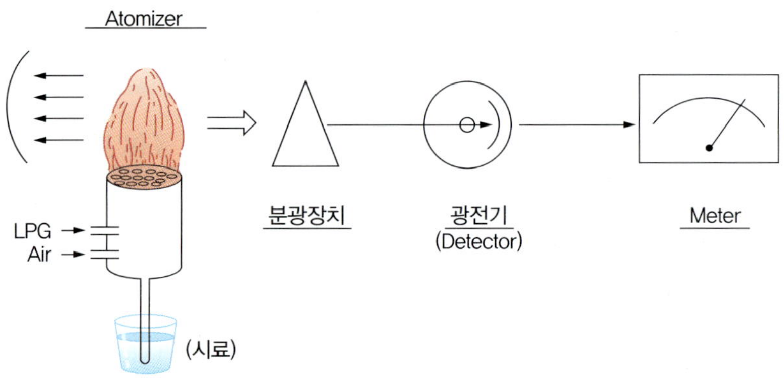

그림 11-11. 염광광도계(Flame photometer)

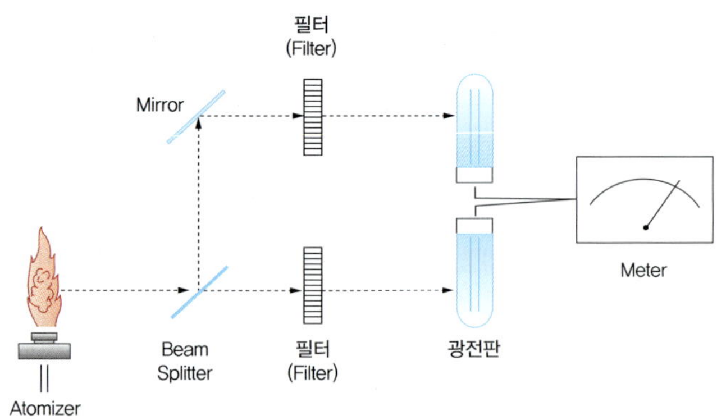

그림 11-12. 염광광도계(내부 표준법)

(4) 각 원소의 불꽃 반응의 색

Sodium(Na) : 황색(파장 589nm), Potassium(K) : 자색(파장 766.5nm)

Lithium(Li) : 적색(파장 670.8nm), Calcium(Ca) : 등적색(파장 422.7nm)

(5) 측정 대상

측정 가능한 금속원소는 Na, K, Ca, Mg, Sr, Ba, Cu, Pb 등이 있지만, 여기온도가 2,000℃ 정도로 충분하므로, 임상에서 일상적으로 측정하는 것은 Na, K, Ca, Li 등이 있으며, 기타 금속은 이 온도에서 여기가 잘 일어나지 않는다.

(6) 염광광도계 작동 시 필요한 기기 및 물질

① 염광광도계 본체　② Compressor　③ Propane gas

④ Regulator　⑤ autopipetor　⑥ Dispenser

4) 원자흡광광도계(Atomic absorption spectrophotometer)

원자는 전자에 의해 둘러싸여진 원자핵으로 구성되어 있으며, 모든 원소는 각자 고유한 궤도 내에서 원자핵과 같은 특정수의 전자를 가지고 있다. 기저상태(Ground Electron)는 일정하고 예측 가능한 궤도상에 존재하고, 원자의 가장 안정한 상태인 기저상태(Ground State)에서 원자는 가장 낮은 에너지를 가지고 있다. 이 상태에 적정량(원자에 따라 다름)의 에너지를 가하면 가해진 에너지는 원자에 흡수되고, 원자 바깥의 외각 전자가 불안정한 상태인 여기상태(Excited State)로 변하게 된다.

원자흡광광도법은 원자마다 흡수되는 에너지 중 특정 파장의 흡수 정도를 측정함으로써 대상 원자를 분석하는 원리를 이용한다. 에너지를 가할 때, 원자의 수가 많다면 흡수되는 에너지의 양도 비례적으로 증가하게 된다. 흡수되는 에너지의 양을 측정함으로써 원자의 정량 분석이 가능하게 된다. 분석하고자 하는 원자에 상응하는 특수한 파장의 광원(에너지)을 사용하여 대상 원자의 정성 및 정량 분석이 가능하다. 원자흡광광도법에서는 열에너지를 가함으로써 해당 검체를 원자 형태로 만든다. 적당한 열에너지를 가할 경우, 원자는 안정한 상태로 존재하게 되고, 분석 파장의 에너지를 흡수할 수 있다. 이러한 과정을 통해 원자흡광광도법을 정량분석에 사용할 수 있으며, 원자흡광광도계(원자흡수분광광도계, AAS, Atomic Absorption Spectrometer)를 이용하여 분석한다.

(1) 구성 성분

광원(hollow cathode lamp, 중공 음극 방전관), 분무장치, Burner, 분광부, 수광부, 기록계 등으로 구성된다.

(2) 구조도

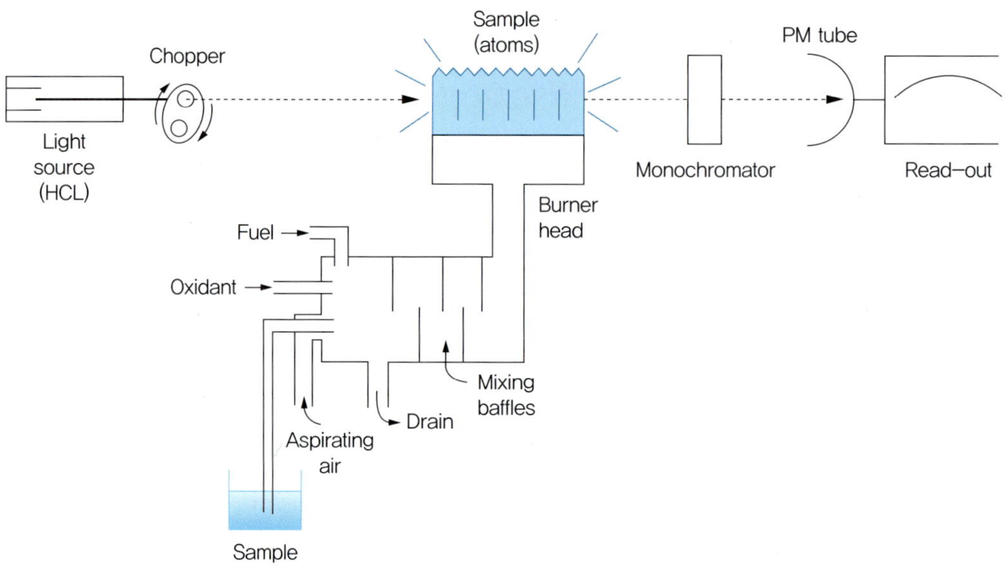

그림 11-13. 원자흡광 광도계

(3) 측정 대상 물질

대상원소는 납(Pb), 철(Fe), 금(Au), 셀레늄(Se), 팔라듐(Pd), 아연(Zn), 구리(Cu), 카드뮴(Cd), 은(Ag), 칼슘(Ca), 알루미늄(Al), 수은(Hg), 칼륨(K), 나트륨(Na), 안티몬(Sb) 등을 정량하는 데, 정확도와 정밀도가 우수하여 이들 측정법의 기준법이 되며, ppm(μg/mL) 또는 ppb(ng/mL) 단위로 측정이 가능하다.

5) 형광 광도계(Fluorometer)

어떤 분자(시료)에 강한 빛을 입사하면 그 분자가 광자를 흡수하여 짧은 시간 동안 여기상태에 있다가 기저상태로 돌아갈 때, 파장의 길이가 긴 빛, 또는 가시광선을 내는 것을 형광현상이라고 한다. 강한 빛을 조사한 후 10^{-4}초 이내에 발광이 정지되는 빛을 형광(fluoroscence)이라 하고, 그 이상 계속되는 빛을 인광(phosphorescence)이라고 한다.

인광은 흔히 고체에서 볼 수 있으나 형광은 액체나 기체에서 많이 나타난다. 일반적으로 인광은 온도가 낮아지면 밝기가 감소하나 형광은 밝기가 변하지 않고 오히려 증가하는 특징이 있다.

분자들이 빛을 흡수하여 여기가 일어난 후 발생되는 사광은 모든 방향으로 퍼지기 때문에 광원의 간섭을 피하기 위하여 광원의 직각 위치에 검지관을 장치한다. 이는 일직선상에서 측정할 경우에는 형광만 측정되는 것이 아니라, 1차 투과광도 함께 측정되기 때문에 1차 광의 영향을 받지 않기 위해서 시료부를 직각 방향에 위치하게 하는 것이다. 형광분석법은 흡광분석에 비해 감도가 높고 선택성이 좋다. 형광을 내지 않는 물질도 여러 가지 시약과 반응시켜 형광을 발하게 하여 분석할 수가 있다.

(1) 기본구성

광원(Xenon lamp), 여기필터(1차 필터), 시료부, 측정필터(2차 필터), 수광부, 기록계 등으로 구성된다. 측정감도는 높으나, 불순물이 혼입이나 기기조건이 조금만 변해도 측정치에 영향을 많이 준다.

(2) 구조도

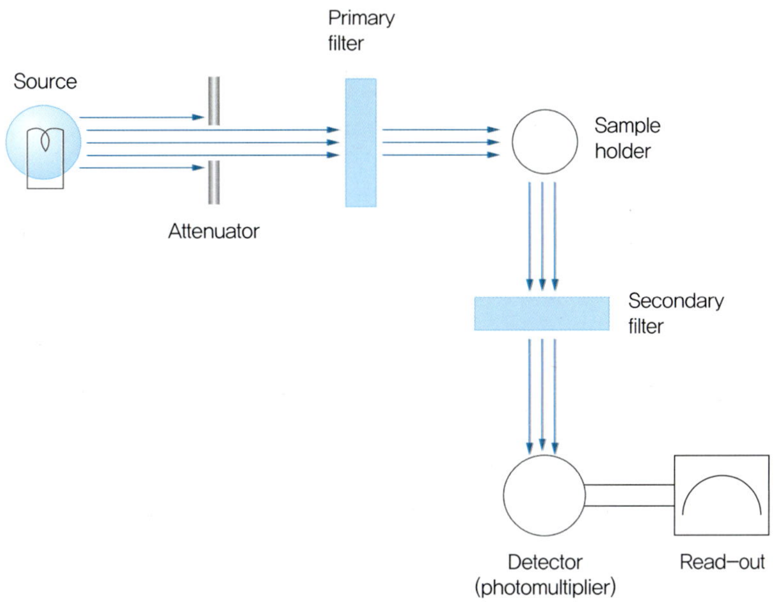

그림 11–14. 형광광도계의 기본 구성

(3) 측정 대상 물질

저농도 물질로 호르몬 물질(adrenalin, noradrenalin, cortisol, estrogen, serotonin), Vitamin(A, B_1, B_2, B_6, E, B_{12}), histamine, nucleotide, porphyrin, ATP, NADH 등을 측정하며, 이외에도 형광분석은 면역 화학 측정법, 효소 측정법, 효소 활성측정 등에 이용된다. 측정 농도의 한계는 10^{-6}~10^{-9} M/L로 흡광분석보다 1,000배 정도 감도가 높다.

6) 반사율 광도계(Reflectance photometer)

분석성분이 화학반응에 의해서 생성된 색소에 광이 닿을 때 반사광을 측정하여(반사율 측정) 성분의 양을 구하는 방법이다. 또한 용액 내 반응을 이용한 화학분석을 습식화학분석법(wet chemistry)이라 하고, 시험지나 슬라이드를 이용하는 즉 용액 내 반응이 아닌 화학분석법을 건식화학분석법(dry chemistry analysis)이라고 한다.

(1) 원 리

슬라이드 표면에 시료를 적하하고 빛을 조사하면, 빛의 일부는 시료에 의해 흡수되고, 나머지는 반사되거나 산란되는데, 그 중 반사광은 렌즈에 의해 초점을 이루어 수광부에 도달하고, 파장선택은 간섭 필터를 사용한다. 분석농도가 높으면 흡수되는 빛의 양은 많아지는 반면에 반사되는 빛의 양은 적어진다. % 반사율(% reflectance)을 측정한다.

(2) 구조도

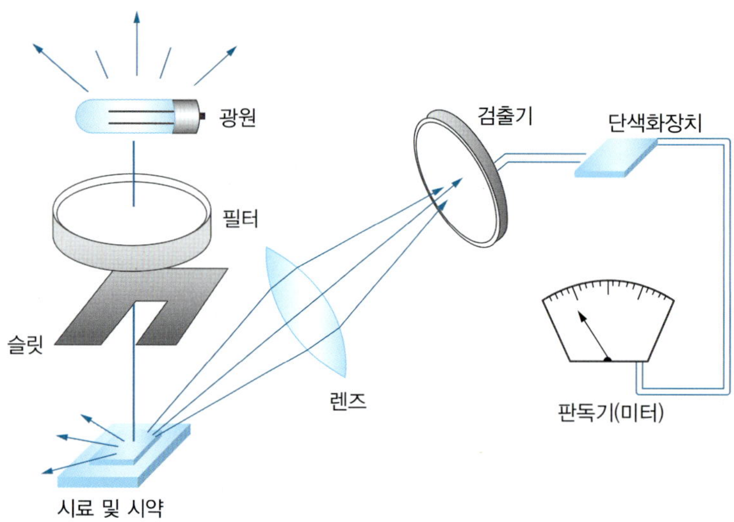

그림 11-15. 반서율 광도계의 기본 구성

(3) 측정 대상 물질

시험지법	포도당, 요소질소, creatinine, uric acid, total bilirubin, cholesterol, LDH, CPK 등
다층 분석 필름법	glucose, BUN, creatinine, uric acid, ammonia, Ca, total protein, albumin, total cholesterol, triglyceride, amylase 등

7) 탁도 분석

액체 중에 어떤 물질의 농도를 알기 위해서 액체의 혼탁의 강도(탁도)를 측정하는 방법으로 교질반응을 이용한다. 액체에 부유하고 있는 입자에 빛이 도달하면, 빛이 직진하지 못하고 산란을 일으킨다. 이 산란광을 어떻게 측정하는가에 따라 흡광도 측정법(비탁법)과 산란광 측정법(네펠로메트리)으로 분류된다.

(1) 비탁계(Turbidometer)

비탁법(turbidimeter)은 교질반응을 이용한 탁도물을 분광광도계를 이용하여 흡광도를 측정하는 방법이다. 일반적으로 탁도의 측정은 단파장일수록 감도가 높다. 그러나 혈청 중의 빌리루빈과 용혈 시의 헤모글로빈 흡수의 영향을 피하기 위하여 600nm 이상의 장파장을 이용하는 일이 많다.

① 기본구성

광원, 분광부, 시료부, 수광부, 기록계 등으로 구성된다.

② 측정 대상 물질

저농도 물질을 측정할 때 주로 사용한다. 즉 뇌척수액과 요 중의 미량 단백질 및 단백질의 교질 반응인 황산아연 혼탁시험(ZTT), 티몰혼탁시험(TTT) 등의 측정에 이용한다,

③ 문제점

존재하는 particle에 영향을 받으며, particle의 크기가 일정치 않고, 입자들이 서로 엉겨서 가라앉는 점이 문제이다.

(2) 산란계(Nephelometer)

입사광이 입자에 의해 산란될 때 그 산란된 광량(산란광, stray light)을 입사광의 진행방향과 다른 각도에서 산란광의 일부를 측정하는 방법을 네펠로메트리라 하고, 그 측정기기는 네펠로미터라고 한다. 최근 네펠로메트리에서는 광원으로 레이저광선을 사용한 측정기도 등장해 있다. He-Ne 가스에 의한 레이저광선은 발광파장이 632.8nm로 파장 정도가 매우 높고, 직진성, 집광성이 높다. 심한 혼탁도에 대해서도 고감도로 재현성이 양호하여 측정이 가능하다.

① 구성

광원부, 분광부, 시료부, 수광부, 기록계 등으로 구성된다.

② 구조도

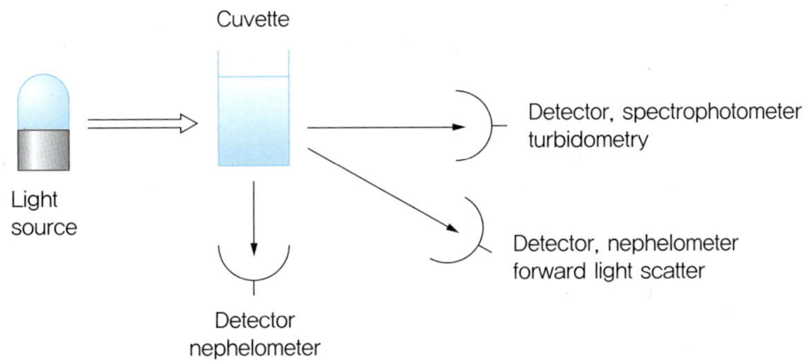

그림 11-16. 비탁계와 산란계

③ 측정 대상 물질

중성지방, 면역글로부린 등의 측정에 이용된다. 비탁법보다는 정밀도가 좋다.

④ 문제점

고농도의 물질을 희석해야 하고, 현탁물이 침강함으로써 변화할 수 있다.

12장 자동분석기

1. 개요

임상화학 검사에 사용되는 자동분석기는 시대적인 요구에 의해 질병의 변동과 추이 등에 따라 발전하고 있음은 물론 많은 항목과 다량의 검체를 신속하게 분석하여 질병의 진단과 치료, 예후 판정 및 조기 진단에 필요한 의학정보를 제공하고 있다.

또한 입원환자, 외래환자, 건강검진 등을 위한 기본검사 이외에도 응급 검사와 특수 검사 등에도 그 수요가 증가함에 따라서, 임상화학 검사의 용도, 기능, 규모 등을 충족할 수 있는 다양한 자동분석기가 사용되고 있다.

자동분석기의 종류에는 연속유입방식과 불연속 유동방식의 다항목, 다채널 분석장치, 개별 분주방식의 일괄진행방법, 원심방법, pakage, catridge, film 방법 등에 의한 단항목 단일채널과 다항목, 단일채널 및 다항목, 다채널분석장치를 비롯하여 건식화학분석 방식에 의한 단항목, 단일채널과 다항목 다채널의 분석장치가 개발되어 실용화되고 있다.

1957년 미국 Leonard Skeggs 박사가 연속유동방식(continuos flow system)의 원리를 이용한 자동분석기를 발명한 후 1972년 Technicon 회사에서 Technicon AA-II system이 보급되었고 1965년 이후 다(多)채널방식의 SMA 12/60에 이어 IATRON, Olympus, Hitachi 등에서 Discrete 방식이 개발되기 시작하였다.

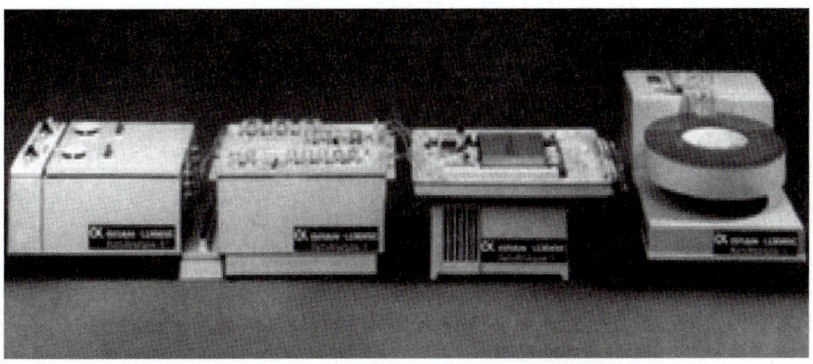

그림 12-1. Technicon® AutoAnalyzer II

1970년 이후 혈액 형태 검사로 전자동 분석기의 개발, centrifugal force type의 기기도 개발되었다. 또한 분석 data의 analog 방식이 digital화의 길이 열렸다. 1975년 이후에는 컴퓨터로 작동하는 series와 전극법을 이용한 방법, 현미경 화상과 백혈구상을 자동분류 및 세포화학적으로 혈구분류 등이 개발되었다. 1980년 이후는 Flow 방식에 random access 방식, 전기영동, 혈액응고분석의 자동 system이 개발되고, 1985년 이후에는 Dry chemistry, 면역 화학측정기의 개발하였고, 최근에 개발된 시스템은 미세전체 분석 시스템(micro total analysis system) 또는 랩온어칩(lab-on-chip)이라고 부르는 미세유체(microfliudic) 시스템으로 발전하고 있다.

2. 자동분석기 장치의 부분

① 시료채취기 ② 시약분주기 ③ 혼합기 ④ 항온장치 ⑤ 검출기

3. 원리에 따른 분류

자동 분석기의 유형 분류

① 연속유동 분석기(continuous-flow analyzer)
  a. 연속유동 방식 : continuous flow analysis(CFA)
  b. 유동주입 방식 : flow Injection analysis(FIA)

② 불연속 분석기(discrete analyzer)
  a. 일괄진행 방식(Batch process)
  b. 팩 방식(Pack)
  c. 원심 방식(Centrifugal force)

③ 다중층 박막(multilayer film) 자동분석기

1) 유동 방식(flow system)

(1) Flow 방식

① 연속유동 방식(continuous flow system)

일정한 내경의 관(tube)에 일정한 속도의 rotary pump로 검체와 시약이 흘러가면서 투석(Dialysis)에 의한 제단백 처리하고, 가온장치에서 가온되어 flow cell에 반응용액이 흘러가 흡광도를 측정하는 것으로 일반적으로 흡광광도 분석법으로 정량한다.

또한 관(tube)에 연속적으로 환자의 혈청이 이동하기에 환자의 농도에 따른 간섭(carry-over)현

상이 일어나는 단점이 있다.

이 방식을 이용한 자동분석기는 Technicon(AA-I, II), SMA 12/60, Auto-LAB, Beckman DSA-560, Hycel super 17, Toshiba CAC, SMAC series, Shimaz CL-12 등이 있었다.

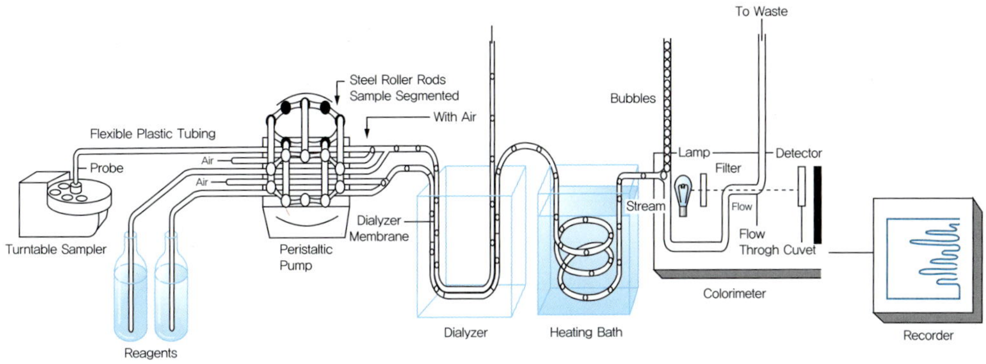

그림 12-2. 연속유동 방식(continuous flow system)

② 유동주입 방식(Flow injection system)

유동주입 방식(Flow injection system)은 연속유동 방식(continuous flow system)에 고감도의 검출법과 데이터 전산처리 기술을 응용한 것으로 계측 수법을 조합시킨 방법을 말하며, continuous flow 방식과 차이는 흡광광도계외 비탁법, 형광법, potentiometry 등의 검출방법에 의해 정량적으로 분석한다.

2) 불연속 분석기(discrete analytical system)

불연속 분석기를 분리독립방식, 개별방식, D 방식이라고 하며 분석 속도와 처리능력이 탁월하여 가장 많이 사용하는 자동분석기이다.

(1) 일괄진행 방식(Batch process)

연속된 반응관에 시료, 시약을 순차적으로 첨가하고, 일정시간 항온조에서 반응시켜 그 변화를 측정한다. 즉 매 검체가 각각 분리된 container에 넣고 순서대로 측정되는 방법이다. 이 방식을 이용한 자동분석기는 Hitachi serises 등이 있으며, 예를 들면 Control units, core units, DPE 및 ISE module, colorimeter, detector, Printer, QC program 등이 구성되어 있다.

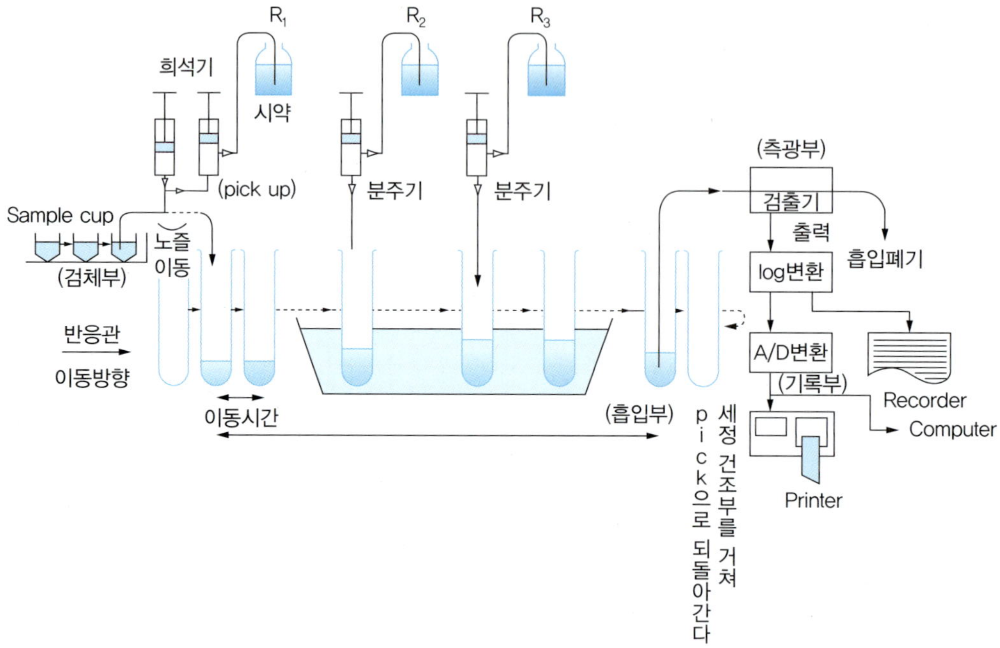

그림 12-3. 일괄진행 방식(Batch process) 기본구조

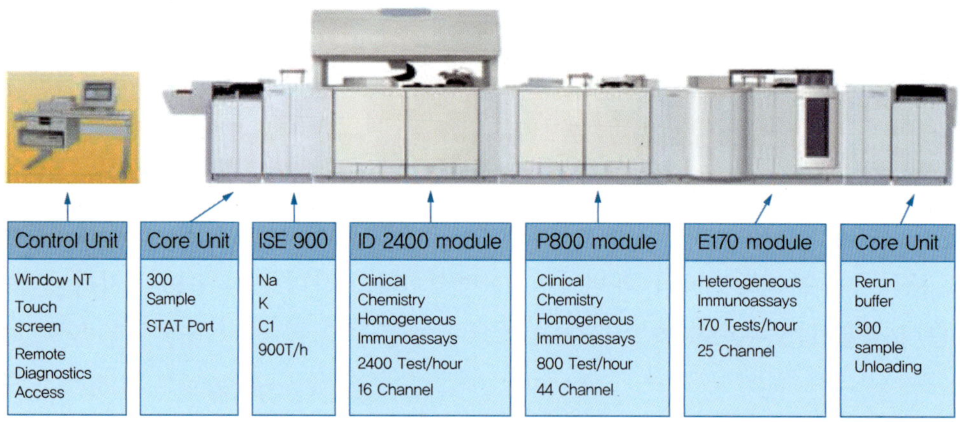

그림 12-4. 분석 모듈 조합에 의한 일괄진행 방식 다항목 동시 분석. 장치 예 : cobas 8000

(2) Pack 방식

필요한 검체를 cup에 넣고 정제된 시약을 첨가한 film pack을 반응 경로를 통과시키면서 가압하여 용해시킨 시약이 검체를 혼합하여 일정시간 동안 가온한 다음 측정한다.

2008년 이후부터 이 방식은 혈액가스 검사장비에서 많이 사용되고 있다

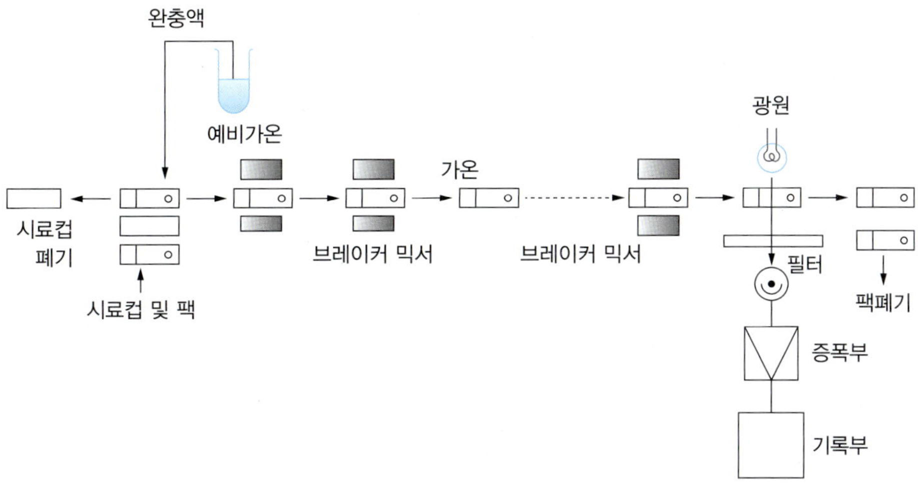

그림 12-5. Pack 방식의 기본구조

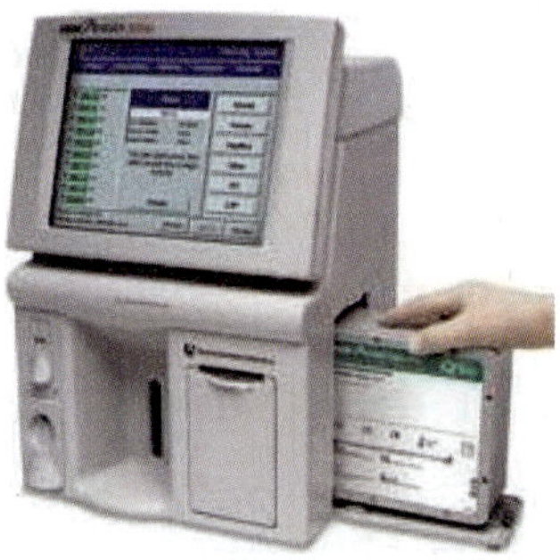

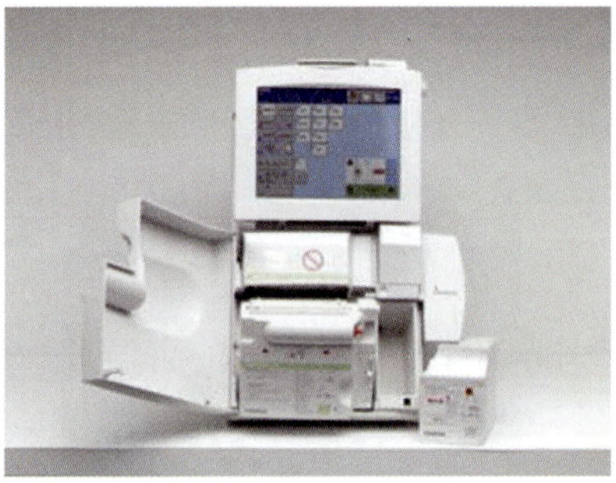

그림 12-6. Pack 방식. 예 : blood Gas analyzer

(3) Centrifugal force(원심력) 방식(1969년 Anderson)

원심력을 이용하여 검체와 시약을 혼합하여 측정하는 방법으로 주로 효소 측정에 많이 이용되며, 종말점법(end point법)과 초속도 측정법(reaction rate법)도 활용할 수 있다. 이 방식을 이용한 검사는 대부분 현장검사(POCT)에 많이 이용되며 자동분석기는 Centrifichem(Union carbide사), Rotchem II(Amicon사), GeMSAEC Fast analyzer. Samsung LABGEO ^{PT}10 등이 있다.

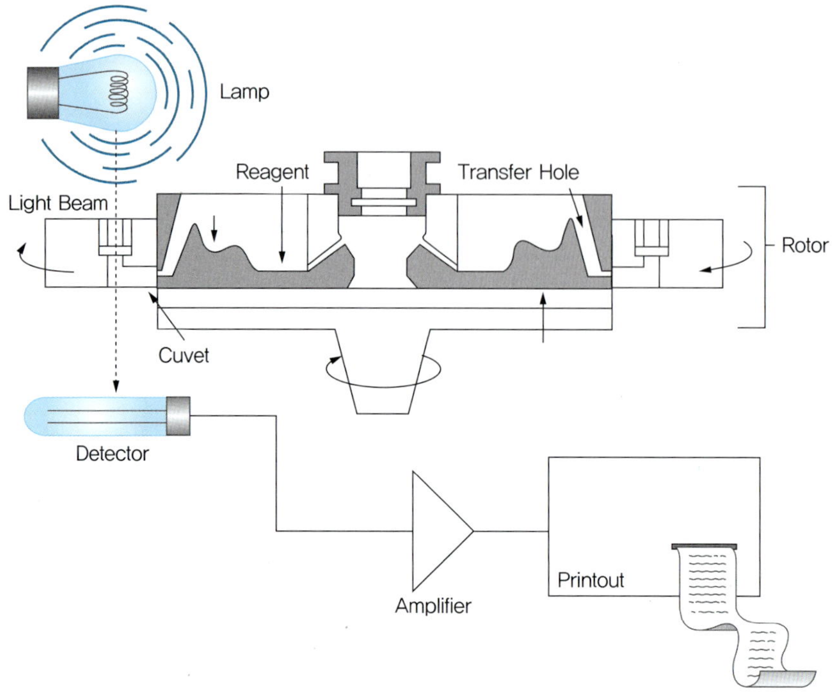

그림 12-7. Centrifugal force(원심력) 방식의 기본구조

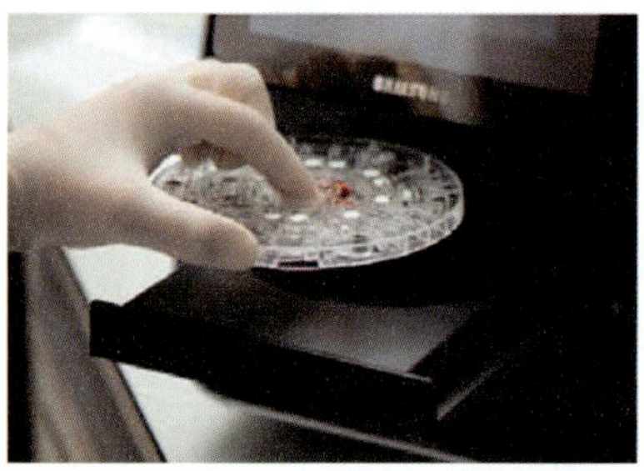
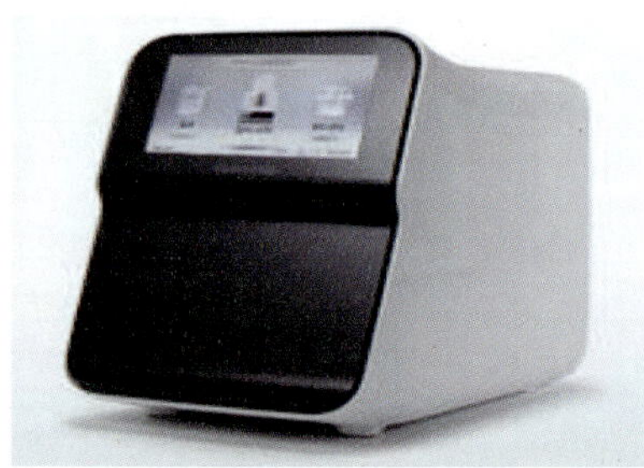

그림 12-8. Centrifugal force(원심력) 방식의 예 : Samsung LABGEO^{PT10}

3) 다중층 박막(multilayer film) 자동분석기

성분의 농도와 화학반응에 의해서 생성된 색소량에 광이 닿을 때 반사광의 측정(반사측정)에 구할 수 있는 방법이라고 하며, 건조상태 또는 외관상 건조한 상태로 보존된 시약이 측정 때에 액체상의 시료와 만나 시약이 들어 있는 매트릭스에서 화학반응이 진행되는 검사법을 말한다.

용액 내 반응에 의해 일어난 화학분석이 습식화학분석(wet chemistry analysis)이고, 시험지나 슬라이드를 이용하는 소위 용액 내 반응에 의하지 않는 화학분석법을 건식화학분석(dry chemistry analysis)라고 한다. 이 방식을 이용한 자동분석기는 시험지 방식의 Reflectron(BM, Roche), Seralyzer(Ames), Spotchem이 있고, 다층 필름방식에는 Ektachem 400, DT-60(Kodak), Fuji dry chem(Fuji사), Konica dry labo 80M 등이 있다.

(1) 원리

슬라이드 표면에 시료를 적하하고 빛을 조사하면, 빛의 일부는 시료에 의해 흡수되고, 나머지는 반사되거나 산란되는데, 그 중 반사광은 렌즈에 의해 초점을 이루어 수광부에 도달하고 파장선택은 간섭 필터를 사용한다. 분석 농도가 높으면 흡수되는 빛의 양은 많아지는 반면, 반사되는 빛의 양은 적어진다.

필름에 전개층, 시약층, 반사층 등의 여러 매수를 중첩시킨 다층 필름방식으로 반응에 의해서 정색된 필름화면의 투명지지층에 광선을 쪼여 그 반사광량을 측광한다.

(2) Film Slide 및 구조

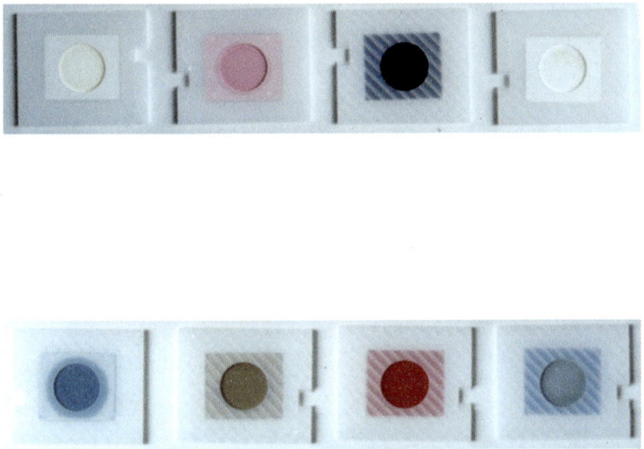

그림 12-9. Film Slide

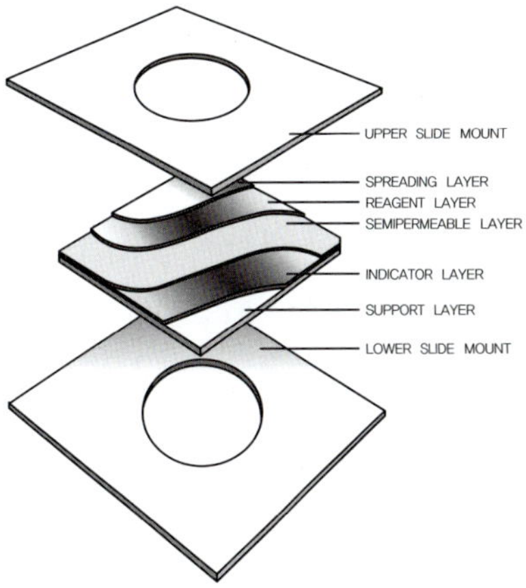

그림 12-10. Film Slide 구조

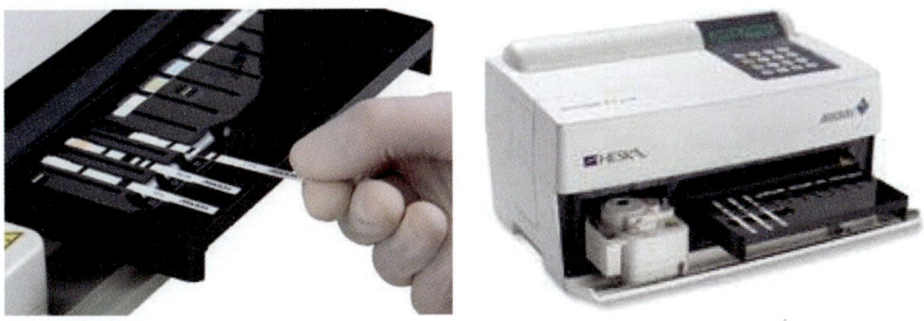

그림 12-11. 다중층 박막(multilayer film) 자동분석기의 예 : Spotchem EZ Automated Dry Chemical System

(3) 측정 대상물질

① 시험지법 : 포도당, 요소질소, creatinine, uric acid, total bilirubin, cholesterol, LDH, CPK 등

② 다층분석법 : glucose, BUN, creatinine, uric acid, ammonia, Ca, total protein, albumin, total cholesterol, triglyceride, amylase 등

4. 자동분석의 장점과 단점

1) 장점

(1) 검체처리 속도가 빠르다.

(2) 검체량이 미량이다.

(3) 대용량 처리가 가능하다.

(4) 전체적으로 비용적면으로 경제적이다.

(5) 데이터 처리 속도와 기록이 편리하다.

(6) 인력 절감 효과가 있다.

2) 단점

(1) 검사종류가 제한적이다.

(2) 장비 가동 및 유지보수 면에서는 비용이 많이 든다.

(3) 검사조건이 제한적이다.

(4) 검사 및 장비 에러 시 재가동시간이 오래 걸린다.

(5) 장비 가동 전후의 준비소요시간이 많이 필요하다.

5. 검사실 자동화

1) 개요

검사실 자동화 시스템이란 환자에게서 채취한 검체를 검사하는 데 있어 기존의 분석만 자동분석기를 써서 하던 Off-Line System방법과는 달리 환자검체 정보입력, 원심분리, 분석을 위해 자동분석기로의 검체운반, 분석 및 결과보고 등의 전체적인 처리과정을 담당하는 On-Line System을 의미한다.

즉, TLA(total laboratory automation)=LAS(분석기+반송시스템)+LIS(정보시스템)이며, 이것은 기존의 검사과정이 환자정보입력, 원심분리 및 검체분석과 결과보고 및 보관 등을 수작업으로 진행하던 것을 모두 자동화된 시스템을 사용하여 처리함으로써 신속, 정확하게 효율적으로 진행시킬 수 있는 검사체계이다.

최근에는 통합 일체형 솔루션 시스템으로 발전하여 원형 트랙에 전 · 후처리 모듈과 면역, 생화학, 혈액학 등 분석장비를 검사실의 환경과 공간에 적합한 모듈 맞춤형으로 구성해 발전하고 있다.

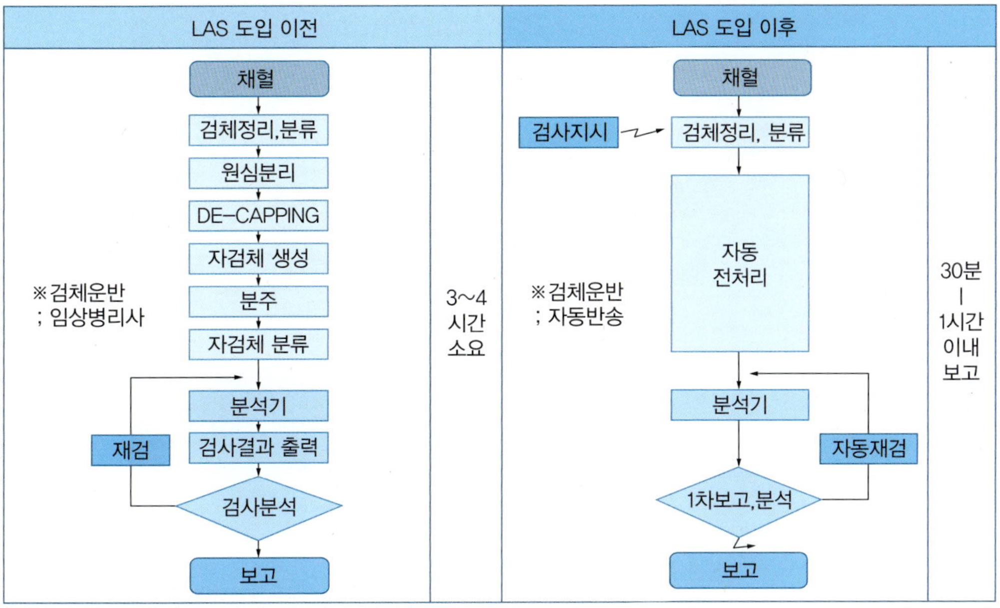

그림 12-12. LAS도입 이전 이후 비교표 〈LAS: lab automation system〉

2) 검사실 자동화 도입의 필요성

(1) 진단검사의학과 검사량 증가

- 일반 검사 이외의 특수 검사가 늘어남
- 분자 검사 등 최신 트랜드 반영이 필요함

(2) 당일 진료 시스템 추구

- 일정한 검사결과보고 시간 유지가 필요
- 검사단계단순화 및 신속검사가능

(3) 효율적인 업무배분

- 자동화 시스템을 통한 응급검사와 일반검사통합 검사 장비 최소화
- 24시간 가동 시스템으로 업무 편중 시간을 없앰
- 질 관련 업무량 증가에 유연하게 대처(병원 인증, 검사실 인증, 외부정도관리 등) 비용감소를 통한 이익추구
- 검사 장비 최소화를 통해 시약 및 소모품 재고를 유연하게 조정

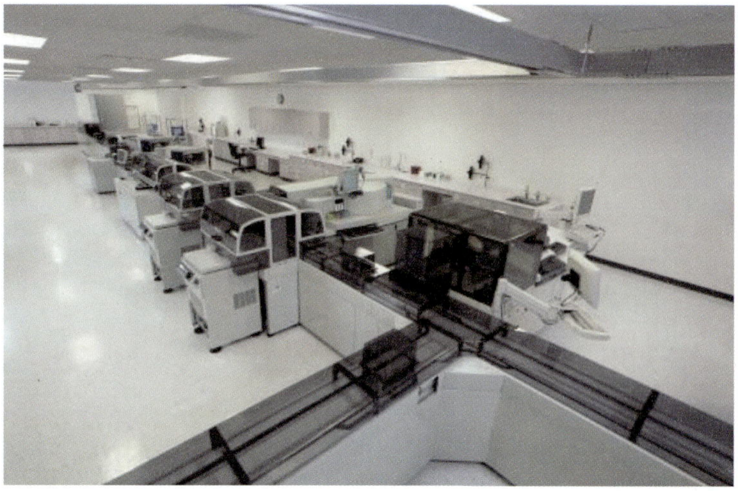

그림 12-13. 검사실 자동화 시스템

3) 검사실 자동화 시스템(TLA) 주요 역할

(1) 각 단위작업 간 검체의 자동 이동

(2) 자동 원심분리 및 DE-CAPPING

(3) 자동 검체 분류 및 분석기 자동 반입

(4) 실시간 결과보고 및 자동 재검 기능

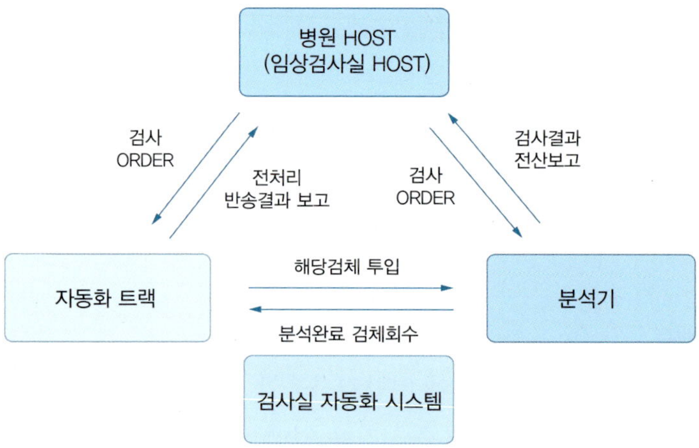

그림 12-14. 검사실 자동화 시스템의 진행과정

4) 병원 검사실 자동화 시스템의 분류

(1) 채혈 자동화 시스템(Patient Label and Test Tube Preparation System)

채혈 자동화 시스템은 채혈 근무자가 채혈 시 환자의 바코드를 발행하고 검체용기(vacuum tube)에 부착하는 것을 자동으로 발행 부착하여 주는 시스템을 말하며 환자의 대기시간 단축과 인적의 효율적인 운영으로 쾌적하고 친절한 채혈실 분위기로 환자의 서비스를 개선하고자 만들어진 시스템이며 고객의 바코드 라벨지의 바뀜, 검체용기에 잘못된 라벨지 부착, 다른 고객의 채혈, 라벨지의 부착이 틀어짐 등의 원인 등을 수동으로 부착할 경우 LIS, HIS를 도입하였다고 해도 해결할 수가 없고 채혈 자동화 시스템을 통하여서만 문제의 원인을 근본적으로 해결할 수 있습니다.

채혈 근무자가 외래 환자의 채혈 시 검체용기(tube)에 바코드가 자동으로 부착되어 한 개의 박스에 모두 담겨서 나오기 때문에 환자의 채혈에만 집중할 수 있고 채혈시간을 단축하며, 입원환자의 경우도 일일 500개에서 1,000개 정도에 바코드를 검체용기에 부착하는 단순한 업무를 자동의 장비가 부착하여 사용할 수 있도록 도와줍니다.

채혈 자동화 시스템은 크게 바코드 발행과 부착만 하는 장비, 바코드 발행 부착과 채혈 table을 연결하여 검체가 채혈자 앞까지 컨베어를 이용하여 이동해 주는 장비와 외래 채혈을 위한 외래 채혈 자동 봉입기의 추가 장착 등으로 나눌 수 있습니다.

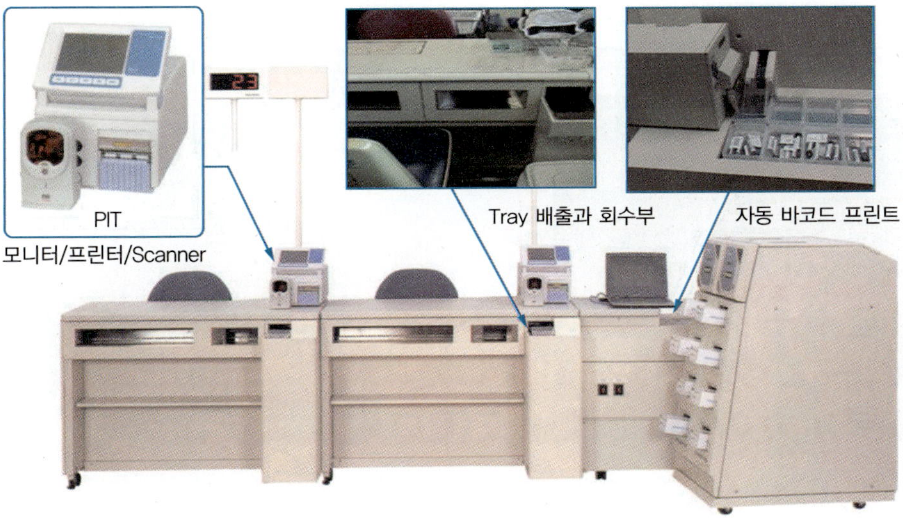

그림 12-15. 채혈 자동화 시스템 예 : ROBO 585와 자동 컨베어 Table

(2) 검사실 자동화 시스템(total laboratory automation, TLA)

① 검사 전 단계(채혈 후)

채혈한 검체의 RACK을 자동화 라인에 올려놓는 단계

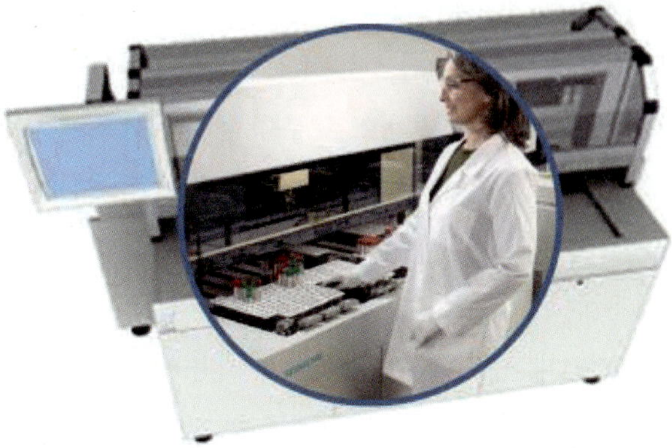

그림 12-16. 검체 RACK 삽입 및 반출 장비 모듈

② 검사 이동 단계

검체가 자동화 라인에 따라 원심분리 및 검체용기의 뚜껑을 제거하는 작업

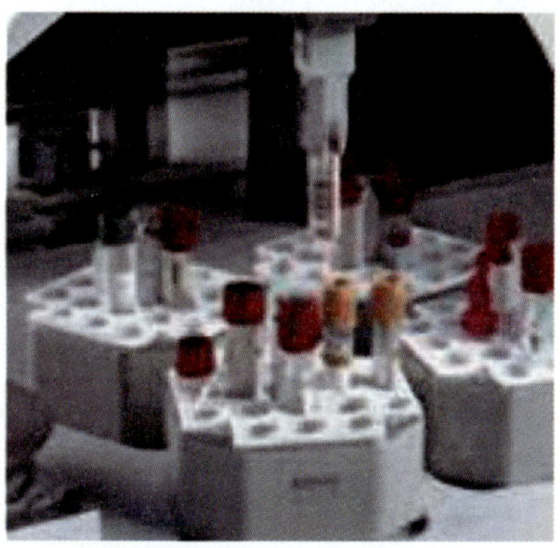

〈자동원심분리〉

그림 12-17. 자동원심분리

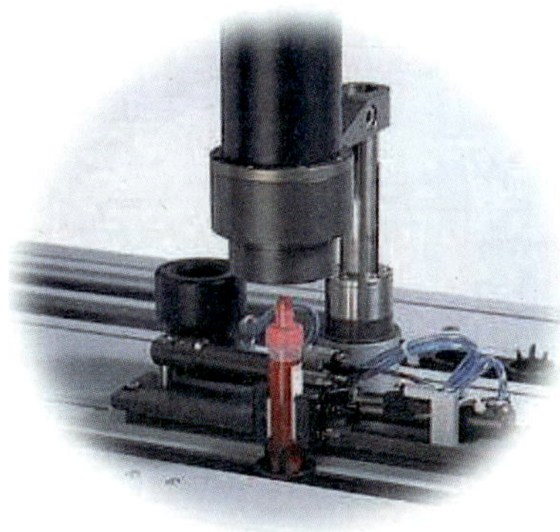

〈자동 DE-CAPPING:〉

그림 12-18. 자동 DE-CAPPING

③ 검사 단계

각각 검체의 모검체 또는 자검체(모검체로 여러 개로 분리된 검체)의 형태로 화학, 면역, 혈액자동화 장비에서 검사를 실시함.

(단, 혈액분석 자동화 장비는 원심분리 및 자동 DE-CAPPING 작업이 없음)

④ 검사 후 단계

각 검체의 모검체를 보관 및 재검사를 하기 위하여 냉장보관하는 단계

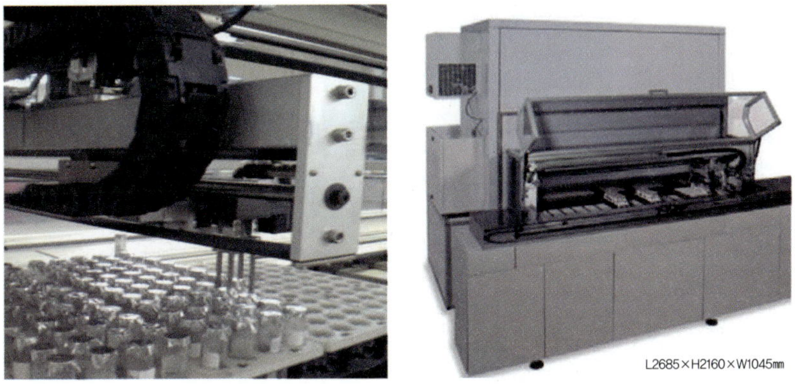

그림 12-19. 보관 및 분류 자동화 시스템

5) 검사실 자동화 시스템 장점과 단점

(1) 장점

① 검체처리 신속화

② 전처리공정의 단순화

③ 검사결과 통보기간 단축

④ 결과의 정확도 증가

⑤ 수작업으로 인한 오류 방지

⑥ 2차 감염 방지

⑦ 검사업무의 질적 향상

⑧ 근무환경 개선

(2) 단점

① 초기 투자 및 유지 보수비용이 많이 든다.

② 소음 및 분진으로 검사실 환경이 나빠진다.

③ 검사실 공간적인 면에서는 비효율적이다.

④ 부적합 검체인지 눈으로 확인하기 어렵다.

⑤ 중소형 병원에서는 적합하지 않다.

13장 전기화학 분석 (Electrochemical analysis)

화학반응을 일으킨 물질의 존재 상태를 전기적인 관계를 이용하여 측정하는 것으로 주로 전압, 전류, 전위차, 전도도 등의 변화를 측정하는 방법으로 전위차 측정법(Potentiometry), 전류 측정법(Amperemetry), 전기량 측정법(Coulometry), 전기전도도측정법(Conductimetry) 등을 전기화학 분석이라고 한다.

1. 전위차 측정법(Potentiometry)

외부에서 공급되는 전류를 일정하게 하고 Reference electrode(기준전극)와 measurement electrode(측정 전극)에서 발생한 특정 이온과의 전압의 차이를 전압측정기(voltmeter)로 측정하는 방법이다.

전위차 측정 장치 중 pH meter에 대해 알아보고자 한다.

1) pH meter

(1) 개요

pH 미터는 용액의 pH를 가장 정확하고 정밀하게 측정할 수 있다.

시료 용액에 전극을 담그고 그때 발생하는 전위를 측정하여 수소이온의 농도를 측정하는 기기이다.

즉 pH 미터는 항상 일정한 전위를 가지고 있는 은—염화은 기준전극과 지시전극인 수소이온 선택성 유리전극을 짝지어 시료용액에 담그고 두 전극 사이의 전위를 측정하고 이것으로부터 시료용액의 pH(수소이온 농도)를 구하는 장치이다.

pH 미터는 기준전극과 지시전극 그리고 전위차계로 구성되어 있는데, 최근에는 기준전극과 유리전극을 하나로 만든 복합전극이 많이 이용되고 있다.

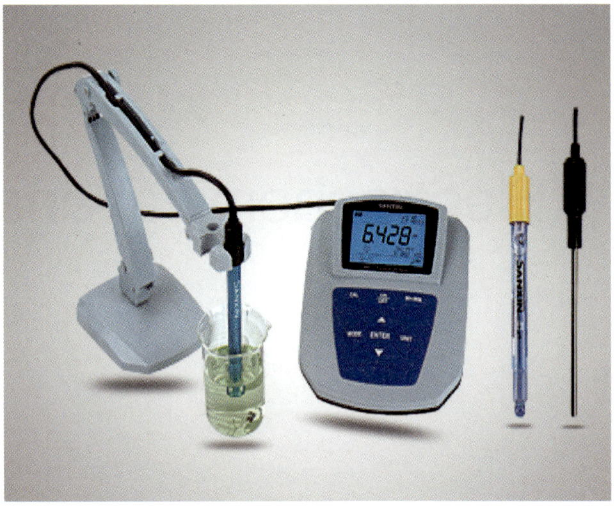

그림 13—1. Bench Top MP500 Series pH/Ion Meter

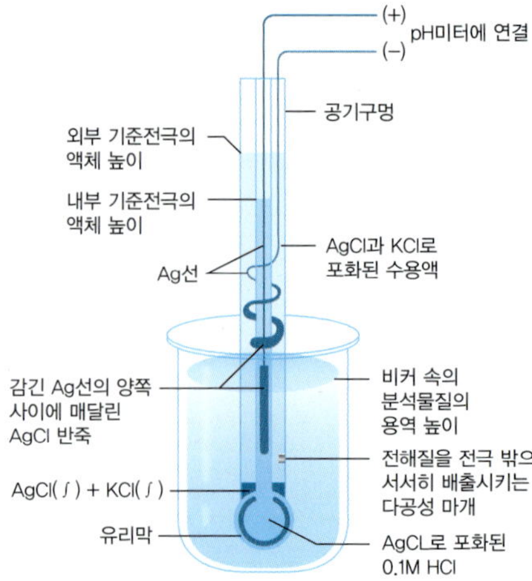

그림 13—2. pH meter의 구조

(2) pH 측정원리

pH의 측정은 수소이온 선택성 전극(지시전극, 유리전극), 기준전극, 온도센서 이 세 가지를 이용하여 이루어진다. pH 전극은 특별하게 만들어진 유리를 사용하는데 이 유리는 용액의 pH값에 비례해서 전위차를 발생한다. 기준전극은 pH 측정 시 용액 내의 회로구성을 이루게 하며 온도에 상관없이 일정한 전위를 유지하도록 고안된다. 지시전극과 기준전극 사이의 전위차는 pH값에 비례하는 신호를 낸다. 대부분의 pH 센서는 pH 7.0에서 0mV가 되도록, 이론상으로는 59.1mV/pH(25℃)의 감응 기울기 간격을 갖도록 만들어진다.

① 네른스트식(Nernst Equation)

$$pH_x = pH_r \pm F(E-E_0)/(2.303RT)$$

여기서, E = 측정용액에서 이온전극과 비교 전극의 전위차(mV)

E_0 = 표준전위(mV)

pH_x = 측정된 pH

pH_r = 표준용액의 pH

R = 기체상수(8.314J/K·ol)

T = 절대 온도(K)

F = Faraday 상수(9.648×104C/mol)

② 기준전위

수소(Ho)의 표준전극전위는 모든 온도에서 0으로 규정하고 있다.

전극전위와 pH의 관계는 네른스트(Nernst)식에 따라

$En = -0.0591 \log[H^+]$ 따라서 pH에 의한 전위는 $pH = En/0.0591$이다.

— 온도 측정이 필요한 이유

지시전극과 기준전극 사이에서 발생하는 millivolt 신호는 온도에 영향을 받는다. 그러나 온도변화에 무관하게 일정한 전위값을 나타내는 등전위점(isopotential point)을 갖는다. 등전위점은 종종 pH 7.0에서 0mV로 설계된다. 등전위점을 이용하면 어떤 온도에서 측정을 해도 기준온도(25℃)에서의 값으로 보상을 할 수 있다.

— 실제적인 pH 측정범위

pH의 측정범위가 0~14로 되어있지만 측정범위 양쪽 끝 부분에서는 종종 전도도를 측정하는 것이 유리할 때가 있다. pH 1.0 이하에서 유리재질의 pH 전극은 산성오차(acid error)를 받을 수 있고 센서가 망가질 수도 있다. 이러한 pH 범위를 갖는 용액은 다른 전해질 용액과 비교하면 매우 큰 전도도값을 갖게 될 것이고 % 농도에 근접한 농도를 갖게 될 것이다. 이런 경우 pH 측정보다 toroidal conductivity법을 이용하여 측정을 하면 보다 정확한 산의 농도(무게비)를 구할 수 있다.

(3) pH meter 구조

일반적으로 pH 미터라 함은 pH 본체 및 전극을 포함하여 일컫는 용어로 엄밀하게 말하면, 본체만을 뜻한다. 여기서 pH 본체라 함은 유리전극에서 발생되는 미세한 기전력을 증폭(증폭부)시켜 pH값으로 변환(연산부)하여 Digital 또는 Analogue로 표시(지시부)하는 일체를 통틀어 말한다. 또한 교정이 가능하게끔 Zero조정 및 Span조정을 실행할 수 있어야 하며, 특히 pH값은 온도에 영향을 받으므로 이에 따른 온도보상(Temperature Compensation)회로를 내장하고 있는 제품을 사용하여야 보다 정밀한 측정을 할 수 있다. pH 측정값은 온도와 이산화탄소(CO_2)의 영향을 받으며, pH 표준액 또한 온도별로 pH 측정값이 다르게 나타난다. pH 측정에 있어서 온도보상(Temperature Compensation)이라 함은 온도 기울기(Temperature Slope)를 보정하는 것을 말하며, 이에 따른 오차는 pH 3 또는 pH 11의 경우에 15℃ 온도차이가 생길 때 0.2 pH 정도의 온도오차를 유발한다.

(4) pH meter의 전극

① 기준전극(reference electrode)

수소이온농도가 큰 쪽에서 적은 쪽으로 이동 확산하므로 양쪽 용액 사이에 전위차가 생겨 수소이온농도가 적은 쪽으로 전위가 높아지는 것이며, 내부에는 calomel 또는 Ag/AgCl이 KCl 용액에 담가져 있으며 일정한 전압을 생산한다. 비교전극이라고도 한다.

a. 기준전극(비교전극)

전위는 일정하며, 지시전극의 발생전위를 바르게 얻기 위한 전위의 기준이 되는 전극으로 감홍전극, Calomel 전극이 있다.

b. 칼로멜 전극(calomel electrode, Hg/ Hg_2Cl_2)

전극은 수은/염화수은이 KCl포화액에 들어 있으며, 이때 242mV의 일정한 전위를 생산한다. 현재는 수은의 환경오염으로 인하여 판매가 중단되었다.

c. 은/염화은전극(silver/silver chloride, Ag/AgCl)

백금선 전극의 표면에 염화은을 입힌 것으로 1M, 또는 포화 KCl용액에 담긴 전극이다.

② 지시전극

전극 내부액과 피검액 중에 넣으면, 전극막 내외에 pH에 응답한 전위차를 생성시키는 전극으로 금속전극은 전극반응에 관여하는 물질의 농도에 대응하는 전위를 나타내는 것이며, 유리전극, 수소전극 등이 있다.

a. 유리전극

pH 측정용 유리전극은 수소이온(H^+)를 선택적으로 투과시키고 다른 이온에 대해서는 투과성을 나타내지 않는 전극이다. 전극내부액은 완충작용이 큰 pH 7 부근의 표준액이 사용되고, 내부전극으로는 Calomel 전극, Ag/AgCl 전극 등이 있다. 내부에는 완충액 또는 초산 내의 KCl 용액이 들어 있고 Ag/AgCl 전극에 Ag^+ 농도가 고정되었고 Cl^- 농도는 KCl에 의해 조달된다. 다만 H^+ 농도는 완충액이나 초산 같은 약산에 의해 고정되어 있다.

일반적으로 가장 많이 사용하는 전극이다.

b. 수소 전극(Hydrogen electrode)

접촉을 넓게 하기 위해 해마 모양으로 전기도금한 백금극 표면에 수소기체를 통하여 기포를 극의 표면에 접촉, 흡착시키면서 사용한다. 용액의 수소이온 활동도를 1, 수소기체의 압력을 1기압으로 했을 때를 수소전극이라 한다.

c. 퀸히드록 전극(quinhydrone electrode)

같은 농도의 퀸(quinone)과 히드록(hydroquinone)의 화합물인 quinhydrone은 물에 대한 용해도가 작으므로 시료용액에 quinhydrone을 소량 첨가 포화시키고, 여기에 백금과 같은 비활성 전극을 넣어 지시전극으로 사용한다.

(5) pH meter 측정방법

pH는 H^+에 대해 반응하는 이온선택전극인 미세 유리전극에 의해서 측정된다. pH 전극에서 은/염화은(Ag/AgCl) 지시전극은 얇은 유리막으로 싸여 있으면서 혈액과 접촉한다. 이 유리전극(glass electrode)은 염교(salt bridge)에 의해서 기준전극(reference electrode)과 연결된다.

기준전극은 보통 calomel전극과 Ag/AgCl 전극이 이용된다. 유리막 내외의 H^+활성차는 지시전극과 기준전극 사이의 전위차에 변화를 일으킨다. 이 전위차가 전압계에 기록되고 바로 pH로 판독한다. 기준전극에는 포화 KCl용액으로, 지시전극인 유리전극은 0.1mol/L HCl로 채워져 있다.

pH 유리전극을 내부완충액보다 낮은 pH에 전극을 넣으면, 유리전극에 외부로부터 H^+에 의해 positive charge가 발생하고 그 전위차에 의해 volt meter를 변화시킨다. 반대로 외부 완충액보다 높은 pH에서는 유리전극의 H^+를 외부로 이동시킴으로써 Negative charge가 발생하며, 그 전위차로 volt meter를 변화시킨다. 이때, volt meter는 H^+에 비례하는 전위차를 측정함으로써 pH를 알 수 있다. 1pH unit는 25℃에서 기전력 59.1mV를 변화시킨다.

또한 두개의 전극을 하나로 합한 복합전극(combination electrode)을 사용하며 유리전극에 Ag/Agcl/KCl을 기준전극(calomel 전극)에 $Hgcl_2$와 Hg/KCl이 포함되어 있는 복합전극을 사용하여 간편하게 pH와 mV를 측정한다.

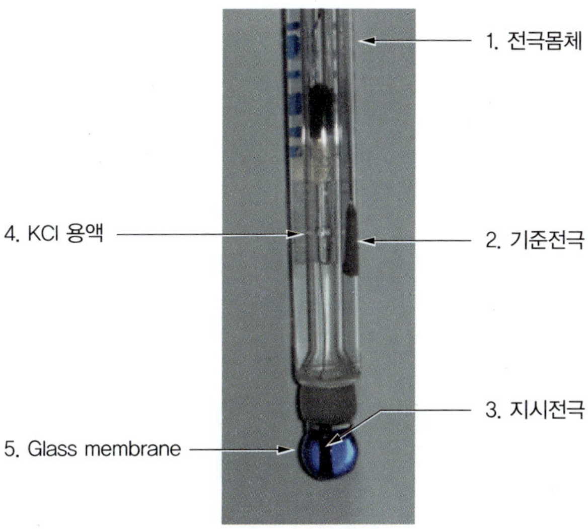

그림 13—3. General pH Combination Electrode 구조

1. Electrode Body : 전극의 몸체
2. Ag/AgCl or calomel electrode : Reference Electrode(기준전극)
3. pH mono electrode: Indicator Electrode(지시전극)
4. Reference Filling Solution : Saturated KCl Solution(전해질용액)
5. Glass Membrane: 수소이온을 선택적으로 감응하는 막

(6) pH meter의 구성요소

① 검출부 : 지시전극과 기준전극(비교전극)

② 온도보상용 검지부 : 감도조정, 자동 온도 보정

③ 온도 보정용 및 감도조정용 조절기

④ 지시부 : 전위차계(mV 또는 pH지시)

(7) pH 표준 완충용액(25℃)

표 13—1.

명 칭	조 성	pH(25℃)
수산염표준액	수산칼륨	1.68
프탈산염표준액	프탈산수소칼륨	4.01
중성인산염표준액	인산일칼륨, 인산이나트륨	6.86
붕산염표준액	붕산나트륨(붕소)	9.18
탄산염표준액	탄산수소나트륨, 탄산나트륨	10.02

(8) pH 검정(Calibration)

① pH 표준용액

— pH 4.00(25℃) : Potassium hydrogen phthalate 10.21 g/L

— pH 6.86(25℃) : Potassium dihydrogen phosphate 3.4 g + sodium phosphate 3.55 g/L

② 온도에 따른 pH의 변화 (Metrohm Buffer)

표 13—2.

buffer t℃	pH 1.00 ±0.02	4.00 ±0.02	4.64 ±0.01	pH 6.98 ±0.01	pH 7.00 ±0.02	pH 9.00 ±0.02	pH 13.00 ±0.03
10	0.99	3.99	4.66		7.06	9.13	13.38
20	1.00	3.99	4.65	7.18	7.02	9.04	13.00
25	1.00	4.00	4.64	7.12	7.00	9.00	12.81
30	1.00	4.00	4.64	7.07	6.99	8.96	12.62
38	1.00	4.02	4.65	6.98	6.98	8.91	12.36
40	1.00	4.02	4.65	6.96	6.98	8.90	12.30
50	1.01	4.04	4.67		6.97	8.84	11.98
60	1.01	4.07	4.69		6.97	8.78	11.70
70	1.01	4.11			6.98	8.74	11.45
80	1.02	4.15			6.99	8.71	11.20
90	1.02	4.20			7.01	8.68	10.98

참고 〈Assymmetric Potential〉

isopotential point (pH 7)을 calibration 할 경우 pH 전극 내부 buffer인 pH 7과 같은 전위를 가지므로 언제나 전위차가 있을 수 없다. 그러나 내부, 외부의 온도차이와 유리막의 저항에의 해 어느 정도 차이를 가지게 된다. 그 차이가 +/—30mv 이하여야 한다.

〈Nernst slop(= Relative slop)〉

기준온도에서 완충용액에 따른 pH 의 직선성을 나타낸 다. 25℃일 때 59.16mv를 기준으로 사용된 완충용액의 pH 차이에 대한 mv의 차이를 계산한다. 보통 최적의 상태는 0.95~1.02(95~102 %) 사이가 가장 좋다.

(9) pH Calibration 진행 방법

① pH 7 완충용액에 담금

② Potentiometer Uas를 7로 맞춤

③ 두 번째 완충용액에 담그고 slope를 두 번째 완충용액의 실제 값을 입력

④ Asymetry potential의 조절(Uas 혹은 pHas로 명시)

⑤ pH 7 Buffer에 전극을 담근다.

⑥ U as로 pH=7로 조절

⑦ 두 번째 Buffer에 전극을 담근다.

⑧ Slope 다이얼로 Buffer의 pH로 맞춤

(10) pH meter 사용법

① pH meter의 전원을 켜고, 적어도 10분 이상 예비가온(prewarming)시킨다.

② 전극을 증류수로 세척한 후 물기를 제거한다.

③ 온도보정 조절기로 용액의 온도에 맞춘다.

④ 표준완충액 pH 7.0에 전극을 담그고, pH 감도조절기로 조절하여 pH 7.0에 맞춘 다음, 전극을 꺼내어 증류수로 씻고, pH 4.0 용액에 전극을 담그고 조절기로 조절하여 pH 4.0로 맞춘다.

⑤ ④번 과정을 반복 조절하여 변화가 없을 때까지 한다.

⑥ 전극을 증류수로 세척한 후 물기를 제거하고, 측정하고자 하는 용액에 전극을 담그고 잠시 후에 pH를 측정한다.

⑦ 측정이 끝나면 전극을 증류수로 세척한 후 증류수에 담가서 보관한다.

(11) pH 측정 시 주의사항

① 유리전극은 사용 전후에 반드시 씻는다. 사용이 끝나면 물 또는 적당한 완충용액에 담가둔다. 새로 사드렸거나 쓰던 것이라도 말려서 보관하였던 유리전극은 두어 시간, 또는 밤새도록 완충용액에 담가 두어 안정화된 연후에 사용하도록 한다. 9 이하의 pH 측정에 사

용하려 할 때에는 증류수 또는 pH 인 인산염 완충용액에 담가 둔다. 알칼리성 용액에서만 사용하려 할 때에는 붕산용액에 담가 둔다. 센 알칼리성 용액 (pH 〉 10)은 유리막을 손상하므로 담그는 시간을 짧게 하도록 노력하여야 한다. 또, pH 측정결과가 11을 넘는 경우에는 측정이 끝나자마자 0.1M HCl로 헹군 다음 물 또는 적당한 완충용액에 담가 둔다. 물 이외의 탈수력이 있는 용매(크롬황산 포함) 속에서 사용할 때에는 시간을 끌지 않도록 하고, 사용 후에는 반드시 물에 담가 안정화시켜야 한다.

② 칼로멜 전극은 물에 담가 보관한다. 온도가 급변하면 KCl의 농도의 변화가 따라가지 못하여 전극 전 위가 서서히 변화하므로 조심하여야 한다.

③ 피측정 용액에 전극들을 담군 후 용액을 흔들어 전극 벽에 묻어 남은 물의 영향을 없애도록 한다.

④ pH 미터의 사용 설명서를 충분히 이해하고, 거기에 주어진 지시에 따르도록 한다. 특히, 전기를 통하자 바로 쓸 수 없는 것도 있으므로 조심한다.

⑤ pH나 기전력을 측정하지 않는 실험 도중에는 pH 미터의 FUNCTION 스위치는 항상 STANDBY 위치에 놓는다.

⑥ 유리 전극은 매우 얇은 유리막을 갖고 있어 깨어지기 쉬우므로 벽면에 구멍을 군데군데 뚫어둔 유리관으로 토시를 끼워 사용하면 안전하다.

⑦ 전극이 차지할 수 있는 공간이 매우 작은 경우에는 유리 전극과 칼로멜 전극을 한데 묶은 복합전극(combination electrode)을 사용한다.

⑧ 앞서 지적한 바와 같이 pH는 표준 pH용액과 피측정 용액에서의 유리전극의 전극 전위의 차를 내어 Nernst 공식에 의하여 pH를 얻도록 정의되어 있으므로, pH 미터는 실질적으로는 두 전위의 차를 재는 장치이다.

2. 이온 선택 전극법(Ion selective electrode법, ISE)

1) 개요

이온선택 전극법은 특정 이온만을 선택적으로 통과시키는 막으로 덮인 전극이 자극을 받으면 기준 전극과의 전위차가 발생하고 이 전위차가 검체 내의 측정하려는 이온의 농도와 비례를 하는 것을 이용하여 측정하게 된다(전위차 전극법, potentiometry). 나트륨 측정을 위해서는 흔히 유리 선택막(glass membrane)이, 칼륨 측정을 위해서 valinomycin이 포함된 액체 이온교환 선택막(liquid ion exchange membrane)이 전극에 덮여 있다. 염소측정을 위해서는 용매 중합 선택막(solvent polymeric membrane)이 이용된다. 이온선택 전극법은 간접법과 직접법의 두 가지 형태로 나눌 수 있다. 간접법은 소량의 검체를 크기가 큰 전극에 적용시키기 위해 검체를 다량의 완충액으로 희석해서 사용한 것이며, 직접법은 전극의 크기가 축소된 이후 가능해진 것으로 검체를 희석하고 바로 측정하게 된다.

중탄산염의 경우 총 이산화탄소(total CO_2)를 측정함으로써 간접적으로 산출할 수 있으며, 간접 전극법(indirect electrode—based method)이나 효소법을 이용하게 된다. 간접 전극법은 검체에 산을 첨가하여 아래의 화학식을 왼쪽으로 반응시킨 후 생성된 이산화탄소를 pCO_2 전극을 사용하여 측정하는 방법을 말한다.

$$CO_2 + H_2O \Leftrightarrow H_2CO_3 \Leftrightarrow H^+ + HCO_3^-$$

용액 중에 있어서 특정 이온에 응답하여 선택적으로 감응한 후, 비교전극 사이에 그 이온의 활량의 대수에 비례하는 전위차가 일어나는 전극으로 전위를 생성하는 막을 이용한 측정 장치이며, 혈액가스 및 자동분석기 등이 실용화되고 있다.

그 대표적인 예로 현재까지도 매우 자주 쓰이는 pH 전극을 들 수 있다. 이온선택성 전극의 일반적인 구조는 그림 13—4와 같다.

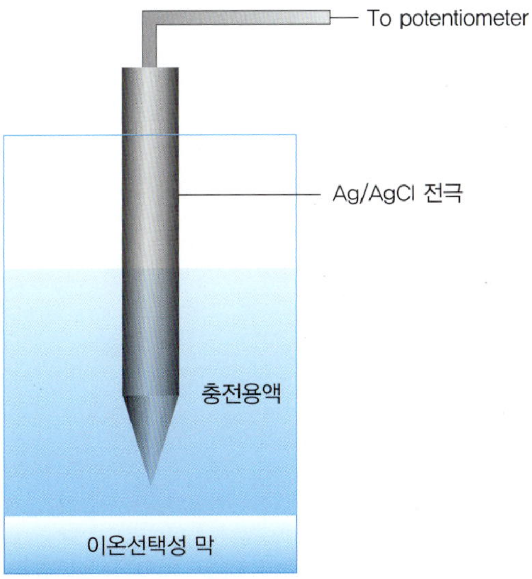

그림 13—4. 이온선택성 전극의 구조

2) 이온전극의 구조

유리격막의 이온전극으로 고체막 전극은 직접 리이드선형과 내부형이 있고, 액체막전극은 내부액형이 대부분이고, 감응막의 유지방법에 따라 다공질막, PVC막, 에폭시막의 3종류가 있다.

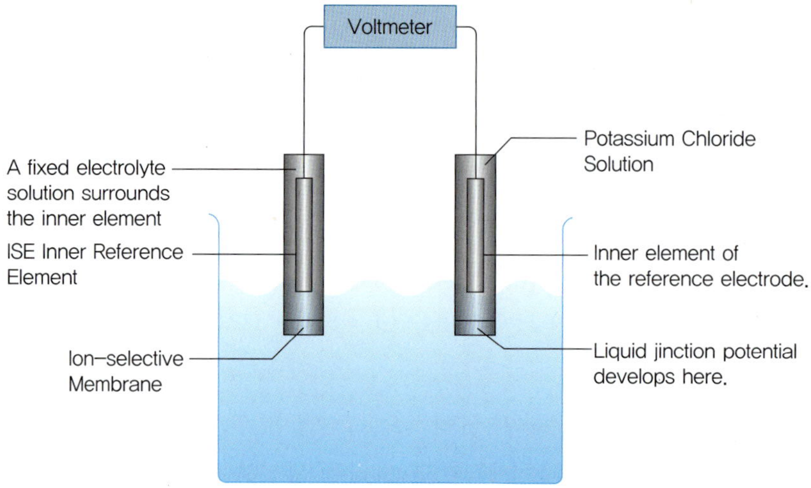

그림 13-5. 이온선택 전극의 구조

3) 이온선택 전극(Ion selective electrode)법의 장치

(1) 기준전극

① 칼로멜전극

전극반응 Hg | Hg_2Cl_2(sat'd), KCl(xM)

② 염화은 전극 Ag | AgCl

③ 표준 수소전극

(2) 지시전극

① 금속지시전극

a. 1차 – 금속자체의 양이온 감응

b. 2차 – 음이온의 감응 $AgCl + e^- \rightarrow Cl^-$

c. 3차 – 금속자체의 이온의 감응이 아닌 다른 양이온의 감응

② 막 지시전극 = 이온선택성 전극(ISE) = pIon 전극(pIon electrode)

예 : pH, pCa, pNO_3

4) 이온선택 전극의 종류

(1) 결정성 막전극

① 단일결정

예 : F– 측정용 LaF_3

② 다결정질 또는 혼합 결정

예 : S^{2-} 와 Ag^{+} 측정용 Ag_2S

(2) 비결정성 막전극

① 유리 : 특정 이온에 선택적으로 응답하는 특수한 조성의 유리를 동그랗고 얇은 막을 가진 전극

예 : Na^{+}와 pH 측정(H^{+}) 측정용 규산유리

② 액체

예 : Ca^{2+} 측정용 액체 이온 —교환체와 K^{+} 측정용 중성 운반체

③ 강체질 고분자에 고정시킨 측정용 액체

예 : Ca^{2+}와 NO_3^{-} 측정용 polyvinyl chloride 메트릭스

④ 가스 : 용액 중의 가스가 전극표면을 coating한 고분자막을 투과하여 내부전극의 기전력으로 이용되는 것으로 CO_2 가스, NH_4^{+} 등의 분압을 측정할 수 있다.

5) 이온선택성 막전극의 성질

(1) 최소 용해도

분석용액에 대한 용해도가 거의 0

(2) 전기전도도

막은 작아도 약간의 전기 전도도가 있어야 이온이 이동이 가능

(3) 분석물질에 대한 선택적 반응성

막이나 또는 막의 매질 속에 함유된 몇 가지 화학종들은 분석물질 이온과 선택적으로 결합할 수 있어야 한다.

유형 — 이온교환, 결정화, 착물화 결합

6) 측정장치와 측정방법

(1) 측정장치

이온선택전극법에 의한 전해질 측정장비를 측정법에 따라 분류하면, 측정시료를 희석하지 않고 직접 측정하는 비희석 전위차법(비희석법)으로 헤파린으로 처리한 전혈과 혈장 및 혈청검체를 측정할 수 있는 것과 측정시료를 특별한 희석법으로 희석하여 측정하는 희석전위차법(희석법)으로 전해질과는 관계가 없고, 혈장, 혈청, 요 및 체액의 이온 강도가 일정한 희석액으로 측정하는 것이다.

(2) 측정방법

전극을 flow 계통에 넣은 flow type이나, flow through type이 있으며, beaker와 같은 측정 cell에 시료를 넣어 전극을 통하게 하는 Dip type이 있다.

3. 효소전극(Enzyme Electrodes)

전극표면에 효소를 고정, 유지시키고 효소 반응을 이용하는 방법이며, 용액 중의 특정물질에 의해 발생되는 효소반응의 생성물을 측정하는 전극이다. 많은 검체를 연속적으로 측정할 수 있으며, 혈당, 요소, 아미노산 등의 농도를 측정하는 데 이용된다.

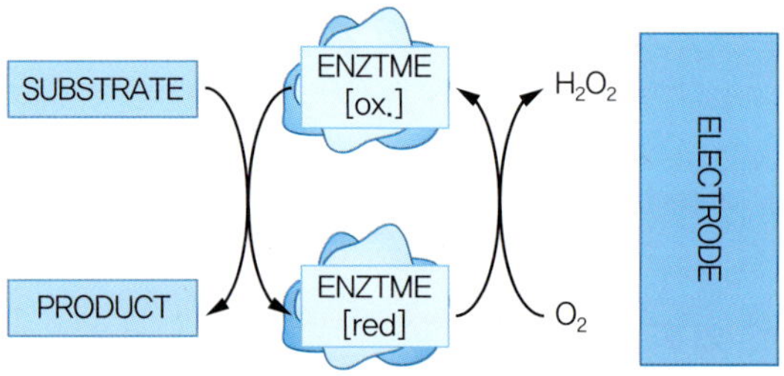

그림 13—6. 효소 전극의 예

1) 측정 원리

효소반응이 고정화한 효소에 의해 특정대상 기질에 작용하여 생성되거나, 소비되는 물질을 전극을 이용, 감지하여 직접 전기 화학적으로 검출하여 목적 물질을 정량한다.

2) 효소전극의 종류

(1) 이온선택전극을 이용한 효소전극

효소반응에 관여하는 각종 이온 등의 농도를 각각의 이온에 선택적 감응막에서 생기는 막의 전위값(mV)을 측정하는 방법으로 NH_4^+ 전극, NH_3 gas 전극, CO_2 gas 전극 등에 이용된다.

예 : $CO(NH_2)_2 + H_2O \xrightarrow{\text{urease}} CO_2 + NH_3$

제조－요소 분해효소(urease)를 겔에 고정시키고 양이온 선택성 유리전극의 표면에 입힘.

이 전극을 요소가 있는 용액에 담그면 요소는 전극표면의 겔 층으로 확산되어 오면 효소가 요소를 NH_4^+로 분해하는 촉매작용을 하고 NH_4^+이온은 유리전극이 표면으로 확산되어 들어오고 양이온에 감응하는 유리막에 감지되어 막 전위가 발생한다.

(2) 백금 및 은전극을 이용한 효소전극

전극 활성물질이 효소반응에 의해 전극반응이 일어나 얻어지는 전류값(mA)에서 측정 대상물질을 구하는 방법으로 효소전극, 과산화수소전극, O_2gas전극 등에 이용된다.

3) 효소전극의 특성

전극 자신의 특성과 동시에 효소 반응기의 특성(고정화의 방법, 고정화되어 있는 효소의 양, 막의 선택) 등에 의해 크게 영향을 받는다. 특히 응답속도, 측정범위, 효소전극의 수명, 간섭물질의 영향 등이 효소 전극의 특성이다.

4. 전기량 측정(Coulometry)

전기량의 측정에 기초한 전기분석법, 즉 피검 물질을 완전히 분해하든가 아니면 적정 분석 시약을 등전점에 도달할 때까지 발생된 전기량을 측정하여 목적 성분을 정량적으로 측정하는 것을 전기량 분석(Coulometry)이라고 한다.

용도는 Cl의 정량, 혈청철, 젖산의 정량에 이용된다.

1) 전기량 분석의 원리

일정 전류를 전극에 흘려 전량계로 전기량을 측정하는 정전류 coulometry법과 일정 전압을 전극에 걸어 전량계로 전기량을 측정하는 정전압 coulometry법이 있다.

(1) 정전류 전량분석(Cl 측정)

질산산성액 중에 전해 전극인 Ag 전극발생전극은 양극, 발생대극은 음극과 종말점 검출전극(지시전극, 비교전극)을 넣어 전해 전극 간에 직류 정전류를 통하면 전기분해반응이 일어난다. 여기에 Cl를 포함한 시료를 가하여 전해반응으로 생기는 Ag^+와 Cl^-이 반응하여 침전한다. 시료 중의 Cl^-이 발생하여 Ag^+과의 반응으로 양극에서 Ag^+이 생기면 Ag^+이 증가한다. Ag^+이 증가하는 순간을 지시전극이 가리켜 적정 종말점이 된다. Cl 측정에 사용되는 측정장치는 chloridometer라고 한다.

(2) 정전위 전기량 분석

비교전극 중 T_1, T_2 전극과 counter 전극에 일정한 전류를 걸어 철과 구리의 산화 환원반응이 일어나서 일정시간에 생기는 전류에서 철을 측정한다.

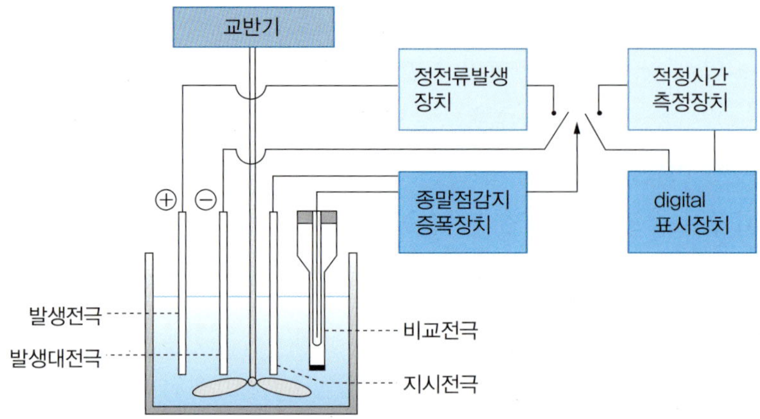

그림 13—7. 전량적정장치의 원리

5. 혈액가스 분석장치(blood gas analzyer sytem)

1) 혈액가스 분석기를 이용하는 검사의 종류

① 혈액가스분석 : 산소분압(pO_2), 이산화탄소분압(pCO_2), 혈액 pH

② 전해질분석 : Sodium, Potassium, Ionized calcium, magnesium

③ 기타검사 : Lactic acid, Glucose, BUN, Creatinine, CO—Hb

혈액가스 분석기(blood gas analzyer)는 electrochemical 현상에 기초를 둔 측정법을 사용한다. Electrochemistry는 electrochemical cell에서 형성된 전류와 전압을 측정한다. Electrochemical cell은 2개나 3개 이상의 electrode와 화학물질이 반응하여 elctrical system에 연결된다.

혈액가스 분석기(blood gas analzyer)는 potentiometry, amperometry, conductance 방법을 사용하여 sample의 각 analyte 농도를 측정한다. sensor와 analytes 간의 전기화학 반응은 sample에 있는 analyte 양에 비례하여 electrochemical signal을 생성한다.

2) 혈액가스 분석기의 각 sensor에 적용된 측정원리

표 13–3.

Sensor	Measurement technology
pH, Na^+, K^+, Ca^{++}, Cl^-	Potentiometric method using standard ionselective electrode (ISE) technology
reference	Silver/silver electrode in potassium chloride and silver chloride
pCO_2	Severinghaus electrode 원리에 기초한 변형된 potentiometry
PO_2	Clark electrode 원리에 기초한 amperometry
glucose	Glucose oxidase를 포함한 enzyme electrode를 사용한 amperometry
hematocrit	Conductance
co–oximetry	Multi–wavelength를 이용하여photometer로감지 Hemoglobin fraction을 측정하여 각각의 흡광도는 직접 측정되고, Ratio/ fraction으로 변환 total Hemoglobin은 각 derivatives의 흡광도를 합하여 산출

3) 측정장치의 구성

① 측정계부 : 시료주입구, 측정 chamber, 전극, 항온조, 교정회로, 폐액회로 등으로 구성

② 전기계부 : 증폭기, 전산기, 연산, control 등이 구성

③ 지시계부 : 지시부(digital과 printer)

4) 혈액가스의 측정법

(1) 전위차법(Potentiometry, mV)

① 사용되는 전극 : pH, pCO_2, Na^+, K^+ Cl^-, Ca^+

Potentiometry는 외부에서 전류가 공급되지 않는 electrochemical cell 안의 두 electrodes 사이에 형성된 potential(전압) 혹은 voltage를 측정하는 방법이다. Electrochemical cell은 두 개의 electrode(measuring/indicate electrode and reference electrode), 전해질 용액 voltmeter로 구성되어 있다.

Measuring electrode는 sample 용액에 있는 특정 측정물질의 농도변화에 반응하게 고안되어 있다. Reference electrode는 cell의 전압에 변함없이 일정한 전압을 제공한다. 두 electrode는 measuring device로 연결되어 있다.

cell 안의 전류가 0일 때 electrodchemical Cell 내에 형성된 potential은 measuring electrode와 reference electrode 사이의 전압차의 측정에 의해 결정된다.

$$E_{cell} = E_{meas} - (E_{ref} + E_{lj})$$

E_{cell} = electrodchemical cell potential

E_{meas} = measuring electrode half—cell potential

E_{ref} = reference electrode half—cell potential

E_{lj} = liquid junction potential

액체막전위(Liquide junction potential, Elj)는 일정한 KCl 용액을 포함하고 있는 reference electrode와 sample solution 사이에 형성된 전하이다. 이 potential은 두 액체의 경계면을 가로지르는 화학물질의 확산에 따른 속도차에 의해 liquide junction potential이 생성된다. 비록 이 전하량은 작지만 measruing cell potential에 포함되어야 한다.

(2) 이온 전극 선택법(Ion—selective electrode, ISE)

① 사용되는 전극 : Ion selective glass membrane

— pH, Na^+,

Ion exchange PVC membrane

— K^+, Ca^{2+}, Cl^-

Ion selective electrode(ISE) sensor는 selectivity(선택력)를 지닌 membrane으로 되어 있다. membrane은 고정된 전해질 용액에 담겨 있는 inner reference element와 sample을 분리시켜 sample의 특정 ion을 선택적으로 투과시킨다. Sample이 분석될 때 membrane에서 특정 ion들의 상호작용이 일어나 막전하가 발생된다. 발생된 막전하는 sample에서 측정되는 물질의 양에 비례한다.

(3) 전류 측정법(Amperometry, mA)

① 사용되는 전극 : pO_2, glucose, lactate

Amperometry는 일정한 voltage를 공급할 때, electrochemical cell에 있는 두 electrode 사이의 solution에 특정 물질의 양을 측정할 때 사용되는 electrochemical technique이다. Electrochemical cell은 두 개의 양극을 띤 anode와 음극을 띤 cathode로 구성되어 있다. 이 측정 electrode는 platinum(Pt) 혹은, 다른 안정된 금속으로 구성되어 있어, anode와 cathode가 된다. Sample이 두 electrode와 접촉하게 되면, 측정하고자 하는 물질은 환원제나 산화제로 작용한다. 만약 측정하고자 하는 물질이 산화제이면 anode 쪽으로 확산될 것이고, 환원제이면, cathode 쪽으로 확산될 것이다. 어느 경우이든 electrochemical 반응은 anode와 cathode 사이의 current flow를 만들 것이다. 이렇게 생성된 current flow는 milli/micro ammeter로 측정된다.

5) 혈액가스 검사용 센서(Sensor)

(1) pH Sensor(mV)

Hydrogen membrane을 사용하여 측정하는 pH sensor는 외부 기준전극과 같이 작용하여 완전한 electrochemical cell을 구성하여 기준 전극에 대한 glass 전극의 수소이온 농도의 전위차를 구한다.

(2) pCO_2 Sensor

① 원리 : Potentiometry technology(mV)
Severinghaus Bradley Electrode

② 전극구성 : a. Measuring electrode(pH electrode)
b. Internal reference electrode
c. HCO_3^- solution
– measuring electrode 둘러쌈
d. CO_2 투과 membrane

투과성 막을 사이에 두고 어떤 가스의 확산은 두 곳의 분압차에 정비례한다. 어떤 투과성막을 사이에 두고 CO_2 분압차가 있다면 기체 CO_2는 투과성막을 통과하여 수성 HCO_3^- 용액 쪽으로 이동하여 H^+를 만들 것이다. H^+ 농도는 막에 접촉하고 있는 pCO_2와 정비례한다. 수성 HCO_3^- chamber의 pH 변화를 재면 간접적으로 혈액의 pCO_2를 알 수 있게 된다.

$$CO_2 + H_2O \leftrightarrow HCO_3^- + H^+$$

측정 혈액과 측정 cell(measuring half cell) 사이에 silicon elastic membrane이 있다. 이 막과 측정 cell 사이에는 다시 nylon spacer가 있고, 이 사이 space에는 수성 HCO_3^- 용액(전해질)이 있다. 측정 cell은 silver/silver chloride로, 그리고 보조 cell(reference half cell)은 또 다른 silver/silver chloride로 되어 있다. 전극 끝이 잠겨 있는 용액에 전해질은 일정하게 보충이 되고 이것은 측정전극과 보조전극 사이에 contact bridge의 역할을 한다.

(3) pO_2 Sensor

① 원리 : Amperometeric technology(mA)
Clark Electrode
양극과 음극에 흐르는 전류의 변화량을 측정하여 산소의 양을 결정

② 전극 구성

a. Pt cathode

b. Ag+ anode

c. Electrode solution

d. Gas permeable membrane

화학반응에서 전자를 얻는 것을 환원이라 하고, 이는 음극에서 일어난다. 반대로 전자를 잃는 것을 산화라 하며, 이는 양극에서 발생한다. 산소를 수성용액에 용해시킨 후 음극의 polarizing voltage에 노출되면, 다음과 같은 반응이 일어나다.

$$O_2 + 2H_2O + 4electrones(e^-) \rightarrow 4OH^-$$

KCl 용액에 담긴 은 양극 (silver anode)은 Cl^-를 잡아당겨 silver chloride를 형성한다. 이 산화반응은 일정한 전자(e^-)의 흐름을 일으킨다. Platinum 음극은 이 e^-, O_2 및 H_2O의 화학적 반응을 통해 OH−를 만들어낸다(환원).

일반적으로 e^-가 음극에 흡수될수록 양극의 반응은 더욱 강화된다. 환원되는 산소량은 음극에서 소모되는 e^-수와 정비례한다. 그러므로 양극과 음극 사이에 전자의 흐름(전류)을 재면, 극이 담겨 있는 용액의 용존 산소량을 알 수 있게 된다.

(4) Sodium Sensor

① 원리 : Potentiometry technology
Ion selective electrode

② 전극 구성

a. Silver/silver chloride wire

b. Electrode solution

c. Sodium selective membrane

Na^+ 이온만을 투과하여 막에서 생성된 potential과 기준전극의 일정한 전위를 비교하여 측정한다.

(5) Potassium, Chloride, Calcium Sensor

① 원리 : Potentiometry
Ion selective electrode

② 전극구성

a. Silver/silver chloride wire

b. Electrode solution

c. PVC(polyvinyl chloride) matrix membrane

외부 기준 전극과 병합하여 완전한 electrodechemical cell 구성한다. 측정하고자 하는 이온(K^+, Cl^-, Ca^{++})만을 선택적으로 투과하는 막에서 생성된 potential과 기준전극의 일정한 전위를 비교하여 측정한다.

(6) Glucose and Lactate biosensor

① 원리 : Glucose와 lactate의 oxidation에 의해 생성된 전자를 amperometer로 측정

② 전극 구성

a. Glucose measuring electrode

b. Reference electrode

c. Interference measuring electrode

Counter electrode

Glucose와 lactate biosensor는 amperometric technology와 결합되어 있다. Biosensor는 4개의 electrode로 구성되어 있다. Glucose oxidase와 Lactate oxidase를 부착된 platinum인 measuring electrode와 Ag/Agcl 로 되어 있는 reference electrode 구성되어 있다. Counter electrode는 일정하게 공급되는 potential을 향상시켜주며, enzyme이 없는 다른 measuring electrode는 sample 내의 방해물질에 의해 형성된 potential을 측정하여 제거하는 역할을 한다.

Sample 내 glucose는 measurig electrode의 oxidase와 반응하여 H_2O_2와 $C_2H_{12}O_7$를 생성하고, 생성된 H_2O_2가 oxidation에 의해 e^-를 발생시켜 전류를 생성한다.

Lactate도 glucose와 동일한 방법으로 측정된다.

$$C_6H_{12}O_6 + H_2O + O_2 \quad GOX \quad C_6H_{12}O_7 + H_2O_2 \longrightarrow H_2O_2 \longrightarrow 2H^+ + O_2 + 2_e -$$

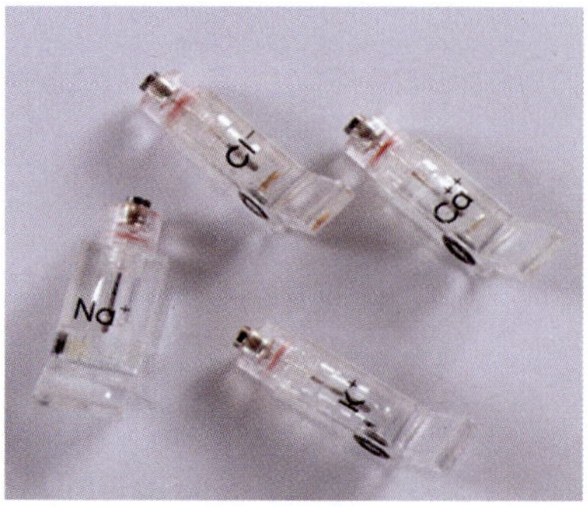

센서(sensor)

그림 13-8. 센서(sensor)

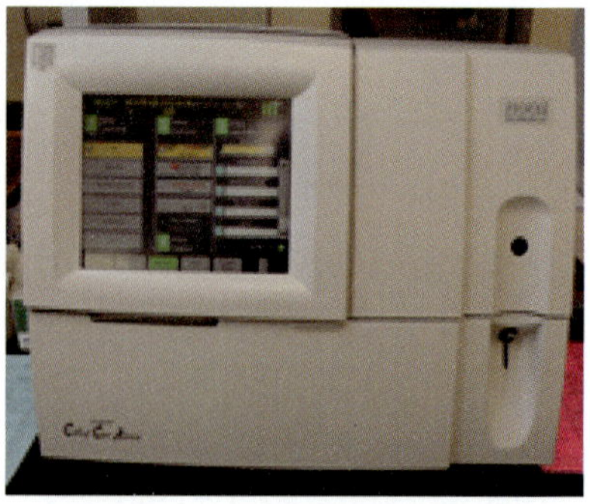

NOCA-CCX 혈액가스 및 전해질 분석기

그림 13-9. NOCA—CCX 혈액가스 및 전해질 분석기

14장 분리분석 (Separation analysis)

1. 전기영동 분석(Electrophoresis, EP)

전기영동은 전기장에서 전하를 띄고 있는 분자의 이동을 분석하는 방법이다. 즉 특별히 전하를 띄고 있는 물질의 전기적 이동도 차이에 의해서 분석하는 분리법이다.

이 분석법은 주로 단백질이나 핵산의 분석과 정제에 이용되었고 또한 CK, LD, ALP, Amylase 등의 동질효소 분획 및 Lipoprotein 분획의 측정에 활용하고 있으며, 또한 분자 생물학적 기법인 PCR에서 DNA을 해석하는 유전자 진단에도 응용되고 있다.

1) 이론

전기영동(electrophoresis)은 전기장의 영향을 받아 하전 된 물질들이 유동성 매체 내에서 이동하는 것을 말한다. 하전 된 성분들로는 단백질과 같은 분자나 세포 또는 하전된 입자들이 있다. 하지만 여기서 다루는 것은 하전 된 분자(이온들)에 한정하기로 한다. 유동성 매체로 액체 또는 기체가 사용되지만 생물학적 시스템에 있어서는 액체를 주로 이용한다. 전기영동에서 다루는 것은 전기화학적 기법에서의 전극의 반응이나 이온 교환에서의 반대로 하전된 이온들의 상호작용이 아니라 전기장의 영향에 의한 분자의 이동도(mobility)이다. 전기장 내에서 하전된 분자(입자)의 속도는 저지력(retarding force)들의 결합과 가속력(전기장)에 의해 조절된다. 따라서 하전된 분자는 중력의 영향에 의해 어떤 입자(particle)가 낙하되는 것과 유사한 방법으로 최종 속도에 도달하여 유지될 것이다. 분자에 미치는 힘 F는 F=QE에 의해 주어지는데, 여기서 Q는 분자의 전하량이고 E는 전기장(전극 양단의 전위차를 거리로 나눈 값)이다. 주 저지력 Fs는 마찰에 의한 것이고 Stoke's equation에 의해 아래와 같이 정량화될 수 있다.

$$Fs = 6\pi\gamma\eta\ \upsilon$$

여기서 γ은 분자(입자)반경이고, η 은 액체의 점성, υ 는 분자 속도이다. 그 외 다른 부 저지력은 용액 내의 다른 이온(반대 이온과 완충 이온)들에 의해 나타난다. 분석하고자 하는 하전된 분자의 주위에 이동도가 서로 다른 이온들이 분포하기 때문에 일그러짐(distortion)이 나타난다. 이러한 일그러짐 현상을 무시한다면, 가속력과 저지력이 같아질 때 하전된 분자는 최종 속도에 도달하게 된다.

$$F = Fs \text{ 또는 } QE = 6\pi\gamma\eta\,\upsilon \qquad \upsilon = QE / 6\pi\gamma\eta$$

전하 또는 크기가 다른 분자들은 서로 다른 속도로 이동하며 이것이 전기영동 분리의 기본이 된다. 만일 하전된 분자들과 지지물질 사이에 상호작용이 있다면 상황은 더욱 복잡해진다. 지지물질은 대류 현상과 같은 다른 효과들을 감소시키기 위해 사용되는데, 이들이 불연속적인 띠를 형성하여 구성 성분들의 이동을 방해할 수도 있다. 이러한 효과들은 전기영동의 기법들에 설명되어 있다.

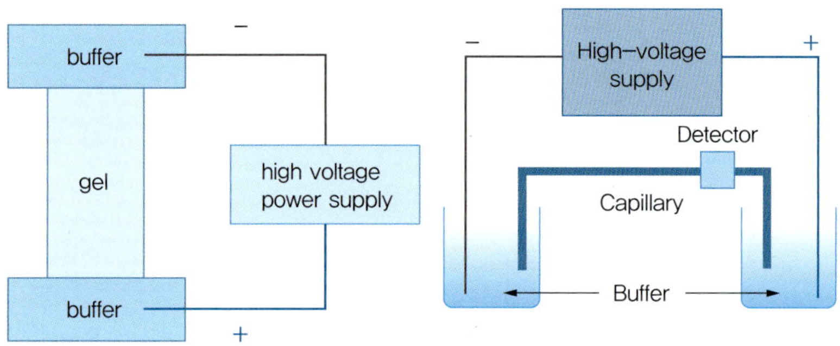

그림 14-1. 전기영동법의 기본구조

2) 전기영동의 종류

전기영동법은 크게 두 가지로 나눌 수 있다. 하나는 스웨덴의 Tiselius가 고안한 방법으로 지지체(supporting medium)를 쓰지 않고 용액 중에서 용질을 전기영동시키는 방법으로 이동계면법(moving boundary electrophoresis)이라고 하는데, 이 방법은 단백 등 고분자물질의 순도검정에는 좋지만 혼합물질이 완전히 분리되지 않기 때문에 지지체를 이용하는 띠 전기영동법(zone electrophoresis)이 이용되고 있다

그 외에 불연속 겔 전기영동법(Disc-gel electrophoresis), SDS겔 전기영동법, 아가로오스 겔 전기영동법으로 나눌 수 있다. 최근에는 모세관 전기영동법(capillary electrophoresis)이 이용되고 있다.

(1) 이동계면 전기영동법(Moving boundary electrophoresis)

분리하고자 하는 분자들이 용액 내에 산재해 있는 상태에서 전류를 통하여 용매와 용액 사이 또는 용액과 용액 사이에 계면을 이루게 하는 방법이다. 이동계면 전기영동법에서 계면의 이동은 용액에다 빛을 통과시키고 그 결과를 사진으로 만들어서 조사할 수 있다. 이동계면 전기영동법은 이론상 매우 복잡하여 결과를 해석하는 데 어려운 점이 많다는 것이 단점이다.

(2) 띠 전기영동법(Zone electrophoresis)

적은 양의 시료용액을 거름종이, 아세트산 셀룰로오스 종이, 폴리아크릴아미드 젤, 한천 젤, 녹말 젤 따위의 지지체에 실은 후 전류를 통하여 주면 시료의 성분들이 점 또는 띠를 이루면서 이동한다. 전기영동그림을 만들어서 시료에 있는 성분들을 육안으로 확인할 수 있고, 또한 광도계를 써서 정량할 수도 있다. 때 전기영동법의 경우에는 검사 목적에 따라 적당한 지지체를 선택하여야 분리를 효과적으로 할 수 있다.

① 거름종이

종이는 값이 싸고 사용하기 편리한 지지체이다. 그러나 분리하려는 물질들이 셀룰로오스에 흡착이 잘 되어서 전기영동그림의 띠들 사이의 경계가 선명하지 못한 것이 결점이다.

② 한천 젤

이 지지체는 투명하기 때문에 특히 광도계를 쓰는 측정에 적당하며 사용이 간편하다. 특히 슬라이드를 이용하는 면역 전기영동법에 많이 사용되면 한천 젤에서 아가로펙틴(agaropectin)을 제거한 아가로오스(agarose)는 최근에 DNA, RNA 및 플라스미드 등을 분리하는 데 유용하게 쓰인다.

③ 아세트산 셀룰로오스

이 지지체는 아세트산셀룰로오스의 hydroxyl기를 아세틸화한 것으로서 협착성이 약하고 물질을 분리하는 데 시간이 짧다. 성분들이 거름종이에 있어서보다 깨끗이 분리되므로 검출하기가 쉽다. 또 아세트산셀룰로오스는 여러 용매에 쉽게 용해되므로 빠르고 쉽게 회수할 수 있는 것이 장점이다.

④ 녹말 젤

이 지지체는 녹말을 가열하여 그 알맹이가 파괴되어 젤이 형성될 때까지 부분가수분해시킨 것이다. 한천 젤을 쓸 경우보다 시료가 많이 필요하고, 분리된 물질을 용출하기 어려운 것이 결점이지만 여러 동질효소(isoenzyme)를 분리하는 데에 널리 사용되고 있다.

⑤ 폴리아크릴아미드 젤

서로 다른 그물조직을 가진 두 가지 아크릴아미드 젤을 포개어 불연속적인 층을 이루게 하여 사용한다. 오늘날 아크릴아미드 젤은 단백질의 분리, 정제한 단백질의 순도 검정, 단백질의 분자량 측정 그리고 DNA의 염기 결합 순서 결정 등에 이용되고 있다. 아크릴아미드 젤 전기영동법은 소량의 시료를 사용하여 단시간에 시료 혼합물을 분리할 수 있다는 장점이 있다.

(3) 불연속 젤 전기영동법(Disc–gel electrophoresis)

아크릴아미드 젤을 이용하여 단백질들과 같은 하전된 알맹이가 매우 뚜렷한 띠들로 분리될 수 있도록 띠 전기영동법을 변형한 방법이다. 불연속 젤 전기영동법과 띠 전기영동법과의 중요한 차이점은 두 가지 젤을 사용한다는 것과 젤 지지체와 완충용액 탱크에 사용하는 완충계들이 다르다는 것이다. 이 전기영동법을 불연속 젤 전기영동법이라고 부르는 이유는 사용한 수소 이온 농도, 이온의 세기, 완충용액의 조성 및 젤 농도 등이 불연속적이기 때문이다.

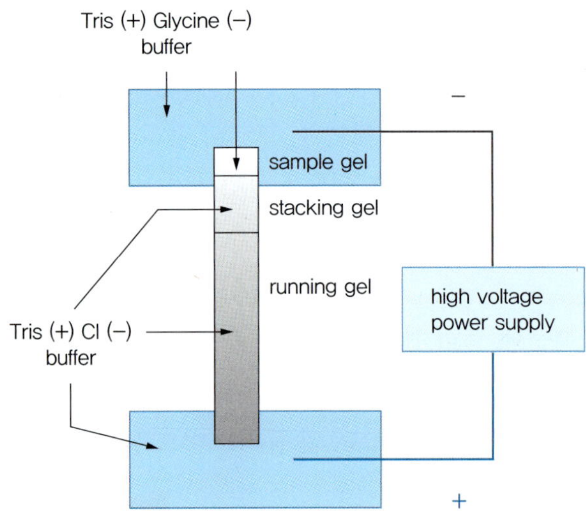

그림 14–2. 불연속 젤 전기영동법(Disc–gel electrophoresis)의 기본구조

(4) SDS 젤 전기영동법

이 방법은 특히 단백질이 단위체인지 아니면 중합체인지를 결정할 때와, 소중합체를 구성하는 소단위체들의 수와 크기를 결정할 때 유용하게 사용한다.

(5) 아가로오스 젤 전기영동법(Agarose gel electrophoresis)

아가로즈(agarose)는 갈락토오스(galactose)와 게리듐아만시(Gelidium amansii)의 한천으로부터 유도된 3,6 - 안하이드로 갈락토오스 단위체들(anhydrogalactose units)로 구성되는 천연의 다당류이다. 젤은 전분 젤과 유사한 방법으로 끓는 물에 건조한 중합체를 넣고 상온에서 식힘으로써 얻어진다. 아가로즈 젤을 이용한 전기영동은 가장 큰 거대 분자와 그 복합체인 바이러스, 효소 복합체, 지질단백질(lipoprotein), 핵산(nucleic acid) 등의 전기영동에 이용되고 있다.

(6) 등속전기영동법(Isotachophoresis)

Isotachophoresis(ITP)는 존 전기영동과는 달리 두 개의 다른 전해질 시스템을 가지는 것이 가장 큰 차이점이다

(7) 등전점 전기영동법(Isoelectric focusing, IEF)

단백질 전기영동 방법 중 가장 최근에 발전한 방법으로 단백질을 분리, 정제하는 데 있어서 가장 효과적이고 일반적인 방법이다. 전기영동과 IEF의 차이점은 전기영동은 단백질의 크기와 일정한 pH에서의 전체 전하에 의해 결정되는 이동속도에 따라 단백질을 분리하지만 IEF는 단백질의 등전점(isoelectric point = pI ; net charge가 0일 때의 pH값)을 이용하여 단백질을 분리한다는 점이다.

3) 전기삼투(Electroendosmosis)

용액에 전류를 통하면 (−)로 하전된 용질이 이동하는 현상을 전기영동이라고 하며, 이때 용질 입자가 고정되어 이동하지 않을 경우 상대적으로 용매분자(완충용액)가 음극 쪽으로 이동하는 현상을 전기삼투라고 한다. 모세관 전기영동은 전기삼투를 기본원리로 하고 있다.

4) 전기영동에 영향을 주는 인자

(1) Sample의 성질

① 하전량(Charge)이 크면 클수록 이동(Migration)속도가 빨라진다.

② 크기(Size), 분자량이 크면 클수록 이동속도가 느려진다.

③ 모양은 다양해서 추정하기 어려우나 이동속도에 영향을 준다.

(2) 전기장(Electric Field)

① 전압(Voltage)을 올려주면 이동속도(영동속도)가 빨라진다.

② 전류(Ampere)를 높여주면 이동속도가 빨라진다.

③ 저항이 높아지면 이동속도가 느려진다.

(3) Buffer의 영향

① Buffer의 종류

a. Acetate Buffer(Acid)

b. Barbital Buffer = Veronal Buffer(Alkali, pH 8.6, 가장 많이 사용)

c. Tris Buffer(Alkali)

d. Phosphate Buffer(중성)

② Buffer pH의 영향

a. 등전점을 기준으로 Buffer의 pH에 따라 검체의 +, − 결정

b. 등전점보다 Acid이면 +극에서 −극으로 이동

c. 등전점보다 Alkali이면 −극에서 +극으로 이동

③ Buffer 농도의 영향

a. 이온강도가 높으면 이동속도 느리다.

b. 이온강도가 낮으면 이동속도 빠르다.

c. $\mu = \Sigma(CZ2)$

{$\mu = 0.06$: Ionic Strength (이온강도), C : 몰농도, Z : 이온가(하전량)}

5) 단백질의 염색액

(1) 염색의 원리

단백분자와 결합하는 색소는 1개 또는 수개의 sulfon기를 갖는 산성색소와 단백분자의 polypeptide chain에 함유되는 염기성 화학기와 결합한다.

(2) 색소의 종류

① Ponceau R, S, 3R
② Amido black 10B
③ Coomassie brilliant blue G-250
④ Lissamine green
⑤ Nigrosine
⑥ Brom phenol blue
⑦ Paragon blue

(3) 지단백 염색액의 종류

① Sudan black B
② Oil red O
③ Fat red 7B
④ Ozone화 schiff염색

6) Cellulose Acetate(CA)와 Agarose 특징(지지체 : Supporting Media)

(1) Cellulose Acetate(CA)

① 미량의 검체 사용(1~3 μl)

② 영동시간이 짧다(약 40분).

③ 분획이 명료하게 분리되고 재현성이 좋다.

④ 시료나 색소의 흡착이 없다.

⑤ 투명화할 수 있기 때문에 Densitometer로 측정할 수 있다.

(2) Agarose

① 중성이다.

② 전기삼투 현상이 작다.

③ 항원과 반응하지 않는다.

④ 투명하고 강한 Gel을 형성한다.

⑤ Densitometer로 측정할 수 있다.

⑥ 미량의 검체를 사용

⑦ 영동시간이 짧다.

⑧ 오랫동안 저장하여도 탈색되지 않는다.

7) 전기영동(Electrophoresis) 검사과정 예 : Total Protein

(1) 과정(Process)

① Cellulose Acetate를 Barbital Buffer (pH 8.6~8.8)에 잠시 동안 담가 놓는다. 담을 때 지지체 표면에 기포가 생기지 않도록 주의한다.

② Cellulose Acetate에 묻어 있는 물기를 Filter Paper로 제거한다.

③ Cellulose Acetate 한쪽 표면에 Applicator를 사용하여 검체(Serum)를 Spot한다(1~5μl).

④ 검체를 Spot한 쪽이 −극 쪽으로 향하게 하여 Cellulose Acetate를 뒤집어서 Chamber에 올려놓고 Migration시킨다. 즉, 통전시킨다(전류는 −극 → +극으로 흐른다. Voltage : 220Volt, 시간 : 25분).

⑤ 전기영동이 끝난 다음 즉시 규정에 따라 염색을 한다.

⑥ 염색이 끝난 Cellulose Acetate를 5% HAC(빙초산 : Glacial Acetic Acid)에 넣어 염색된 단백부위 이외의 색소를 탈색시킨다.

⑦ Filter Paper로 물기를 제거한다.

⑧ 결과 관찰

a. 분획별 추출법

- 탈색이 끝난 Cellulose Acetate를 마르기 전에 각 분획별로 자른다.
- 0.01N NaOH 5ml씩 들어있는 각각의 Tube에 담가 각각의 색소를 추출해낸다.
- Spectrophotometer를 이용하여 500nm에서 각 Tube의 흡광도를 측정한다.
- 모든 흡광도를 더해서 이것으로 각 분획의 %를 낸다.

b. Densitometry를 이용하여 Dencitogram를 보고 판독한다.

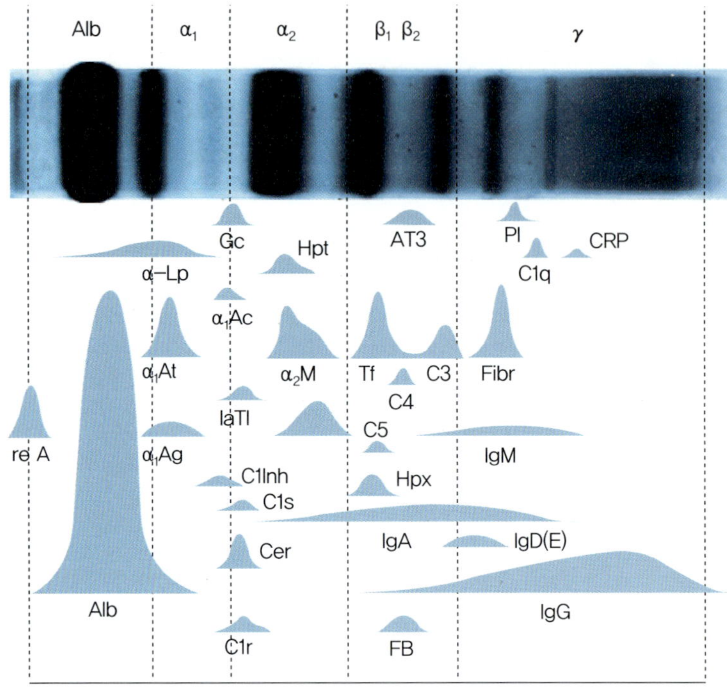

그림 14-3. 단백질 전기영동의 밴드 패턴: agarose gel

8) 전기영동에 필요한 기기 및 기구

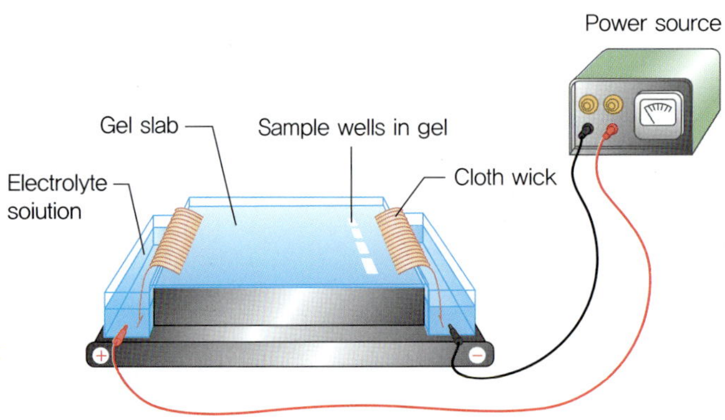

① 전기영동 Chamber
② Power supply
③ applicator
④ well plate
⑤ Align base
⑥ IOD incubator
⑦ stain butt

그림 14-4.

2. 크로마토그래피(Chromatography)

1) 개요

크로마토그래피(chromatography)는 물질을 분리하는 방법의 하나이다. 그 원리는 적당한 흡착제에 분리하려는 각 성분의 혼합물을 통과시켜서 이들이 흡착제를 따라 이동하는 동안에 각 성분의 흡착제에 대한 성질의 차이로 개개의 성분을 분리, 검출하는 것이다.

Chromatography란 chroma(색깔)와 graphos(기록)의 그리스어인데, 즉 색깔을 기록한다는 뜻이다. 비교적 취급하기가 간단하다는 특성 때문에 오늘날에 와서는 무색물질의 분리, 검출 등 여러 방면에 응용되고 있다.

최초의 크로마토그래피가 이용된 것은 1906년 폴란드의 식물학자 M. Tswett가 $CaCO_3$를 충진시킨 유리관에 식물의 잎사귀에서 추출한 색소를 녹인 석유 ether 용액을 통과시켜 chlorophyll a, chlorophyll b, xanthophyll 등을 발견한 후부터이다.

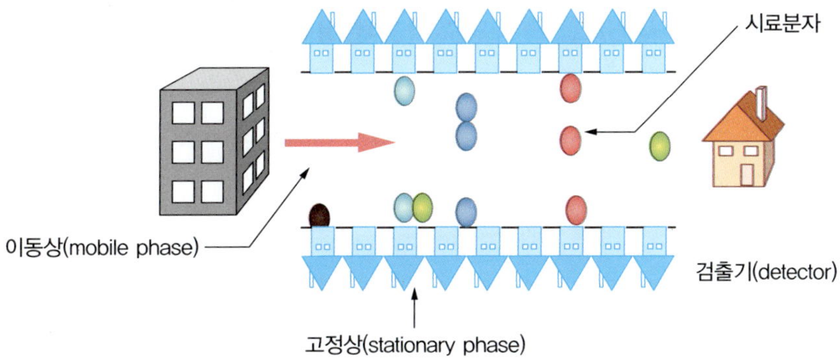

그림 14-5. 크로마토그래피법의 분리기전

2) chromatography의 분류

크로마토그래피법은 여러 가지가 있으며 일반적으로 이동상과 고정상의 종류에 따라 분류한다.

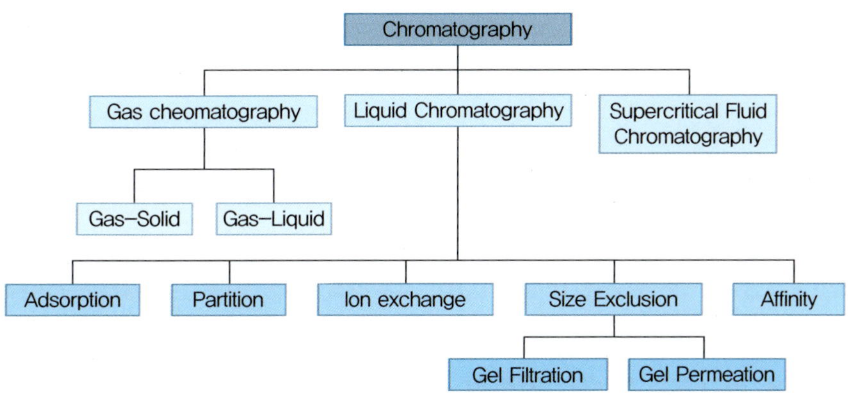

그림 14-6. chromatography의 분류

(1) 크로마토그래피의 분류(이동상에 의한 분류)

① GC(gas chromatography) : 이동상이 기체

② LC(liquid chromatography) : 이동상이 액체

③ SFC(supercritical fluid chromatography) : 이동상이 초임계 유체

(2) GC의 분류(고정상에 의한 분류)

① GSC(gas-solid chromatography) : 기체-고체

② GLC(gas-liquid chromatography) : 기체-액체

(3) LC의 분류(고정상의 분류)

① 칼럼 크로마토그래피(column chromatography)

a. 시료의 분리에 작용하는 상호작용에 따라 5가지로 분류

· 고속액체 크로마토그래피(high performance liquid chromatography, HPLC)
: 시료의 신속분석을 목적으로 특별한 장치를 이용한 칼럼 크로마토그래피의 일종

· 흡착 크로마토그래피(absorption chromatography)

· 분배 크로마토그래피(partition chromatography)

· 이온교환 크로마토그래피(ion exchange chromatography)

· 겔 침투 크로마토그래피(gel permeation chromatography)

② 박층 크로마토그래피(thin layer chromatography, TLC)

③ 여지 크로마토그래피(paper partition chromatography)

3. 액체 크로마토그래피 (High Performance Liquid Chromatography, HPLC)

1) 개요

HPLC는 고압송액 pump, 고성능 충진제(column), 고감도 검출기를 구비하고 액체 이동상을 사용하여, 시료(복합성 혼합물)의 고정상과 이동상에 대한 여러 작용(흡착, 분배, 이온교환, 분자크기배제작용 등)을 통해 혼합물 중의 성분들을 분리하는 기기이다. 분리되는 성분들에 대한 정성, 정량 등의 분석 및 분리성분의 분취를 통한 정제 등의 목적으로 사용된다.

2) HPLC로 무엇을 알 수 있는가

HPLC로 얻어지는 chromatogram상에는 각 성분에 해당하는 peak가 특정한 위치(retention time)에 나타난다.

· 기지물질의 peak 위치를 표준으로 하여 동정, 확인을 할 수 있다.
· 혼합물의 정량분석을 할 수 있다.
· 혼합물의 분리정제를 할 수 있다.

3) 기본원리

(1) 흡착 크로마토그래피(Adsorption Chromatography)

① 원리

· 가장 오래된 chromatography 형태로, 이동상인 액체와 고정상인 고체 사이에서 시료가 고정상에 흡착되는 정도에 따라 분리.
· 흡착제를 유리관 등의 관(column)에 충진시켜, 위쪽으로부터 시료용액을 흘러내려 보내면 시료가 흡착된다. 흡착제에 흡착된 시료는 용매를 관의 상부로부터 흘러내리게 함으로써 전개되어 관에 분리된 물질의 크로마토그램를 형성.

② 흡착제(Adsorbent)의 종류

· 고정상으로 사용하는 물질은 실리카(SiO_2), 알루미나(Al_2O_3), 마그네슘 옥사이드 등이며, 그 중 실리카겔과 알루미나가 대표적.

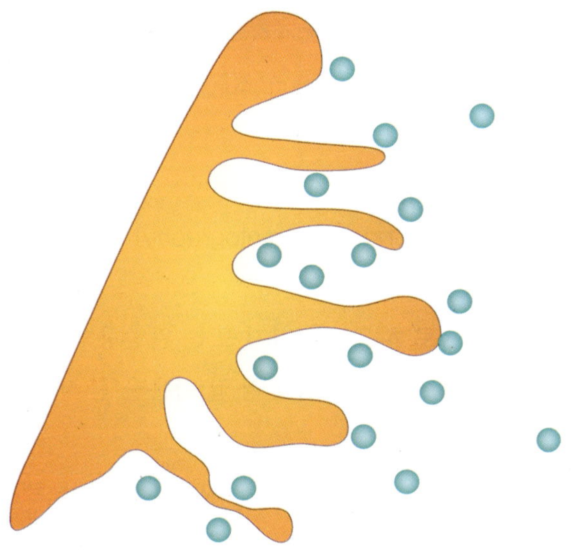

그림 14-7. 흡착 크로마토그래피(Adsorption Chromatography)

(2) 분배 크로마토그래피(Partition Chromatography)

① 원리

· 가장 많이 사용되는 크로마토그래피 방법이고, 고정상과 이동상인 사이에 시료가 분배

되는 차이를 이용하여, 시료 성분은 끊임없이 고정상과 이동상 사이를 왕복하면서 칼럼 내를 이동하게 되며 분리가 됨.

② 순상(Normal phase)

· 고정상이 극성이고 이동상이 비극성이고, 비극성 화합물이 먼저 분리

· 고성상으로 사용되는 물질의 작용기는 Nitrile, Diol, Amino 등의 극성 작용기로 이루어짐.

③ 역상(Reverse Phase)

· 고정상이 비극성이고 이동상이 극성이고, 극성화합물이 먼저 분리

· 작용기는 탄소수가 8개 또는 18개인 비극성 체인으로 이루어짐.

④ 칼럼

· 고정상으로 사용되는 막이 쉽게 손상된다는 것이 단점이나 지지체와 화학적으로 결합된 고정상을 사용하는 결합

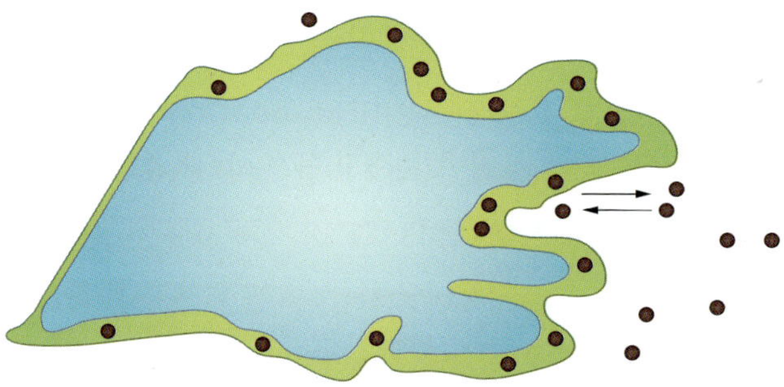

그림 14-8. 분배 크로마토그래피 (Partition Chromatography)

(3) 이온교환 크로마토그래피(Ion Exchange Chromatography)

① 원리

· 이온교환수지를 고정상으로 하고 산, 염기 또는 완충용액을 이동상으로 하여 용질 이온상과 고정상 이온 간의 이온교환에 의해 용질 이온을 분리.

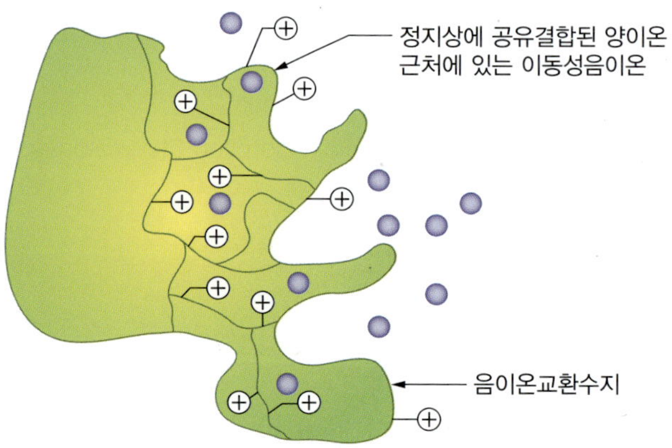

그림 14-9. 이온교환 크로마토그래피 (Ion Exchange Chromatography)

(4) 크기배제 크로마토그래피(Size Exclusion Chromatogrphy)

① 원리

· 다공성 비이온성 겔을 고정상으로 사용하며, 진동으로 분자를 크기에 따라 분리

· 큰 분자는 겔에 들어가지 않고 통과하고 작은 분자가 겔 속에 들어 갈 수 있어 칼럼을 빠져 나올 때까지는 많은 양의 이동상이 필요하다.

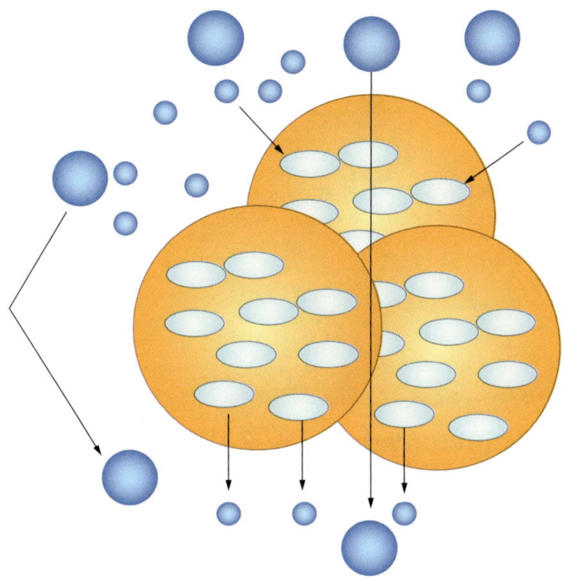

그림 14-10. 크기배제 크로마토그래피(Size Exclusion Chromatogrphy)

(5) 친화성 크로마토그래피(affinity chromatography)

① 원리

· 가장 최근에 발전되었으며, 가장 선택적인 방법

· 특정의 생체고분자에 친화성 있는 물질을 불용성의 담체에 화학적으로 결합시켜 고정상으로 하고 이것에 생체고분자 혼합물의 용액을 흐르게 하여 고정상에 친화력 있는 것과 없는 것으로 분리

· 예를 들면 천 종류의 단백질을 포함한 혼합물이 칼럼을 통과할 때, 단지 항체와 반응하는 하나의 단백질만 칼럼에 결합된다.

② 사용되는 지지체

· 물리, 화학적으로 안정하고 견고한 유기물 또는 무기물의 고분자 수지

· 사용되는 예로는 젤, 유리구슬, 나일론 섬유 등이 대표적인 물질

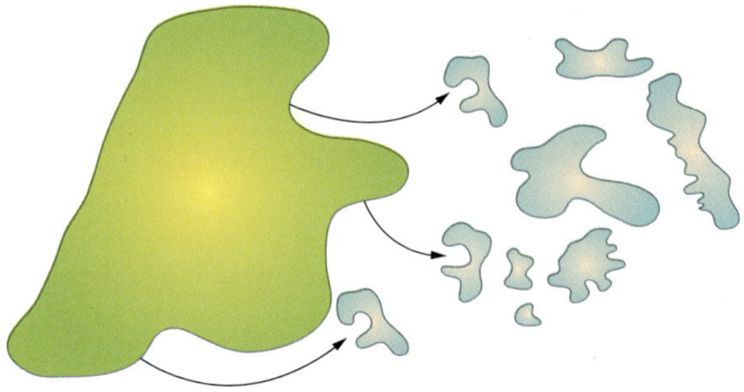

그림 14-11. 친화성 크로마토그래피(affinity chromatography)

4) HPLC 기기의 개요

(1) 구성

- HPLC system은 이동상(solvent) 저장용기
- 기체제거장치(degasser),
- 펌프(pump),
- 고정상(column),
- 시료주입장치(injector),
- 검출기(detector), 기록기(recorder)의 기본 장치들로 구성.

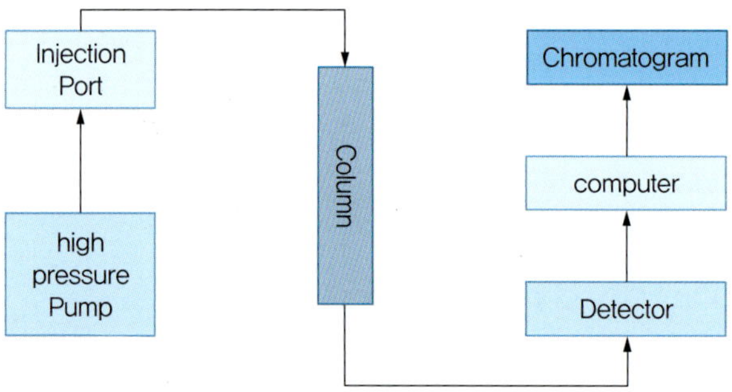

그림 14-12. HPLC의 기본구조

① Mobile phase(이동상 용매)

a. HPLC에 사용되는 용매가 갖추어야 할 조건.

- 점도가 낮아야 하고, 이동상이 고정상을 녹여서는 안 된다.
- HPLC grade의 용매이어야 한다.
- 분리하고자 하는 시료는 반드시 이동상에 녹아야 하고, 이동상 용매는 시료에 대해 일정한 조건을 유지해야 한다.
- 극성 물질이나, HPLC 칼럼에서 이온화될 수 있는 물질을 분리하고자 할 때에는

보통 buffer 용매를 사용한다.

b. 등용매 분리(isocratic elution)와 기울기 용리(gradient elution).

· 등용매 분리 : 이동상으로 한 가지 용매만 흘려주는 것.

· 기울기 용리 : 용매의 조성을 계속적으로 바꾸어 주는 방법.

② Pump : 송액 장치(solvent delivery system)

· HPLC system에서는 고정상(column 내 충진제)의 입자의 크기를 10 μm 이하의 것을 사용하므로 이동상(solvent)이 흐를 수 있도록 수십 기압의 압력을 가하여 물질의 분리할 수 있게 해주는 장치.

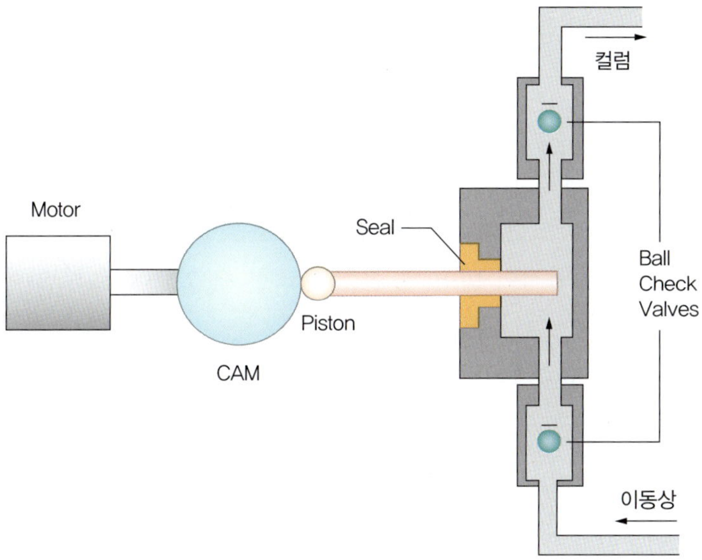

그림 14-13. Pump

참고 Reciprocating 펌프의 작동원리

피스톤이 뒤로 움직이면 inlet ball check valve가 열려 펌프의 작은 공간에 용매가 펌핑되고 피스톤이 다시 앞쪽으로 나오면 outlet check valve가 열려 펌핑된 용매를 칼럼에 흘려보낸다.

③ Injector : 시료주입기

· 밸브에 일정 부피를 갖는 loop를 달아 시료의 양을 정확히 주입.

· Injector를 load위치에 놓고 주사기를 밀어 넣어 시료를 load하면 시료는 injector의 loop 안에 남고 이동상은 펌프에서 칼럼으로 loop를 거치지 않고 흐르나 injector를 inject 위치로 돌리면 이동상이 loop를 지나면서 시료와 섞여 시료를 칼럼으로 운반한다.

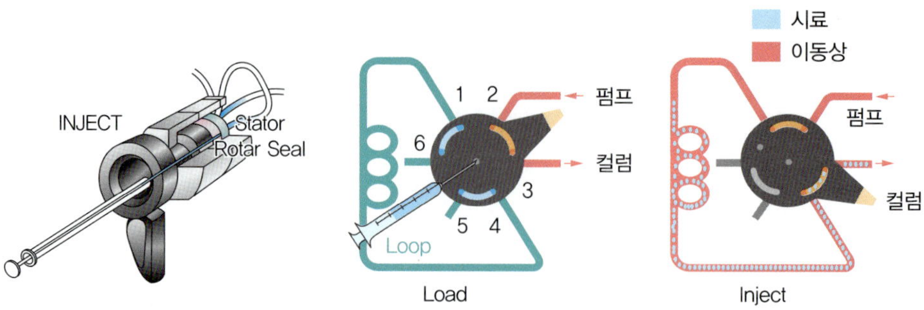

그림 14-14. Injector

④ 충전제(packed material)

a. Large porous.

- 충진 입자의 크기가 50~250m 정도의 다공성 실리카 겔을 사용.
- 칼럼 내 걸리는 압력은 0.1~1atm 정도이고, 이동상의 유속은 약 0.1mL/min으로 낮아 분석 시간이 오래 걸림.
- 정지상의 표면적이 넓어 한 번에 분리할 수 있는 시료의 양이 많다.

b. Pellicular.

- 지름 40m 정도의 단단하고 porous하지 않은 유리구슬 위에 1~3 두께로 실리카 젤, 수지, 폴리 아미드 등의 다공성 물질을 입힌 충진제.
- 충진물의 크기가 작아짐에 따라 칼럼의 효율이 좋아졌으나 압력이 많이 걸려 펌프의 사용이 대두되고, HPLC가 등장.
- 표면적이 적어짐에 따라 분리할 수 있는 시료양이 적다.

c. Porous microparticle.

- 5~10m 크기의 다공성 입자로, 입자 크기가 작기 때문에 칼럼 효율이 높고 다공성으로 표면적이 넓어 분리할 수 있는 시료 용량이 크다.
- 크기가 큰 다공성 입자보다 가격이 비싸고 충진하기가 어려운 단점.

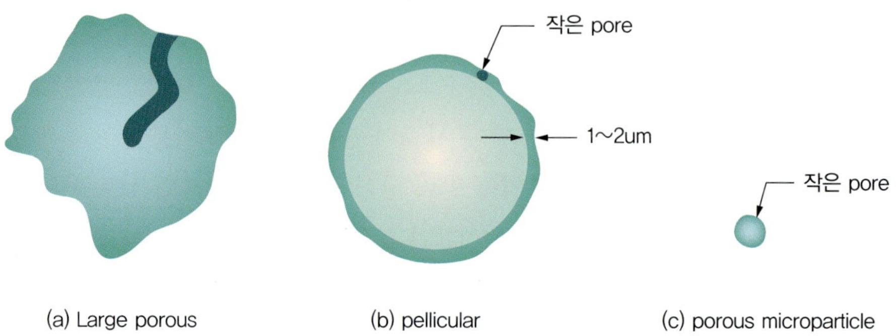

그림 14-15. The configuration of packed material

5) 칼럼(column)

(1) 분석용 칼럼(Analytical column)

① 구성 : 관 모양의 용기에 충진제를 채워서 사용하며, 분석하고자 하는 시료의 종류에 따라 column size 및 충진제의 종류를 선택하여 사용할 수 있다.

② 역할 : 혼합 상태의 시료를 화학적/물리적 특성에 따른 머무름 정도의 차이에 의해 분리한다.

(2) 보호칼럼(Guard column)

① 칼럼의 오염을 줄이거나 수명을 연장시키기 위하여 사용되고, 보호칼럼을 injection system과 analytical column 사이에 설치한다.

② 정지상에 비가역적으로 흡착된 용매와 시료 안에 있는 불순물은 보호칼럼 안에 남에 있게 되고, 주기적으로 버린다.

③ 길이가 5~10cm 정도로 짧으며 pellicular 충진제로 이루어져 있다.

④ 기기에 따라 column 온도 조절기를 갖추고 있는 경우도 있다 : 분리능 향상 및 분석 결과의 재현성 보장을 위해 칼럼 온도를 적절하게 설정, 유지한다.

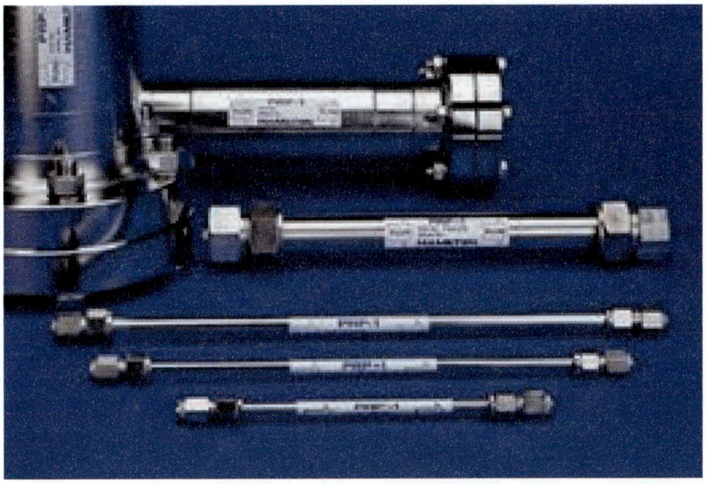

그림 14-16. HPLC column

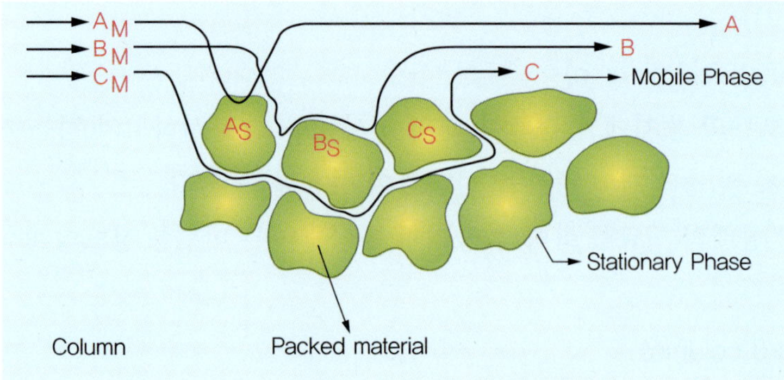

그림 14-17. The configuration of inside HPLC column

6) 검출기(Detector)

칼럼에 의해 분리된 시료의 존재 및 양을 전기적 신호로 바꾼다.

(1) HPLC 검출기 종류

① Optical Detector

a. UV/Visible Detetor(UVD)

b. Fluoresceuce Detector(FD)

c. Refractive index Detector(RID)

② Electrochemical Detector

a. Conductivity Detector(CD)

b. Electrochemical Detector(ECD)

(2) HPLC 검출기 사용분야

① 정성과 정량 분석 방법

② 생체시료 중 아미노산 및 단백질 분석

③ 사실성 약품의 측정수치

④ 환경적인 샘플들의 모니터링

(3) 검출기(detector)의 기본원리

① 굴절률 검출기(refractive index detector, RI detector)

a. 원리

· Reference cell과 sample cell에 포함된 시료와 용매의 굴절률 차이가 존재하게 되고, 비임이 광전관 중심으로부터 deflect되고 검출기의 신호가 변하여 검출한다.

b. 사용 범위

· 굴절률에 의하여 분석하므로 거의 모든 물질에 사용할 수 있으나, 감도가 낮기 때문에 미량 분석에는 사용되지 않고, 자외선 흡수가 없는 거의 없는 탄수화물과 지방족 중합체와 같은 물질에 일반적으로 적용.

② 자외선 흡수 검출기(ultraviolet absoption detector, UV detector)

a. 원리

· 광원에서 특정 파장의 빛이 광로를 거쳐 검출기 셀 내의 시료에 투입되면 특정 파장의 빛이 시료에 흡수

· 검출기에 얼마만큼 빛이 흡수되었는가를 전기적인 신호로 나타내고 이 신호의 크기를 이용하여 시료의 정량 분석이 이루어짐

b. 사용 범위

· 많은 용질들이 자외선을 흡수하고, 검출기의 감도가 상당히 높기 때문에 HPLC 검출기로 가장 많이 사용되고 있음

· 사용이 간편하고, baseline 안정화 시간이 짧고 파장 선택 조절이 가능

· 흡수가 없는 용매를 사용한 기울기 용리(gradient elution)에 적합

— 단일파장 검출기(254nm)

— 가변파장 검출기(variable wavelength detector)

③ 형광 검출기(fluorescence detector)

a. 원리

· 시료에서 발광하는 형광의 세기는 시료의 양(농도)에 비례하는 원리.

· 시료가 형광을 방출할 때 혹은 시료를 형광을 낼 수 있는 화학기를 원하는 분석 물질에 붙여서 형광 유도체로 만들었을 때 사용.

· 감도가 아주 좋지만, 오직 형광을 내는 제한된 범위의 분석 물질에 대해서만 사용 가능.

b. 사용 범위

· Uv detector보다 100~1,000배 정도 선택성이 좋다.

· 생화학, 의학, 공중보건, 약리학, 석유 화학 분야

· Polycylic armatic, Aflatoxin류, Amino acid류

④ 전기화학 검출기(electrochemical detector)

a. 원리

· 분석물질이 쉽게 산화되거나 환원되어야 하므로 약간 선택적.

· 예를 들어 페놀, 방향족 아민 과산화물, 머캅탄은 산화에 의해 검출되고, 케톤, 알데히드, 방향족 할로겐은 환원에 의해 검출.b. 특징 · 검출될 수 있는 분석물질에 대해서는 아주 감도가 높고, 검출 한계가 나노 암페어까지 측정할 수 있다. · 전해질이 녹아 있는 수용액이나 다른 극성 용매가 필요하며, 이것은 산소가 전혀 없어야 한다. · 이 검출기는 흐름 속도와 온도 변화에 민감.

7) Data Process System

Detector에서 나온 전기신호를 Y축에, 시간을 X축으로 하여 크로마토그램을 작성한다. Recorder, integrator 등이 이에 해당된다.

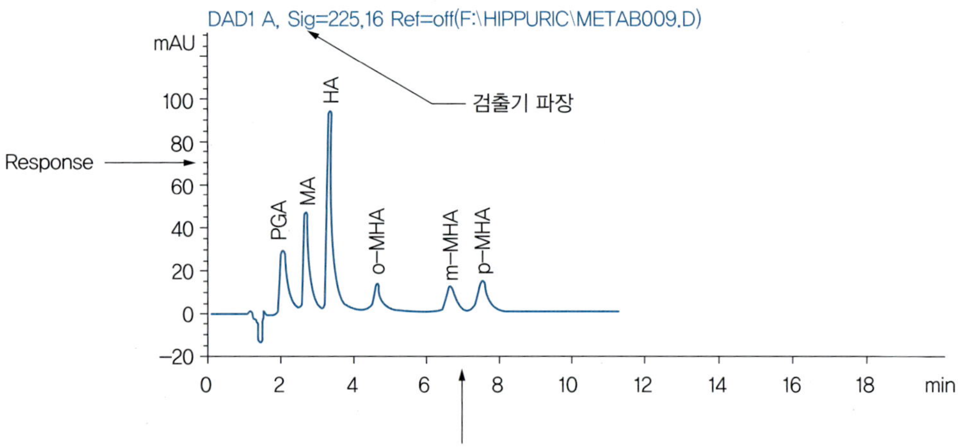

그림 14-18.

(1) 사용방법

① 조작 순서

a. Pump의 전원을 켠다.

b. Purge하여 pump 내의 기포를 제거하고, pump를 가동시켜 line을 세척한다.

c. Guard column, column을 pump에 연결하여 세척한다.

d. Column의 outlet을 detector에 연결하고, detector Power[ON], recorder의 전원을 켠다.

e. 분석용 용매를 일정시간 흘려, base line(detector signal)을 안정화시킨다. 분석에 사용될 이동상의 용매 조성을 결정할 때에는 solvent strength가 큰 용매 조성의 이동상부터 차례로 check한다.

f. 시료 주입 : syringe 내의 기포가 column에 도입되는 것을 막기 위해 시료 주입 전 반드시 syringe 내의 기포를 제거한다.

▼ 사용 후 조작

g. Detector 전원을 끈다.

h. Pump, column, detector를 세척한다.

i. Pump의 전원을 끈다.

② 주의 사항

a. Pump나 column에 기포가 들어가지 않도록 주의한다.

b. 이동상으로 buffer를 사용했을 경우, column 용량의 10배 정도의 DDW로 충분히 세척한다. Buffer 사용 후 물로 충분히 세척하지 않으면, buffer의 salt가 석출되어 column 및 HPLC의 각 부위가 막힐 우려가 있다.

c. 사용한 column 및 시스템은 최종적으로 유기 용매로 채워 놓아야 한다.

4. 가스 크로마토그래피(gas chromatography, GC)

이동상이 기체인 크로마토그래피를 가스 크로마토그래피라 한다. Alumina 또는 활성탄과 같은 흡착제를 충진한 칼럼(column) 또는 celite와 같은 담체지지체(suport)에 고정상이 되는 액체를 포함시킨 것을 충진한 칼럼을 사용하여 칼럼의 입구에 시료를 주입한 다음, 캐리어가스(carrier gas)인 He, H_2, N_2 등의 불활성 가스를 칼럼에 이동시켜 용출한다.

시료성분은 고정상인 흡착제 또는 담체에 지지되어 있는 액체에 흡착 또는 분배되어 있는 비율에 따라 이동속도에 차가 생겨, 각 성분은 분리되어 칼럼으로부터 유출한다. 이것을 열전도도 검출기 또는 그 외의 검출기로 검출하여 성분의 정성 또는 정량을 행한다.

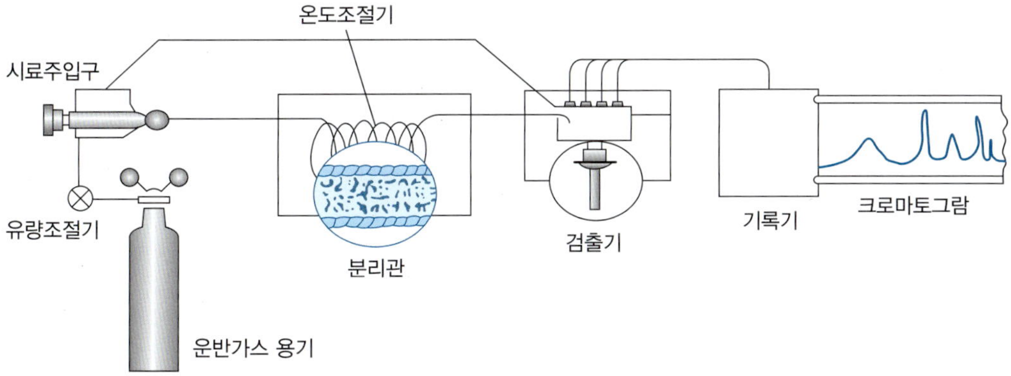

그림 14-19. 가스 크래마토그래피의 기본구조

1) GC의 다양한 분류

(1) 고정상의 상태

① 기체-고체(G-S) 흡착 크로마토그래피

흡착제를 고정상으로 사용한 크로마토그래피로 무기성의 가스 또는 저급 탄화수소 등 비교적 저분자의 가스체의 분리분석에 사용

② 기체-액체(G-L) 분배 크로마토그래피

celite 등의 담체에 고정상이 되는 액체를 지지시켜 분배에 의하여 분리하는 방법

(2) 용출법

① G-L 분배 크로마토그래피 : 용리분석

② G-S 흡착 크로마토그래피 : 용리, 치환분석

(3) 칼럼에 가하는 온도

① 등온 크로마토그래피(isothermal chromatography)

성분의 용출 중 일정한 온도를 이용하는 방법

② 승온 크로마토그래피(temperature programed chromatography)

칼럼의 온도를 용출시간과 같이 높여가는 방법

(4) 칼럼에 가하는 압력

① 등압 크로마토그래피

② 승압 크로마토그래피

2) GC 검출기 종류

(1) 열전도도검출기(thermal conductivity detector, Katharcmeter, TCD)

시료성분을 포함한 캐리어가스와 대조(시료성분을 함유치 않음) 캐리어가스의 열전도도의 차를 Wheatstone bridge를 이용하여 전기적 신호로 바꾸는 검출기

(2) 수소불꽃 이온화검출기(hydrogen flame ionization detector, FID)

화학 플라즈마(plasma)의 전기전도를 이용한 것으로 표준온도와 압력에 있어서 보통의 기체는 완전한 절연체이지만 전하를 가진 원자 및 분자 또는 자유전자가 약간이라도 존재하며, 전도도가 증가한다.

(3) β–선 또는 아르곤 이온화검출기(β–ray, argon ionization detector)

이것은 캐리어가스로 아르곤을 사용하여 칼럼의 출구에 β급원이 있고, 1,000~2,000V의 전압을 가하면 β-선에서 소량의 아르곤(Ar)이 이온화되어 2차전자를 방출한다. 이 2차전자가 다른 아르곤(Ar)을 준안정(metastable)한 상태로 여기시킨다. 시료분자가 이의 준안정 Ar과 접촉하여 이온화된다.

(4) 전자포획 검출기(electron capture detector)

화학플라즈마현상에 따라 일정한 전류가 흐르고 있는 곳에 전자를 포획하는 시료분자가 들어오면 전류는 감소하고, 그의 감소는 시료분자의 농도의 대수에 의존한다.

(5) r–f 검출기

라디오(radio)파 영역에 있어서 일어나는 코로나방전을 이용

3) GC의 사용분야

① 유기 및 무기의 할로겐화물, 과산화물, 1,2-diketone 등의 피코그램(picogram) 정도로 초미량물질의 검출(주로 전자포획 검출기)

② 의약품, 농약 등의 분석

③ 각종 환경시료 및 biological fluid 중 극미량 성분 검출 및 정량

④ 각종 제품의 품질관리

⑤ 혼합물 중에 섞여 있는 성분의 정량분석

⑥ 혼합물 중에 섞여 있는 성분의 정성분석

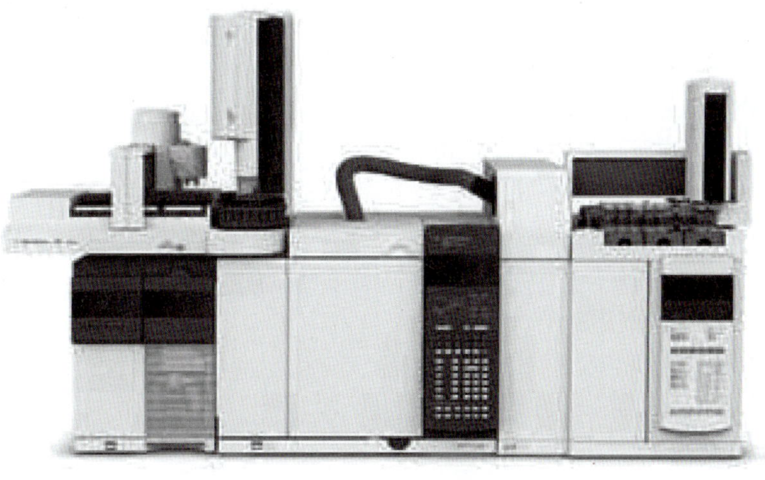

그림 14–20. Agilent 7697A HSS – 7890B GC / 5977A MS

5. 여지 크로마토그래피(paper chromatography)

일종의 분배 크로마토그래피로써 종이(paper)를 지지체를 사용하고, 고정상은 종이 표면에 붙어 있는 엷은 물이며, 이동상으로는 유기용매, 또는 유기용매의 혼합액을 사용한다.

용도는 유기물 또는 무기물 중 혼합물을 분리, 약품, 아미노산의 분리, steroid 분석 등에 이용된다.

6. 박층 크로마토그래피(Thin layer chromatography)

고정상을 여지(paper) 대신에 얇은 판 위에 흡착제인 silica gel 또는 alumina를 얇게 입혀 건조한 후, 전개액으로 전개하는 방법이다.

전개방법은 여지(paper) 방법과 동일하나, 신속하고 전개된 물질이 확실히 분리되고 판별도 용이하다.

용도는 당질, 지질, 아미노산, 호르몬, sterols 약제 및 그 대사산물들의 정성, 정량 분석에 이용된다.

7. 질량분석기(Mass Spectroscopy)

1) 머리말

MS는 가열 기화된 시료분자에 전자류 등의 큰 에너지를 가해 생성된 이온들을 mass/charge(m/z)의 비의 크기순으로 분리시키는 장치를 말한다. 분자이온의 질량수로부터 분자량을 얻을 수 있으며 fragment 이온이 생기는 형태로부터 분자구조에 관한 중요한 정보가 얻어진다.

2) MS는 무엇을 하는 기기인가 ?

(1) 정성분석

① 정확한 분자량을 알 수 있다.

② 원소구성을 알 수 있다(분자식 추정).

③ 미지물질의 구조 추정할 수 있다.

④ 화합물의 동정

(2) 혼합물의 분석

GC-MS 또는 LC-MS를 이용하여 chromatography system에서 분리하여 이 분리 물질의 질량을 측정한다.

(3) 정량분석

질량분석의 정량적 응용은 두 범주로 크게 나누어진다. 하나는 유기, 생화학, 그리고 때때로 무기물질에 있는 분자화학종의 정량분석이나 분자화학종의 형태분석이고 다른 하나는 유기 및 생화학 시료의 원소성분에 의한 조성분석이다.

3) 원리

고진공(10^{-4}~10^{-8} torr) 중에서 가열·기화된 시료분자에 전자류 등의 큰 에너지를 가하여 주면 분자 중의 전자(결합전자나 비결합전자) 1개가 밖으로 튀어나오고 분자의 양이온 라디칼(M+, 분자이온)이 생성된다. 이것이 다시 개열되어 fragment ion이라고 불리는 몇 개의 이온으로 된다. 이런 이온을 질량(m)과 전하(z)의 비(m/z)의 크기순으로 분리시켜 기록하는 장치를 질량분석기라고 하고 얻은 spectrum을 mass spectrum이라고 부른다.

(1) 질량의 개념

MS에서는 3개의 다른 질량개념을 사용한다.

① Average molecular mass : 평균원자량

$A = A_1p_1 + A_2p_2 + \cdot\cdot\cdot\cdot A_np_n$

$A_1, A_2 \cdot\cdot\cdot A_n$: n개의 동위원소에 대한 원자량

② Nominal molecular mass(Mr)

③ Exact molecular mass : ^{12}C의 원자량을 12.0000으로 정한 기준

4) 기기의 개요

질량분석기는 이온화부와 시료도입부, 질량분리부, 이온검출부의 3부분으로 크게 나눈다. 시료도입부는 MS로 매우 적은 양의 시료를 도입하고 거기서 기체 이온으로 바뀐다. 종종 휘발성 고체 또는 액체시료를 위한 장치도 포함된다. 이온화부는 시료의 성분들을 전자, 이온, 분자, photon의 충격에 의해 이온화된다. 많은 경우에 도입부와 이온화부는 하나의 장치로 되어 있다. 질량분리부 즉 mass analyzer의 기능은 광학기기의 회절의 기능과 유사하다. 시료이온의 m/z 비에 따라 분산된다. 검출부는 이온 광선을 전기신호로 바꾼다. signal process와 readout을 제외한 모든 구성요소들은 저압(10^{-4}~10^{-8}torr)을 유지하기 위해 고진공 system으로 되어 있다.

5) 유도결합 플라즈마 질량분석법(Inductively coupled plasma – mass spectroscopy, ICP–MS)

(1) 개요

생화학 및 의학분야에서 인체에 꼭 필요한 Cu, Zn, Fe 등의 필수원소와 Hg, Cd, Pb와 같은 해로운 중금속 원소의 측정하는 검사가 최근에는 특수화학분야에서 이루어지고 있다

화학 분석에서의 미량 원소 분석 방법은 중량법, 발색법, 원자흡광광도법, X선 형광법, 원자발

광광도법 등이 발달되었으며, 그 중 유도결합 플라즈마 질량분석법(ICP-MS, Inductively coupled plasma-mass spectroscopy)은 분석 소스(source)로 고온의 플라즈마를 사용하고 있으며, 다원소 동시 분석 및 빠른 분석 시간을 갖는다.

(2) 원리

액체 또는 기체의 형태로 시료를 유도결합 플라즈마로 도입하면, 높은 열에너지에 의하여 시료는 원자화 이온화하여 아래 그림의 sampler cone과 skimmercone을 지나 여러 개의 정전기적 렌즈를 통과하고 사중극자(quadrupole)에 도달한다. 질량 분리 장치(mass filter)인 사중극자에서는 질량-대-전하비에 따라 특정 물질만 통과시키고, 통과된 원자는 검출기에 도달하게 된다. 검출기에 도달되는 물질의 힘은 전기적 신호로 전달되며, 이때 도달한 물질의 질량-대-전하비를 토대로 물질의 원소 성분을 분석할 수 있다.

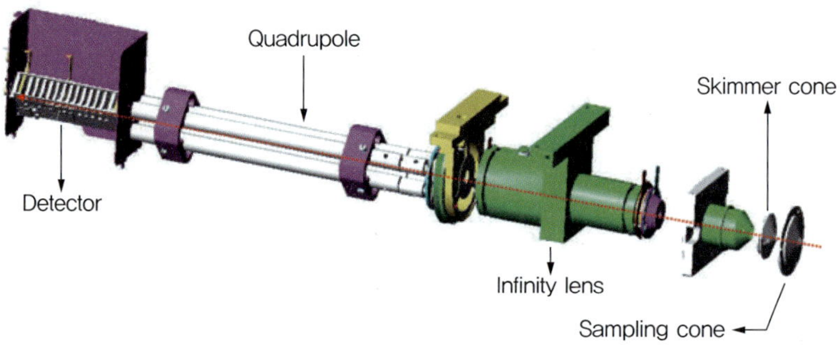

그림 14-21. Sampling cone부터 검출기까지의 ICP-MS 내부

(3) 적용 가능한 검사항목

표 14-1.

Element	Specimen
Al	Serum , Urine
Co	Serum , Urine
Cu	Serum , Urine
Zn	Serum , Urine
Se	Serum , Urine
Cd	Serum , Urine
Pb	WB , Urine
Iodine	Serum , Urine
Chromium	Serum
Platinum	EDTA plasma

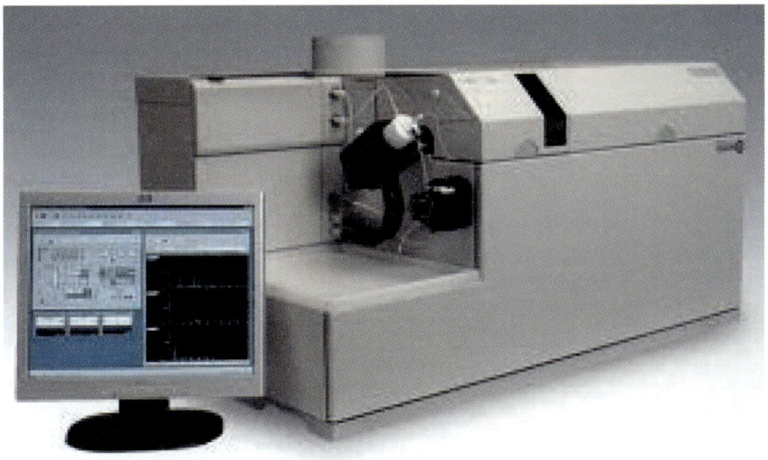

그림 14-22. The Agilent 7500cx ICP-MS and monitor

6) Chromatography - mass spectrometry

(1) GC-MS(gas Chromatography - mass spectrometry)

GC-MS는 GC의 검출기로 MS를 사용하는 것으로 정성능력이 부족한 GC와 정성능력은 우수하나 분리능력이 부족한 MS가 상호 보완하는 형태로 결합일체화된 복합분석기이다. GC/MS는 GC, interface, MS의 세 가지 주요부로 구성된다. Carrier gas는 He이고 He은 interface부에서 제거된다. GC에서 MS로 가스가 도입되는 형태는 direct coupling과 open split coupling 두 가지 방법이 있다.

표 14-2.

GC-MS 검사항목
VLCFA assay
Organic acid (Urine)
Ketone body (U)
Ketone body (Serum)
Methylmalonic acid

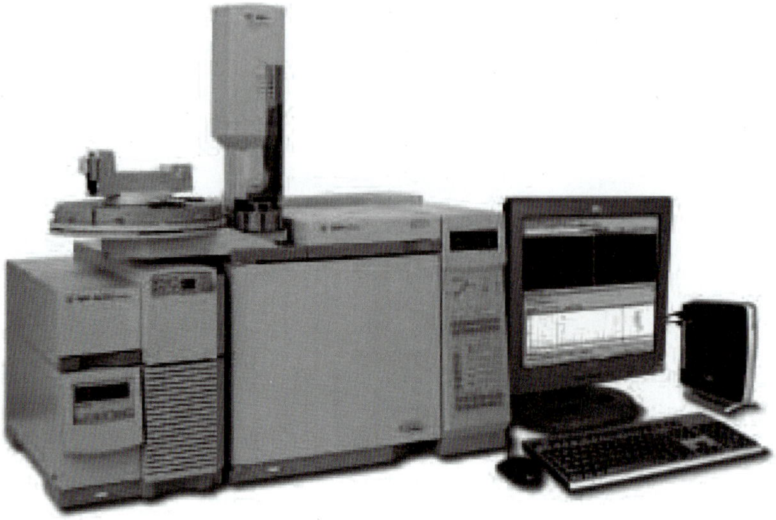

그림 14-23. GC/MS Systems

(2) LC-MS(Liquid Chromatography - mass spectrometry)

LC-MS는 미량분석을 위해 검출기 대신 질량분석기(mass analyzer)가 연결된 형태를 이루고 있으며 분석대상 물질의 정성 및 정량을 동시에 할 수 있다는 점이 최대의 장점이다.

GC와는 달리 HPLC시스템에서는 칼럼 속에서 분리가 이루어진 검체가 액체인 용매에 녹아 있기 때문에 이 용매를 제거하고 시료만을 질량분석기에 속으로 도입하기 위한 도입장치(Interface)를 필요로 한다.

대부분의 LC/MS는 시료의 도입장치에 시료용액이 분무(Nebulize)되어 이온화부에서 이온화가 이루어진 후 가속장치를 거쳐서 질량 측정부(mass analyzer)를 통과한 이온은 신호가 증폭되어 크로마토그램으로 기록된다.

구성은 여러 가지 화합물을 분리하는 HPLC와 이렇게 분리된 물질의 분자량을 측정하는 질량분석기로 되어 있다.

질량분석기의 이온화방식은 전기적 이온화(EI), 화학적 이온화(CI), 전기분무 이온화(ESI), 대기압 이온화(API)방법 등이 있다.

HPLC와 연결하여 사용하는 질량 검출기는 주로 ESI(Electrospray)방법과 APCI(Atmospheric pressure Chemical Ionization)법이 있다.

① LC/MS/MS Systems

LC/MS/MS Systems은 구조분석을 위하여 토막 분자 이온(fragment mass separated ions)을 사용하게 된다.

LC/MS/MS Systems는 일반적으로 텐뎀 질량분석(tandem mass spectrometry)이라고 부른다.

표 14-3.

LC-MS/MS 검사항목		
Cyclosporin	Clobazam	Warfarin
FK506 (Tacrolimus)	Olanzapine	Voriconazole
Sirolimus (Rapamycin)	Quetiapine	Itraconazole
Everolimus	Risperidone and Metabolites	Fluconazole
Mycophenolic acid	Fluoxetine and Metabolites	Neonatal Screening (Amino acids & Acylcarintines)
Amitriptyline	Paroxetine	Vitamin D
Desipramine	Sertraline	Succinylacetone, blood spot
Imipramine	Mirtazapine	Thiopurine metabolites
Nortriptyline	Haloperidol	Metanephrine, plasma
Clomipramine	Citalopram	CAH Profile, blood spot
Clozapine	Venlafaxine	Pyrazinamide, Isoniazid, Ethambutol, Rifampicin
Clonazepam	Aripiprazol	
Diazepam	Topiramate	

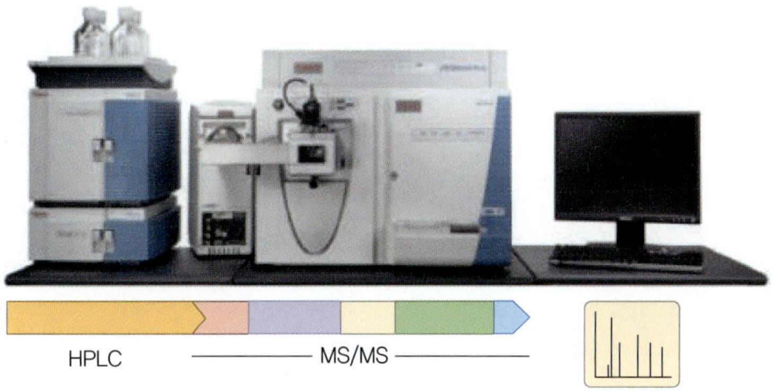

그림 14-24. LC-MS/MS system

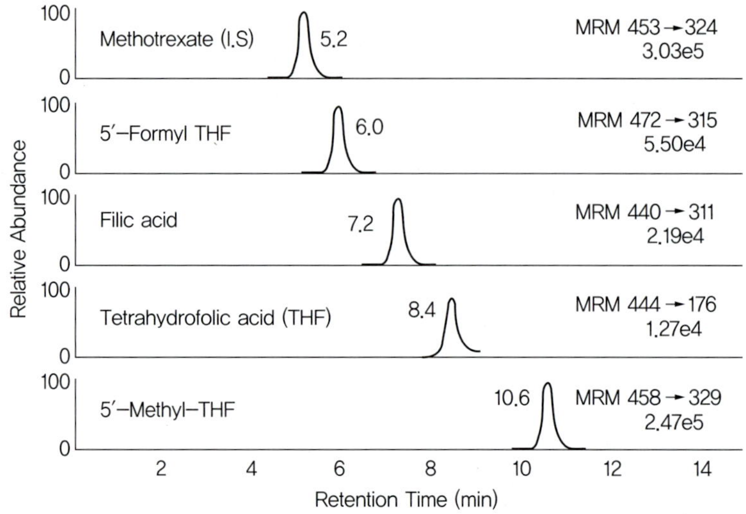

그림 14-25. HILIC of Folic Acid Metabolites in Plasma with Direct LC-MS/MS Detection

15장 질관리 (Quality control, QC)

1. 개요

질관리는 1931년 Shewhart가 생산관리 또는 품질관리란 의미로 처음 사용하였다. 이후 질관리의 개념은 산업계에서 통계적 방법을 이용한 공산품의 품질관리에 이용되었다. 1950년에 Levey와 Jennings에 의해 산업계에서 적용되던 질관리의 이론과 방법이 검사실에 도입된 후, 질관리 업무는 임상병리 검사에 있어서 가장 중요한 분야로 인식되고 있으며 그 중요성이 나날이 강조되고 있다. 질관리는 검사업무에서 발생하는 분석 및 분석 전후의 모든 과정과 그 관여하는 인력, 장비, 환경 등의 요소들을 잘 관리하여 오류의 원인을 조기감지, 예방하며 오류가 검사결과에 미치는 영향을 최소화하여 신뢰성 있는 자료를 만들고자 하는 노력이다.

2. 질관리의 목적

임상화학 검사실(clinical laboratory)을 운영하는 가장 큰 목적은 환자의 진단이나 치료를 위하여 표준화된 방법을 사용하여 정확하고 신뢰할 수 있는 결과를 제시하기 위함이다. 이러한 목적을 달성하기 위해서는 환자로부터 시료를 채취하고 검사 및 결과를 보고하는 모든 단계에 이르기까지 그 내용과 절차에 대한 품질을 평가하고 관리하는 질관리(quality control)가 선행되어야 한다. 여기에는 검사결과의 품질, 신뢰성, 온전성을 보증하기 위해서는 검사장비를 비롯하여 인력, 시약, 검사시스템, 표준검사절차(SOP), 결과보고, 기록유지 등 다양한 요소가 포함된다. 특정한 목적을 달성하기 위하여 서로 다른 구성요소가 유기적으로 연관되어 있기 때문에 질관리 시스템으로 표현하고 있다. 질관리 시스템은 질관리를 계획(plan), 이행(do), 점검(check), 조치(action)하는 순환관리 과정이다(PDCA management cycle). 질관리 시스템을 구성하는 요소는 인력, 시설, 교육, 시료채취 및 보관, 표준액 제조, 총 오차에 의한 질관리, 검출한계와 정량한계, 정확성, 정밀성, 임상직선성(clinical linearity), 참고구간설정, 간섭물질, 이월오염, 안정성, 장비의 질관리, 검사실 인증, 생물학적동등성, 분석방법검증(method validation), 임상검사실 측정방법(clinical laboratory measurement procedure, CLM), 장비 유지 및 관리, 내부 및 외부 질관리, 문제해결조치 등을 포함한다.

1) 질관리의 목적

① 검사에서 나타나는 오차의 종류와 크기를 알기 위해

② 오차의 허용 여부 판정

③ 오차의 원인을 파악, 분석, 제거 → Quality Control 개선

④ 오차의 원인 제거가 불가능하면 QC가 높은 기술 도입

⑤ 신뢰도를 높이기 위한 기술적 노력(개인별 기술습득)

3. 질관리의 주요용어

1) 정확도(Accuracy)

(1) 측정치가 그 검체 중 참값(True Value)에 얼마만큼 가까운가를 나타내는 지표

(2) 정확도는 민감도(Sensitivity)와 특이도(Specificity)로 구별한다.

① 민감도 (Sensitivity)

a. 측정할 수 있는 물질의 최소량을 판단하는 척도

b. "0"에 얼마나 가깝게 측정되는가

c. 자극에 얼마나 빠르고 예민하게 반응하는가

② 특이도 (Specificity)

a. 측정하고자 하는 물질과만 특이하게 반응하는 정도의 척도

b. 다른 물질이 섞여 있어도 목표한 물질과 얼마나 반응하는가

(3) 편향 (Bias)의 정도

(4) 정확도에 관계하는 오차의 종류

① 일점오차(상가오차, constant error)

a. 공존물질의 목적성분과 유사분응을 하거나 Plus의 오차를 생기게 하는 경우

b. 공존성분의 농도에 비례해서 발생

c. 특이성이 낮은 정량반응을 이용했을 때 발생

d. 계통오차

② 비례오차(proportional error, 상승오차)

a. 공존물질이 정량반응 자체를 방해해서 주로 Minus의 오차를 생기게 하는 경우

b. 추출물이나 정색반응 등의 정량조건을 방해해서 목정성분의 농도를 일정한 비율로 변화시키는 것

c. 계통오차

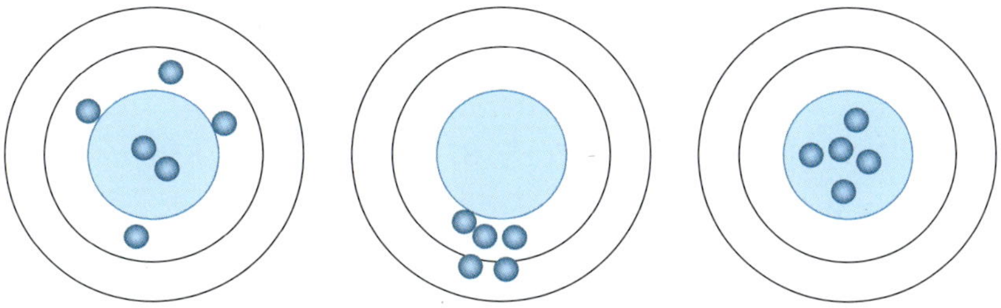

〈정밀도, 정확도 낮음〉 〈정밀도 높고 정확도 낮음〉 〈정밀도, 정확도 높음〉

그림 15-1.

2) 정밀도(Precision)

(1) 동일한 검체를 반복해서 측정을 행할 때 어느 정도 비슷한 측정치가 나오는가를 표시.

측정치 간의 차가 적으면 적을수록 정밀도는 높은 것이다.

이것이 반드시 정확하다는 것은 아니다.

모든 값이 같이 틀리면 정밀도는 높아도 정확도는 떨어질 수 있다.

(2) 정밀도의 크기는 평균치와 표준편차로 표현한다.

① 평균치(M : Mean) : 두 측정치의 중간치

같은 검사를 여러 번 반복하여 각 결과의 합을 검사 횟수로 나눈 값

* 평균값은 최소한 한 달 이상의 기간을 통해 20회 이상 반복 실험한 결과를 기준으로 산출되어야 의미가 있으며, 이 평균이 다음 검사결과의 target value가 된다.

② 표준편차(SD : Standard Deviation) : 결과치가 평균값을 중심으로 분포한 정도를 표시

$$\mathrm{SD} = \sqrt{\frac{\Sigma(X_1 - M)^2}{n-1}}$$

(X_1 : 실측치, M : 중복측정의 평균치, n : 측정횟수)

a. 동일검체에 대하여 반복 측정하였을 경우 측정치가 평균치에 대하여 어느 정도까지 퍼져 있는가.

b. 측정 평균치로부터의 분산의 정도를 표시하며 변동의 크기를 나타내는 지표

c. 정규분포 곡선에서의 분포범위

- Mean±1SD : 68.27%
- Mean±2SD : 95.4%, Warning Limit, 민감도의 기준, 한국에서 사용
- Mean±3SD : 99.7%, Action Limit

* 측정한 횟수가 30 이상일 때 n을 n−1로 대치한다.

* SD는 검사방법의 비교, 새로운 기기의 평가에 아주 유용하며 작은 값일수록 정확한 결과를 의미한다.

예제) 혈당치 10개의 값이 84, 85, 87, 85, 87, 86, 88, 85, 87, 83mg/dL으로 나왔다면

① 평균치 : 85.4 mg/dL

② S.D : 1.8

③ 범위 : 최고치에서 최저치의 차(88 − 83 = 5mg/dL)
계산은 쉬우나 측정치들 간의 변동의 크기를 잘 알 수 없다.

④ 표준오차(standard error) : 표본 평균치들의 표준편차

$$SE = \frac{S}{\sqrt{n}} = \frac{1.8}{\sqrt{10}} = 0.57 \text{ mg/dL}$$

(3) 정밀도는 재현성이라고도 하며 동시재현성(Repeatability)과 일차재현성(Reproducibility)으로 구별한다.

① 동시재현성(Repeatability)

a. 동일 분석장소, 동일 분석자, 동일 장치 등으로 동시 측정했을 때의 재현성

b. “Within − Run” Precision

c. 중복재현성

② 일차재현성(Reproducibility)

a. 동일 검체를 다른 날에 연속 측정했을 때의 재현성

b. “Between − Run” Precision

(4) 산포도(Dispersion)의 정도

3) Peer group : 여러 검사실에서 사용하는 동종의 장비 group

4) 변동계수(변이계수, Coefficient of Variation, CV)

어떤 인자(method, instrument)의 변화로 초래되는 효과(precision)를 비교하는 척도 평균에 대한 표준편차의 백분율로 표시한다. 즉 표준편차의 크기가 평균치의 몇 %가 되는지를 표시하는 것으로 적을수록 좋다.

* 각 측정값에 대한 정밀도를 검색하는 데 유용하다.
표준편차나 변동계수는 정밀도가 높은 만큼 그 값은 작게 된다.
(CV가 높은 종목 : 정상치 범위가 넓은 종목)

$$CV(\text{변동계수}) = \frac{SD(\text{표준편차})}{MEAN(\text{평균})} \times 100\%$$

5) 표준액(Standard, Calibrator)

농도를 알고 있는 여러 level의 물질로, 검사가 정상적으로 실시되어 unknown 결과를 산출하는 기준 값이 된다.

* control를 Standard, Calibrator로 이용하면 안 된다.

6) 대조혈청(Control)

장비의 정상적인 작동여부를 확인하는 물질로 환자 검체와 동일하게 취급되어 검사했을 때 결과치가 일정한 범위 내에 있어야 한다.

* Standard, Calibrator로 이용해서는 안 된다.

4. 오차(Error)의 종류와 허용범위

1) 오차(Error)의 종류

오차란 참값(true value)으로부터의 폭을 의미하며, 오차가 작을수록 좋은 결과를 얻을 수 있으며, 검사 결과에 큰 영향을 주는 많은 복잡하고 다양한 인자가 존재하기 때문에 항상 그 조작과정을 통해 충분히 관리하고, 신뢰성을 과학적, 객관적으로 확인하는 것이 요구된다.

(1) 고유오차(Preanalytical error)

검체채취 및 검체보존 등에 의해 일어나는 오차이며, 이는 분석과정 전에 일어나는 것이다. 이를 분석 전 오차(preanalytical error)라고도 한다.

검사자에 의해 일어나지 않는 오차 즉, 측정방법, 측정기기가 갖고 있는 오차

원인 : 검체 채취조건 및 보존조건에서 오는 오차, 측정법이 갖는 오차, 측정기기가 갖는 오차 등

(2) 기술오차(Technical error) = 분석오차

분석오차 = 우연오차(random error, 정밀도) + 계통오차(systemic error, 정확도)

검사자의 분석미숙이나 실수로 발생하는 오차이다.

① 계통오차(Systematic error)

일정 방향으로 계통적으로 나타나는 오차를 말하며 재현성은 반드시 낮은 것은 아니다.

* 오차의 원인
  - 개인적인 습관
  - 각 측정 기계의 계통적 부정확성(측정방법의 차이)
  - 시약의 이상
  - 측정환경의 계통적인 부적격성
  - 반응온도의 부정확, 분석기기의 차이

② 우발(우연)오차(Random error)

한 측정법에서 계통적 오차를 일으키는 모든 원인을 다 제거한 후 비로소 설명될 수 있는 종류이다.

즉 우발적으로 일어나는 오차로 재현성의 저하를 수반한다.

우연오차는 허용오차 범위 내에 포함되어야 하며, 이에서 벗어난 우연오차가 발생된다면 그 측정법은 사용할 수가 없다.

* 오차의 원인
  - 조작 부주의
  - 기술미숙
  - 기구오염
  - 분석기, 시약, 전압 등의 불안정성

(3) 사무적인 오차(clerical errorr)

검사 전과 검사 후에 발색되는 오차로 Label 잘못 부착, 계산 착오, 기록상의 착오, 검체를 바꾸어 분석, 성분변화 후 분석 등이 주요인이다.

2) 오차(Error)의 허용범위

(1) Tonk's의 허용오차

임상병리검사에서 오차의 허용범위를 규정하는 것은 어렵지만 통크스가 검사데이터의 허용오차범위를 진단학적 입장에서 최초로 확립하였다.

Tonk's의 허용오차 한계가 작은 것은 재현성이 좋다는 의미를 나타내며 경계치의 이상 유무를 파악할 수 있는 합리적인 정도의 지표의 한 종류로 사용되고 있다.

Tonk's의 허용오차 한계는 통계에 의한 다수의 건강집단의 분포를 위주(정상범위)로 여기서 이용되는 정상치는 건강 진단의 분포이므로 진단 대상의 질환에 따라 다루기 때문에 허용오차를 기준으로 하는 것은 어렵다. 검사실 간에 결과의 변동을 허용할 수 있는 범위를 정하여 그 이상의 변동이 일어나지 않도록 함으로써 질관리 기술을 보완하는 것이며, 어느 성분의 정상 범위의 25%, 폭을 오차의 허용 한계로 정한다. 정상 범위는 10% 이내이어야 한다.

$$\text{Tonk's 허용 한계(\%)} = \frac{\text{정상치의 폭} \times 1/4}{\text{정상치의 중앙치}} \times 100$$

$$= \frac{(\text{정상범위의 상한치} - \text{하한치}) \times 1/4}{\text{정상치의 중간치}} \times 100$$

위 식에서 10%를 넘을 때는 10% 이내로 하고 실험오차를 ±2SD로 하면 CV는 5% 이하로 할 필요가 없다.

예 혈청 중 K의 정상범위는 3.5~4.5mEq/L이다. K의 Tonk's 허용오차는 얼마인가?

풀이

$$\text{정상치의 중간치} = \frac{(3.5+4.5)}{2} = 4.0$$

$$\text{Tonk's 허용오차} = \frac{4.5-3.5}{4} \times \frac{1}{4} \times 100 = 6.25\%$$

(2) 생리적 변동에 의한 허용 오차의 범위

Tonks의 식에서 정상범위를 환자의 생리적 변동 폭으로 바꾸어서 오차의 크기를 표시한다.

① 환자 개인의 생리적 변동 폭을 위주(임상 Data 실험오차)

② 생리적 변동에 의한 허용오차 한계 =

$$\text{생리적 변동의 허용오차(\%)} = \frac{\text{생리적 변동폭의 표준편차} \times 1/2}{\text{생리적 변동폭의 평균치}} \times 100$$

이 방법에 의한 허용치는 건강인에 있어서 분석법별로의 생리적 변동을 구할 필요가 있다.

5. 도수분포(Frequency distribution)

1) 개요

건강인들의 집단(관리혈청)을 대상으로 어떤 성분을 측정하여 그 결과를 크기별로 분류하여 집계한 것을 도수분포라고 하며, 이 도수분포를 그래프로 나타낸 것을 Histogram이라고 한다. 다시 이 histogram을 곡선으로 연결하여 나타낸 것을 정규분포(Gaussian 분포곡선)라고 한다.

이 곡선은 좌, 우 동형의 대칭인 종모양의 정상분포가 되고, 평균치에 근접한 값의 출현율이 가장 높고, 여기로부터 좌, 우로 멀어질수록 출현 빈도가 감소한다.

한편, 정상범위란 건강인의 데이터를 다수 모아서 큰 값 2.5%와 작은 값 2.5%를 제외한 중앙의 95%가 포함된 범위(95% 신뢰구간)가 일반적으로 이용된다. 따라서 건강인의 결과에도 전체의 5%는 정상 범위를 벗어난다. 정규 분포일 때 대표치로써의 평균치와 분포의 넓이를 나타내는 표준편차로 나타내는데, ±1SD 내에 포함되는 것이 68.3%, ±2SD 내에 포함되는 것이 95.5%, ±3SD 내에 포함되는 것이 99.7%가 됨을 알 수 있다.

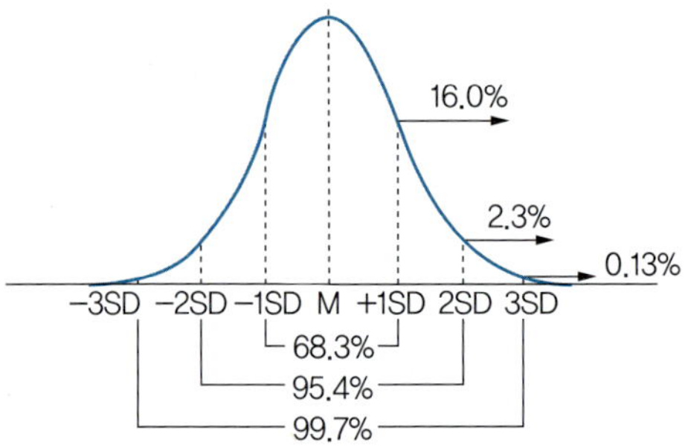

그림 15—2. Gaussian의 정규분포곡선

2) 도수분포(Frequency distribution)의 관련 인자

① 표준편차(standard deviation, SD)

② 표준편차 지수(standard deviation index, SDI)

③ 변동계수(Coefficient of variation, CV)

6. 질관리법(내부, 외부 질관리)

검사실에서 질관리는 크게 검사실 내에서 진행되는 내부 질관리와 타 검사실과 공동 및 상호 질관리를 하는 외부 질관리로 나눌 수 있다.

1) 내부 질관리(Internal QC : 검사실 내 질관리) : 정밀도 위주

관리용 질관리물질을 매회 검사로 환자검체와 비교 분석하여 측정치의 정밀도를 관리해 나가는 경우이며 각 검사실의 내부에서 개별적으로 실시하는 질관리를 의미한다.

(1) 질관리법의 종류

① 관리용 검체에 의한 질관리법 : $\overline{X}$-R 관리도법, 멀티룰시스템법, 쌍치법, 누합법.

② 관리용 검체가 없는 질관리법 : 넘버-플러스법, 정상인 평균치법, 반복측정법, 변화치검색법, 경고치검색법.

(2) 관리용 검체에 의한 질관리법(control)

① $\overline{X}$—R 관리도(Levey—Jennings chart)

1950년 Levey—Jennings에 의해 $\overline{X}$-R 관리도는 분포 평균치의 변화를 보기 위하여 사용하고, R관리도는 분포의 폭, 산포의 변화를 보기 위해 사용한다. 이 관리도는 가장 많은 정보를 제공하고, 가장 일반적인 질관리법이다.

a. 방법 : 동일 관리혈청을 1일 2회 측정하여 평균치와 편차를 구하는 방법으로 측정한 후 총 평균치(X)와 총 편차(R) 및 ±1SD , ±2SD , ±3SD를 기입해 놓고 $\overline{X}$ 를 중심선으로 해서 ±2SD , ±3SD의 위치에 두 개의 관리선을 긋고 이 한계선 내로 측정치가 얻어지는 한 측정은 안정상태이며 이것을 벗어났을 때 이변이 일어났다고 판정한다. 환자의 검체를 검사하기 전에 관리혈청으로 매일 질관리를 실시한다.

b. $\overline{X}$-R관리도의 이상 판정 기준

- 1점이라도 3SD를 벗어났을 때
- 연속 2점이 또는 3점 중 2점이 2SD를 벗어났을 때
- 연속 6~7점이 중심의 어느 한쪽에 치우쳐 있을 때 : 편재(shift)
- 연속 6~7점이 점차적으로 상승하거나 하강할 때 : 경향(Trend)

참고

◀$\bar{x}$—R관리도의 해석▶

· 탈선(Outlier) : 우연오차
  — Data의 한 점이 갑자기 한계선 밖으로 이탈할 때(A)
  — 검체 및 분석기기의 오염, 희석 및 용량의 부정화

· 요동(unrest) : 우연오차
  — Data가 평균치를 중심으로 변동 폭이 심할 때 (A, B)
  — 검사자의 기술 미숙 및 빈번한 교대

· 편재(shift) : 계통오차
  분석 결과가 계속하여 6~7회 이상의 중심선이 평균선을 벗어나 한쪽으로 치우쳐서 나타나는 현상
  — Upward Shift : Data가 평균치의 위쪽으로 치우칠 때 (D)
    표준액의 희석, 시약의 오염, Water Bath의 온도 상승, Timer의 시간이 길다.
    희석기와 분주기의 부피가 크다.
  — Downward Shift : Data가 평균치의 아래쪽으로 치우칠 때 (F)
    표준액의 농축, 시약의 오염, Water Bath의 온도 하강, Timer의 시간이 짧다.
    희석기와 분주기의 부피가 작다.

· 경향(Trend) : 계통오차
  분석 결과가 6~7회 이상 계속적으로 상승하거나 하강하는 현상
  — Upward Trend : 점차 상승할 때(C) — 표준액의 희석, 시약의 오염, 계통오차
  — Downward Trend :점차 하강할 때(E) — 표준액의 농축, 시약의 오염, 계통오차
  * 경고한계 warning limit : 가 ±2SD를 벗어나면 경계이며
  행동한계 action limit : ±3SD를 넘으면(out of control) 즉시 원인을 규명할 필요가 있다.

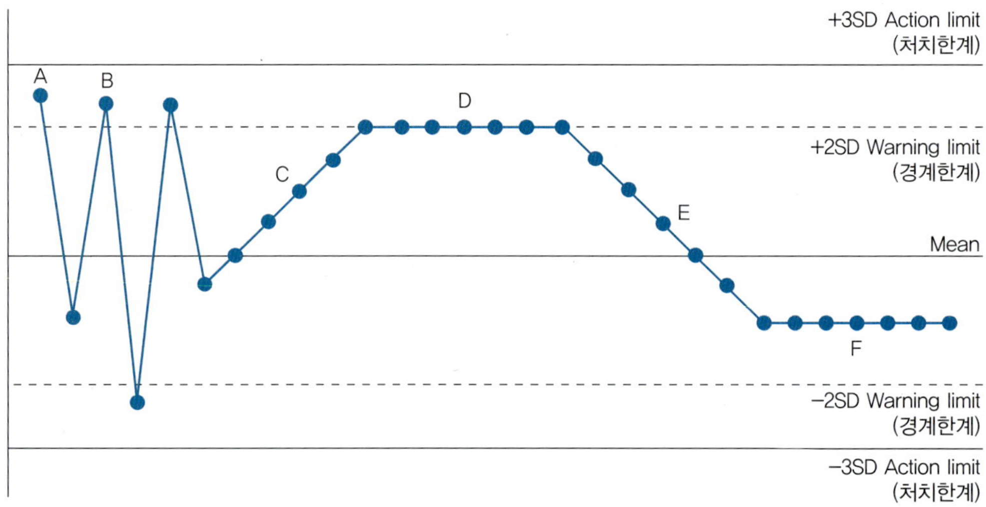

그림 15—3. $\overline{X}$—R관리도

② 누합법(Cusum Plot)

누합법은 평균치로부터의 치우침을 누적(Cusum : cumulative sum)한 것으로 측정치가 연속하여 shift, drift 등의 경시적 계통오차의 검출감도를 높이는 방법이다.

관리혈청으로 20회 이상 측정 분석하여 평균치($\overline{X}$)를 구하고, Chart를 작성한 후 매일동안 관리혈청으로 반복 측정하여 평균치와의 차를 구하여 계속적으로 누화하여 관리도에 plot하고 판독한다.

$$S_1 = x_1 - \overline{x},\ \ S_2 = (x_1 - \overline{x}) + (x_2 - \overline{x}) \cdots, S_n = S_{n-1} + x_n - \overline{x} = \sum_{n}^{i=1} x_i - \overline{x}$$

양호한 관리도는 기준선인 0선에 상하의 파상적으로 분포될 때 관리상태가 좋다.

판독에서 오차의 증가는 변동을 누적하여 확대시켜 나타내기 때문에 어떤 증후의 문제점을 조기에 빨리 발견이 가능하고, X−R 관리도에서 검출되지 않는 미세한 변화가 연속되는 것을 민감하게 검출할 수 있고 특히 이 방법에서는 Trend(경향), shift(편재)를 시시각각으로 관찰할 수 있어 자동분석기의 질관리에 유용하다.

또한, 표준액의 농축, 변질, calibration을 하지 않거나 또는 calibration 간격이 긴 측정법(factor에 의한 효소활성 측정 등)에 적합하지만 우발오차를 검출하는 데는 적합하지 않다.

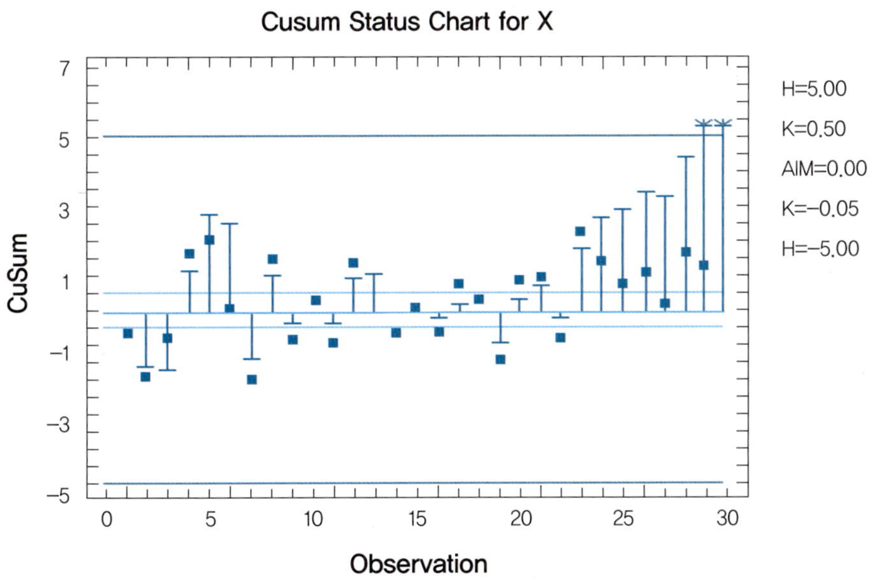

그림 15—4. 누합법(Cusum Plot)

③ 쌍치법(Twin Plot, Youden plot)

쌍치법은 정상범위와 이상범위의 두 가지 관리혈청을 동시에 측정하여 각각의 평균치와 표준편차를 구하여 정상범위를 횡축 이상범위를 종축으로 잡아서 사각형(정상범위와 이상범위의

±2SD의 교차지역)을 만들어 각각의 평균치를 좌표상의 한 점에 Plot하여 도표를 작성한 것이다.

a. 우연오차(우발오차)와 계통오차를 동시에 파악할 수 있다.
- 우연오차 : Plot한 좌표상의 한 점이 사각형의 왼쪽 위로 오른쪽 밑으로 분포
- 계통오차 : Plot한 좌표상의 한 점이 사각형의 왼쪽 밑으로 오른쪽 위로 분포

b. 정밀도와 정확도를 동시에 파악할 수 있다.

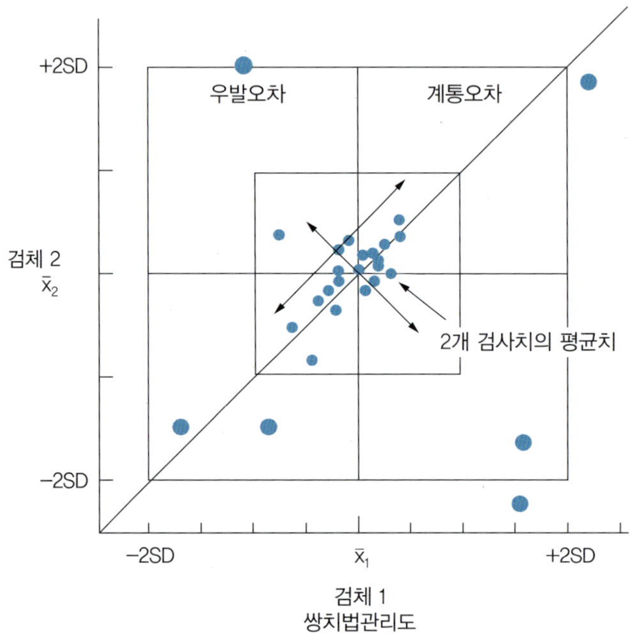

그림 15—5.

④ 변동개수 관리법(CV)

변동개수 관리법(CV)은 관리혈청으로 20회 이상 분석하고 평균치($\overline{X}$)와 표준 편차(SD), 변동계수(CV)를 구한다. 동일 혈청을 매일 측정하여 시간(시일)의 경과에 따라 CV(%)의 향방을 보고 질관리 평가를 하는 방법이다.

a. 임상적으로 허용할 수 있는 CV값은 낮을수록 우수하다.

b. 검사실 허용기준 : CV값이 5%이내이다

⑤ Multirule Chart법

Westgard는 오차의 검출률을 저하시켜 분석오차를 놓치게 되는 문제 등을 해소하기 위하여 분석 종료 후에 판단하는 것이 아니라, 분석 중에 즉시 판단할 수 있는 것, 질관리 해석의 computer화, 잘못된 기각(rejection)을 최소화하고, 분석오차의 검출률을 향상시키고, 분석오차의 형태표시와 오차 원인에 대한 해석을 지원하는 type 표시를 달성하기 위하여 각종 control rule을 조합시킨

multirule법을 개발하였다.

질관리자료에서 일어나는 좀 더 미세한 변화를 찾아내기 위해서 일련의 관리규칙(series of control rules)을 적용할 수 있는데 이들은 오차의 발견율이 낮은 Levey—Jennings법을 보완하여 쉽게 오차를 찾아내도록 고안된 것으로 어떤 경우는 우연오차에 민감하고, 어떤 경우에는 계통오차에 민감하다.

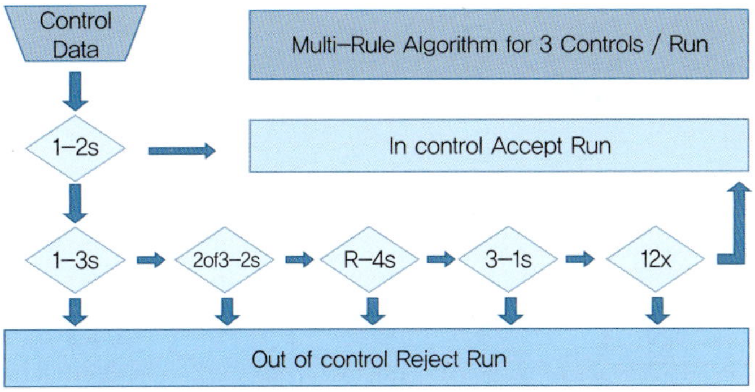

그림 15—6. Westgard Multi Rule Chart (3 control)

관리자료는 Levey—Jennings 관리도와 같은 방법으로 점좌표로 표시되며, 부가적인 관리규칙을 적용하기 위해서 평균, ±1SD, ±2SD, ±3SD이 한계선을 갖는다.

Westgard Multirule 이상적 질관리는 위배제율(False rejection rate)을 최소화 및 Error 검출을 최대화한다.

◎ 장점

- 이상적인 질관리가 가능하다.
- 3SD 내의 모든 데이터를 evaluation 할 수 있다.
- Systematic error와 Random error를 정밀분석 가능하다.
- 과거와 현재의 performance를 비교할 수 있다.

◎ 보통 6개의 법칙이 이용되며, 이용하는 control level 수에 따라 선택하여 적용한다.

- 1 level control 이용 시 : 12s, 41S
- 2 level control 이용 시 : 12s, 13S, 22s, R4S, 41S, 10x
- 3 level control 이용 시 : 12s, 2 of 3 22s, R4S, 9x
- 4 level control 이용 시 : 12s, 13S, 22s, R4S, 41S, 8x

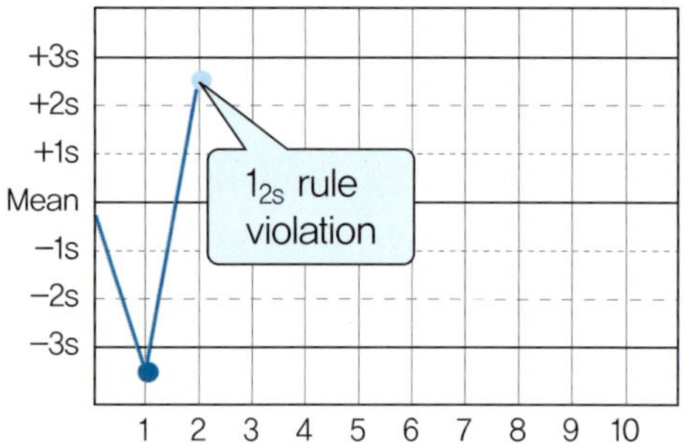

$1\text{–}2_S$
하나의 control값이 +/− 2SD 범위를 벗어날 경우
− Random error, warning rule 적용

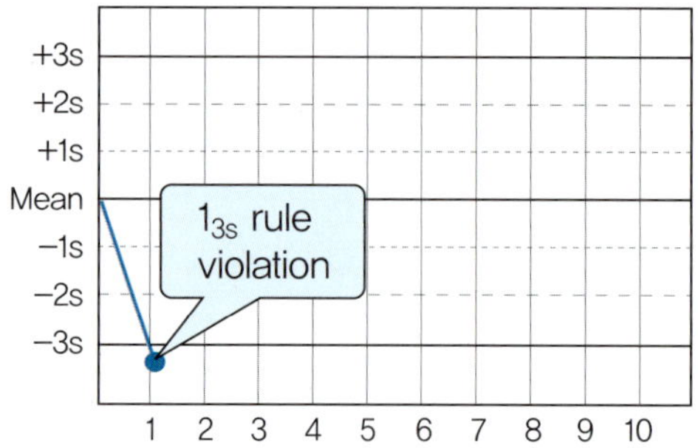

$1\text{–}3_S$
하나의 control값이 +/− 3SD 범위를 벗어날 경우
− Random error, rejection rule 적용

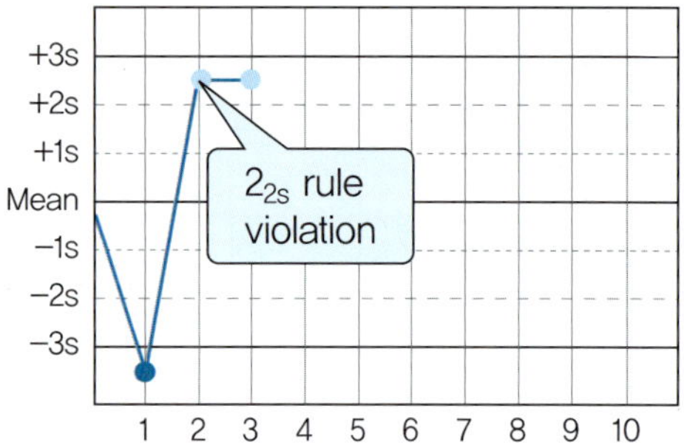

$2\text{–}2_S$
2개의 연속된 값이 −2SD 또는 +2SD를 벗어나는 경우
− Systematic error, rejection rule 적용

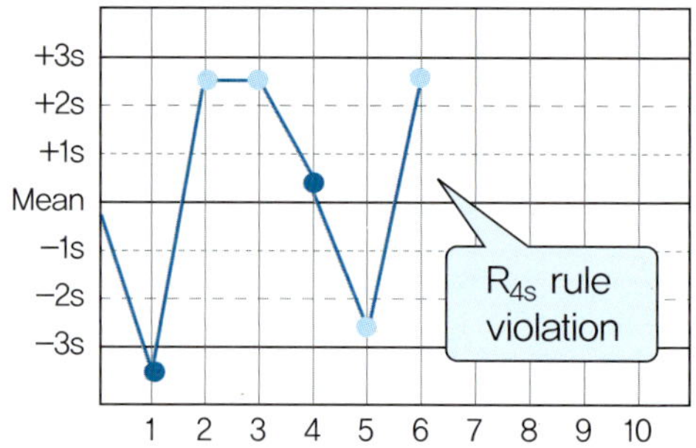

$R\text{–}4_S$
연속된 2개의 값의 차가 4SD를 넘을 때
− Random error, rejection rule 적용

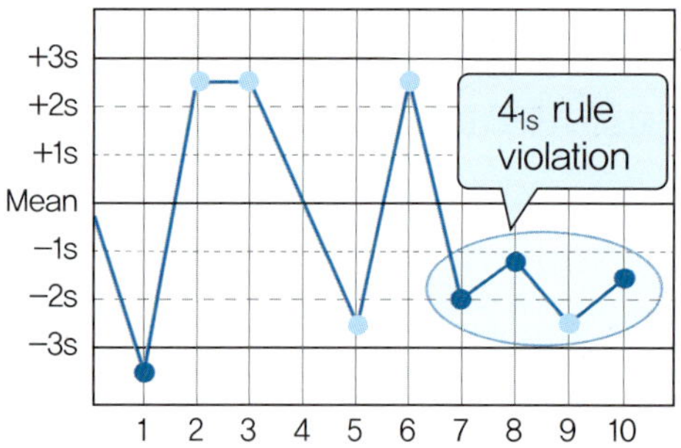

$4\text{–}1_S$
4개의 연속된 값이 같은 방향으로 +1SD 혹은 −1SD를 벗어날 때
− Systematic error, rejection rule 적용

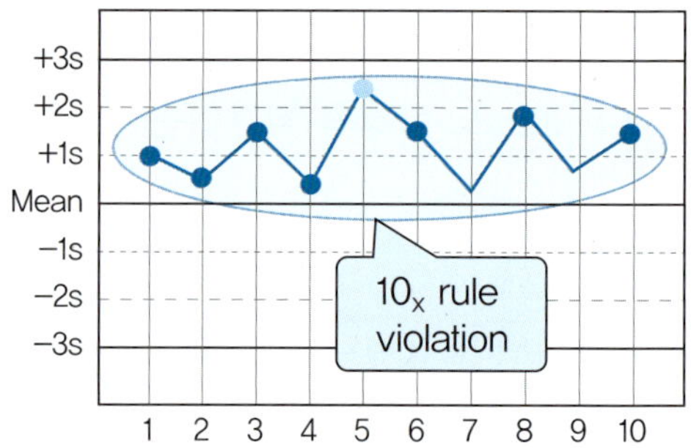

10x
연속된 10개의 값이 평균의 어느 한쪽에 치우칠 때
− Systematic error, rejection rule 적용

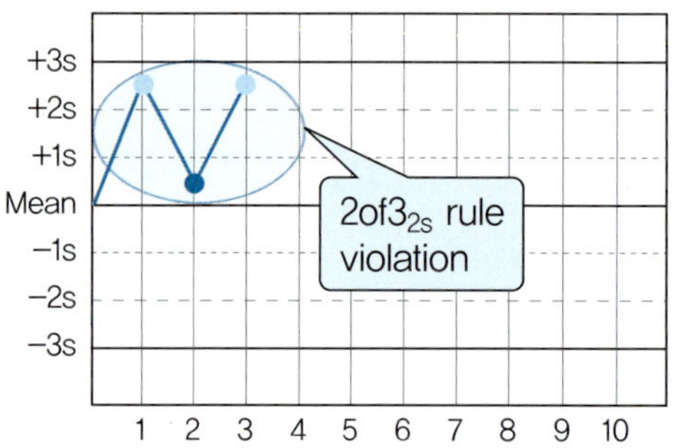

2 of $3\text{–}2_S$
3개의 control 측정치 중 2대의 측정치가 같은 방향인 $+2_S$ 혹은 -2_S를 나타낼 시 reject 한다.

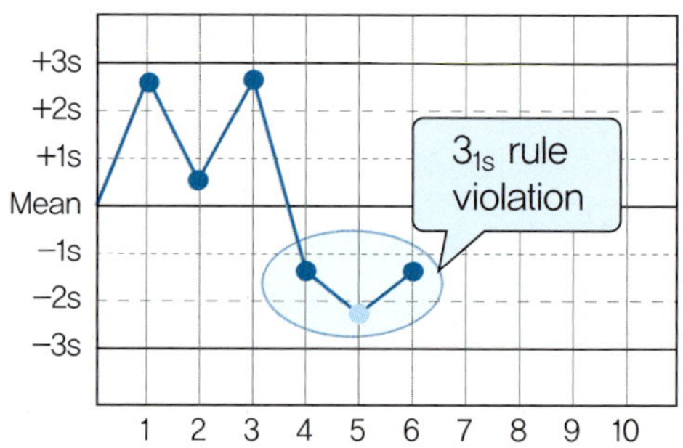

$3\text{–}1_S$
3개의 control 측정치가 연속적으로 평균치의 같은 방향인 $+1_S$ 혹은 -1_S를 나타낼 때 reject 한다.

그림 15–7.

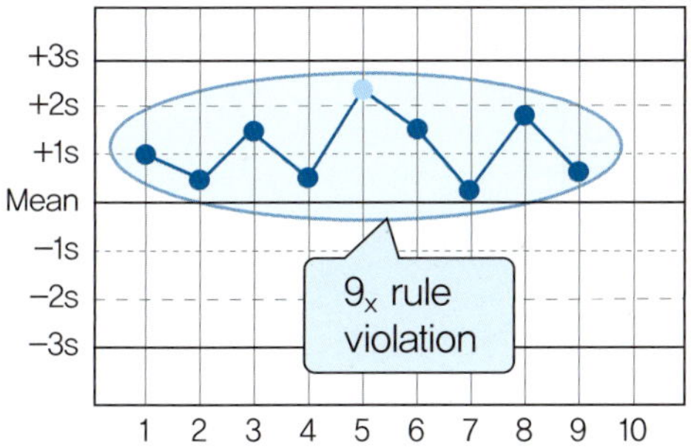

9x
연속적으로 9개의 control 측정치가 평균치의 한쪽 방향으로 떨어질 때 reject 한다.

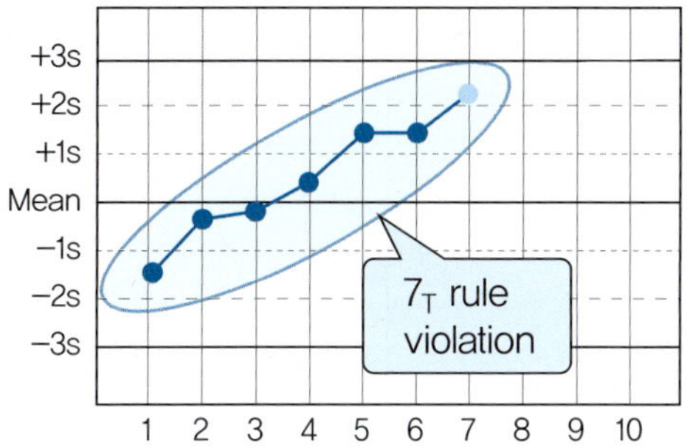

7_T
– control 측정치가 7번 연속적으로 점차 높아지거나 점차 낮아질 때 reject 한다.

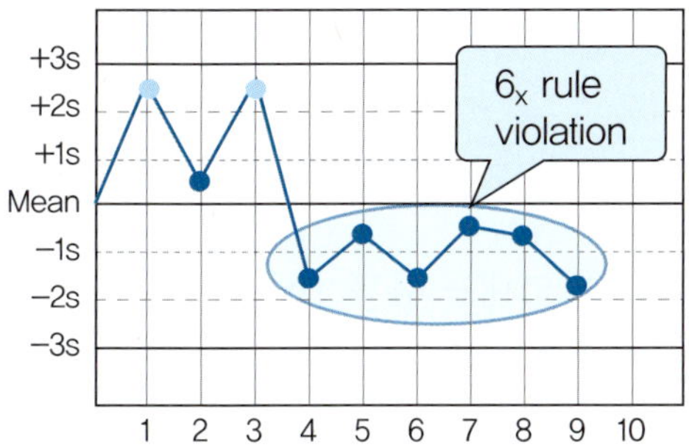

6x
연속적으로 6개의 control 측정치가 평균치의 한쪽 방향으로 떨어질 때 reject 한다.

그림 15–7.

⑥ Plus–Minus 관리법

a. X–R 관리도법과 원리가 비슷하다.

b. 두 종류의 다른 관리혈청의 평균치와 표준편차를 구해 두고 하루 두 번 측정한 결과와 비교하는 방법

c. 변동지표인 4개의 Data를 Plus, Minus로 조합시켜 구한다.

(2) 관리용 검체가 없는 질관리법(임상성적을 이용)

① 정상인을 대상으로 하는 평균치법(Hoffman 통계법)

정상인을 대상으로 하는 평균치법은 1일 측정한 군 가운데는 환자군과 정상군이 혼재하고 있으므로 그 중 정상인을 추출하여 그의 평균치와 표준편차를 산출하는 방법이고 누적도수분포표를 이용한다.

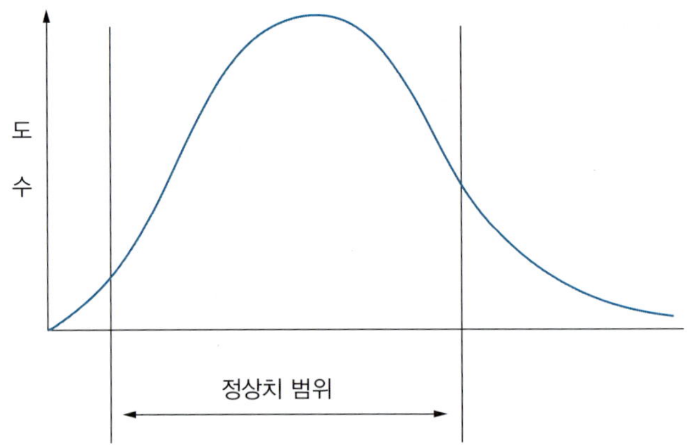

그림 15—8. 정상치 평균치법 관리도

② Number Plus법

Number Plus 법은 정상범위의 중앙치보다 높은 값을 나타내는 검체가 매일 측정한 전체 검체 중에서 점유하는 비율을 연일 구하여 이것을 Plot하여 질관리에 이용하는 법이다.

최빈도치를 초월하는 s측정치의 수는 60%인 것을 기준으로 하고, 여기서 최빈도치를 벗어나는 측정수를 number plus라 부른다.

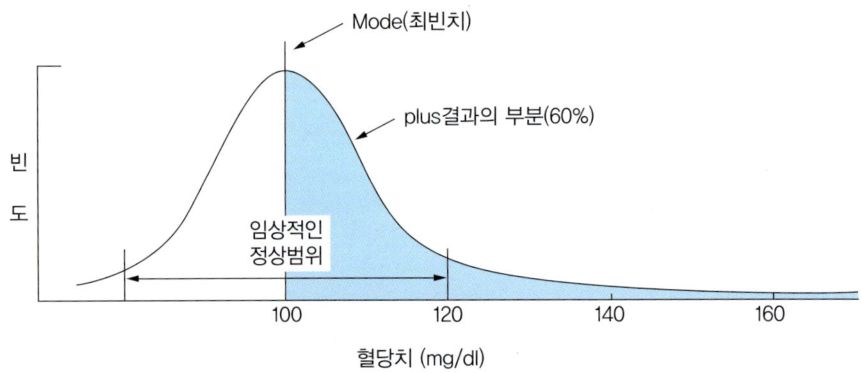

그림 15—9. Number plus 관리도

③ 반복 측정법(Repeat Analysis법)

반복 측정법은 전날 측정한 검체를 다음 날 다시 측정하여 전날 측정치와의 차이를 관리도에 plot하는 방법이다. 결과의 차가 기준선인 0선에 가까울수록 관리가 잘 되는 것을 의미하며, 변동이 어느 한 쪽으로 기우는 것을 주의해야 하고, 변동폭이 큰 경우는 용량의 부정확, 기술 불안정, 검사자의 빈번한 교대 시 등에서 발생할 수 있다.

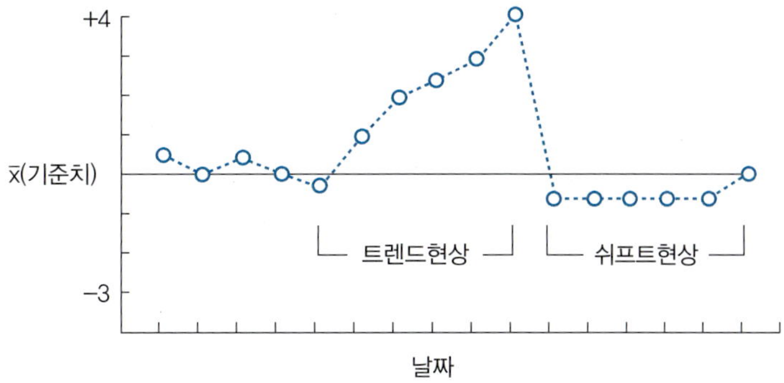

그림 15—10. 반복 측정법 관리도

④ 검체혼합법(mixed sample method)

임의로 검체 2개를 선택하여 그 시료를 동량으로 혼합한 후, 동시에 측정하여 2개의 측정치의 평균치와 비교해서 그 차이에 의해 관리하는 방법이다.

⑤ Cross Check법 : 표준법과 비교하는 방법이다

⑥ 개별검체 관리법

a. Logic Check

"상관체크"라고도 한다. 동일 환자의 두 Data 간의 차이 여러 가지 질병 때문에 관련해서 변동하는 두 종류의 성분을 선택해서 그 상관이 있는 범위를 넘으면 통상 있을 수 없는 것을 체크하는 방법이다.

b. Delta Check

- 동일 환자의 앞 Data와 다음 Data의 차이를 관찰하는 관리수법
- 환자의 검체가 바뀌는 것을 쉽게 빨리 찾아낼 수 있다
- $\text{Delta } (\triangle) = \dfrac{|\text{전 측정치} - \text{후 측정치}|}{\text{전 측정치}} \times 100(\%)$

(3) 관리혈청과 혼합 혈청(pooled serum)

① 관리혈청(Control Serum) : 질관리에 이용되는 시판 동결건조 제품

a. 종류 : 사람혈청, 동물혈청, 사람 일부만 등

b. 표준혈청과 같은 방법으로 재구성하여 이용

② 혼합혈청(Pooled Serum) : 질관리에 이용되는 자체 검사실 내에서 만든 자가 제품

a. 혼합혈청 조제법

검사실에서 측정이 끝난 환자혈청 중 극단적인 이상치를 보이는 혈청, 유색 혈청, 고빌라루빈 혈청, 용혈 혈청, 뿌연 혈청 황달 혈청을 제외하고 깨끗한 혈청을 한곳에 모아

−20℃에 동결보존하고 필요량이 모아졌으면 2~3개월 보존이 가능하다. 그리고 여러 번 동결용해를 반복하고 여과기(Seitz형 여과기로 무균여과)로 여과한 다음 필요량씩 시험관에 분주하여 사용한다(한 번 용해한 후 재사용 금지).

(4) 표준혈청 검사 Data 비교법

① 표준혈청을 측정법에 따라 측정하여 표시치와 비교(Standard Reference Materials : SRM과 비교)

② 표준혈청(Reference Serum)

a. 종류 — 사람의 혈청을 동결 건조한 것
— 사람의 혈청을 투석 후 표준물질을 칭량하여 첨가한 것
— 어떤 동물의 동결건조 제품에 필요한 표준물질을 첨가한 것

b. 재구성 : 일정량의 증류수 첨가 → 잠시 방치 → 천천히 교반

(5) 첨가회수율 시험법(Recovery Test법)

검체에 표준물질을 일정량 첨가한 후 측정하여 첨가량에 대한 회수량의 비율을 구하는 것으로 회수율을 구하는 공식은 아래와 같다.

$$\text{회수율} = \frac{\text{첨가시료의 측정치(총측정량)} - \text{대조시료의 측정치(본래양)}}{\text{첨가량}} \times 100(\%)$$

$$= \frac{\text{회수량}}{\text{첨가량}} \times 100(\%)$$

첨가회수율 시험법은 상승오차를 알 수 있으며 용액을 첨가할 때는 검체의 조성이 크게 변화되는 것을 막기 위해 첨가액 양을 될 수 있으면 적게 해서 검체량의 1/10 정도 또는 그 이하가 되도록 한다.

(6) 표준법과 비교하는 방법

① 정의

기준이 되는 표준법과 어떤 방법의 양자를 이용해서 검체를 측정하여 양자의 상관관계(상관도)를 구한다.

a. 표준법 : 참값에 제일 가깝게 측정할 수 있는 법

· 기준법(Definitive법) : 제일 정확하게 측정할 수 있는 방법
이상적인 방법이나 고경비, 고장비, 고도의 기술을 요하기 때문에 비실용적이다.

· 실용 기준법(Reference법) : 현실적으로 실용적인 정확한 방법

· 일상 일반법(Field법) : 일상법, Routine법이라고도 하며 일상검사에 이용되는 방법

② 상관계수와 회귀직선을 이용해서 수량적으로 표현

회기직선은 X라 하는 변량(표준법에 의해 얻어지는 정확한 측정치)이 변함에 따라 이것이 대응하는 Y의 변량(검정해야 할 방법에 의한 측정치)이 어떻게 변하는가를 알 수 있다.

a. 회귀직선의 계산법

$y = ax + b$

여기서 a. b는 직선을 결정하는 회귀계수로 a는 직선의 기울기(비례오차, 상승오차), b는 y축상의 절편(일정오차, 상가오차)이라고 하며, 위와 같은 선을 회귀직선이라 한다.

변량 x, y에 대하여 물질의 측정치를(x, y)(x, y)‥ ‥(nx, yn)로 할 때, 회귀계수 a, b를 구하는 식은

$$a = \frac{\Sigma(xi - \bar{x})(yi - \bar{y})}{\Sigma(xi - \bar{x})^2}$$

x : x검사실의 측정치

y : y검사실의 측정치

$\bar{x}$: x검사실의 평균치

$\bar{y}$: y검사실의 평균치

b = y -ax

b. 상관계수(γ : Correlation Coefficient)

혈청 중 서로 다른 두 종류의 결과 사이의 상관성을 양적으로 나타내는 지표로 상관계수(γ)는 다음과 같은 식으로 구한다. 즉 물질의 시료에 대하여 2종류의 물질(x, y)을 측정하고, 얻어진 결과를 각각(x, y)(x, y)‥ ‥(xn, yn)로 했을 때 상관계수는 다음 식으로 계산한다.

$$상관계수(\gamma) = \frac{\Sigma(xi - \bar{x}) \cdot \ \Sigma(yi - \bar{y})}{\sqrt{\Sigma(xi - \bar{x})^2 \cdot \ (yi - \bar{y})^2}}$$

범위는 $-1 \leq \gamma \leq 1$이고, 부호가(+)일 때는 정상관, (−)일 때는 부상관이다. 두 개의 측정법의 결과가 완전히 일치하면 1이고, 상관이 없을 때는 0의 계수를 나타낸다.

상관계수(γ)가γ 〉 0에서는 x가 증가하면, y도 증가하고, 반대로 γ 〈 0에서는 x가 증가하면 y가 감소하는 관계를 나타낸다. a의 값이 1에 가깝고, b의 값이 0에 가까울수록 정확도가 좋으며 양자의 관련성이 높다.

2) 외부 질관리(External QC : 검사실 간 질관리) : 정확도 위주

외부 질관리는 국가기관 또는 학회 등 공인된 단체에서 각 검사실로 검체를 보내 검사를 실시하게 하고 그 결과를 분석해서 신뢰도를 판정하는 관리법이다.

(1) 외부 질관리의 목적

① 검사실의 수행능력을 평가하여 검사의 질을 유지하고자 함.

② 시설 간, 장비 간, 측정방법 간 차이에서 발생하는 계통오차를 해결하고 정확도를 유지하기 위한 목적으로 실시

③ 궁극적으로는 내부 질관리의 질향성을 위함임

(2) 외부 질관리 주관기관

① 국제적 : CDC, CAP, SBCL, Mepath, Mayo ML, DADE 등

② 국내 : 대한임상검사질관리협회(1976년) http://lab－qa.org

(3) 외부 질관리 시행에 관련 사항

① 검사실 간 차이를 감소시킬 수 있는 외부 질관리 프로그램에 참여

② 환자 검사 시행 시기와 관계없이 외부 질관리 프로그램에 정기적으로 참여

③ 외부 질관리 참여 결과에 대한 성적은 반드시 내용 확인과 논의가 이루어진 기록이 있어야 한다.

④ 미흡한 외부 질관리 결과는 반드시 검토되어야 하며, 검토에 의하여 취해진 조치 사항에 대한 기록이 있어야 한다.

⑤ 외부 질관리 검체는 환자 검체와 동일하게 취급되어야 한다.

(4) 외부 질관리의 방법

① 각 검사 시설 간의 Quality control(Inter laboratory quality control)

같은 시료를 여러 군데의 검사실에 보내 분석해서 그 결과를 집계하여 개개의 검사실과 전체의 검사실 사이에 비교하는 것

② 질관리 조사(Control survey)

동일의 미지의 관리용 검체를 각 병원검사실에 배포하고 그 동일성분에 대하여 각각의 검사실 내에서 얻어지는 수치를 모아, 그 data에 의해서 각 검사실간의 검사치의 변동의 크기를 검토하는 방법이고, 각각의 나라에 있어서 개별로 계획된 많은 survey가 행하여지고 있다

③ 외부 질관리에는 주로 SDI에 의한 방법과 VIS에 의한 방법이 사용된다.

a. SDI(Standard Deviation Index)에 의한 방법

- "표준편차 지수법"으로 같은 측정법 군의 표준편차의 절대치를 말하는 것
- 주로 "대한 임상검사 질관리 협회"에서 사용하고 있다(국내에서 사용).
- 평가방법
  - * SDI 〈 1.0 ⇒ Good(양호)
  - * SDI 〈 2.0 ⇒ Satisfactory(안정범위)

* SDI 〉 2.0 ⇒ Check Instrument, Calibration and Recheck

$$SDI = \frac{\text{개인검사실의 결과} - \text{모든검사실의 평균치}}{\text{모든검사실의 평균 표준편차}(SD)}$$

⟾ 1.0 이면 1SD의 의미 ⟾ 2.0 이면 2SD의 의미

b. VIS(Variance Index Score)에 의한 방법

- 주로 "CAP(College of American Pathologists), WHO, QAP(Quality Assurance Program)"에서 사용하고 있다(국외에서 사용).
- 변동지수(Variance Index : VI)
  참가 검사실의 결과와 참고치(Designated Value : DV)와의 차이를 참고치의 백분율로 나타낸 것이 % Variation이고, 이것을 다시 선택변이계수(Chosen Coefficient of Variation : CCV)에 대한 백분율로 나타낸 것이다.

VI계산법

$$\%\ Variation(V) = \frac{\text{참가검사실결과} - \text{모든검사실의 평균 참고치}(DV)}{\text{모든검사실의 평균 참고치}(DV)} \times 100\%$$

$$VI = \frac{\%\ Variation(V)}{\text{선택변이계수}(CCV)} \times 100\%$$

VIS계산법

〈검사실의 CV 계산법〉

$$CV = \frac{\text{참여기관의 결과치} - M}{M} \times 100$$

M : Reference laboratory에서 구한 평균치

〈VIS계산법〉

$$\frac{CV}{CCV} \times 100 = VIS(\text{단, } VIS \leq 400)$$

CV : 검사실의 CV

c. 변동지수 점수기법(VIS)

- VI 〈 400일 때는 VIS = VI라 한다.
- VI ≥ 400일 때는 VIS = 400으로 간주한다.
- VIS는 낮을수록 좋다.

d. 평가방법

- VIS 〈 50 ⇒ Very Good(매우 양호)
- VIS 〈 100 ⇒ Good(양호)
- VIS 〉 150 ⇒ Satisfactory(안정)
- VIS 〉 200 ⇒ Check Instrument, Calibration and Recheck

7. 검사(치)에 대한 점검

검사결과 보고 전에 검사 결과를 검토함으로써 사무착오나 분석오차를 최소화하는 체계화를 마련하는데 그 목적이 있다. 검체 채취 및 접수에서 검사결과 보고까지의 일련의 과정에 대한 점검 및 기록이 이루어지게 한다.

1) 경고치 검색(panic check, critical value, 임계치 검색)

① 경고치 검색은 정보시스템이 구축이 되어 있지 않더라도 검사실 기준을 만들어 당일 보고되는 결과들을 수작업으로 확인 검색할 수 있다.

② 각 검사결과의 참고 치를 벗어나는 경우에 상한치나 상한치의 경계범위를 정하여 임계치를 벗어나는 결과에 대해 재검사를 실시하여 분석 전 오차 또는 분석오차를 찾아내는 질관리기법 중 하나이다.

③ 경고치 검색은 검사실 내부에서 현재 사용하는 기기와 검사방법을 사용한 검사 결과 치들의 분포에서 1%와 99%를 각각 상한치와 하한치로 정하는 것이 바람직하나 현실상 어려우므로 다른 기관의 같은 기종의 기기나 검사방법을 참고할 수도 있다.

2) 변화치 검색(delta check)

① 환자의 결과를 이용하는 질관리 방법으로 무작위오차를 찾아내는 데 도움을 준다.

② 환자가 주기적으로 추적검사 또는 재검사를 시행하는 경우 환자의 지난번 측정치와 현재 측정치의 차를 비교함으로써 환자의 상태의 변화를 확인 할 수 있으며 그 변화차이가 일정 범위를 벗어날 때 그 검체를 재검하여 확인하는 방법이다.

③ 현저하게 차이나는 경우
검체가 검사 전, 검사 중, 검사 후 오차의 발생이 있었을 가능성이 다른 검체보다 커지므로 이에 대한 오차의 원인규명과 재검을 통해 오차를 수정하고, 실제 정확한 측정값일 경우 변화 차의 검색은 검사실의 내부 질관리에 중요한 의미를 갖는다.

④ 전 결과치와 현재의 결과치를 비교하기는 수기로 불가능하므로 정보시스템의 구축이 필요하다.

* 선택적 변화치 검색(Differential delta check)

a. 변화차(delta difference, DD) = 이번 검사치 — 지난 번 검사치

b. 변화비율(delta percent change, DC) = (변화차/지난번검사치) x 100%

c. 기간당 변화차(rate difference, RD) = 변화차/변화기간(delta time)

d. 기간당 변화비율(rate percent change, RP) = 변화바율/변화기간

(변화기간= 이번 검사일 — 지난 번 검사일)

표 15—1. 경고치 검색 기준

검사명	하한치	상한치	단 위
Total Protein	4.4	8.1	g/100mL
Albumin	2.1	5.2	g/100mL
Cholesterol	56	306	mg/100mL
AST(GOT)	10	315	U/L
ALT(GPT)	5	321	U/L
ALP	36	515	U/L
Glucose	56	306	mg/100mL
Urea Nitrogen	3.6	79.6	mg/100mL
Creatintine	0.4	9.7	mg/100mL
Uric acid	1	11.3	mg/100mL
Calcium	7.2	10.5	mg/100mL
Inorganic Phosphorus	1.8	7	mg/100mL
Total Bilirubin	0.2	16	mg/100mL
Direct—Bilirubin	0.2	14.7	mg/100mL
Gamma—GT	9	490	mg/100mL
Sodium	118	145	mmol/L
Potassium	3	6	mmol/L
Chloride	90	114	mmol/L
CRP(quantitation)	0.01	23.7	mg/100mL
Triglyceride	50	300	mg/100mL
HDL—Chloesterol	25	65	mg/100mL

8. 참고치(Reference Value) 정상치(Normal range)

1) 참고치(Reference Value)란

① 참고개인 reference individual에서 관찰되거나 측정된 수치로 정의된다.

② 참고개인은 규정된 기준 define criteria에 따라 선택된 개인을 말한다.

③ 규정된 기준에는 참고치 설정에 사용된 구성원에 대한 내용, 검체의 수집과정 및 분석에 사용된 방법 등이 포함되어야 한다.

④ 참고치 설정에 이용되는 모든 검사결과는 질관리가 충분히 이루어진 상태에서 표준화된 방법을 사용하여 얻어야 한다.

2) 정상치(normal range)란

① 측정된 검사들이 Gaussian 분포(정규분포)도에 따라 분포할 것이라는 확률적인 가정에 의한 것이나 인간의 생물학적인 결과자료는 Gaussian 분포도처럼 대칭적이며 종 모양을 항상 보이지는 않는다.

② 정상치의 범위는 보통 건강인으로 생각된 사람의 약95% 이내의 수치로 표현되므로 이 범위 이외의 결과는 비정상으로 인식되나 실제적으로는 95% 이외의 결과를 보이는 것이 비정상치라고 말하기는 어렵다.

③ 정상치는 종종 어떤 질환이 없거나 질환 발생의 위험이 적은 것을 의미하는 경우가 있다.

3) 참고치 및 참고 범위 선정 시 조건

(1) 검사법의 선택

① 검사마다 여러 가지의 검사법이 있어 같은 사람의 검사치도 검사방법에 따라 차이가 있다.

② 참고치를 정할 때는 적어도 정한 모집단에서 같은 검사법으로 검사를 해야 한다. 즉 검사방법별로 하여야 하며 검사실 자체의 참고치를 설정해야 한다.

(2) 검체채취 시기의 결정

측정 종목에 따라 오전, 오후 결과가 다를 수 있고 식전 값과 식후 값이 다를 수 있으므로 검체채취 시점과 조건을 정해야 한다.

(3) 대상의 선정

① 참고개인의 선정방법

- 선택기준 selection criteria에 따라 참고개인을 선정한다.
- 선택기준은 대상군의 종류(나이, 성별, 인종 등),
- 대상군의 건강상태(비만, 흡연자, 약물복용 유무, 유전적 질환 유무 등)

— 검체 채취에 관한 사항(채혈 위치, 채혈시각, 금식여부 등)의 내용이 포함되어야 한다.

② 직접선택법(direct method)

규정된 정의에 따라 모집단에서 개인들을 선택하는 방법으로

— 선택기준을 만족하는 대상에 한하여 검체 채취 및 분석을 시행하거나

— 많은 수의 개인을 대상으로 검사를 시행한 후 검사 결과와 각 개인에 대한 정보를 분석 한 후 규정한 정의를 만족하는 개인들을 취하는 방법

— 임상적으로 질병이 없고 건강하게 보이는 대학생, 헌혈자, 신체검사자 등을 대상으로 그 검사치를 수집하는 방법을 주로 많이 사용한다.

③ 간접선택법(Indirect method)

개인은 고려하지 않고 규정된 원칙을 자료 분석에 적용하여 참고 개인군을 선택하는 방법이다.

— 입원환자 중에서 그 질병이 특히 목적하는 종목의 검사에는 아무 영향을 주지 않는다는 가정에서 환자의 임상결과치를 자료로 수집하는 방법을 흔히 사용한다.

— 직접법에 의한 참고 범위와 간접법으로 얻은 결과는 서로 일치하지 않는 경우가 있다.

(4) 참고치에 대한 점검

① 검사실에서는 일 년에 한 번씩 최근의 제조사의 insert지와 비교하여야 한다.

② 외래환자의 histogram을 현재의 reference interval과 비교하기도 한다.

③ Reference interval의 설정이나 타당성 검토 시기는 3~4년이 권장된다.

(5) 새로운 참고치 선정에 의해 값이 바뀌어야 한다면 다음 사항을 점검하여야 한다.

① 값의 차이가 크며 일정한가?

② 그 차이가 calibration change와 연관되어 있는가?

③ control이나 비교치에서 유사한 shift를 보인 적이 있는가?

④ 참고치를 벗어나는 정도의 검체가 다른 검사실에서도 그러한 결과를 보이는가?

⑤ 임상에서 변화를 아는가?

(6) 정상치 화학성분의 도수분표

① 정규분포형 항목 : Na, CI, Ca, 무기인, Glucose, Total Protein, Albumin, Uric acid Cholinesterase 등

② 대수 정규분포형 항목 : K, Globulin, BUN, Creatinine, Bilirubin, Lpid, Phospholipid, Cholesterol, GOT, GPT, ALP, Amylase 등

(7) 정상치

표 15-2

항 목		정 상 치
탄수화물 (Carbohydrate)	Blood Glucose	80~109mg/dL
	CSF Glucose	50~70mg/dL
	Hemoglobin	6.0% 이하
	Fructosamine	205~285μmol / l
	Sialic acid	45~72.5mg/dL
단백질 (Protein)	Total Protein	6.5~8.5g/dL
	Albumin	4.2~5.4g/dL
	Globulin	2.4~3.5g/dL
	A/G Ratio	1.1~1.7
	Fibrinogen	200~400mg/dL
	Urine Protein	25~75mg/24hr
	CSF Protein	15~45mg/dL
지방질 (Lipid)	Total Lipid	400~800mg/dL
	Cholesterol	150~250mg/dL
	Phospholipid	150~250mg/dL
	Triglyceride	50~150mg/dL
	Free Fatty acid	0.131~0.445mEq/ l
비단백질 (NPN) (Non Protein Nitrogen)	Total NPN	Blood : 28~40mg/dL
		Serum : 20~35mg/dL
	BUN	Serum : 6~20mg/dL
		Urine : 6~17mg/dL
	CCr	70 ~ 120mL/min
	Creatinine	Serum : ♂ 0.6~1.2 mg/dL, ♀ 0.5~1.0mg/dL
		Urine : ♂ 1.0~2.0g/day, ♀ 0.8~1.8g/day
	Creatine	Serum : ♂ 0.17~1.50mg/dL, ♀ 0.35~0.93mg/dL
		Urine : ♂ 0~40mg/dL, ♀ 0~80mg/day
	Uric acid	Serum : ♂ 3~6mg/dL, ♀ 2~5mg/dL
		Urine : 250~750mg/day
	Ammonia	150μg/dL 이하
전해질 (Electrolyte)	Sodium (Na)	136~147mEq/L
	Potassium (K)	3.5~4.8mEq/L
	Chloride (CI)	98~110mEq/L
	Calcium (Ca)	9.0~11.0mg/dL (4.5 ~ 5.5mEq/L)
	Magnesium (Mg)	1.2~2.3mg/dL (1.0 ~ 1.9mEq/L)
	Inorganic Phosphate (P)	2.5~4.8mg/dL

표 15-2

항목			정상치
	Iron (Fe)		♂ 80~180μg/dL , ♀ 70~160μg/dL TIBC : 317~395μg/dL
	Bicarbonate (HCO_3^-)		21~25mM/L
효소 (Enzyme)	Amylase (AMS)		8~160Unit
	Lipase (LPS)		0~1.0Unit/mL
	ALP		1.5~4.0Unit/dL
	ACP		0.1~1.1Unit/dL
	AST (GOT)		8~40KU
	ALT (GPT)		5~35KU
	LDH (LD)		200~450Unit
	CK (CPK)		♂ 25~130Unit/L, ♀ 20~120Unit/L
	γ-GTP		♂ 6~28mUnit/mL, ♀ 4~18mUnit/mL
	Choplinesterase (CHS)		1.140~1,590Unit/L
	LAP		♂ 13~28mUnit/mL, ♀ 15.5~31.8 mUnit/mL
호르몬 (Hormone)	17-Ketosteroid (17-KS)		♂ 8~20mg/24hrs urine, ♀ 6~15mg/24hrs urine
	17-Hydroxycorticosteroid		♂ 3~10mg/24hrs urine, ♀ 2~6mg/24hrs urine
	Vanilmandelic acid (VMA)		2.5~9.5mg/24hrs urine
	5-Hydroxyindole acetic acid(5-HIAA)		2~9mg/24hrs urine
	Calcitonin		120~300pg/mL
	Thyroxine (T_3)		0.8~1.8ng/mL
	Triiodothyronine (T_4)		45~130ng/mL
	Insulin		6~18μU/mL
	Glucagon		85~120pg/mL
빌리루빈 (Bilirubin)	Total Bilirubin		0~1mg/dL
	Indirect Bilirubin		0.2~0.8mg/mL
	Direct Bilirubin		0.4mg/dL 이하
간기능검사 (LFT) (Liver Function Test)	단백질대사 기능검사	TTT	0~5Kunkel Unit
		ZTT	4~12Kunkel Unit
		CCF	(-)~(±)
	이물질 배설시험	BSP	30분치 : 5% 이하, 45분치 : 2% 이하
		ICG	15분치 : 10% 이하
신장기능검사 (KFT) (Kidney Function Test)	사구체 기능검사	GFR	70~130%
	세뇨관 기능검사	PSP	15분치 : 25~35% 30분치 : 35~50% 60분치 : 50~65% 120분치 : 65~80%

(8) 채취조건에 따른 성분변화

표 15—3.

검체채취조건		성분변화
용혈 시	증가 ↑	LDH, Aldoase, Fe, ACP, GOT(AST), K, GPT(ALT)
	감소 ↓	Bilirubin
식사 후	증가 ↑	Glucose, Lipid, TG(중성지방)
	감소 ↓	NEFA(유리지방산), K, P
운동 후	증가 ↑	Lactic acid, Pyruvic acid, CK, Alk—P, AST, ALT, LDH
	감소 ↓	Glucose, TG
실온에서 안정한 것	효소	LDH, ACP, Amylase, Alk—P
	지방	Lipoprotein, NEFA
성 별	♂ 〉 ♀	17KS, 170HCS, Fe, Hb, Uric acid,
	♂ 〈 ♀	Crreatine, Cholesterol
연 령	성인 〉 유아	Creatiine, Bilirubin
	성인 〈 유아	Creatine Up(100배 이상 높다), LDH, AST, ALT, P
일내변동	아침, 낮 증가 ↑ 밤에 감소 ↓	Uric acid, Protein, NETA, Hb, Cprtisol, Fe, ACTHqq
	낮에 감소 ↓ 밤에 증가 ↑	ALP, TG, P, BUN, Amylase
혈 액 방치 시	증가 ↑	Ammonia, PH, CO_2, Met — HD HCO_3^-, Na, Lactic aicd, 유기인
	감소 ↓	O_2, Bilirubin, Glucose
비 혈청분리시	증가 ↑	K, Ammonia(밀폐)
	감소 ↓	Glucose, ammoniad
직사광선에 불안정한 것		Bilirubin, Porphyrin, Urobilinogen
서 있을 때 〉 누워 있을 때		Total Protein, Albumin, Ca, LDH, Cholesterol, ALP, TTT
정맥혈액 〉 동맥혈액		CO_2, Lactic acid, Pyruvic acid
정맥혈액 〈 동맥혈액		Glucose, O_2, pH

9. 질관리 운영기준

검사실의 질관리 프로그램은 시행되고 있는 모든 검사의 분석 전, 분석 중, 분석 후 과정에 있어 발생될 수 있는 오류를 예방하여 환자에게 정확한 검사결과를 제공하기 위해 행해지며 이는 환자 확인 및 준비, 검체의 채취, 운반 및 보관, 검사과정에 필요한 시약, control, standard 및 장비의 관리, 결과보고 등의 모든 구성요소들을 최상의 조건으로 구성해야 가능하다. 이러한 질관리 프로그램의 계속적인 분석과 보완을 통해 궁극적으로는 전반적인 검사의 질 향상(Quality improvement, Q.I)을 이룩할 수 있는 기회를 갖는다.

검사실 질관리 지침서의 내용은 아래와 같다

① 질관리의 일반적 원칙
② 검사지침서
③ 검체취급
④ 결과보고
⑤ 시약
⑥ Calibration & Standards
⑦ 질관리 물질(Control materials)
⑧ Analytical range(AMR & CRR)
⑨ 기기 및 장비
⑩ Quality improvement(QI)

1) 질관리 실행검사(Proficiency Testing)

검사실에서는 환자 검체에 대해 검사가 이루어지는 검사 종목에 대하여 검사실간 비교 가능하도록 국내외적으로 인정된 Proficiency Testing program에 참여하도록 한다. 시행되는 모든 Proficiency testing은 환자 검체와 동일하게 취급하며 그 결과를 적극 검토하여 문제점이 발견되면 이를 보완 조치하여 검사의 정확도와 신뢰도를 향상시킬 수 있도록 한다. 모든 Proficiency Testing 검체는 결과 통보 후 재검 등의 조치를 위해 보관하며 모든 과정과 결과, 조치에 관한 사항은 기록, 보관한다.

(1) Proficiency Testing 검사실행 기준

① 검사자는 외부 질관리 수령한 검체를 최대한 빠른 기간 내 해당 담당자에 의해 검사하도록 한다.
② Proficiency test 검체는 환자검체와 동일한 방법으로 검사하고, 중복 검사를 실시하지 않

는다. 그 결과에 대해서는 보고 전까지 검사실 간에 의견 교환이 없도록 한다.

③ Proficiency Testing 미참가 항목에 대한 지침

환자 검체를 사용한 평가

a. 실시 시기 : 연 2회 실시한다.

b. 방법 : 담당자는 각 항목당 정해진 규정에 따라 환자검체를 선정하여 각 환자당 두 번의 검사를 할 수 있는 검체량으로 분주하여 서로 다른 batch에서 평상시 검사방법대로 이중 검사를 실시한다.

2) 질관리 실행의 일반적 원칙

① 모든 검사에 대하여 환자 확인 및 준비, 검체의 채취 및 표기, 보관, 이송조건, 검사 전까지의 보관방법에 대한 사항이 정의, 기록된 지침서가 마련되어 있어야 하고 이 과정은 검사실 업무에 잘 부합되는 것이어야 한다.

② 모든 검사에 대하여 control과 기기의 유지보수 및 기능, 온도에 대한 검토 방법이 정의되고, 이에 따라 평가 및 검토한 사항을 기록한다.

③ Control이 정해진 tolerance limit를 벗어난 경우는 적절한 조치를 취하고 기록을 남긴다.

④ 검사결과 보고 전에 담당자가 delta, panic check를 시행하여 적극적으로 결과 검토함으로써 사무착오나 분석오차를 최소화하는 체계화된 지침이 마련되어 있어 검체 채취 및 접수에서 검사결과 보고까지의 일련의 과정에 대한 점검 및 기록이 이루어지게 한다.

⑤ 모든 과정에서 이상이 발견되는 즉시 조치 및 보고, 기록하여 환자의 진료에 차질이 없이 정확한 결과가 적시에 보고될 수 있도록 한다.

3) 검사지침서(Procedure Manual)

검사실에서 이루어지는 모든 검사는 검사 지침서의 내용에 따라 시행된다. 지침서는 검사업무와 관련된 모든 사람이 쉽게 이용할 수 있어야 하며 처음 작성 시와 매년 검토 및 확인서명을 해야 하며, 이의 임의적인 변형 및 수정은 절대 발생하면 안 되고 수정이 필요한 경우에는 반드시 논의 후 지침서의 내용을 교정한 후 적용한다.

검사지침서에는 다음과 같은 내용이 포함되어야 한다.

① 검사원리

② 검체종류

③ 필요한 기구 및 장비

④ 필요한 시약

⑤ 검사방법(검사 시 유의사항)

⑥ Calibration 및 질관리(Quality control)

⑦ 결과 판독 및 보고 방법

⑧ 참고치 및 측정범위

⑨ 결과해석 및 임상적 의의

⑩ Calibration 및 질관리(Quality control)

4) 검체 취급(Specimen handling)

① 검체채취에서 결과보고까지 검사의 모든 단계에서 검체가 바뀌지 않도록 지속적으로 주의하고 성상을 확인하면서 검사를 시행한다.

② 접수된 모든 검체는 환자이름, 등록번호, 채취일자, 접수번호 등이 표기된 바코드가 부착되어 있는지 확인한다. 접수 시에는 바코드에 명기된 검체 용기와 채취된 검체 용기가 같은가를 확인하고, 부적절한 검체용기를 미리 확인한다.

③ 바코드가 부착된 용기에서 다른 용기로 분주하여 사용하는 경우에는 접수일자, 환자 이름과 접수번호를 용기에 옮겨 적는다. 모검체로부터 분리된 자검체를 모검체로 다시 넣지 않는다.

④ 각 검사에 따라 검체에 대해 일련번호를 붙인 수작업 검사인 경우에는 매 절차마다 분주되는 용기마다 일련번호를 기입하여 검체가 바뀌지 않도록 한다.

⑤ 검체는 검사에 합당한 용기에 적정량을 채취하여야 한다.

⑥ 검사가 당일에 시행되지 않는 검체는 검사목적에 맞게 냉장이나 냉동상태로 검사일까지 보관한다.

⑦ 검사가 끝난 검체는 냉동고에 일정기간 보관한 후 폐기한다.

⑧ 부적합 검체의 기준

a. 바코드가 부착되지 않는 등 환자 확인을 할 수 없는 검체

b. 바코드가 없는 검체

c. 육안으로 용혈된 검체

d. 검체량이 부족한 경우

e. 부적절한 용기, 보존제로 채취된 경우

f. 검사장비에 측정 Mode가 없는 검체가 채취되어 의뢰되는 경우

g. 장기간 방치된 검체

h. 검사의뢰가 취소된 검체

5) 결과 보고(Reporting of results)

(1) 결과 보고의 일반적 원칙

① 모든 검사에 있어서 검사실에서 검증되고 정의된 참고치가 있어야 한다.

② 모든 검사결과는 가능하면 보고 시 참고치를 같이 제공하고 high/low flag도 표시해 주는

것이 좋다.

③ 각 검사법마다 reportable range가 설정, 검증되어 있어야 한다. 새로운 기기나 kit, 검사법 도입 시에 기존의 reportable range를 이용할 시에는 이러한 설정의 근거와 검증 과정을 기록으로 남겨둔다.

④ 모든 종목마다 상, 하한치가 정해져 이를 벗어날 경우 보고 이전에 검증하여야 한다. reportable range는 calibration/recalibration, calibration verification, 또는 농도를 아는 환자 검체를 농축 또는 희석하는 방법 등으로 구할 수 있다. 이 구간을 벗어나는 결과에 대해서는 재검, 검체의 희석 또는 농축 등 적절한 방법을 이용하여 결과의 검증이 이루어져야 임상에 보고될 수 있다.

⑤ Critical limit를 벗어날 때 환자에게 즉각 조치를 취해야 하는 몇몇 종목의 경우는(Prenatal screening test, Neonatal screening test) 임상측에 즉각 보고할 수 있는 체계에 대한 지침이 마련되어 있어야 한다. 담당검사자는 이러한 critical limit에 대해 항시 숙지하고 있어야 하며 검사 지침서에도 분명히 명시되어 있어야 한다.

(2) Critical value

① 의의

임상적으로 매우 중요한 의미를 갖거나 조치를 요하는 검사결과는 Delta check, Panic check과 더불어 전산 프로그램을 통해 "Critical value"를 별도로 설정하여 임상에 즉시 알려주어 환자 진료에 차질이 없도록 하는 것이 목적이다.

일반화학 검사실에서 CVR항목과 범위는 아래와 같다.

표 15-4

검사항목	CVR
1) BUN	〉100mg/dL
2) Calcium	〉11, 〈 7mg/dL
3) Total CO_2	〉40, 〈 10mmol/L
4) Creatinine	〉3.0mg/dL
5) Glucose	〉312, 〈 56mg/dL
6) Magnesium	〈 0.96mg/dL
7) Bilirubin	〉15mg/dL
8) Potassium	〉6.0, 〈 2.5mmol/L
9) Sodium	〉160, 〈 120mmol/L

6) 시약(Reagent)

(1) 모든 시약은 그 성능이 검증된 후 사용하며 검증방법과 결과에 대한 기록이 있어야 한다. 다음과 같은 방법으로 검증할 수 있다.

① 참고물질을 직접 분석

② 새로운 시약을 기존 시약과 동시에 비교 검사(parallel test)

a. 비교 검증은 기존 시약으로 검사할 때 사용되던 동일한 lot의 질관리물질 또는 알려진 값의 환자검체 등을 사용하며, 기존의 시약과 동시에 새로운 시약을 사용하여 최소한 5일 이상, 10회 이상 측정하여 그 결과를 분석한다. 이전 결과와 10% 이내의 차이를 보이면 환자 검체에 사용한다.

③ 환자 검체로 pooled serum을 제조하여 검사시행 후, 다음날에도 같은 검체로 검사를 시행하여 이전의 검사결과와 비교한다.

④ 시약이 변경된 경우

환자검체를 사용하여 CLSI guideline을 기반으로 하여 각 검사항목에 적합한 방법을 설정하여 비교검증을 시행한다. 각 항목 및 검사방법에 따라 변형된 기준을 적용할 수 있으며 최소 5일 이상의 분석기간, 10회 이상의 측정결과를 바탕으로 평균 및 % difference를 구하여 비교한다.

기본적으로 모든 시약은 제조사의 설명서에 준하여 사용하며 변경된 방법을 사용하지 않는 것을 원칙으로 한다.

(2) 각각 포장된 시약/kit를 사용할 때는 사용량과 저장조건에 따라 시약의 안정성과 질을 평가하기 위한 기준이 설정되어 있어야 하며, CLSI Guideline EP7—p에 따른 간섭검사에 대한 내용이 있거나 자체적으로 시행하여야 한다. 동결 건조된 질관리물질이나 시약을 사용하는 경우에는 반드시 Volumetric pipette을 사용하여 제조한다.

(3) 시약병에는 반드시 다음의 사항이 표기되어 있어야 한다.

① 제조회사로부터 직접 공급된 시약

시약명, 양, 농도, 역가, 유효기간, 저장조건이 이미 기입되어 있으므로 시약 인수일과 개봉일을 기입 후 담당자가 서명한다.

② 검사실에서 제조한 시약

시약명, 농도/ 역가, 용량, 제조일, 부주일, 폐기일, 보관 방법을 명기하고 담당자가 서명한다.

(4) 모든 시약은 유효기간을 엄수하여야 한다. 유효기간이 지난 시약을 사용해야 하는 경우는 시약의 반응도를 확인한 후에 환자 검체에 사용한다.

(5) 같은 lot 번호의 시약만 같이 사용하는 것이 원칙이다. 개봉된 Reagent kit 내에 같은 lot 번호라도 이전의 다른 kit의 시약을 넣어서는 안 된다.

(6) 시약에 대해 흔한 간섭물질(Hemolysis, ictric, lipemic)에 대핸 검증을 실시하거나, 시약회사의 사용설명서의 정보를 인용하여 검사지침서에 기록한다.

7) Calibration & Standards

(1) Calibration의 정의 및 방법

정해진 분석 물질의 농도에 대하여 시약 및 장비의 반응(reagent system/instrument response) 관계를 정립하는 일련의 측정과정을 의미한다. Analytical Measurement Range(AMR)에서 반응곡선의 형태에 따라 적절한 수의 calibrator를 사용한다. 반응 양상이 linear한 경우 두 개 이상의 calibrator를 사용하며 zero(water 혹은 reagent blank)와 중간 농도값을 이용한다. 이와 같이 AMR 전체를 포함하는 calibrator를 사용하지 않는 경우, AMR validation 별도로 시행한다.

① 각 검사 및 기기에 대한 calibration은 지침에 따라 빠짐없이 실행되어야 하며, 결과는 문서화되어 보관되어야 하며, 각 사용되는 calibrator의 목표값이 설정되어 있어야 한다.

② 모든 calibrator에는 내용물, 목표값, 인수일, 제조 또는 개봉일, 유효기간이 적혀 있어야 하며, 이는 vial 자체에 적혀있지 않는 경우 별도의 장부에 기록되어야 한다. 검사실에서 직접 제조한 물질은 calibrator로 사용하는 경우에도 제조방법 및 상기항목이 기록되어 있어야 하며, lot No.를 부여한다.

(2) Calibration verification의 정의 및 방법

현재의 calibration 상태가 유효한지 확인하는 과정을 의미한다. Calibration verification을 통해 현재의 calibration이 유효한 것으로 확인되면 해당 검사에 대해서 다음 calibration verification의 적응증이 발생하기 전까지 recalibration을 시행할 필요가 없다. Calibration verification을 시행하는 방법에는 업체가 제시하는 검증절차가 있는 경우 이를 따르며, 그 외에는 ① 현재 사용 중인 calibrator를 측정하여 제시된 목표치가 측정되는지 확인하거나, ② 적합한 matrix를 갖고 있는 물질을 측정하여 제시된 목표치가 측정되는지 확인하는 것이 있다.

① Calibration verification material

해당 측정시스템(measurement system)로 측정하는 임상검체에 합당한 matrix를 갖으며, 적절한 목표치를 갖는 물질이어야 한다.

a. 분석시스템(analytical system)을 calibration하는 데 사용한 calibrator

b. Calibration verification을 위해 업체로부터 특별히 고안되어 제공된 물질

c. 기존에 측정된 값을 아는 변형되지 않은 환자의 검체

d. 구체적인 목표치 및 적합한 matrix를 갖고 있는 proficiency testing material 혹은 proficiency testing validated material
e. 구체적인 목표치 및 적합한 matrix를 갖고 있는 1차 혹은 2차 표준물질

② 허용범위

각 검사항목에 따라 calibration verification 결과의 허용기준을 설정하고 이에 따라 허용(accept) 및 거부(reject)를 판단한다. Calibration verification 결과가 허용범위 내에 위치할 경우 기존 calibration은 유효한 것으로 판단되며, 허용범위를 벗어날 경우 recalibration 또는 AMR revalidation을 시행한다.

③ Calibration verification은 다음과 같은 경우에 즉시 시행되어야 한다.

(단, recalibration을 시행하는 경우 calibration verification을 시행할 필요는 없다.)
a. 시약변경 또는 시약변질 의심(단, 변경된 lot의 시약이 환자의 결과의 정확도나 범위 등에 영향을 미치지 않는 것이 확인된다면 시행할 필요는 없다.)
b. 질관리실패
c. 중요한 유지보수 후 : 이에는 장비 detector, column 교체가 해당한다.
d. 생산업체의 권유
e. 적어도 6개월마다 시행

④ Calibration verification 시행 후 결과가 설정 기준을 벗어나거나 실패하였을 경우 recalibration 또는 AMR revalidation을 실시한다.

a. Recalibration 시행기준
- 시약변경 또는 시약변질 의심
- 장비 구성의 유의한 변경(changes in major system component)
- QC 결과가 설정기준을 벗어났을 경우
- Calibration verification 실패

(3) Calibrator의 lot 번호변경이 있는 경우

기존/새 calibrator 및 질관리 물질, 농도값을 아는 환자검체, 표준물질 등의 측정을 통한 평가 및 검증을 시행한다. Old lot calibration 상태에서 new lot calibrator를 환자 검체와 동일하게 검사하여 결과값을 얻는다. 제조회사에서 new lot calibrator값이 제공하는 범위 내에 있으면 new lot calibrator로 calibration을 실시하여 검사를 진행한다. 이때 모든 농도의 질관리 물질도 동시 검사하여 그 값이 질관리 물질 목표값의 허용범위 내에 위치하는지 확인한다.

10. 질관리 물질(Control materials)

(1) 정성 및 정량검사는 매일 또는 매 run마다 질관리 물질을 검사하여 분석능의 적절성을 확인한다. 단, 검사항목별로 검사대상 검체수 및 검사시간을 고려하여 이보다 빈번하게 질관리 물질 측정간격을 설정할 수 있다. 질관리 물질은 환자 검체와 동일하게 취급되어 환자검체와 함께 검사되어야 한다.

① 정량검사의 경우 적어도 2가지 이상의 농도에 대한 질관리 물질을 매일 또는 매 run마다 측정해야 하며, 정성검사의 경우 양성 및 음성 각각의 질관리물질을 매일 또는 매 run마다 측정해야 한다. 환자검체가 검사되지 않는 검사일에는 별도의 질관리 물질의 검사는 필요없다.

② 이미 평가되어 있는 질관리 물질 사용 시 해당 검사방법에 부합되며 검사실에서 자체적으로 목표치가 검증된 것이어야 한다. 평가되지 않은 질관리 물질을 사용할 때는 각 lot마다 반복 분석에 의해 통계학적으로 타당한 목표치를 설정하여야 한다.

③ 질관리 물질의 목표치는 자체적으로 설정하는 것을 원칙으로 한다. 경우에 따라 제조회사에서 설정한 목표치를 사용할 수는 있으나, 반드시 검사실의 자체적인 검증과정을 거쳐야 한다.

④ 일반적으로 매월 질관리 물질의 결과를 분석하며, 6~12개월 동안의 자료로부터 평균과 SD, CV를 구하여 사용한다.

⑤ 매월 질관리 물질의 결과분석 시에, 평균, SD, CV값을 전월의 결과와 금월의 결과를 비교검토한다. 질관리 물질의 검사결과의 평균이 전달에 비해 % difference가 10% 이상이거나, CV값의 편차가 5% 이상인 경우 원인을 분석하고, 필요한 경우 원인에 따라 calibration verification, 장비보수, 동일 검사항목을 분석할 수 있는 장비와의 비교검사, 질관리 물질 또는 시약 변경, 참고범위 재검증 등을 시행한다.

⑥ 질관리 물질은 가능한 한 6개월~1년 이상 같은 lot를 이용하는 것을 원칙으로 한다.

⑦ 새로운 lot의 질관리 물질은 사용 전에 미리 준비기간을 갖고 목표치의 확인 및 검증을 시행해야 한다. 목표치를 확인 및 검증을 시행할 때는 질관리 물질을 중복 측정하여 그 결과로 평균과 SD, CV를 구한다. 각 검사항목 및 방법에 따라 검사기간 및 빈도를 달리 정할 수 있으며, 최소 5일 이상의 검사기간 및 10회 이상의 측정결과를 바탕으로 평균과 SD, CV를 구한다.

(2) 질관리 물질의 결과값에 대한 허용범위가 설정되어 있고 허용범위에서 벗어나는 경우 문제해결을 위한 조치를 하며, 이에 대한 기록이 보관되어 있어야 한다.

① 기본적으로는 Westguard multirules을 적용한다.

② 질관리 물질의 결과가 허용범위를 벗어난 경우의 처리 지침

③ 질관리 물질의 허용범위가 벗어나는 경우 측정된 결과를 임상에 보고하지 않으며, 이에 대한 원인 분석 및 적절한 조치를 취하여 문제가 해결된 후 환자의 검사결과를 임상에 보고한다. 문제해결을 위해서 다음과 같은 조치를 취할 수 있다.

a. 질관리 물질의 재검

b. 장비점검

c. Recalibration

d. 기타 : 시약점검 등

(3) 같은 항목을 측정하는 장비 간의 검사결과 일치를 위한 질관리

① 매일 calibration을 시행한 후에 질관리물질 측정 시 두 장비 사이의 검사 결과치의 %difference가 5% 이내이어야 한다.

② 장비간 검사결과는 적어도 6개월에 1회 이상 환자검체 20개 이상을 이용하여 장비 간의 상관관계를 구한다(허용기준 : r^2 〉 0.9 and %bias 〈 10%).

③ 환자검체는 AMR에 고루 분포하도록 선정하며, 고루 분포하는 환자검체를 얻기 어려운 항목에 대해서는 가능한 저농도와 고농도의 환자검체를 선정하고 혼주 혈정/혈장을 제조하여 각 장비에서 검사를 시행하고 평가한다.

④ 동일한 질관리 물질을 사용하는 분석장비일 경우에는 두 장비 간 상관성 비교 분석을 누적된 질관리 결과를 이용하여 평가할 수 있다. 이때의 허용범위는 두 장비 사이의 질관리 결과의 평균치의 %difference가 5% 이내이어야 한다.

(4) Detection limit, AMR, CRR & 기기 측정 가능 범위의 설정

① AMR(Analytic Measurement Range)의 정의 및 설정

AMR은 희석이나 농축과 같은 검체 전처리 과정 없이 검체를 직접 측정하여 값을 얻을 수 있는 측정치의 범위를 말한다. 새로운 검사법이나 장비, 시약의 도입 시에 AMR의 설정이 시행되어야 하며, 이는 생산업체에서 설정된 것과 동일함(아래 AMR validation에 준한다)을 검증하거나 검사실 별도의 AMR을 설정할 수 있다. 검사실 별도의 AMR 설정은 CLSI EP-06A(2011)에 준하며, 적어도 5개의 물질을 duplication하여 r^2값을 측정하고, 계산된 값과 실제값의 %difference를 구하여 10% 이내에 드는 농도값을 기준으로 AMR을 설정한다.

② AMR Validation의 정의 및 방법

AMR 내에서 분석물질의 농도가 제대로 측정되었는지 확인하는 과정으로 linearity를 확인하여 검증할 수 있다. 즉, AMR 전 범위에 걸쳐 측정농도가 직선적인 비례관계를 보이는지 확인하는 과정이다. 이는 참고 방법에 의해 측정된 값 혹은 제시된 표준물질의 농도와 동일한 값이 측정되는지 보기 위한 것이 아닌 상대적인 정확도(relative accuracy)의 검증을 뜻한다. 이에 사용되는 물질은 각 측정법에 맞는 성질을 갖고 있어야 하며 물질은 최소한,

AMR의 낮은 값, 중간 값, 높은 값의 측정치를 갖고 있는 것으로 AMR의 전 범위가 포함되어야 한다. 단, AMR의 한계치 근처값을 갖는 물질을 구하지 못할 경우 합당한 목표치를 설정한다. 물질의 목표치는 peer group의 측정 평균치 및 참고 방법 등으로 확인된 값으로 정하거나, 이미 값을 알고 있는 고농도의 검체를 저농도의 검체로 희석한 후 그 비로 계산된 값으로 한다. 정확한 결과를 위해서 AMR 전 범위에 걸친 최소한 다섯 농도의 검체를 사용한다. 그러나 AMR의 전 범위에 걸친 낮은 값, 중간 값, 높은 값 등 최소한 3농도의 검체에 대한 검증이 허용될 수 있다.

③ 측정치 검증을 위한 일반적인 방법

a. 검사실에서 측정된 높은 값과 낮은 값을 갖는 임상 검체를 단계적으로 희석(높은 값을 갖는 임상 검체를 적절한 희석액 혹은 낮은 값을 갖는 임상 검체로 희석) 후 희석비로 계산된 농도가 나오는지 검증

b. Large multi－lab shared material로부터 얻은 peer group mean 비교

c. 다른 비교 측정법이나 참고 방법을 이용한 임상 검체의 측정

d. CAP linearity survey materials이나 다른 commercial linearity materials 이용(여러 항목에 대해 AMR 전 범위를 포함한 검체를 제공)

e. 업체로부터 AMR 검증을 위해 특별히 고안된 물질을 이용

④ AMR validation 시행기준

a. 시약변경 또는 시약변질 의심(단, 변경된 lot의 시약이 환자의 결과의 정확도나 범위 등에 영향을 미치지 않는 것이 확인된다면 시행할 필요는 없다.)

b. 질관리 실패

c. 중요한 유지보수 후 : 이에는 장비 detector 교체가 해당한다.

d. 생산업체의 권유

e. 적어도 6개월마다 시행

* Calibration 또는 calibration verification 시에 사용된 물질이 AMR의 한계치 근처값을 갖고, calibration verification이 허용기준에 속하는 경우 별도의 AMR validation은 시행하지 않는다.

⑤ AMR validation에 이용할 수 있는 물질

a. 적절한 matrix를 갖는 linearity material

b. Proficiency testing survey material(예, CAP survey 물질)

c. 전에 사용되었던 환자 검체

d. 전에 사용되었던 환자 검체로 다른 농도를 알고 있는 검체와 혼합하거나 희석한 검체

e. 적합한 matrix 성상과 목표치를 알고 있는 1차 혹은 2차 표준물질

f. 측정기기를 calibration하기 위해 사용되는 calibrator

⑥ AMR validation 허용기준

육안으로 과도하게 직선상에서 벗어나는 값(outlier)이 있는지를 확인하며, 측정한 5개의 물질 중 1개 이하의 outlier가 관찰되는 경우 해당 값을 제외하고 나머지 값을 이용하여 linearity 및 %bias를 확인하며, 2개 이상의 outlier가 관찰되는 경우 분석시스템 자체의 문제가 의심되므로 업체를 통해 장비점검을 시행한다. 기준은 통계적인 직선성($r^2 > 0.99$)을 만족하거나, 통계적 직선성을 만족하지 않을 경우 전문의의 판단하에 임상적으로 만족스러운 수준의 직선성을 보일 경우 linear한 것으로 판단한다.

(5) Clinical reportable range(CRR)의 설정

① CRR의 정의 및 설정

CRR은 희석, 농축이나 전처리 과정을 이용하여 측정 및 보고할 수 있는 범위를 말한다. 즉, AMR을 벗어난 결과를 보고할 경우 검체를 희석 및 농축하여 AMR 내로 들어오게 한 후 검사하여 나온 결과를 희석 배수를 곱하거나 나누어 계산된 값으로 보고할 수 있다. 업체는 AMR을 구체적으로 제시하고 AMR을 벗어나는 검체에 대한 희석이나 농축 절차를 제공한다. 검사 도입 시에 정해진 CRR은 측정방법상 변화가 없을 경우 별도의 재평가는 필요 없으며, CRR의 lower limit는 전형적으로 AMR의 lower limit가 된다. CRR의 upper limit는 희석 과정의 별다른 제한이 없는 한 구체적으로 정할 필요는 없다.

② 보고

AMR 범위를 벗어나는 검체의 결과는 "AMR 이상" 또는 "AMR 이하"로 보고되어야 하며 정확한 수치 보고를 위해서는 희석 또는 농축하여 결과값이 AMR 범위 내로 들어온 후에 희석 배수를 곱하거나 나누어 보고한다.

(6) 검사기기 및 장비질관리의 일반적 원칙

① 유지 및 보수 기준

모든 검사기기와 장비들은 이 지침서와 제조회사의 지침서에 포함되어 있는 검사기기 및 장비 유지 지침서에 준하여 유지, 보수하여야 한다.

② 목적

검사기기와 장비의 유지 및 보수는 검사에 영향을 미칠 수도 있는 이상을 조기에 발견하는데 그 목적이 있다.

③ 검사기기 및 장비 유지 및 보수 지침서

모든 검사기기 및 장비의 유지 및 보수 지침서는 각 기기 및 장비에 비치되어 있어야 한다.

④ 검사기기 및 장비 유지 및 보수 기록

모든 장비는 주기적으로 정해진 check list에 따라 기능을 확인한다. 유지와 보수에 관한 어떠한 형태의 조치는 각 장비나 기기의 "유지 및 보수 기록"에 모두 빠짐없이 기록되어야 한다. 기록하는 양식은 각 장비 운용 지침서에 포함되어 있을 경우 이를 이용하고 특별히 만든 양식이 있을 경우 이를 검사기기 및 장비의 유지 및 보수 지침서에 별첨하고 이를 이용한다.

11. 검사 오류 처리지침

1) 검사 오류

검체 채취, 검사시행, 결과 보고의 일련의 과정에서 발생할 수 있는 모든 오류를 칭한다.

2) 검사 오류 발생의 분류

검사의 오류가 미치는 영향의 정도에 따라 category I과 II로 구분하며, 각 분류에 따라 해당하는 조치를 취한다.

(1) Category I(Major)

① 결과보고 여부와 상관없이 Systemic error로 여러 환자의 결과에 영향을 미치며, 전반적인 시스템 조치 및 보완이 검토되어야 하는 경우.

② 결과보고 후 환자치료에 영향을 미치거나, 타 부서에 영향을 미치는 경우.

③ 결과보고 후 결과수정과 재확인 또는 결과삭제가 필요한 경우.
(사안에 따라 Category II로 분류할 수 있다.)

(2) Category II(Minor)

① 검사보고 여부와 상관없이 Systemic error가 아님과 동시에 환자 진료에 미치는 영향이 없고, 타 부서에 미치는 영향이 최소한인 경우.

각론

Clinical Chemistry

1장 검체와 재단백

검체(생체시료) 내의 여러 가지 성분들을 과학적으로 분석하는 데는 무엇보다도 각각의 성분들이 채취 전과 채취 후에서 얻어지는 분석치 사이에 변동이 없어야 이상적이다. 그러나 검체 성분들은 시간이 흐름에 따라 변동하는 것이 많고, 특히 채취 후에는 여러 가지 요인에 의하여 변화되기 쉬운 것들이 많다. 따라서 검체의 채취는 분석에서 중요한 과정이 되며, 채취 후에 보존의 방법도 매우 중요하여 여러 가지로 연구되고 있다.

1. 요검체

채뇨법은 요화학에서 상세하게 다루고 있는 바 그의 개략을 소개하면 우선 정성 검사용으로 이용되는 채뇨는 단회뇨(random unime specimen)로 분석 대상에 따라 식전과 식후의 것을 이용하거나 유형성분이나 농축성분이 보존되어 있는 아침 기상 직후의 요가 많이 이용되며, 정량 분석에 사용할 요는 방부제를 첨가하여 24시간 뇨의 전량을 받아 이용한다.

1) 요방부제

① Toluene : 보편적으로 많이 이용한다. 화학적성분의 보존에 적당하며 24시간 채뇨 시 용기 바닥에 깔릴 정도로 미리 2~3mL 넣은 후 채뇨한다. 유기용매로서 요검체의 표면과 공기와의 접촉을 차단하나 휘발하기 쉬우며, 혐기성세균의 증식은 막지 못하므로 냉장고에 보존하면 더 효과적이다. 검사 시 혼합하여 사용한다.

② Formaldehyde : 요 100mL당 0.5mL 정도 사용하며, 요침사 중 혈구, 원주 등 세포성분 보존에 좋으나, 환원력을 이용하는 요당 검사에는 부적당하다.

③ Phenol : 멀리 수송 시에 이용되며, 요 100mL당 3~4방울 정도 가하면 된다.

④ Sodium carbonate : Urobilinogen, Porphyrin보존제로 쓰인다. Porphyrin은 광선에 예민하므로 차광된 용기를 이용하고 어두운 곳에서 시행하되 Sodium carbonate 5g 정도를 24

시간 뇨에 첨가하면 수일간 안정을 유지할 수 있다.

⑤ Boric acid : Aldosterone, Cortisol, Estrogen 등 Steroid는 24시간 채뇨 용기에 Boric acid 5g을 첨가하여 채뇨한다.

⑥ Hydrochloric acid : Calcium, Oxalate, Catecholamine, VMA 등은 pH 3 정도의 산성 상태에서 안정하므로 24시간 채뇨 시 농염산 10~15mL를 가해 주고 steroid는 냉장고에 보존하는 것이 좋다.

⑦ perchloric acid : Catecholamines과 Serotonin은 24시간 채뇨 시 요 100mL당 1mL 비율로 사용한다. pH 4에서 수일간 안정하며 견과류를 먹으면 serotonin 측정에 간섭을 일으킨다.

⑧ 기타 : 요의 알카리성 pH 유지가 필요할 때는 5% sodium carbonate를 이용한다.

- Sugar : 신선한 뇨를 채취하기 위하여 소독된 용기를 이용해야 하며, 최소한 투약도 48시간 정도 중지하는 것이 좋다.
- Amino acid : 비교적 안정성이 있어 수일간은 변화가 없는 편이며, 방부제로 Toluene 또는 Thymol을 첨가하되 분석 방법에 영향이 없는 것으로 선택할 것이며, 냉동하는 것이 가장 바람직하다.

2) 요검체 보관 시의 변화

(1) 박테리아 작용

일반적으로 채뇨 시에는 오염이 되기 쉽다. 청결한 용기를 이용하면 어느 정도 방지할 수 있어 24시간 내에는 별 지장을 받지 않으나, 만약 오염이 되면 proteus species 등의 세균들이 요소를 분해하여 ammonia 및 CO_2를 형성하게 되어 pH의 변화가 생기게 된다. 또한 요가 알칼리화하면 calcium과 magnesium은 인산염을 형성하게 되며, 박테리아는 glucose를 분해하여 glucose의 저하가 일어난다.

(2) Uric acid 및 Urate의 침전 형성

요검체를 방치하면 Uric acid 및 urate의 침전이 형성되므로 분석 전에 침전을 잘 부유시켜 섞은 후 사용해야 한다.

2. 혈액검체

혈액의 채취는 공복 상태가 원칙이다. 식후에는 여러 가지 성분의 변화를 일으키기 때문이다. 공복은 식후 12~14시간 정도이므로 저녁식사 후 다음날 아침식전의 혈액을 채혈하는 것이 식사로 인한 소화흡수의 영향을 막을 수 있으며, 어떤 경우는 환자의 운동을 제한한 후 채혈하는 경우도 있다. 또한 채혈 방법도 필요에 따라 선택하면 된다(표 1-1). 또한 보관온도에 따라 성분변화도 생기며(표 1-3), 검체 종류(표 1-3, 4) 및 채혈부위에 따라서도 농도 변화가 있다(표 1-5).

1) 혈액검체의 종류

(1) 모세관 혈액

혈액의 양이 많이 필요치 않은 경우 주로 손가락 끝, 귓불, 발뒤꿈치 등의 부위에서 쉽게 얻을 수 있다. 채혈할 부위를 70~75% 알코올로 깨끗하게 닦고, 마른 후 멸균된 주사바늘이나 란셋으로 그 부위를 찌른 후, 자연스럽게 흐르는 혈액을 취한다. 채혈 전에 채혈 부위에 더운 물수건으로 10~15분간 덮어 따뜻하게 하는 것은 아주 효과적이다. 이와 같은 방법으로 얻을 수 있는 혈액은 0.1~0.2mL 정도이며, 때로는 2mL 까지도 얻을 수 있다. 채취방법은 미량 피펫이나 모세관 피펫을 수평으로 하여 혈액이 흘러나오는 부위에 피펫 끝을 대면 흡입을 하지 않아도 스며들기 때문에 일정량이 채워지면 거즈나 여지로 끝을 닦고 필요한 양에 따라 눈금을 맞춘 후 사용한다.

표 1-1. 채혈 및 보존 방법(계속)

성분	항응고제	취급요령
Acetone, acetoacetate		마개 후 냉동
Acid phosphatase		Citrate(10mg/mL) 첨가 후 냉동
ACTH(Corticotropin)	Heparin, 0.2mg/mL	채혈 후 15분 이내 냉동
Alcohol		혈청에 NaF(10mg/mL) 첨가
Aldolase		냉동
Aldosterone		Boric acid(25mg/mL) 첨가 또는 냉동
Amino acid	Heparin, 0.2mg/mL	냉동
Androstenedione		오전(00:00~12:00) 중에 채혈
Ascorbic acid		냉동
Barbiturate		heparin 사용 못함
Bile acid		냉동
C-peptide		공복 시 채혈과 냉동
Calcitonin		냉동
Carcino embryonic Antigen	EDTA, 2mg/mL	
Cholinesterase	Heparin, 0.2mg/mL	
Citric acid		냉동
Complement		냉동
Cortisol	Heparin, 0.2mg/mL	즉시 혈장 분리
Creatine		냉동
Creatine Kinase	Iszyme	냉동
Creatinine		냉동
Cryoglobulins		20℃ 이상 유지

표 1-1. 채혈 및 보존 방법(계속)

성분	항응고제	취급요령
11-Deoxycortisol	Heparin, 0.2mg/mL	즉시 혈장 분리
Digitoxin		투약 후 6~12시간 이후 채혈
Digoxin		투약 후 8시간 이후 채혈
Estradial	Heparin, 0.2mg/mL	냉동
Fatty acid(Free & Ester)	Heparin, 0.2mg/mL	냉동
Fibrinogen	Citrate, 4mg/mL	Heparin 사용 못함
Fluoride		초자용기에 채혈하지 말 것
Folate(Tetra hydrofolate)		냉동
Galactose		Heparin과 함께 NaF(10mg/ml) 첨가
Gastrin	Heparin, 0.2mg/mL	공복 시 채혈 후 냉동
G-6-PD		공복 시 채혈 냉동
HDL-Cholesterol	EDTA, 2mg/mL	
Hemoglobin	EDTA, 2mg/mL	
Histidine	EDTA, 2mg/mL	냉동
17-Hydroxy progesterone		09:00~11:00 사이 채혈
Insulin		공복 시 채혈, 냉동
Isocitrate Dehydrogenase		냉동
Lactate		채혈 즉시 5% perchloric acid 동량과 혼합한다.
		Heparin이 있고, 납이 제거된 시험관에 채혈
Lead		냉동
Lipoprotein phenotyping	Heparin, 0.2mg/mL	냉동
Lysozyme		즉시 혈청분리
Magnesium		냉동
Parathyroid tropic Hormone(PTH)		냉동
Pepsinogen		냉동
Placental lactogen		냉동
Prolactin		냉동
Prostaglandine F2d	EDTA, 0.2mg/mL	광선차단
Pyridoxalphosphate(Vitamin B6)		동량의 50% perchloric acid와 혼합한다.
Pyruvate	EDTA, 0.2mg/mL	채혈 및 원침 시 차게 한다.
Renin		광선 차단
Vitamin A		산처리 용기 사용, 용혈 방지
Zinc		

표 1-2. 혈청과 혈장과의 농도 차이

차이가 없는 경우	혈장이 혈청보다 높은 경우(%)	
Bilirubin	Calcium	0.9
Cholesterol	Cl^-	0.2
Creatinine	LDH	2.7
	Total protein	4.0

혈청이 혈장보다 높은 경우(%)			
Albumin	1.3	Phosphate	7.0
ALP	1.6	K^+	8.5
AST	0.9	Na^+	0.1
HCO_3	1.8	Urea	0.6
CK	2.1	Uric acid	0.2
Glucose	5.1		

표 1-3. 검체 안정 일수(계속)

검사종목	실온(25℃)	냉장고(4℃)	동결(−12℃)
Serum protein	1주일	1개월	
Protein fraction	3일		6개월
NPN	1일	수일	6개월
Urea nitrogen	1일	수일	6개월
Uric acid ↓	3일	수일	1일
Ammonia ↑	즉시	한 시간	6개월
Creatinine	불안정	1주일	5년
Total cholesterol	5일		1주일
Glucose – Serum 분리 후	1일	1주일	
Glucose – 용혈 처리 후	2시간		
Glucose – NaF 처리 후	수일		
Sodium	2주일		1년
Potassium ↑	2주일		1년
Chloride	1주일	1~2주일	1년
Calcium ↓	1주일	1~2주일	1년
Magnesium	1주일	1~2주일	1년
Inor. phosphorus ↑	1주일	1~2주일	
Serum iron	4일	1주일	수개월
Serum copper		2주일	
Blood pH	20~30분		
Total CO_2 ↓	30분	2시간	
Amylase	1주일(요는 2~3일)	수개월	
Lipase	1주일	수개월	
Acid Phosphatase	(한 시간에 30% 감소)	1~2시간	3개월
Alkaline phosphatase	(24시간에 5~30% 증가)	1일(10% 증가)	6개월
Cholinesterase	6시간	1주일	수개월

표 1-3. 검체 안정 일수(계속)

검사종목	실온(25℃)	냉장고(4℃)	동결(-12℃)
AST, ALT	2~4일	1주일	1개월 이상
LDH	하루가량	(실온보다 더 불안정하다 함)	
Bilirubin, Icteric index	수시간(암소)	1일(암소)	
CCF	1~2일	1~2일	
TTT	1일	1~2일	
ZTT		1일	
Prothrombin time	5~18시간		
Fibrinogen	1주일	1개월	
17-KS	종말농도가 1%가 되도록 HCl 첨가		
17-OHCS	동결보존		
VMA	pH 3으로 하면, 수일간 안정		

↑ 전혈로 두면 (+) 오차의 원인 ↓ 전혈로 두면 (-) 오차의 원인

표 1-4. 모세관 혈액과 정맥 혈액과의 차이

차이가 없는 경우	모세관 혈액이 높은 경우(%)		정맥 혈액이 높은 경우	
Phosphorus	Glucose	1.4	Bilirubin	5
Urea	K^+	0.9	Calcium	4.6
			Cl^-	1.8
			Na^+	2.3
			Total protein	3.3

표 1-5. 채혈 부위에 따른 혈장의 차이

	Arterial	Central venous	Peripheral venous
ALT(U/L)	62	61	81
Albumin(g/dl)	3.6	3.7	3.9
ALP(U/L)	1.4	1.3	107
Amylase(U/L)	149	148	177
AST(U/L)	20	20	21
Calcium(mg/dl)	8.1	8.2	8.2
Cl(mmol/L)	99	97	101
CK(U/L)	82	73	91
Creatinine(mg/dl)	1.4	1.3	1.2
GGT(U/L)	13	14	14

표 1-6. 혈장과 혈구 내의 농도 비교

성분	혈구	혈장	혈구/혈장
LDH(U)	58000	360	160
Acidphosphatase(U)	200.0	3.0	67.0
AST(U)	31.5	0.8	40.0
K+(mmol/L)	100.0	4.4	22.7
ALT	1.6	0.24	6.7
Magnesium ion(mmol/L)	5.5	2.2	2.4
Creatinine(mg/dL)	1.8	1.1	1.6
Glucose(mg/dL)	74	90	0.82
Urea-N(mg/dL)	14.0	17.0	0.82
Inorganic phosphorus(mg/dL)	2.5	3.2	0.78
Bicarbonate(mmol/L)	19.0	26.0	0.73
Cholesterol(mg/dL)	139.0	194	0.72
Uric acid(mg/dL)	2.5	4.6	0.55
Chloride(mmol/L)	52	104	0.5
Na+(mmol/L)	16.0	140	0.11
Calcium ion(mmol/L)	0.5	5.0	0.1

(2) 정맥혈액

모세관 혈액으로 양이 부족하거나 다른 제한을 받을 경우는 정맥혈을 이용하며, 임상화학적 검사 종목에서는 대부분 정맥혈을 사용한다. 채혈 부위는 전완 공간에 나타나는 요골, 척골 정맥을 주로 이용하여 충분한 양의 혈액을 주사기로 뽑는다. 보통은 구혈대를 사용하는데, 혈액소견이 달라지는 경우도 있다. 채혈 후에는 주사기에서 바늘을 뺀 후 적당한 용기에 곧 옮기되 용혈이 되지 않도록 기벽을 따라 서서히 분주한다. 만약에 전혈 및 혈장을 필요로 하는 경우에는 항응고제가 들어 있는 용기에 넣고 마개를 한 후 천천히 전도혼합(inversion)하여 항응고제가 완전히 용해되도록 한다. 혈청이 필요한 경우는 깨끗한 용기(plain tube) 또는 혈청분리용 진공채혈관(SST,serum separation tube)에 넣고 응고되도록 한 후 혈청을 분리하여 사용한다.

(3) 동맥혈액

흔히 이용은 안 되나 혈액가스분석 등의 특별한 경우 가끔 이용된다. 이러한 경우에는 특별한 조치 후 시행하며, 채혈 후 지혈 등의 어려운 점이 있다.

2) 용혈(Hemolysis)

임상화학검사는 대부분 혈청을 이용하므로 혈구와 혈청 내의 농도가 다른 것들은 적은 용혈을 일으킨다 하더라도 결과에 미치는 영향은 아주 크다. 따라서 용혈이 생기지 않도록 하는 것은 채혈의 가장 중요한 과정이고, 올바른 성적을 얻기 위해서는 꼭 지켜져야 한다. 용혈이 생길 수 있는 요인들을 살펴보면, 채혈용구를 이용할 때 심한 흡입 채혈, 용기의 오염(수분 또는 약제), 응고 부분 제거 및 원심침전 시 생기는 용혈 등을 들 수 있다. 이와 같은 용혈은 혈구 내 농도와 혈청 내 농도 차이가 매우 심한 것들이 많기 때문에 경우에 따라서는 육안적 판별이 안 되는 미세한 경우도 검사 성적에 미치는 영향이 크다. Hb 농도가 30mg/dL 이상인 경우 육안적으로도 용혈로 인식될 수 있으며, 100mg/dL 정도는 중등도 용혈로 본다. 특히 황달혈청은 용혈 여부에 대한 판별도 어려워지며, 효소, 전해질분석 시 용혈된 혈청검체는 검사에 사용할 수 없다. 따라서 용혈은 사전에 필히 예방되어야 한다.

3) 항응고제

(1) Heparin

임상화학 검사에 영향을 별로 주지 않는 항응고제로 비교적 적은 농도이나 체내 조직에도 있으며, 간 및 폐에서는 농도가 높다. 이 항응고제의 응고기전은 항트롬빈 작용이다. 즉, prothrombin이 thrombin으로 되는 것을 방지하므로 fibrinogen으로부터 fibrin 형성을 억제하게 된다. 보통 혈액 mL당 heparin 20unit로 항응고가 되며, 항응고력이 우수하나, 단점으로는 생리적 물질이므로 항응고력이 일시적이고 값이 비싸다.

(2) Oxalate

Sodium, Potassium, ammonium 및 lithium의 염들이 있으며, 항응고의 기전은 항calcium작용이다. 즉, 혈중 calcium과 쉽게 결합하여 불용성의 calcium oxalate 침전을 형성하므로 calcium작용을 차단한다. 항응고제의 사용량은 혈액 mL당 1~2mg이며, 널리 쓰인다. 실험실에서 조제 사용할 경우에는 potassium oxalate 30% 용액을 조제하여 시험관에 0.1mL씩 분주하고 건조시켜 사용하면 혈액 15mL를 항응고할 수 있으나, 건조 시 150℃ 이상에서 건조하면 염의 분해로 인하여 항응고력이 소실된다.

(3) Sodium fluoride(NaF)

혈액의 혈당 측정 시에 방부제(해당 저지제)로도 쓰이며, 약한 항응고력도 가지고 있다. 방부를 겸한 오랜 항응고가 필요할 때에는 potassium oxalate를 같이 사용하면 좋으며, 혈액 mL당 2mg이 필요하다. 그러나 효소 활성을 억제하므로 특히, urease를 이용하는 BUN측정 등에는 사용할 수 없다.

(4) Ethylenediaminetetraacetic acid(EDTA)

이것은 혈구 성분을 보호하므로 혈액학 검사에 좋으며, 항응고기전 역시 항calcium작용이다.

EDTA도 calcium과 chelation작용이 강하게 일어나 calcium 제거되고 따라서 응고는 저지된다. EDTA는 난용성으로 용해도를 높이기 위해 일반적으로 potassium 및 sodium의 염을 사용하나 potassium의 염이 더 잘 녹으며, 혈액 mL당 1~2mg이면 항응고된다.

4) 혈액검체의 보존

보존 혈액의 성분은 채혈 직후부터 경시적인 농도의 변화를 가져오므로 유의하여야 한다. 즉 용기벽에서 흡착 내지는 용출, 휘발성 물질의 휘발, 항응고제 첨가로 인한 수분 이동, 혈구의 투과력 변화, 생세포들의 대사진행 및 오염에 의한 세균증식 등의 여러 가지 요인들에 대한 것들이다. 물론 혈액검체는 즉시 분석하는 것이 이상적이다. 부득이 보관을 해야 되는 경우가 생기게 되면 가급적 보존 검체의 영향을 최소로 줄이도록 하는 것이 중요하다.

(1) 온도

보관 온도는 실온, 냉장고(4℃) 및 냉동(−10℃ 이하) 상태로 몇 가지를 제외하고는 낮은 온도에서의 보관이 비교적 안정하다.

(2) pH

일반적인 보존방법은 아니나, 분석상에 지장이 없는 것은 pH를 아주 높은 상태 혹은 낮은 상태로 유지해주면 박테리아의 증식을 막을 수 있다.

(3) 약제 첨가

혈액 내의 당분해를 방지하기 위하여 NaF를 가해 주든지 하는 것은 흔히 이용되고 있으나, 분석과정 중에 영향을 주는 문제점을 고려하여 제단백을 해 두는 것이 좋으며, 자세한 것은 각 검사 방법에 따른 올바른 사용법을 숙지하여야 한다.

5) 혈액검체의 성분변화

채혈된 혈액검체를 방치하므로 발생되는 검사결과는 다음과 같이 다양하므로 이에 대한 검체취급과 보존, 또한 그에 대한 방지대책을 수립해야 한다.

(1) Ammonia의 상승

혈중 암모니아(NH_3)는 가장 불안정한 물질로 채혈 후 적어도 15~30분 이내에 검사를 완료해야 하는 응급검사 종목이다. 검체가 실온 방치되면 혈액 중 가장 많은 단백성분은 시간이 지남에 따라 분해되어 아미노산으로부터 아미노기(NH_2)가 분리되고 결국 암모니아(NH_3)가 생성되기 때문이다. 부득이한 경우 제단백처리하거나, EDTA채혈 후 우선 공기를 차단하여 즉시 빙냉 동결시키면 수시간, 1일 정도 보존할 수 있으나 추천할 수 없다.

(2) 빌리루빈의 산화

혈청빌리루빈은 직사광선에 매우 취약하다. 일광하에서 급속히 산화되어 녹색의 빌리버딘이 되며 시간당 50% 감소, 형광등 불빛 아래서도 1일에 30% 정도 감소된다는 보고가 있다. 채혈 후 적어도 1~2시간 이내 검사 완료해야 한다. 보존대책은 즉시 검은 종이로 차광하여 동결보존하면 약 1개월 정도 가능하다.

(3) pH, pCO_2, pO_2의 변화

혈액가스측정의 분석 항목이다. 혈액가스분석은 응급검사이므로 반드시 헤파린처리된 동맥혈을 채취하여 즉시 검사해야 하며, 이와 같은 성분들은 공기차단 유무에 따라 반대의 결과가 일어나므로 유념해야 한다. 공기 중에 방치된 경우는 우선 pCO_2 감소와 pO_2의 증가가 일어난다. 이는 혈중과 공기 중의 pCO_2 및 pO_2의 농도 차이 때문이다. 혈중의 pCO_2가 공기보다 훨씬 높으므로 pCO_2는 공기 중으로 방출되어 감소되며, 따라서 공기 중의 높은 pO_2는 혈액 내로 유입되어 증가된다. 혈액의 pH는 증가되는데 이는 암모니아의 상승과 CO_2의 상실로 인해 알칼리화되기 때문이다. 반면 마개로 공기와 차단했더라도 혈구의 호흡작용으로 pCO_2 증가와 pO_2의 감소가 일어나며, 또한 혈구의 에너지 대사 즉 혈당의 소모로 인해 해당이 진행되어 피루빈산과 젖산이 생성되므로 pH는 낮아진다.

(4) 해당작용

glucose측정도 응급검사 종목이다. 검체를 방치할 경우 혈구는 지속적으로 혈당을 에너지로 이용하게 되므로 glucose의 감소를 초래하며 이는 시간당 7~10% 정도의 비율로 일어난다. 이를 방지하기 위해서는 전혈 mL당 NaF 10mg을 첨가한다.

(5) 효소활성의 변화

검체방치로 인한 효소활성치의 변화에서 가장 불안정한 효소는 산성인산가수분해효소(ACP, acid phosphatase)이다. ACP의 최적 pH는 4~6 범위이다. 그러나 방치된 검체의 pH는 CO_2 상실로 알칼리화되고 pH가 8을 넘으면 효소활성은 급격히 저하되며 반대로 알칼리성인산가수분해효소(ALP,alkaline phosphatase)는 정의 오차를 가져온다. ACP의 효소활성변화를 방지하기 위해서는 고무마개, 파라필름으로 봉하여 공기를 차단하되 pH를 6.5로 유지하기 위하여 혈청 1mL에 sod. citrate 18mg, 또는 20% sod. acetate 10μL를 첨가한다.

(6) Na^+ , K^+의 변화

전해질 분석은 항상 응급검사이며 특히 Na^+, K^+검사는 혈액 산-염기평형과 함께 신속하며 정확한 측정이 요구되는 분석항목이다. Na^+는 세포외액 중 가장 많은 양이온이며, K^+는 세포내액 중 가장 많은 양이온으로 검체를 방치할 경우 혈구막의 점진적인 변성이 일어나 이들 전해질의 농도

변화가 초래된다. Na^+는 혈장에서 혈구 내로 유입되어 감소되며, 반대로 K^+는 혈구 내에서 혈장쪽으로 유출되어 증가하기 때문이다. 이 중 문제되는 것은 시간이 흐름에 따라 서서히 혈장K^+의 농도가 증가되는 것이며 특히 냉장보존의 경우 저온에서의 K^+증가는 현저하므로 유의하여야 한다.

3. 제단백

임상화학적 분석은 대부분이 화학반응을 이용하고 있으며, 주 검체는 혈청으로서 혈청 중에 가장 많은 성분은 단연코 단백질이다. 이렇게 많은 성분인 단백질을 그대로 둔 채 상대적으로 적은 각 성분들을 분석하는 것은 어렵고 그 결과에도 영향을 미치며 정확치 않다. 또한 단백질은 무엇보다 화학반응에 영향을 준다. 즉, 분석과정에서 거품을 생성하거나 혼탁 및 침전물 형성, 발색 반응을 간섭하거나 방해하여 오차를 유발시키므로 이들 단백질을 제거할 필요가 있다. 따라서 단백질을 제거하는 전처리 과정을 제단백이라고 하며, 제단백 여액(protein free filtrate) 내에는 단백질의 잔존물이 1~5mg/dL 정도 남게 된다.

최근에는 특이성과 예민도가 높은 분석 방법을 사용하므로 극미량의 혈청으로도 검사가 가능하며, 따라서 제단백을 하지 않고, 직접 목적 성분을 측정하는 방법이 개발되어 사용되고 있다.

1) 수화수를 제거하는 경우

(1) 가열법

단백수용액을 가열하면, 단백질을 둘러싸고 있던 수화수가 이탈하면서 단백질의 열 응고성에 의해 혼탁, 응고, 침전한다.

(2) 유기용매법

단백수용액에 유기용매(아세톤, 알코올 등)를 가하면 물분자의 극성을 저하시켜 경쟁적으로 물분자와 결합함으로써 물이 제거되면서 단백질이 혼탁, 응고, 침전한다.

(3) 염석법(salting out method)

단백질은 낮은 중성염 용액 중에서는 안정한 염용(salting in)상태로 있지만 염의 농도를 높이면 염의분자가 단백질의 물분자를 이탈시켜 용해도가 낮아져 불용성 염으로 석출된다. 이를 염석(salting out)이라고 하며 그 결과 단백질은 혼탁, 응고, 침전한다. 사용되는 중성염으로는 $NaCl$, Na_2SO_4, $MgSO_4$, $(NH_4)_2SO_4$ 등이 있다.

2) 불용성 염으로 제거하는 경우

단백질은 등전점의 pH에서 전기적으로 중성이다. 즉, 등전점이란 전기적 성질을 띠지 않는 pH를 말한다. 따라서 단백질은 (+) 또는 (−)로 ion화하지 않으므로 용해도는 최저상태이며 이러한 상태에서 pH를 변화시키는 시약을 가하면 단백질은 안정하지 못하고 쉽게 (+) 또는 (−)로 하전된다. 이렇게 하전된 단백질을 이와 반응하는 음이온 또는 양이온 침전제를 가하여 불용성 염을 형성시켜 단백을 침전제거할 수 있다.

(1) 등전점보다 낮은 pH의 경우

단백질은 등전점보다 낮은 pH 즉, 산성에서는(+)로 하전되므로 주로 산성시약을 이용한다. 이들 산성시약은 음이온 침전제로 시약의 음이온과 결합하여 불용성 염으로 혼탁, 응고, 침전한다.

음이온 침전제로는 tungstate, trichloroacetate, metaphosphate, sulfosalicylate, picrate, molybdate, perchlorate 등이 있다.

(2) 등전점보다 높은 pH의 경우

pH를 알칼리화시키면 단백질은 (−)로 하전되며 주로 중금속인 양이온 침전제의 양이온과 결합하여 불용성 염으로 혼탁, 응고, 침전한다.

양이온 침전제로는 cadmium, copper, iron, lead, mercury, uranium, Zinc 등이 있다.

3) 투석 또는 한외 여과법

투석막, 한외여과막을 사용하여 제단백 여액을 취하는 방법으로 특별한 침전시약을 가할 필요가 없고 생리적 조건에 최적인 제단백 여액을 얻을 수 있다. 대부분의 단백질은 분자량이 크므로 일정한 pore size를 갖고 있는 투석막이나 반투과성 여과막을 이용하면 이보다 분자가 큰 단백질이 걸러져 제거할 수 있다.

실제로 투석용 셀로판 튜브를 이용하거나 또 원추상의 한외여과막을 원심관 내에 장착시켜 놓고 시료를 넣은 후 원심분리해서 한외여액(제단백여액)을 얻는 방법(Centriflo membrane cone), Minicone농축법 등이 이용되고 있다.

(1) 음이온 침전제

1 Folin–Wu법(텅스텐산법)

제단백 여액의 산도는 약산성(pH 6.0)이며, 비단백성 질소(요소, 요산, 아미노산, 크레아티닌 등) 정량분석에 이용되나, 당 이외의 환원성 물질을 제거하지 못하므로 glucose측정은 부정확하다.

원 리

황산과 텅스텐산 나트륨을 함께 가하여 줌으로써 생성된 텅스텐산 중 텅스텐 음이온과 황산 산성하에서 양하전된 단백질이 결합 침전되어 제거되는 방법이다.

$$Na_2WO_4 + H_2SO_4 \rightarrow Na_2SO_4 + H_2WO_4$$

시 약

① 10% Na_2WO_4

$Na_2WO_4 \cdot 2H_2O$ 100g을 증류수에 녹여 총 양이 1L 되게 한다.

② $\frac{2}{3}$N H_2SO_4

높은 농도의 황산을 희석하고 필요하면 적정하여 사용한다.

방 법

혈액 1mL를 시험관에 취하고 증류수 7mL를 넣어 혼합한 후, Na_2WO_4 1mL를 가하여 혼합하고 $\frac{2}{3}$N H_2SO_4 1mL를 서서히 혼합하면서 넣은 후 다시 세게 혼합한다. 3분간 방치 후 여과하거나 원침한다.

2 Folin-Wu법의 변법(Haden법)

원 리

Folin-Wu법과 같으며, 단지 $\frac{2}{3}$N H_2SO_4 대신에 $\frac{N}{12}$ H_2SO_4를 사용한다.

시 약

① 10% Na_2WO_4

② $\frac{N}{12}$ H_2SO_4

농황산 2.5mL를 증류수로 희석하여 1L가 되게 하고 0.1N NaOH로 적정하여 사용한다.

방 법

시험관에 $\frac{N}{12}$ H_2SO_4 8mL를 취해 혈액 1mL를 혼합한 후 1분간 방치한다. 10% Na_2WO_4 1mL를 가하여 세게 혼합한 후, 3분간 방치하였다가 여과 또는 원침한다.

3 Trichloroacetic acid(TCA)법

Greenwald가 소개하였으며, 단백분자 중 펩티드 결합에 삼염화초산의 음이온이 결합되어 혼탁, 응고, 침전한다. 보통 삼염화초산 5~10% 또는 30%의 용액을 이용한다. 음이온에 의한 침전제로 제단백 여액을 많이 얻을 수 있으며, 강산성을 나타내므로 용존하는 무기인 등의 정량이나 요와 뇌척수액 내 미량 단백의 검출에도 이용된다. 그러나 Cl. 또는 알칼리에서 반응시키는 당의 정량에는 바람직하지 않다.

원 리

삼염화초산(TCA)은 강산성이어서 $CCl_3COOH \rightarrow CCl_3COO^- + H^+$ 같이 해리한다. 산성하에서 양 하전된 단백분자가 산성시약 중의 CCl_3COO^- 이온과 반응하여 결합침전된다(CCl_3COO^- + 단백분자$^+$).

시 약

① 5~10% trichloroacetic acid

TCA 결정 5~10g을 증류수에 녹여 100mL 되게 한다.

방 법

검체 1mL를 취하고 TCA 9mL를 넣어 섞은 후 여과 또는 원침한다.

(2) 양이온 침전제

1 Somogyi 법(황산아연-수산화바륨 법)

용존하고 있는 단백질이 (−)로 하전되어 Zinc proteinate로 침전되고, 비당환원 물질과 요산, 크레아티닌 등은 Zinc염과 $BaSO_4$에 흡착 침전되며 나머지 Zinc와 Barium ion은 $Zn(OH)_2$와 $BaSO_4$로 침전이 되고 그 상청액으로 제단백 여액을 얻을 수 있으며, 산도는 pH 7.1~7.8이고, 진당치(true glucose)를 얻을 수 있다.

원 리

Zinc sulfate와 barium hydroxide를 혼합하면 불용성의 barium sulfate 및 zinc hydroxide가 형성되어 이것이 단백질과 결합 내지는 단백질에 흡착되어 용액과 분리, 침전된다.

$$ZnSO_4 + Ba(OH)_2 \rightarrow Zn(OH)_2 \downarrow + BaSO_4 \downarrow$$

시 약

① 5% Zinc sulfate

$ZnSO_4 \cdot 6H_2O$ 50g을 증류수에 녹여 1L로 희석한다.

② 0.3N Barium hydroxide

$Ba(OH)_2 \cdot 8H_2O$ 50g을 증류수에 녹여 1L로 하고 $ZnSO_4$ 용액으로 균형을 맞춘다. $ZnSO_4$ 용액 10mL 및 H_2O 25mL를 비이커에 취해 지시약 phenolphthalein을 사용하여 $Ba(OH)_2$ 용액으로 적정하여 $Ba(OH)_2$ 용액의 소모 mL가 10.0±0.1mL가 되도록 한다.

방 법

시험관에 증류수 5mL를 넣고 검체 1mL를 가한 다음 0.3N $Ba(OH)_2$ 2mL를 가하여 섞고 5%

$ZnSO_4$ 2.0mL 가하여 세게 섞은 후 여과 또는 원침한다.

참고
① 이 여과액 내에는 비당 환원성 물질이 침전되어 제거되므로 당정량에 진당 값을 얻는다.
② 여과액으로 BUN, 요산 및 creatinine 측정에 이용하지 못한다.

(3) 기 타

그 밖에도 과염소산법($HClO_4$), 메타인산염법, 투석장치 dialyger(주로 자동분석기에 이용) 등을 이용하여 제단백 여액을 얻는 방법이 있다.

2장 탄수화물(Carbohydrates)

탄수화물이란 탄소와 물의 화합물이란 뜻으로 $Cn(H_2O)n$의 일반식을 갖는 인체 내에 아주 중요한 화합물로 자연계에서는 광합성에 의하여 생성되며, 이 중 가장 간단한 화합물이 일반식에서 n이 3 내지 6개를 갖는 단당과 이와 같은 단당이 10개 이상 중합된 중합체를 다당체라 한다.

당질(Sugars)이라고도 불리며, 명칭의 접미어에 –OSE를 붙인다. 탄수화물은 중합의 정도에 따라 단당류, 이당류, 소당류, 다당류로 분류되고 있다.

1. 단당류(monosaccharides)

단당류란 한 개의 당으로 가수분해가 되지 않으며 탄소수(Cn) 셋, 넷, 다섯, 여섯 개 가진 당을 각각 triose, tetrose, pentose, hexose라고 부르며, 모든 당은 직쇄결합의 구조에서 분자 내에 알데히드기(–CHO) 또한 케톤기(–C=O) 중 어느 하나를 갖고 또 2개 이상의 알코올기(–OH)를 가지고 있으며, 끝 부분(1번 탄소) 탄소원자에 –CHO기를 갖는 Aldose 계열과 두 번째 탄소에 –C=O기를 갖는 ketose 계열의 어느 쪽에 속한다.

Aldose

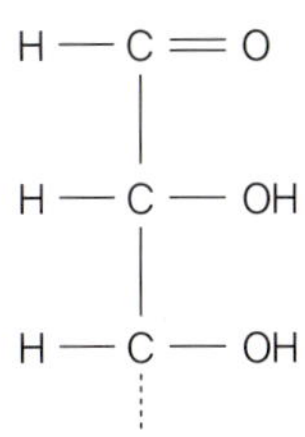

Ketose

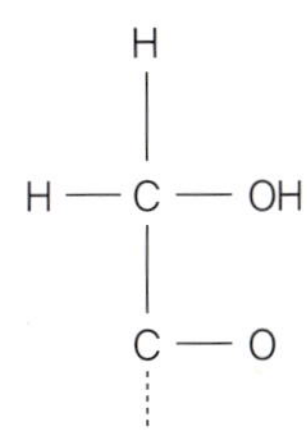

1) 단당류의 입체구조 및 이성체

단당류의 일반식은 $Cn(H_2O)_n$으로 최소단위는 n=3인 삼탄당이다. 그중에서 가장 간단한 탄수화물은 Glyceraldehyde로 탄소 수는 3개이고, 다음 구조와 같이 한쪽 끝 첫 번 탄소에 알데히드기(−CHO) 두 번째 탄소에는 2차 알코올(H−C−OH), 세 번째 탄소에는 1차 알코올(CH_2OH)을 가지고 있다. 이렇게 각각 결합된 원소 및 원자단의 종류가 모두 다르다. 이런 경우의 탄소를 비대칭 탄소(Asymmetrical Carbon, Chiral carbon)라 하고, 특히 탄소는 4개의 서로 다른 원자와 공유결합이 가능하므로 다양한 이성질체를 형성할 수 있다. 이성질체란 분자식은 같지만 서로 물리/화학적 성질이 다른 물질을 말하는데 비대칭탄소 때문에 생기며 그 수는 2^n으로 산정한다.

비대칭탄소로 인한 이성질체는 회전 편광현상을 갖는데 이를 선광성이라고 하며 비대칭 탄소에 결합된 −OH가 우측, 또는 좌측 어느 쪽에 결합되었느냐에 따라서, 우측이면 Dextrorotatory(D형, 우선성), 좌측이면 Levoro−tatory(L형, 좌선성)라고 부르며 이는 입체 이성질체로 선광성의 방향이 우측이면 (+), 좌측이면 (−)로 표시한다.

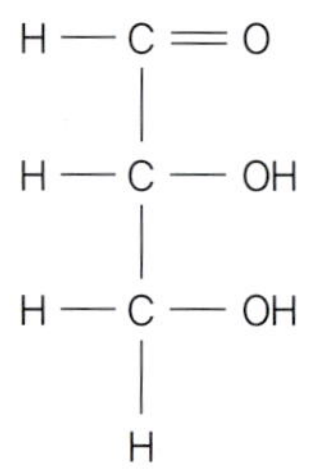

D−Glyceraldehyde

비대칭 탄소를 갖고 있는 화합물은 선광계(polarimeter)의 편광면을 시계 방향으로의 회전(clockwise rotation, dextrorotatory, +) 또는 반시계 방향으로의 회전(anticlockwise rotation, Levorotatory, −)이라고도 불리나, 이성체들의 구조적인 표현을 구분하기 위해서 주로 사용한다. 또한 비대칭 탄소수가 많을 경우에는, Carbonyl 탄소에서 가장 멀리 떨어져 있는 비대칭 탄소에 결합된 −OH기가 오른쪽에 있는 경우를 D형, 왼쪽에 있는 경우를 L형이라고 한다.

따라서 Glyceraldehyde는 D형과 L형 두 개의 입체 이성질체이면서 거울상 이성질체(enantiomer)이다. 거울상 이성질체는 작용기의 배열이 달라서 서로 겹쳐지지 않는다.

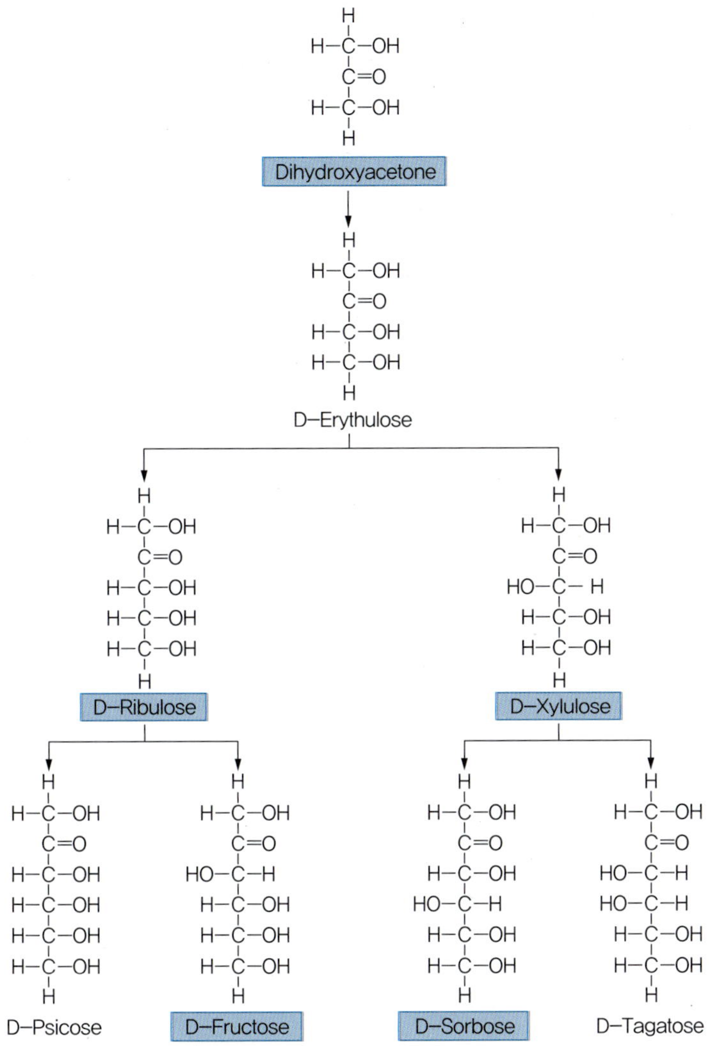
Dihydroxyacetone
D-Erythulose
D-Ribulose
D-Xylulose
D-Psicose
D-Fructose
D-Sorbose
D-Tagatose

D-Ketose

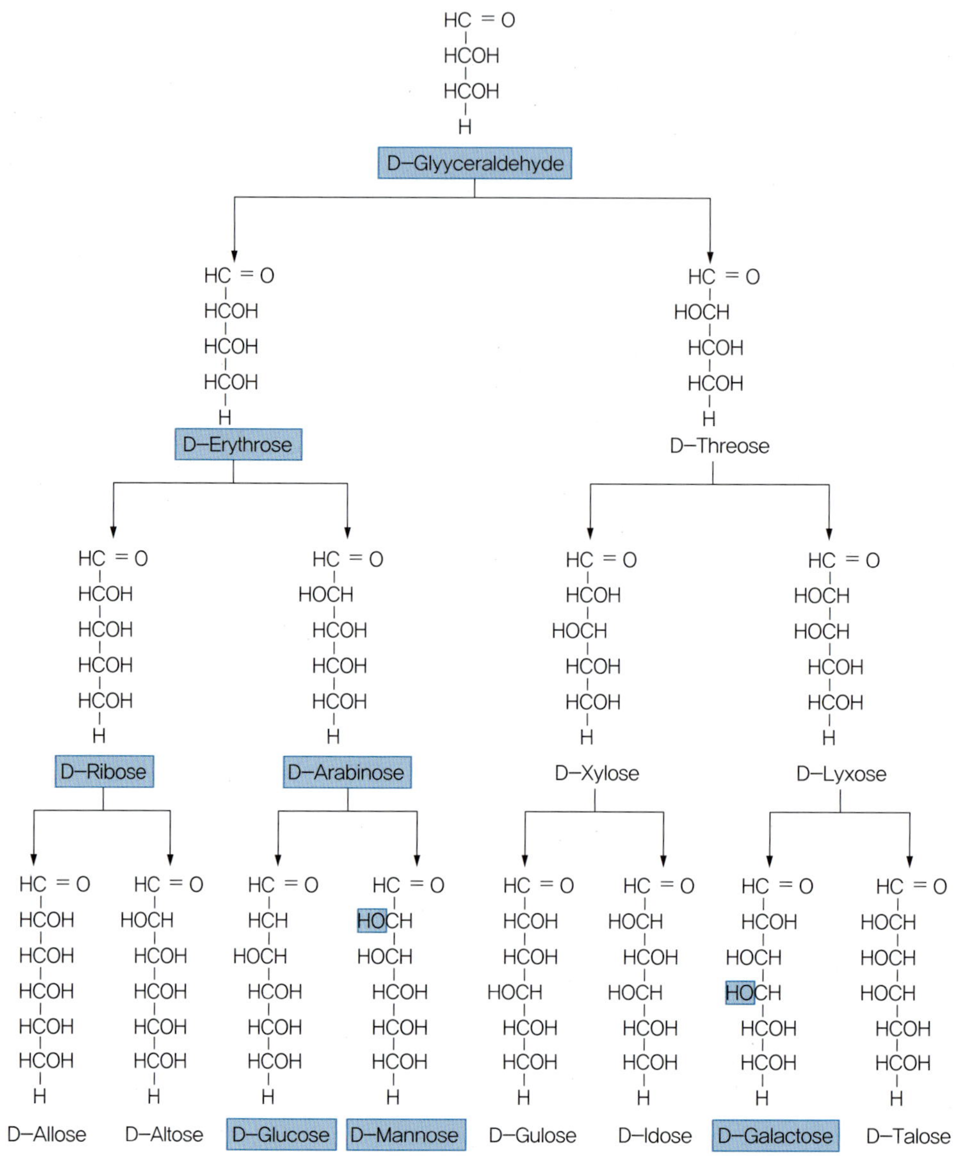
D-Glyyceraldehyde
D-Erythrose
D-Threose
D-Ribose
D-Arabinose
D-Xylose
D-Lyxose
D-Allose
D-Altose
D-Glucose
D-Mannose
D-Gulose
D-Idose
D-Galactose
D-Talose

D-Aldoses

2) 환상구조

6탄당의 포도당(Glucose)은 지금까지는 직쇄결합 화합물로 취급되어 왔지만 실제로 자연계에 존재할 때는 환상화합물임이 증명되고 있다.

그림에서와 같이 glucose는 수용액 중에서 carbonyl group에 분자 내 반응에 의하여 수화형을 형성한 후, 안정한 6탄당의 전구물(precursor)이 되고 C−1 및 C−5로부터 물이 제거되며 고리형이 된다. 즉 glucose C_1의 aldehyde가 C_5의 −OH와 분자 내에서 hemiacetal을 형성하면서 육각형의 고리구조인 pyran형태가 된다. 이때 C−1에 결합된 −OH가 아래측이면 a형이고 위측이면 β 형이 되어 이를 a−pyranose 및 β−pyranose라 한다. 따라서 이들은 a−D−Glucopyranose 및 β−D− Glucopyranose라 명명되며 이 쌍을 a , β 이성체(anomer)라 하고 C−1의 탄소를 anomeric carbon이라 한다.

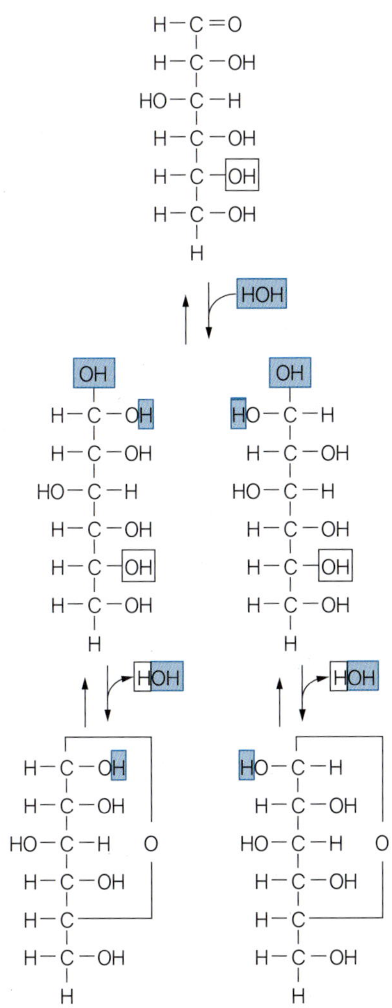

α-D-Glucopyranose β-D-Glucopyranose

제1번(C－1)탄소로 생기는 이성체를 a , β 이성체, 제일 먼(C－5)비대칭탄소로 생기는 D, L이성체 이외의 비대칭탄소로 생기는 2개의 광학이성체는 서로 epimer라 부른다.

경우에 따라서는, D－glucose와 D－mannose, 그리고 D－glucose와 D－galactose는 거울상 이성질체는 아니면서, 한 개의 비대칭 탄소에서 －OH기의 배위가 한 곳만 서로 달라 입체 배열이 부분적으로 달라지는 부분이성질체(epimer)이다.

우리 인체 내에서는 epimer의 상호변환을 촉매하는 epimerase라는 효소가 존재한다.

이와 같은 환상구조는 Haworth 구조식으로도 표기하여 활용하고 있다.

또한, a－anomer(a－D－glucopyranose, $[\alpha]_D^{20}$ ＋112°)와 β－anomer(β－D－glucopyranose, $[\alpha]_D^{20}$＋187°)는 각각 특이한 선광도를 나타내나 포도당은 수용액 중에서 혼합하게 되면 변선광(mutarotation)성에 의하여 선광도가 변하여 $[\alpha]_D^{20}$＋52.7°를 나타내며 평형에 도달하게 된다. 인체 내 혈액 중에서는 평형상태에서 a형이 약 36.2%, β형이 63.8% 정도의 혼합물로 존재한다.

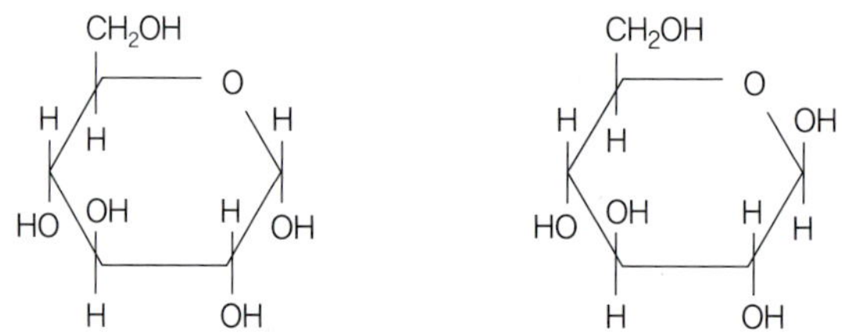

α－D－Glucopyranose $[\alpha]_D^{20}$+112°　　β－D－Glucopyranose $[\alpha]_D^{20}$+18.7°

또한 육탄당 중의 fructose는 C_2의 carbonyl기와 C_5의 －OH 사이에 hemiketal을 형성하여 5각형 고리구조인 fructofranose를 형성한다.

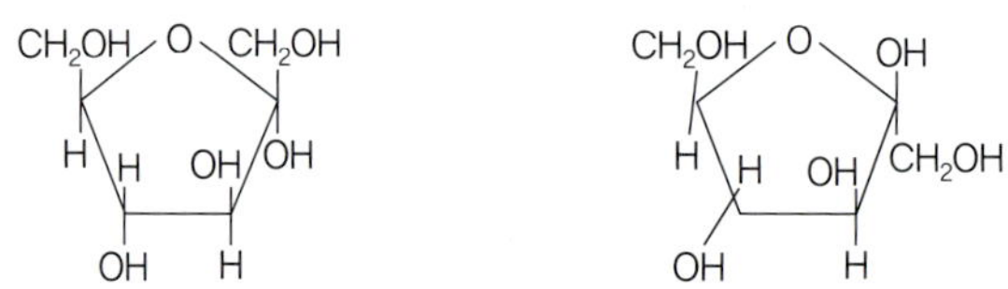

α－D－frnctofranose　　β－D－frnctofranose

자연계에 존재하는 당질들의 구조는 Haworth 투영식(projection formular)만으로는 입체적인 원자의 배치와 원자 상호간의 공간배치는 cyclohexane과 유사한 배위를 갖고 있어 그 배향에 따라 보－트(boat form)형 배위와 의자(chair form)형 배위 등의 다양한 입체구조를 이루고 있다.

3) 단당의 화학적 성질

(1) 산화, 환원

Glucose의 산화는 약 알칼리성 액에서 브롬으로 산화하면 Aldehyde기는 Carboxyl기가 되며

Aldomic acid가 되고, 강한 산화제, 즉 농질산으로는 Aldehyde기 및 알코올기가 산화되어 당산(Saccharic acid)이 된다. 또한 환원하면 Sorbitol인 당 Alcohol이 된다.

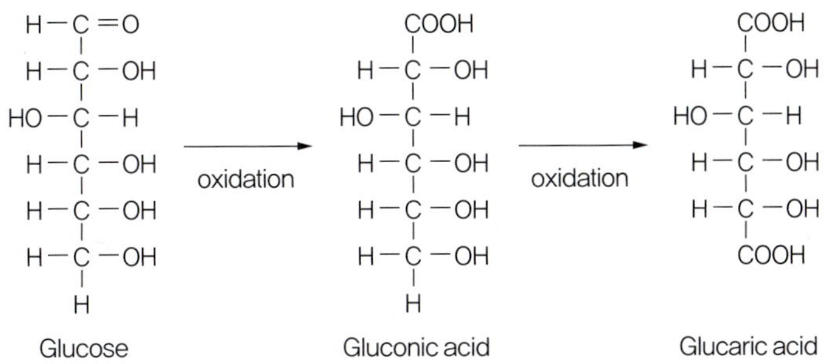

(2) Osazone의 형성

Glucose는 약산성 존재하에 phenylhydrazine과 반응하여 hydrazone을 만들고 고온에서 더 반응시키면 osazone을 형성한다. 이는 물에 난용성이며 그의 결정형 융점, 비선광을 측정하면 당의 종류를 감별할 수 있으며, 주로 식품 중에서 당질을 감별할 때 활용된다.

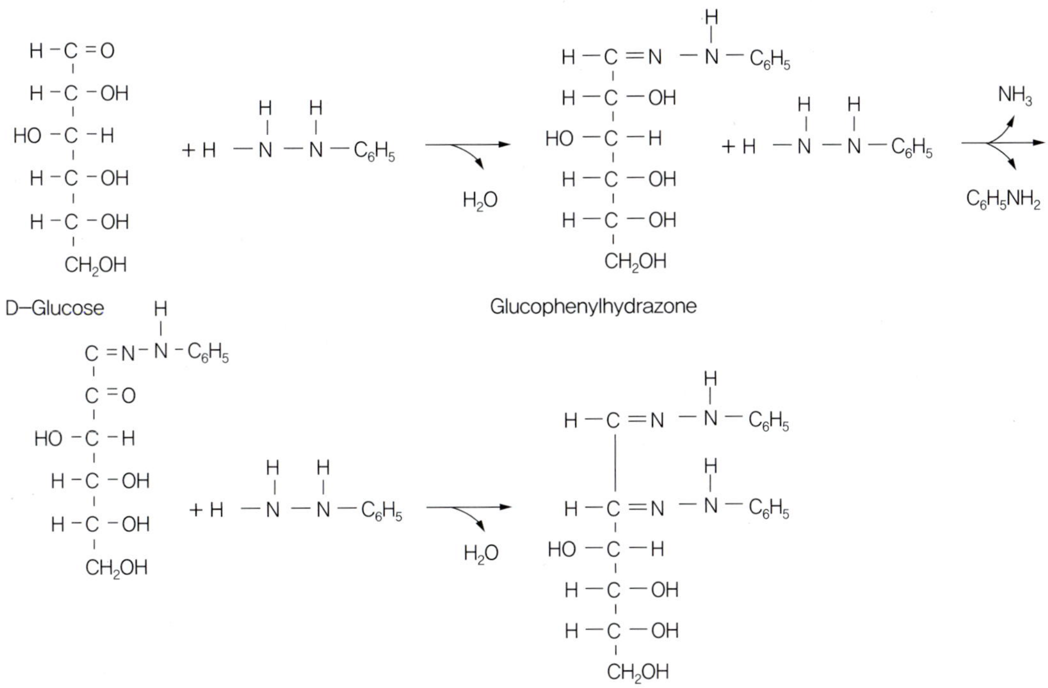

(3) 상호 전환(Interconversion)

Glucose, Fructose, Mannose는 저온, 약알카리성 용액에서는 상호 전환이 일어난다. 즉 Glucose, Fructose, Mannose가 각각 64:31:2의 혼합물로 존재하게 되는데, 이런 현상을 상호 전환이라 한다.

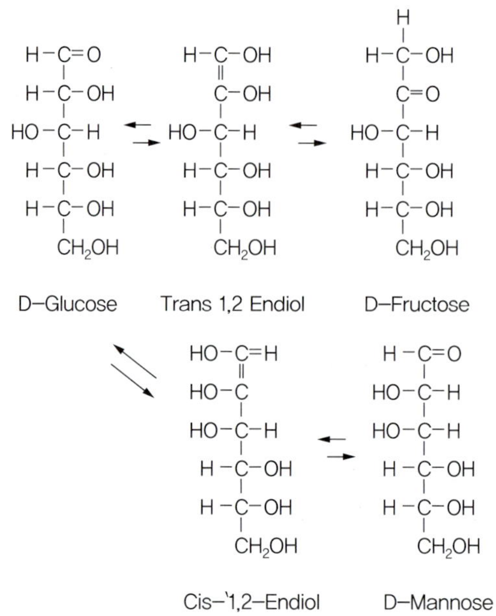

2. 이당류(Disaccharides)

이당류는 가수분해 되면 두 개의 단당을 얻는다. 단당간의 결합은 Glycoside linkage를 하고 있으며 식물 또는 동물 조직에서 발견된다. glycoside linkage는 당질의 hemiacetal성 −OH기가 분자 내의 다른 −OH기보다 반응성이 강하여 단당류, 또는 다른 화합물(aglycone)의 −OH기와 탈수 축합반응을 일으키면서 이루어지는 결합을 말하며, 그 결합물들을 배당체(glycoside)라 하고 anomer형에 따라 이성체가 존재한다. 또한 당질 이외에도 지질과 단백질과도 glycoside 결합을 하고 있으며, 동·식물체에 존재하는 배당체는 다양한 생리활성 작용이 있어 의약품으로 이용되고 있다. 단당이 2~8개가 glycoside로 결합된 것을 소당류(oligosaccharide)라 하며, 그 이상의 것을 다당류(polysaccharides)라 하고, 자연계에 존재하는 이당류는 sucrose, maltose 및 lactose 등이 있다.

1) 설탕(Sucrose, α—D—glucopyranosyl(1→2) β—D—fructofuranose)

사탕수수에 존재하며 가수분해에 의하여 Glucose 및 Fructose를 생성하며 화학적으로는 환원성이 없고, osazone의 형성도 되지 않으며 다음과 같은 구조를 가지고 있다.

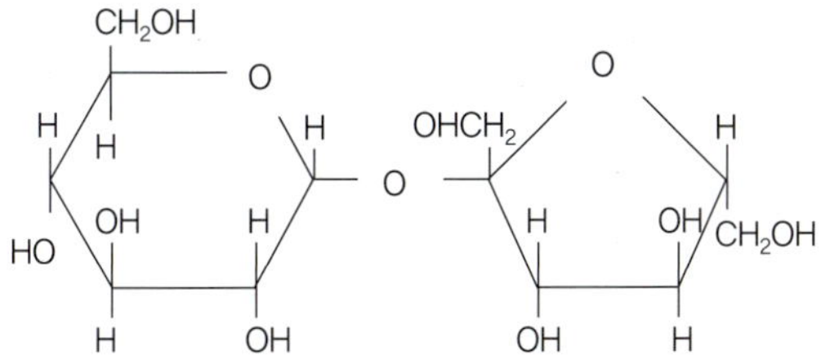

α–D–Glucose unit β–D–Fructose unit

Surcrose

2) 젖당(Lactose, 4—O—β—D—galactopyranosyl—α—D—glucopyranose)

우유 중에 존재하며, β–galactosidase에 의해 가수분해되어 Glucose 및 Galactose를 생성하며, 환원성이 있고 osazone 반응도 하는 환원당이다. β–galactosidase가 결핍되면 유당불내증(lactose intolerance)으로 된다.

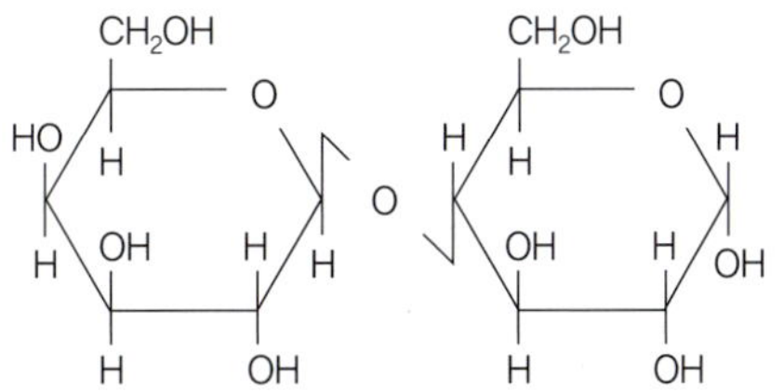

β–D–galactose unit α–D–glucose unit

Lactose

3) 맥아당(Maltose, 4—O—α—D—glucopyranosyl—α—D—glucopyranose)

전분의 분해 생성물로 가수분해 하면 두 분자의 Glucose를 생성하며, osazone 생성과 환원성을 갖는다.

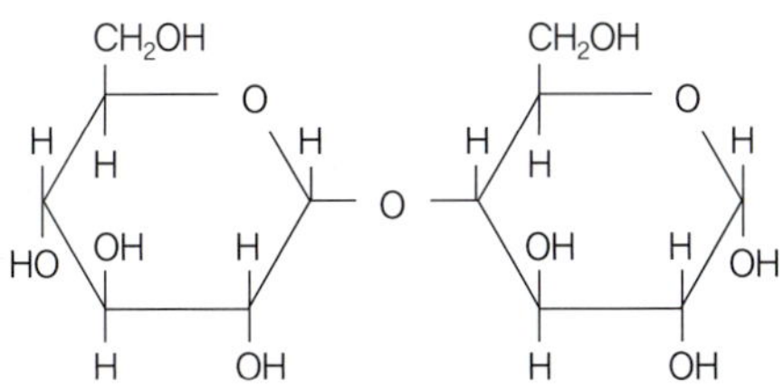

α–D–glucose unit α–D–glucose unit

Maltose

3. 다당류(Polysaccharides)

단당들이 10분자 이상 결합되어 있는 탄수화물로 전분, glycogen, cellulose, inulin 등이 있다.

1) 전분(Starch)

전분은 식물에서 합성된 다당류로 가수분해 효소에 의하여 분해되어 단당류로 이용되는 중요한 열량원이다. 결합 형태에 따라 amylose와 amylopectin으로 나누어지며 혼재되어 있다. Amylose는 C_1_C_4의 linkage형태로 직쇄형이며 Amylopectin은 Amylose의 결합 형태에 중간 중간 곁가지를 갖는 C_1_C_6의 수지상 결합을 하고 있다. 전분 중에는 Amylose가 10~20%, Amylopectin이 80~90%로 이루어져 있다.

전분의 소화는 인체의 췌장 및 타액선에서 분비되는 a－Amylase에 의하여 가수분해 되어 maltose를 형성하는데 Amylose는 100%가 가수분해 되나, Amylopectin은 60% 정도가 가수분해 된다.

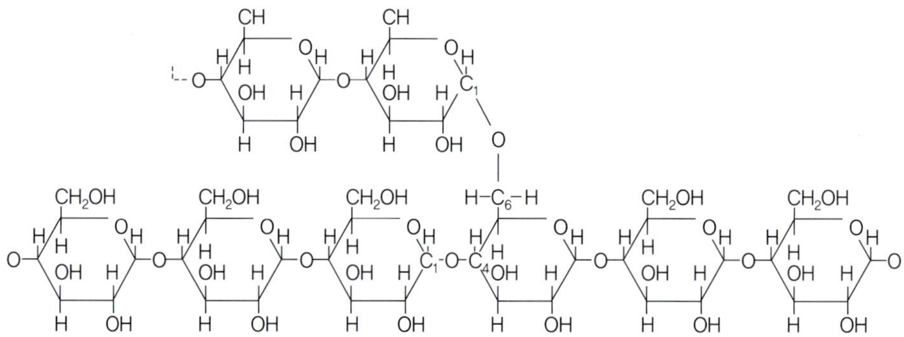

C_1~C_4의 linkage 및 C_1~C_6의 linkage

2) 글리코겐(Glycogen)

글리코겐은 동물이 간과 근육세포에 저장하는 당분으로 간 중에는 매우 높은 농도로 존재하며 근육 중에도 1~2% 정도 저장되어 있다. 이것은 Amylopectin과 구조적인 면에서 닮은 점이 있으나 차이가 있다. Amylopectin은 기본 구조(1 → 4 linkage)의 Glucose 잔기 24~30 위치에 1 → 6 linkage로 가지가 나 있으나 글리코겐은 8~12 위치마다 곁가지 결합인 1 → 6 linkage를 가지고 있으며 분자량이 400만 이상의 구형이다.

3) 섬유소(Cellulose, 4—O—β—D—glucopyranosyl—D—glucopyranose)

식물세포막의 주성분으로 조성은 전분과 같으나 전분은 a－glycoside로 되어 있고 섬유소는 β－glycoside 결합으로 되어 있다. 섬유소 분자는 D－glucose가 5,000~6,000개 직선상 결합한 것으로 가수분해에 의하여 cellobiose를 만드나 산으로 가수분해 하면 Glucose를 만든다. 인체 내에는 셀룰로즈를 분해하는 소화효소가 없어 영양으로는 되지 않지만 장의 유동을 촉진한다.

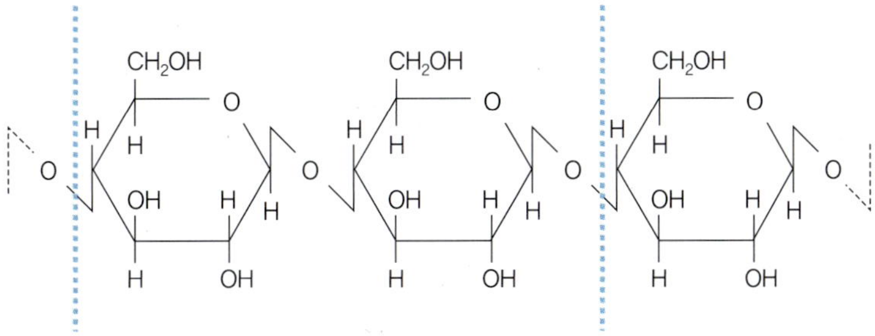

4) 이누린(Inulin)

분자량 5,000으로 저장 당질이며 파, 마늘 등에 있는 D–Fructose로 된 단당류로 뜨거운 물에 잘 녹고, 산에 의해 가수분해가 잘 되며 사람에게는 분해 효소가 없다.

4. 탄수화물 대사(Carbohydrate metabolism)

탄수화물의 섭취는 부분적으로 단당 또는 이당도 있으나 대부분은 다당체로 전분과 Glycogen이다. 이들은 Amylase에 의한 소화 작용으로 단당으로 분해된다. 장에서 흡수된 후 혈액으로 이동되어 간으로 보내진다. 주된 단당은 Glucose, Fructose 및 Galactose 등이며, Fructose와 Galactose는 간에서 Glucose로 변환되고 많은 양이 간 또는 조직(근육)에 Glycogen으로 저장된다. 중성 지방으로 된 것은 지방조직세포(adipose tissue cell)에 저장된다.

탄수화물의 산화 분해는 모든 체세포의 대사적 활성에 필요한 주된 에너지원이 되며 주로 ATP를 생산한다. 이 과정은 크게 두 단계로 진행되는데 하나는 Anaerobic pathway로 산소가 없는 가운데에서 Glucose가 pyruvate까지 분해되는 과정이며 이 과정 중에는 일련의 효소 반응으로 Glucose 한 분자당, 2mole의 ATP를 생성하고 NAD^+는 NADH로 환원된다. 이 과정을 일명 Embden–Meyerhof–Panas pathway라고 한다.

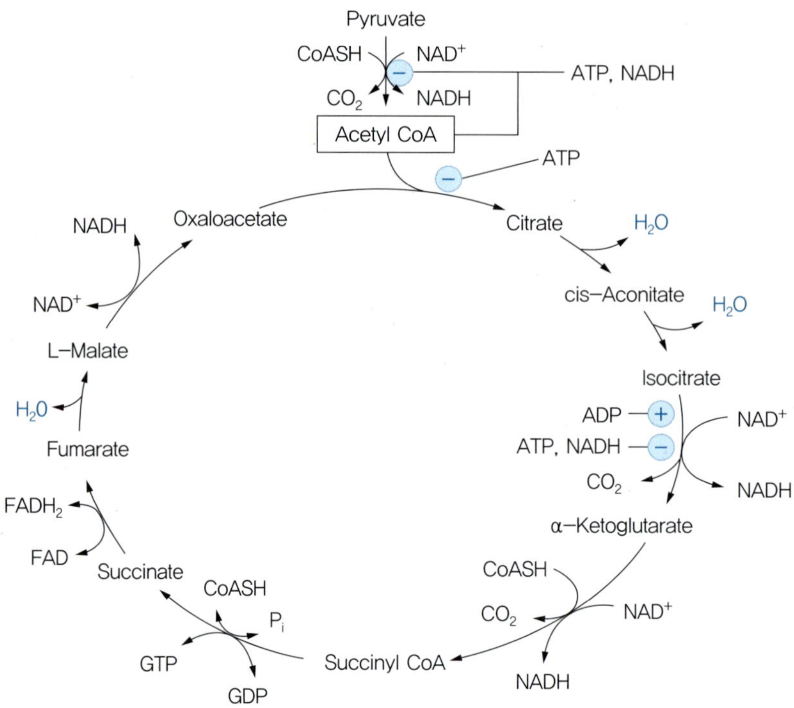

Citric acid cycle

한 단계는 aerobic pathway 또는 Krebs(Citric acid, TCA) cycle로 산소 존재하에서 진행된다. 즉 pyruvate는 acetyl coenzyme A로 변화된 후 oxaloacetate와 반응하여 citrate를 형성하는 것이 Krebs cycle의 첫 단계이다. 이 회로에서는 Glucose 한분자당 ATP 24mole이 생성되며 다른 반응에서 12mole로 합계 36mole 정도가 생성되고 NADH는 NAD^+로 산화된다. 따라서 전자 수용체로 산소를 필요로 한다.

Glucose에서 lactate까지의 변화를 glycolysis라 하며, lactate는 실제로 대사의 마지막 단계가 된다. 이는 다시 산소의 존재로 역의 반응으로 진행되면 NADH가 형성되고 Krebs cycle로 진행이 된다. 이것을 포도당신생합성(Gluconeogenesis,GNG)이라 하며 이는 간에서 진행된다. 따라서 혈액 중의 lactate의 농도가 높다는 것은 근육의 심한 운동 후에 나타나며 이때는 저산소 상태(hypoxic state)가 된다.

포도당신생합성은 젖산이나 글리세롤 같은 탄수화물이 아닌 물질로 포도당을 만드는 대사경로이다. 실제로 포도당신생합성은 식물, 동물, 균류, 박테리아에서도 일어나며 동물들에서는 공복, 굶기, 단식, 저탄수화물식단, 또는 격렬한 운동을 할 경우 발생한다.

이 과정은 흡열반응이며 포도당신생합성도 종종 케토시스(ketosis)와 연관되어 있다.

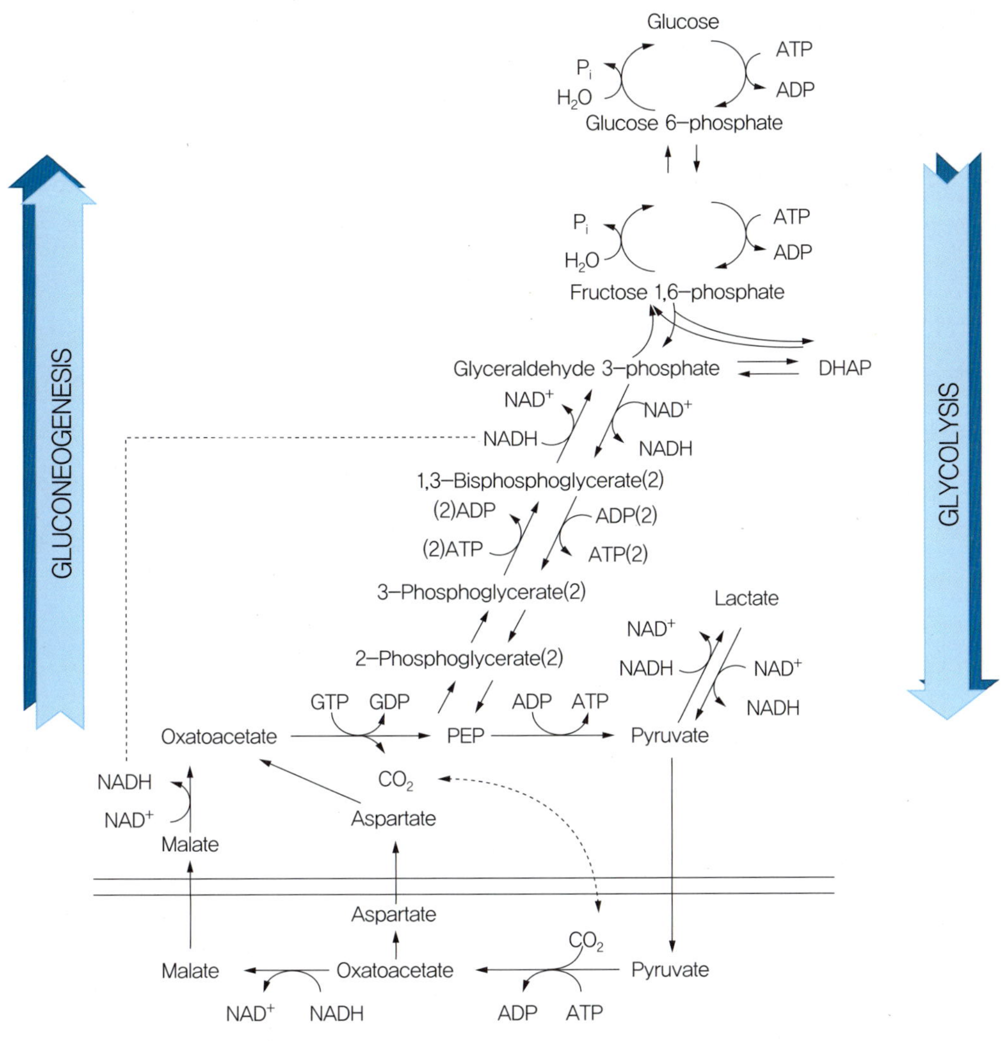

Embden-Meyerhof-Panas pathway

본 반응 중에서 Acetyl coenzyme A는 Glucose뿐만 아니라 지방과 단백질과도 관계가 있다. 지방 분해(lipolysis) 과정은 insulin에 의하여 저해되기 때문에 insulin의 결핍은 lypolysis를 증대시켜 증가된 지방산과 글리세롤이 간에 이동되면 Glycerol과 지방은 glucose의 생산(Gluconeo-genesis)과 β-oxidation에 의한 ATP를 생산한다. β-oxidation의 증산물인 acetylcoenzyme A의 양이 증가하게 되는데 Krebs cycle이 제대로 돌아갈 경우는 별 문제 없으나 그렇지 않으면 ketone bodies 즉 acetoacetic acid 또는 acetone, β-hydroxybutyric acid가 생산되며 peripheral tissue로 이동하게 되고, cholesterol 생성도 촉진된다.

5. 혈당과 조절 인자

일반적으로 혈액의 당질은 주로 a, 및 β－D－Glucose이며 이 중의 적은 양은 인산 에스터로도 존재한다. 그 외에도 Pentose, Galactose, Mannoe 및 Fructose 등도 아주 적은 양이 존재한다. 식품 섭취 후 소화 흡수로 존재하며 포도당 같은 단당류는 소장 점막에서 흡수되어 문맥을 경유, 간으로 운반되는데 흡수기구는 능동수송으로 Na이온이 필요하다. 정상적으로 공복 시에는 70~100mg/dL로 일정하고, 낮 중에는 70~160mg/dL를 유지하나 130mg/dL 이상의 농도를 유지하는 경우는 드물다. 혈당 농도는 식후에 예민하게 상승하고, 1~2시간 후에는 100~150mg/dL 수준에 이르며, 정맥 혈당 농도보다 모세관 혈당 농도는 보통 5~10mg/dL가 더 높다. 수면 중의 농도는 낮아서 그 다음날 식전까지 일정 농도를 유지한다. 보통은 공복 시 혈당 농도에 준하며, 일상생활 중에 혈당 농도의 변화는 다음 그림 2－1과 같다. 혈당 농도를 조절하는 호르몬들은 다음과 같은 것들이 있다.

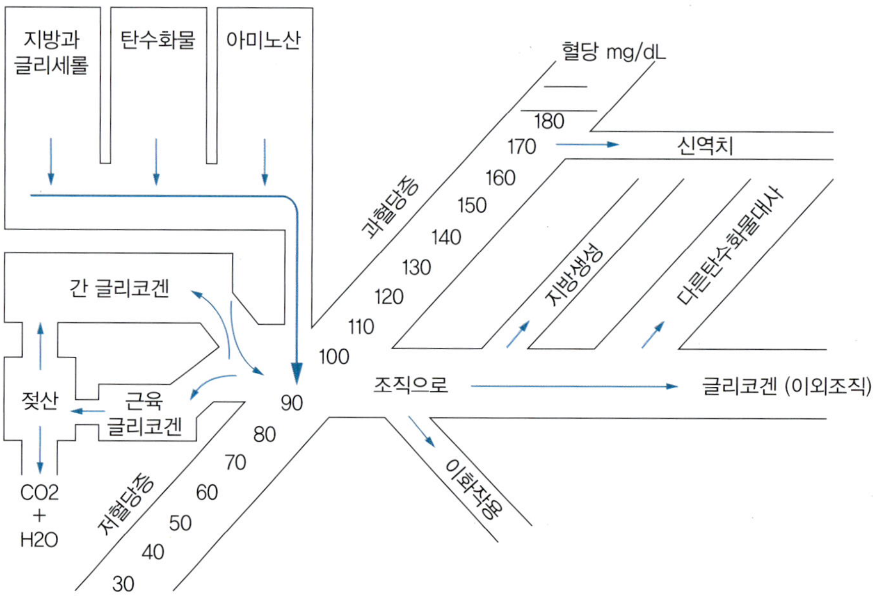

그림 2-1. 혈당의 변화

1) Insulin

Insulin은 분자량 6,000가량의 polypeptide 호르몬으로 탄수화물대사, glycogen저장, 지방산 합성, amino산 흡수 및 단백합성을 증가시키는 중요한 동화호르몬이다. Insulin은 췌장의 Langerhan 섬의 β－cell에서 분비(60~80%)되며, a－cell에서는 glucagon(20~40%)이 분비된다. 췌장 세포에서 아미노산 81개의 proinsulin이라는 twist 구조를 가진 물질을 합성하고 가수분해 효소에 의하여 C－peptide(30개의 아미노산)인 연결 chain이 제거된 후 a(21개의 아미노산)및 β(30개의 아미노산)의 두 chain이 disulfide(a7－β7, a20－β19)에 의하여 연결된 insulin이 생산된다. 생산된 insulin은 β—cell 중 granules에 저장되었다가 Glucose와 같은 여러 화합물에 의해 자극되면 분비된다. C—peptide는 분해되지 않고 그대로 혈중에 분비되고 대부분 신장에서 대사된다. 간 질환에서는 Insulin의 비율이 증가하게 되고 신부전에서는 반대로 C—peptide가 증가하게 된다. Insulin은 혈당치를 낮추는 유일한 호르몬이며, 혈중의 당질을 세포막으로 투과시켜 근육 또는 지방 세포가 흡수하도록 하며 Glucokinase의 활성을 높여 간세포 내로의 흡광도 촉진한다. 또한 근육, 간 및 지방 세포에서는 amino acid의 수송 활성화, 단백질 합성의 촉진과 lipolysis를 저해하여 혈장 지방산 농도를 감소시킨다.

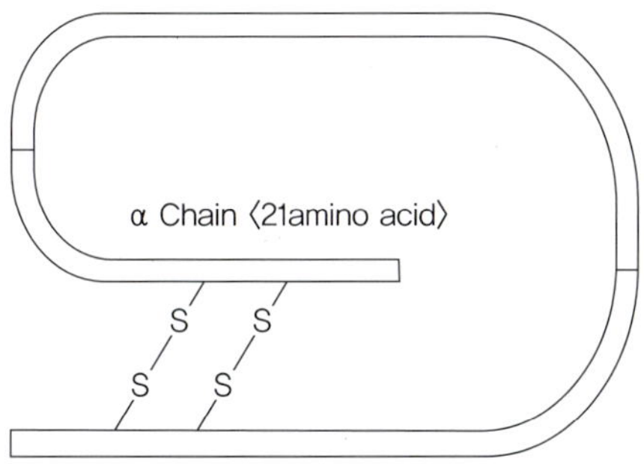

2) Growth hormone과 ACTH(Adrenocoticotropic hormone)

뇌하수체 전엽에서 분비. 항 insulin 작용을 하여 혈당치를 증가시킨다(glycogenolysis).

3) Hydrocortisone과 그 외의 11—oxysteroids

부신피질에서 분비되며 Gluconeogenesis를 촉진한다. 부신피실에서 11—oxysteroid를 생산·촉진하는 것은 ACTH의 영향인 듯하며 혈당 농도를 증가시키는 항 insulin 작용을 한다.

4) Epinephrine

부신수질에서 분비되며 Glycogenolysis를 촉진하여 혈당치를 증가시킨다. 이외의 분비 촉진은 육체적, 정신적 스트레스가 원인이 된다.

5) Glucagon

췌장의 Langerhans 섬의 a—cell에서 분비되며 hepatic glycogenolysis를 촉진하나 근육 Glycogen에는 영향을 주지 않는다.

6) Thyroxine

갑상선에서 분비되며 glycogenolysis를 촉진하고, 장에서 Glucose의 흡수를 증대시킨다.

6. 혈당 측정법들의 원리

1) 환원법

이 측정법은 전통적인 혈당 측정법으로 국내에는 1960~1970년대까지 이용되었으나 지금은 시행되지 않고 있다. glucose의 환원력을 이용한 방법으로 알칼리성 철 환원법(Alkaline ferricyanide), 알칼리성 동 환원법 등이 이용된다.

(1) Alkaline ferricyanide법

알칼리성 철 환원법으로 가열된 알칼리성 용액에서 Ferricyanide 이온은 Glucose에 의하여 환원되면 황색에서 무색(Ferrocyanide)으로 된다.

$$\underset{\text{황색}}{Fe(CN)_6^{-3}} \longrightarrow \underset{\text{무색}}{Fe(CN)_6^{-4}}$$

이 황색도 감소를 파장 420nm에서 흡수도 측정을 하여 비색 정량한다. 이 방법은 자동 분석기에 많이 이용된다. 이 방법은 creatinine 및 uric acid의 영향을 받는다(Creatinine 1mg은 Glucose 1mg, uric acid 1mg은 Glucose 0.5mg).

(2) Folin—Wu법

알칼리성 동 환원법이다. 제단백 여액에 알칼리성 동염을 가하고 가열하면 동이온(Cu^{++})은 Cuprous oxide가 되며 여기에 무색의 발색 시약인 phosphomolybdic acid 용액을 넣으면 phosphomol—ybdous acid의 청색을 나타내고, 이의 흡수도를 측정하여 비색 정량한다. 이 방법에서 얻어진 결과치는 총 환원성 물질의 값이 되어 False glucose가 되며, 정상 값으로는 80~120mg/dL를 갖는다.

$$\text{Glucose} + Cu^{++} \xrightarrow{\text{가열}} \text{Glucose산화물} + Cu^{+}(Cu_2O)$$

$$Cu^{+} + \text{phosphomolybdic acid} \longrightarrow Cu^{++} + \underset{\text{(청색)}}{\text{phosphomolybdous acid}}$$

(3) Somogyi—Nelson법

측정원리는 Folin—Wu법과 같은 알칼리성 동 환원법이다. Somogyi 제단백 여액에 알칼리성 동염을 가하고 가열하면 동이온은 cuprous oxide가 되고, 여기에 발색 시약인 arsenomolybdic acid를 가하면 발색 시약을 환원하여 arsenomolybdous acid의 청색 물질을 형성한다. 이의 색도를 흡수도로 측정하여 비색 정량한다. 이 방법의 측정치는 진당(True glucose)치로 정상치는 65~100mg/dL가 된다.

(4) Neocuproin법

가열된 알칼리성 용액에서 동이온을 Glucose가 환원하여 Cuprous ion으로 만들고 여기에 발색 시약인 2,9－dimethyl－1,10－phenanthroline(neocuproin)과 반응시키면 안정된 오렌지색을 띤 복염을 형성한다. 이 반응은 아주 예민하며 uric acid 및 ascorbic acid 등에 영향을 많이 받아 Ferricyanide법보다 높은 값을 나타내며 자동 분석 방법(SMA)에 이용되었다.

(5) Hagedorn—Jensen법

Glucose가 철염을 환원시키는 방법이다. $Zn(OH)_2$로 제단백시킨 여액에 $Fe(CN)_6^{-3}$를 가하고 가열하면 $Fe(CN)_6^{-3}$은 $Fe(CN)_6^{-4}$로 환원되며, 침전시키고 남은 $Fe(CN)_6^{-3}$을 옥도법으로 측정한다.

$$\text{Glucose} + 2K_3Fe(CN)_6 + 2N_6OH \longrightarrow K_3NaFe(CN)_6 + H_2O + \text{Glucose 산화물}$$
$$2K_3NaFe(CN)_6 + 3ZnSO_4 \longrightarrow Na_2An_3[Fe(CN)_6]_2 + 3K_2SO_4$$
$$2K_3Fe(CN)_6 + 2KI \longrightarrow I_2 + 2K_4Fe(CN)_6$$
$$I_2 + 2Ka_2S_2O_3 \longrightarrow 2NaI + Na_2S_4O_6$$

2) 축합법

(1) O—Toluidine

가열된 빙초산 용액 중에서 Glucose는 O－Toluidine과 반응하여 녹색의 N－glycosylamine을 형성하여 파장 630nm에서 비색 정량한다.

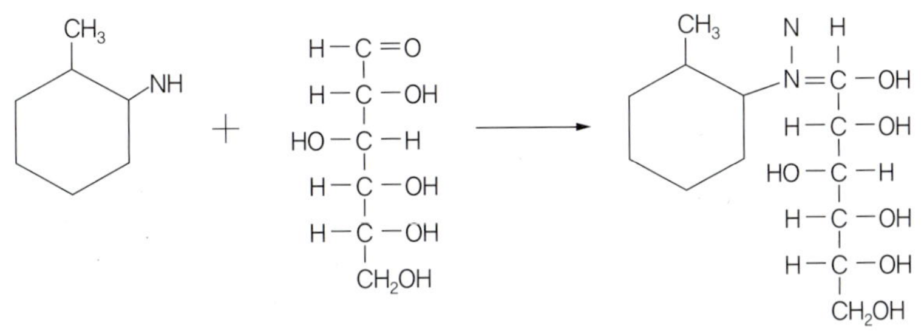

O–Toluidine　　Glucose　　Glycosylamine(Schiff base)

이 방법은 전혈을 제외하고는 제단백 과정이 필요 없으며 혈청, 뇌척수액 및 요 검체에 직접 반응하여 측정이 가능하고 thiourea를 정색 안정제로, Boric acid를 발색 증강제로 첨가하여 사용한다.

3) 효소법

(1) Glucose oxidase(GOD)법

Glucose의 산화반응을 특이적으로 촉매하는 포도당산화효소(glucose oxidase, GOD)를 이용하는 방법이다. Glucose는 용존산소와 H_2O 존재하에 GOD에 의하여 산화되어 gluconolactone을 거쳐 gluconic acid가 되며 H_2O_2를 발생시킨다. H_2O_2는 peroxidase, POD)의 촉매작용으로 발색 시약인 O—Dianisidine을 산화시켜 유색 물질을 만들어 비색 정량할 수 있다.

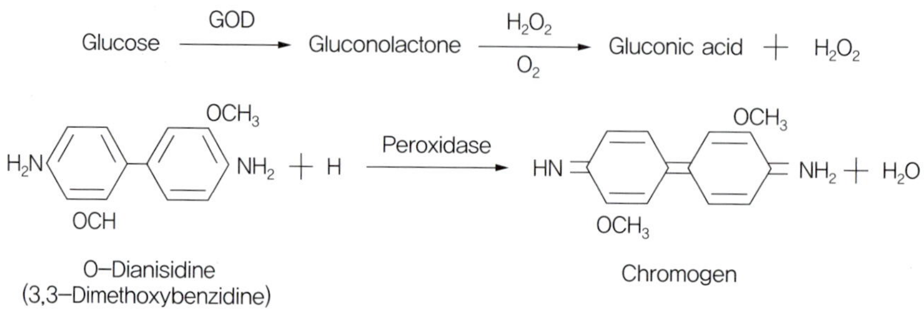

Gluscose oxidase는 β—D—Glucose에 특이적인 반응을 하는데 용액 중에서의 Glucose 형태는 a가 36%, β가 64%로 존재하기 때문에, a형을 β형으로 전이시키는 mutarotase가 필요하다. 때문에 보통 상품화된 GOD 중에는 이 효소를 첨가시키고 있다. 또한 peroxidase 반응계에서는 uric acid, ascorbic acid, bilirubin 및 glutathione 등이 반응을 방해하기 때문에 반응 pH를 5.5 정도로 하든지 제단백 등으로 방해 물질을 제거(Somogyi 여액)하든지 peroxidase의 농도를 높여준다.

또한 반응 생성물인 chromogen의 색도 약산성에서는 분홍색이며, 좀 더 강한 산성에서는 적색이 된다. 따라서 비색의 경우도 파장이 각각 395nm 및 540nm를 이용하며 요당은 직접 사용할 수가 없고 간섭 물질을 제거한 후 이 방법을 사용할 수가 있다. 이 방법의 정상치는 이런 이유 때문에 진당치보다 조금 낮은 것이 보통이다.

(2) Glucose—Catalase법

GOD에 의하여 생성된 H_2O_2를 catalase의 촉매하에 CH_3OH(또는 C_2H_5OH)를 산화시켜 생성되는 HCHO(또는 CH_3CHO)를 비색하는 방법으로 발색제와 H_2SO_4를 첨가해서 가열하여 적자색을 비색(Sunderman법, 1961)하거나, NH_3 존재하에 acetylacetate 발색제와 반응시켜 황색의 3,5—diacetyl—1,4—dihydrolutidine(DDL)유도체를 측정한다.

(3) GOD—4AAP—DMA법

β—D—Glucose가 GOD에 의하여 산화되어 H_2O_2와 gluconic acid가 생성되며, 생성된 H_2O_2가 Peroxidase(POD)존재하에 4—aminoantipyrine(4AAP)과 dimethylaniline(DMA)을 정량적으로 산화 축합시켜 나타나는 적자색의 quinone형 색소를 비색하는 방법이다. 기타색소로는 2,2′—azino—bis(3—ethylbenzothiazoline—6—sulfonic acid 암모늄염(ABTS), 4AAP—penol, 4AAP—diethylaniline(DEA) 등의 색소원을 이용하기도 한다.

(4) Hexokinase법(HK—G—6—PD—NADP)

Hexokinase(HK)는 ATP의 인산기를 6탄당에 전이 시키는 효소이다. Glucose를 ATP 존재하에서 HK에 의해 인산화시켜 Glucose—6—phosphate 및 ADP 생성시킨 후 Glucose—6—phosphate dehydrogenase(G—6PD)효소를 G—6—P와 보효소 NADP(Nicotinamide adenine dinucleotide phosphate)에 작용시켜 G—6—P는 6—phosphogluconate로 산화, NADP는 NADPH로 환원 반응시킨다. 이때 생성되는 NADPH의 흡광도증가는 Glucose 농도와 직접 비례하므로 340nm에서 측정하면 Glucose의 농도를 구할 수 있다.

$$\text{Glucose} + \text{ATP} \xrightarrow{\text{Hexokinase}} \text{Glucose-6-phosphate} + \text{ADP}$$

$$\text{Glucose-6-phosphate} + \text{NADP}^{+} \xrightarrow{\text{G-6PD}} \text{6-phosphogluconate NADPH} + \text{H}^{+}$$

뿐만아니라, 이 산화, 환원 반응계에 phenazine methosulfate(PMS)와 2—p—iodophenyl—3—p—nitrophenyl—5—phenyltetrazolium chloride(INT)를 반응시키면 NADPH와 반응하여 INT가 환원되면서 청자색으로 발색되어 이의 색도를 520nm에서 비색 정량할 수도 있다. 이 방법은 제단백 없이 시행 가능하고 Somogyi 제단백 여액을 사용하면 GOD법의 결과와 비슷한 값을 얻을 수 있다.

(5) Hexokinase법(HK—PEP—PK—LDH—NADH)

HK반응으로 생성된 ADP에 Phosphoenolpyruvate(PEP)를 반응시키고 전이효소인 Pyruate Kinase(PK)로 처리하면 pyruvic acid가 생성되는데 이것을 LDH에 의해 Lactic acid로 환원시키고 이 때 NADH를 NAD로 산화반응에 따른 340nm의 흡광도의 감소로 glucose의 농도를 구할 수 있다.

(6) Glucose Dehydrogenase법

포도당 탈수소효소법이다. 먼저 변선광효소(mutarotase)를 가하여 α—D—Glucose를 β—D—Glucose로 변환시킨 후 Glucose Dehydrogenase의 촉매 하에 보효소 NAD(NADP)와 반응시켜 생성되는 NADH(NADPH)의 흡광도 증가를 340nm에서 측정한다. 반응시간이 단축되고 특이성이 높다.

7. 혈당측정법

1 O—Toluidine법

시 약

1) 5% O—Toluidine :

Thiourea 2g을 2L삼각플라스크에 넣고 1,900mL의 빙초산(Glacial acetic acid)과 O—Toluidine 100mL를 가하여 thiourea가 녹을 때까지 섞고, 갈색병에 넣어 실온 보존한다.

2) 표준 용액 : 2mg/mL

Dextrose 200mg을 0.2% Benzoic acid에 녹여 100mL가 되게 하면 200mg/dL의 표준 용액이 된다.

방 법

혈청검체인 경우는 검체 0.1mL와 증류수 0.9mL를 넣어 10배 희석하여 사용하는 것이 좋고, 전혈인 경우에는 검체 0.2mL를 3% TCA 1.8mL를 넣어 제단백 후 1mL를 이용하는 것이 좋다.

(1) 시험관 2개를 준비하여 T 및 S로 표기한다.

(2) T에는 혈청검체 0.1mL와 S에는 표준액 0.1mL 및 증류수 0.9mL씩 넣고 섞는다.

(3) 두 시험관에 증색시약인 O—Toluidine 시약 7mL씩 넣고 끓는 물에서 10분간 끓인 후 냉각시킨다.

(4) 30분 이내에 파장 630nm에서 증류수를 맹검으로 T 및 S의 흡수도를 구한다.

계 산

$$\frac{A_T}{A_S} \times \text{mg/dL (표준)} = \qquad \text{mg/dL}$$

참고

① 지나친 냉각은 혼탁을 유발할 수 있다.

② 지혈청(Lipemic Sera)인 경우에는 발색액에 isopropyl alcohol 2mL를 가하여 탁도를 제거하여 흡수도를 구하여 처리 후 10/8을 곱하여 준다.

③ 그래도 혼탁이 있으면 제단백하여 다시 시행한다.

④ 심하지 않은 용혈은 관계없다.

2 Glucose Oxidase(GOD)법

시 약

(1) 제단백시약 :

Somogyi 제단백 시약을 1 : 2로 희석 후 사용한다.

(2) 인산완충액, pH7 :

① 0.71g disodium phosphate/L

② 0.68g potassium dihydrogen phosphate/L

위 두 시약을 500mL씩 혼합하고, pH7이 되게 ①이나 ② 시약을 가한다. 보통은 ① 시약이 25mL가 필요하게 된다.

(3) Reaction mixture–indicator(사용 직전에 만듦)

O–dianisidine 50mg을 methanol 5mL에 녹이고 400mL의 phosphate buffer를 가하고 정제된 peroxidase(horseradish) 25mg과 Glucose oxidase 625mg을 넣고 섞은 후, 필요하면 여과 후 사용한다.

(4) 4NHCl :

conc HCl 10mL에 H_2O 20mL를 섞는다.

(5) 표준 용액 :

Somogyi–nelson법 참조

방 법

(1) Somogyi 제단백 여액을 준비한다.

(2) 시험관 3개에 B, S 및 T라 표기한 후

(3) T에는 여액 2mL, B에는 H_2O 2mL, S에는 표준 2mL를 넣고 reaction mixture 8mL씩 넣고 섞는다.

(4) 정확히 10분 후에 4N HCl 1방울씩 넣고 혼합한다.

(5) B를 맹검으로 415nm에서 S 및 T의 흡수도를 구한다.

계 산

$$\frac{A_T}{A_S} \times \text{표준사용량} \times \frac{100}{0.2} = \qquad \text{mg/dl}$$

정 상 치

전혈 : 70~105mg/dL(3.89~5.83mmole/L)

참고

1. Glucose 정량에 특이적인 방법이다.
2. Somogyi 제단백을 사용해야 한다.
3. NaF는 많은 양이 아니면 지장이 없다.
4. 색도는 pH 3~10 사이에서 3시간 안정하며, Gum ghatti를 사용하면 안정하다.

3 Glucose Oxidase(GOD—4AAP—DMA)법

시 약

(1) 인산완충액, 0.1M, pH 6.6 : $Na_2HPO_4 \cdot 12H_2O$ 13.43g과 $NaH_2PO_4 \cdot 2H_2O$ 9.75g을 탈이온수 약 900mL에 용해한 후 pH 6.6되도록 조절하여 1,000mL 되게 탈이온수로 채워 냉장 보존한다.

(2) Dimethylaniline(DMA) 용액: Dimethylaniline(특급) 1mL를 0.1N HCl 100mL에 용해한 후 냉암소에 보존하면 1개월 안정하다.

(3) 발색액 : Glucose oxidase(GOD : Boehringer grade II 70u/mg) 40mg, Peroxidase(POD : Boehringer grade 100u/mg) 10mg, 4—aminoantipyrine(4AAP) 50mg에 Dimethylaniline (DMA) 용액 15mL를 가하고 (1)번 인산완충액으로 1,000mL 되게 용해한 후 냉장보존하면 약 2주간 안정하다.

(4) 포도당 표준액 5g/dL : 무수 포도당 5g을 100mL 용량플라스크에 넣고 DW로 눈금까지 용해하여 채운다. 이 원액을 각각 5, 10, 15, 20mL 취하여 50mL되도록 DW로 채우면 100, 200, 300, 400mg/dL 포도당 농도가 된다.

방 법

(1) 시험관 3개에 B, S 및 T라 표기한 후
(2) T에는 혈청 0.01mL, S에는 100mg/dL 포도당 표준액 0.01mL, B에는 DW 0.01mL를 넣고 발색액 3mL씩 넣고 섞는다.
(3) 37℃ 항온수조에서 30분 가온한 후 B를 맹검으로 파장 550nm에서 S 및 T의 흡광도를 구한다.

계 산

$$\frac{A_T}{A_S} \times \text{mg/dL(표준)} = \qquad \text{mg/dL}$$

정 상 치

70~105mg/dL

4 Hexokinase법

시 약

(1) TRIS 완충용액 0.1mmol/L, pH 7.5 at 25℃ :

Tris(hydroxymethyl) aminomethane 12.1g 증류수 900mL에 녹이고, 25℃에서 pH 7.5가 되도록 맞추고 총량이 1L 되게 한다.

(2) 효소시약(공동인자들 포함) :

200mL의 용량 플라스크에 다음의 시약들을 넣고 Tris 완충 용액으로 200mL 되게 한다.

① magnesium acetate($MgAc_2 \cdot 4H_2O$) 5.1mmol/L(0.220g)

② Adenosine triphosphate(disodium salt, trihydrate) 1.1mmol/L(0.132g)

③ Nicotinamide adenine dinucleotide dihydrate, NAD^+, 1.08mmol/L(0.152g)

Nicotinamide dinucleotide phosphate로 교체 가능하나 GPD의 근원이 효모라면 $NADP^+$ 0.184g을 이용한다.

④ Hexokinase, 4,500u/mL(크로마토그라피용급), 50% Glycerol 용액에 녹여 900unit를 플라스크에 옮김

⑤ Glucose-6-phosphate dehydrogenase(GPD), Leuconostoc mesenteroides에서 유래, 1,700u/mL, 180unit를 플라스크에 옮긴다. 효소시약은 하루에 필요한 만큼씩 소분하여 냉동고(-20℃)에 보관하였다. 이용하면 편리하다.

(3) 보존용 표준 용액 : 10g/L :

0.1% Benzoic acid에 무수의 D-Glucose 1.00g을 녹여 100mL가 되게 한다.

(4) 사용 표준 용액 :

보존용 표준 용액을 0.1% Benzoic acid로 희석하여 100mg/dL, 200mg/dL 용액을 만든다.

방 법

(1) 시험관 3개에 S.T 및 C라 표기하고 효소시약 1mL씩을 넣는다.

(2) 각 대조관 3개의 B에는 증류수 1mL를 넣는다.

(3) T.S 및 C에는 혈청 10μL, 표준 10μL, control serum 10μL와 대조시험관들에도 똑같이 넣고 37℃에 방치한다. 실온에서는 3분간 더 방치한다.

(4) 5분 후, 340nm에서 각각의 대조관에 대한 흡수도, A_T, A_S 및 A_C를 구하고 수분 후 종말점에 달하였는지 확인한다.

계 산

$$\frac{A_T}{A_S} \times \text{표준농도} = \qquad \text{mg/dL}$$

SI 단위(mmol/L)로 환산 : mg/dL × 0.0556

정상치

65~100mg/dL(3.6~5.6mmol/L)

임상적 의의

임상적으로 고혈당을 보이는 경우는 당뇨병을 의심하나 다른 상태에서도 고혈당을 보이는 경우도 있다. 당뇨병 외 임상적으로 고혈당을 보이는 경우는 갑상선 기능 항진증이나, 위절제, 췌장질환, 뇌출혈, 두부외상, 임신 등이 있다. 그 외로는 비만, 과식한 경우에도 일시적인 고혈당이 나타난다. 저혈당은 인슐린의 과잉분비(고인슐린혈증), 뇌하수체 전엽 기능저하증이나 당뇨병 치료제의 과잉투여 시 나타날 수 있다.

(1) 혈당치가 상승하는 경우

① 인슐린 분비부전으로 인한 당뇨병

② 비만증이나 인슐린 저항성 당뇨병, 췌장기능 결손으로 인한 췌장성 당뇨병.

③ 갑상선기능 항진증, 뇌하수체 기능 항진증, 내분비성 당뇨병(코티졸, 에프네프린 등 인슐린 길항성 호르몬의 증가)

④ 간성 당뇨병(만성 간질환, 간경변증)

⑤ 스트레스, 뇌졸중 후, 심근경색, 급성열성질환, 정신분열증, 요독증 때도 고혈당이 나타난다.

(2) 혈당치가 저하하는 경우

① 당질 섭취 부족, 소화 장관의 흡수 부전, 기아

② 인슐린 과량 투여 시

③ 췌장 랑게르한스섬 종양(insulinoma)

④ 뇌하수체 전엽, 부신피질기능 부전증

⑤ 유전성 질환으로 선천적 효소결손으로 인한 당원병(당원축적병)

⑥ 혈당저하 약물 복용, 그 외 다량의 음주가 저혈당을 유도하는 인자로 알려져 있다.

8. 당부하시험(Glucose Tolerance test, GTT)

포도당을 정상적인 사람이나 당뇨환자에게 투여한 후 혈중에서 포도당이 제거되는 과정을 살펴보면 정상인이 훨씬 빠르다. 즉, 당뇨환자의 경우는 투여된 포도당 대사가 지연된다는 것이다. 이 점을 기초로 하여 체내 당질대사의 정도를 파악할 수 있으며, 대개의 경우 당질 제거가 지연되는 것은 insulin 결핍에서 오는 경우와 탄수화물대사 이상에서 온다. 정상인의 경우는 다음과 같다.

FBS 〈 100mg/dL　　　　$1\frac{1}{2}$hours 〈 140mg/dL

1hours 〈 160mg/dL　　　　2hours 〈 120mg/dL

의미 있는 결과를 얻으려면 검사 시행 조건들을 엄격히 지켜야 한다. GTT 시행 전 3일간은 적어도 1일당 150g의 탄수화물이 포함된 식사를 하여야 한다. 환자가 이전에 탄수화물이 충분한 식사를 하지 못하였다면 이런 식사를 2일간 더 하여야 한다. 식욕부진이 있거나 적절한 음식섭취를 저해하는 다른 어떤 상황이 있어도 검사는 자동적으로 무효화된다. 그리고 침대에 누워있는 환자 등 활동을 하지 않는 경우에는 내당력(glucose tolerance)이 감소한다는 보고가 있어서 black coffee 라도 마시면 안 된다. 또한 흡연이나 간단한 운동도 해서는 안 되며 검사 전 Cushing's 증후군(부신기능항진증) 등의 내분비 질환도 흔히 비정상적인 내당력을 보이므로 내분비계 기능이상은 진단을 하여 GTT 시행 전에 교정해 주어야 한다. Salicylates, 이뇨제, 항경련제 등의 많은 약제들은 insulin 분비를 감소시키므로 적어도 검사 3일 전부터 다른 모든 불필요한 약제들과 함께 투여하지 않아야 한다. 경구피임약은 검사 전에 1cycle 동안 완전히 사용을 중지해야 한다. 실시 전 9시간 이상(10~16시간) 절식 후 조기 공복 때 시작한다.

1) 검사방법

(1) 경구포도당 부하시험(Standard oral glucose tolerance test)

Janney—lsaacson test법으로 공복 시 혈당 및 요당 측정용 검체를 각각 채취하고, 일정량의 glucose를 경구투여 후 30분, 1, 2 및 3시간 각각의 혈액 및 요를 채취하여 혈당 및 요당을 측정한다.

(2) 정맥 내 부하법(Intravenous glucose tolerance test)

경구투여 시 위장 및 장의 흡수 장애자는 당 부하에 영향을 주므로 당을 정맥 내 직접 주입함으로써 그 영향을 제거할 수 있다. 이 방법은 공복에 먼저 혈액 및 요를 채취한 후 일정량의 glucose를 정맥 내에 주입한 후 30분, 1, 2 및 3시간 각각의 혈액 및 요를 채취하여 각각의 당량을 측정한 후 시간경과에 따른 혈당치를 기록하여 당부하 곡선을 작성한다.

(3) Exton—Rose test

공복 시 혈액 및 요를 채취하고 50g의 Glucose를 경구 투여한 후 30분에 혈액 및 요를 채취하고 재차 50g의 Glucose를 경구 투여한 후 30분 만에 다시 혈액 및 요를 채취하여 각각의 혈당 및 요당을 측정한다.

2) 결과판정과 유의사항

정상인은 ① 공복 시 검체는 정상이고,

② 30분 혈당치는 공복 시 혈당치보다 75mg/dL 이상 차가 나지 않으며,

③ 30분 혈당치와 60분 혈당치는 10mg/dL 이상 차이가 없으며,

④ 모든 요당은 음성이어야 한다.

신성당뇨에서는 혈당치는 정상이며 요당은 양성이 되고, 식이성 당뇨에서는 혈당치는 정상이나 첫 번째 두 번째의 요당 반응은 음성이며 세 번째 요당 반응은 양성이다.

오심, 실신, 발한, 또는 다른 자율신경계의 과도한 활동 등이 나타나면 즉시 혈당을 위한 검체를 채취하고, 검사를 중단하며 필요하다면 날짜가 지난 후에 다시 시행한다. 만일 GTT를 아침에 시행하고 12시간 후에 다시 시행한다면, 아침검사에서는 정상으로 판정받았던 환자 중의 일부가 저녁검사에서는 당뇨병이 있다는 판정이 나올 수가 있다. 서로 다른 날 검사를 반복하는 경우, 한번은 당뇨병으로 판정되고, 한번은 정상으로 판정되는 경우도 있다.

3) 결과해석

대부분의 GTT 해석 기준의 data들이 전혈 glucose 측정에 의한 것이다. 그러나 현재 진단을 위한 glucose 측정 시에는 혈청이나 혈장만을 사용하고 있다. 그리고 GTT의 기준을 정하기 위하여 여러 가지 glucose 측정법들이 사용되었는데 서로 다른 방법에 의한 glucose 측정치가 달라서 결과 해석에 혼란을 더하고 있다.

현재 National Diabetes Data Group(1979) 기준은 American Diabetes Association과 World Health Organization(WHO)에 의해 승인되었다.

이 기준에 따르면, (1) 공복 시 혈당이 140mg/dL(7.8m mol/L)보다 높고, (2) 2시간 혈당이 200mg/dL(11.1m mol/L) 이상이며, (3) 기준 시간부터 2시간 사이의 혈당이 200mg/dL(11.1m mol/L)보다 높아야만 당뇨병으로 진단할 수 있다. 그러나 WHO의 기준은 (3)항을 포함하지 않는다. 임신을 하지 않은 성인 참고 집단의 경우, 공복 시, 2시간, 그리고 그 사이 시간의 혈당은 각각 115, 140, 200mg/dL(11.1m mol/L) 미만이다. 혈당치가 참고 집단과 당뇨병 집단의 혈당치 사이에 있는 사람의 진단은 "내당력저하(impaired glucose tolerance)"이다.

경미한 임신당뇨환자에서 태어난 영아의 출산 전후 사망률(perinatal mortality)이 당뇨병이 없는 경우보다 훨씬 높고, 치료를 하는 경우 이러한 사망을 상당히 감소시킬 수 있으므로 이를 진단하는 것이 매우 중요하다. 임신부의 경우, 100g glucose 부하를 하면 glucose 내당력이 비정상인지 여부를 알아낼 수 있다.

임신한 여성에서 GTT의 선별(screening) 기준은 경구 glucose 부하 1시간 후의 혈당이 155mg/dL(8.6mmol/L)보다 높은 경우이다. 임신부의 경우는 정맥주사로 glucose를 부하하는 것은 피할 필요가 있다.

4) 추가검사 방법

고혈당증의 진단에는 3시간 동안의 GTT가 사용되지만, 반응성 저혈당증의 진단을 위해서는 전

통적으로 5시간 동안의 GTT가 사용된다.

식사 후에 나타나는 저혈당증은 반응성 저혈당증으로 분류되며 전통적으로 (1) 식이성(alimen-tary), (2) 기능성(functional), (3) 당뇨병 환자와 내당력 저하 환자에서 나타나는 저혈당증 등으로 나눈다. 식이성 저혈당증은 항상은 아니지만 대개 위장관 수술을 받은 환자에게 나타난다. 부하된 glucose의 가속적인 흡수가 일어나서 심한 식후(postprandial) 고혈당증이 생기며 이에 의해 insu-lin 분비가 증가하여, 식후 1시간에서 3시간 사이에 전형적인 저혈당증이 나타나게 된다. 위장관 수술을 받은 병력이 있고, glucose 불내성이 이런 형태로 나타나면 식이성 저혈당을 진단할 수 있다. 당뇨병 환자나 내당력 저하 환자의 경우에도 반응성 저혈당증이 나타날 수 있다. 이 환자들의 경우는 저혈당증이 식이성인 경우보다 늦게 나타나며, insulin 반응이 지연되고 더 심하게 일어난다.

기능성 저혈당증은 성인에게 매우 흔하게 일어나고 혈당 농도가 비정상적으로 낮으며, 떨림, 발한, 쇠약, 음식을 조금만 조절해도 나타나는 피로감 등의 증상이 나타난다. 감정적인 문제가 있는 사람에게서 이 증후군의 증상이 흔히 나타난다. 이러한 환자들에게는 불안 상태(anxiety state)를 조사한 후, 저혈당증이 아니라는 것을 확신시키면서 한 번에 많이 먹는 것보다는 적은 양을 여러 번에 나누어 먹는 식사를 하면 좋아진다.

내당력을 측정하는 다른 방법으로는 cortisone과 glucose를 이용하는 cortisone GTT가 있다. Cortisone은 포도당신생(gluconeogenesis)을 촉진하므로, 잠복성 또는 경미한 당뇨병에서의 탄수화물 불내성이 두드러지게 나타난다. 2 doses의 cortisone을 투여한 후 경구 GTT를 시행한다. 2시간 후의 혈당 농도가 165mg/dL(9.2mmol/L)보다 높으면 당뇨병으로 진단한다.

5) 식후 2시간 혈당

식후 2시간 혈당은 당뇨병 선별검사로, 당뇨진단검사로, GTT 측정치 중 가장 예민한 지표임을 나타내고 있어 당뇨병 평가에 중요하다. 대개 식후 약 60, 90분 후면 혈당이 최대로 증가하며, 2시간 후면 혈당은 공복 시 농도와 비슷하다. 이러한 이유로 Insulin 치료 환자에게 공복 시 혈당보다 식후 2시간 혈당치 검사를 의뢰하는 의사가 많다.

식후 2시간 혈당 농도는 섭취하는 탄수화물의 양이나, 환자의 나이, 간헐적인 감염 등의 조건들이 엄격히 조절되지 않은 상황에서 채취한 검체를 사용하므로 그 의미가 제한적이다. 그리고 이러한 요인들 때문에 결과 해석이 차이가 날 수 있다. GTT의 경우와 마찬가지로 식후 2시간 혈당 농도의 진단 기준치는 논란의 여지가 있다. 그러나 일부에서는 식후 2시간 혈당이 140mg/dL(7.8mmol/L) 이상일 경우는 GTT를 시행하는 방법이 사용된다. 당뇨병이 잘 조절되는 경우란 식후 2 시간 혈당이 130mg/dL(7.2mmol/L) 미만인 경우를 말한다.

질환	특성
1. Diabetes mellitus 1) Insulin—Dependant Mellitus, Type I, (IDDM)	절대적 Insulin 결핍
2) Non—Insulin—Dependant Mellitus, Type II, (NIDDM) ① 비비만 NIDDM ② 비만 NIDDM 3) 기타 : 2차 당뇨	상대적 Insulin 결핍 Diabetes Secondary
2. Impaired Glucose Tolerance(IGT)	혈당농도는 정상과 당뇨사이에 있음
3. Gestational Diabetes Mellitus(GDM)	임신 중에 생김
4. Previous Abnormality of Glucose Tolerance(Prev. AGT)	정상적 당부하력이 있으나 사전 고혈당증임
5. Potential Abnormality of Glucose Tolerance(Pot. AGT)	정상적 당부하력이 있으나 고혈당증의 위험속에 있음

6) 당뇨병의 분류(Classfication of Diabetes Mellitus)

고혈당증인 당뇨병은 당부하 범위에 따라 다음과 같이 크게 다섯 종류로 구분하고 있다(WHO, 1979년).

(1) 제 1형 당뇨병 Insulin—Dependant Diabetes Mellitus(IDDM)

인슐린 의존성으로 절대적 insulin 결핍에서 온다. 40세 이전의 젊은 연령층에 병발하며 가족성은 적은 편이나, 자가면역 질병으로 부분적으로는 유전적 요인이 강하며, 췌장세포 파괴과정의 후반기라 여겨지며, Ketosis 및 당뇨합병증과 40~50% 정도는 신장 질환을 수반하며 심장질환의 위험성도 높다.

(2) 제 2형 당뇨병 Non—Insulin—Dependant Diabetes Mellitus(NIDDM)

인슐린 비의존성으로 Insulin 결핍은 상대적이고, 가족성이 크고, 40대 이후에 나타난다. 비만한 경우와 비만하지 않은 경우로 구분하지만, 40% 정도는 비만형이고 췌장세포는 조직학적으로 정상이며, 여성은 아이를 둘 이상 분만한 경험자가 더 높으며, insulin 수용체 기능 저하(비만)가 있다.

(3) Secondary Diabetes mellitus

2차 당뇨병으로 여러 조건에 따라 당뇨병으로 진전되는 경우다. 예를 들면, 췌장질환, 내분비계 질환, 또는 약제, 화학약품, 심한 간질환과 여러 환경적 조건도 관계가 된다.

(4) Impaired Glucose Tolerance(IGT)

내당력저하(impaired glucose tolerance)로 인한 경우이다. 혈당치가 정상인의 상한선과 당뇨치인 110~140mg/dL 사이에 있어 비정상적 당부하 결과치를 갖고 있지만 확실히 고혈당증은 아닌 경우다. 이런 경우에는 혈당치가 정상이거나 상한치에 머물고 있지만 당뇨질환으로 발전될 위험성은 크다.

(5) Gestational diabetes mellitus(GDM)

임신 중에 생기는 당뇨병이다. 내당력저하(IGT)의 특성을 갖고 있다가 분만 후에는 정상으로 되돌아가지만, 훗날 당뇨병이 될 가능성이 있다. 이런 경우 Prev AGT, DM 또는 IGT로의 발전은 산후 Glucose 농도변화에 따라 결정된다.

(6) Previous Abnormality of Glucose Tolerance(Prev AGT)

현재는 정상이나 사전에 비정상 당부하력을 갖는 경우이다. 예를 들면, GDM의 경우 임신 중에 당뇨병이었지만, 분만 후 정상이 되는 경우와 NIDDM인 비만형의 당뇨병자가 체중 감소로 정상이 되었을 때 등이다.

(7) Potential Abnormality of Glucose Tolerance(Pot AGT)

현재는 당뇨병이라 할 수 있는 징후 또는 혈당치로 나타나지 않았지만 당뇨병으로 발전될 위험성이 큰 잠재성의 경우이다. 예를 들면, 당뇨병자의 쌍둥이 중 하나, 형제자매 및 자식들은 훗날 당뇨병 환자가 될 위험성이 크다.

9. Hemoglobin A_{1C}

사람 적혈구의 Hb분자는 $\alpha,\beta,\gamma,\delta$ 4종류의 polypeptide가 서로 2개씩 결합한 4량체이다. Hb분자도 단백질이므로 전기영동으로 분리되어 HbA_1, A, F, A_2 로 나뉘며 이 중 HbA가 90%로 대부분이고, HbA_1은 약 7%이며 HbA_2는 2%, HbF는 0.5%이다. 또한 적혈구 용혈검체를 양이온 교환수지 chromatography법으로 분리시키면 main peak인 HbA보다 먼저 HbA1a, HbA1b, HbA1c라 부르는 3개 이상의 작은 peak가 용출, 분리된다. 이 3부분을 한 군으로 묶어 빨리 용출 된다고 하여 fast hemoglobin이라고도 하며 주성분인 HbA를 HbA_0라고도 부르며 minor part인 HbA1a, HbA1b, HbA1c 부분을 합쳐 HbA1이라고 부른다. 빨리 용출되는 3부분 중 HbA1c가 대부분이므로 HbA1는 곧 HbA1c를 의미한다.

이 HbA1c는 HbA의 β사슬 N말단의 valine과 glucose가 결합하여 불안정한 aldimine이(Schiff base) 되고 Amadori전위(rearrangement)를 해서 β−N−valyl−deoxyfructose 즉 안정한 ketoamine을 형성한다. 이 반응은 비효소적, 비가역적으로 진행되어 일단 형성되면 적혈구의 수명(120일)이 다 할 때까지 혈중에 존재한다. 이와 같이 glucose와 결합한다고 하여 당화 혈색소

(glycosylated Hb)라고 하며 혈당수준에 따라 서서히 진행되기 때문에 당뇨병환자의 과거 1~3개월 전의 혈당수준을 반영하는 것이 된다.

요당이나 전혈 및 혈장 glucose 농도의 측정은 당뇨환자의 현 상황만을 나타낼 뿐 장기간 동안의 당뇨병 조절상태를 나타내는 적절한 지표는 되지 못한다. 고혈당환자의 glucose수준이 갑자기 증가된 것이 아니며 과거 1~3개월 전부터 진행되어 온 점을 상기할 때 당뇨병을 진단하고 조절, 관리 평가하기 위해서는 일상적으로 glycosylated hemoglobin, 즉 hemoglobin A_{1c}를 측정한다. 정상인에서는 전체 hemoglobin 중 3~6%를 차지하는 homoglobin A_{1c}는 당뇨병 환자에서는 고혈당증의 정도에 따라 2배 내지 심하면 3배까지 증가할 수 있다.

Homoglobin A_{1c}의 합성 증가는 당뇨병 환자의 glucose 농도조절이 안 되고 있음을 의미한다. 그러므로 당뇨환자의 관리를 위해 HbA_{1C} 값이 7%(8mmol/L) 이하가 되도록 유지하여야 하며, 3~6개월마다 정기적인 검사를 하는 것이 바람직하다.

1) 측정법

(1) 칼럼 크로마토그래피법(Ion exchange column chromatography)

HbA_{1C}의 하전도의 차를 이용한 측정법으로 양이온 교환수지를 충전시킨 칼럼에 용혈액을 주입시켜 인산완충액으로 다른 Hb 분획으로부터 HbA_{1C}를 분리해서 421nm에서 흡광도를 구한다.

(2) 미니 칼럼법(Mini column)

양이온 교환수지를 충전시킨 소형 칼럼(상품명 mini column)을 이용해서 분리하는 방법이다. 임상검사 목적에 맞도록 여러 종류가 개발 시판되고 있다. 미니 칼럼속에는 Bio－Rex 70이라는 충전제가 들어 있으며 용혈액 50μL를 주입하면 하전도의 차이에 따라 용출되는 성분이 다르다. 용출액(용출용 인산완충액) I 에는 HbA_{1C}가 용출되고, 용출액 II 에는 main Hb인 HbA와 other Hb이 같이 용출되는데 415nm에서 흡광도를 비색측정하여 전체 Hb에 대한 HbA_{1C}의 %를 산출한다. 용출액의 pH, 이온강도, 온도에 따라 차이가 생기므로 온도는 23±1℃로 설정해야 한다.

(3) 고속액체크로마토그래피법(HPLC)

양이온교환수지인 Bio－Rex 70(37~44μm)을 HPLC칼럼에 충전시키고 저 이온강도 pH 6.82인 산완충액, 6 mM 용액으로 용출시킨다. 용출 후의 2파장측정, 분획 %산출 등을 자동적으로 분석하는 장비로 HbA_{1C}만 분별 정량한다.

(4) 등전점 전기영동법

Hb의 등전점 차이를 이용한 전기영동법으로 Hb은 음성하전하므로 양극 쪽에 나타난다.
양극 쪽에서부터 HbA_{1C}, HbA, HbF, HbA_2 순으로 영동된다.

(5) Agarose gel 전기영동법

pH6.3 인 산성완충액에서 Hb은 양하전하므로 agarose gel의 양극에 용혈액을 주입하여 25~35분 동안 영동시키면 HbA_{1C}가 HbA보다도 더 빠르게 음극 쪽(cathodic side of HbA)으로 나타난다.

(6) 비색법

Hb에 결합한 glucose를 5−hydroxymethyl furfural로서 비색 측정하는 법이다.

(7) 기타

친화성 크로마토그래피법, RIA법, Calcium phate법, Ion capture법(IMX장비) 등이 있다.

정 상 치

HbA_{1C} : 4.5 ± 0.7%(4~6%)

HbA : 7.0 ± 0.9%(6~8%)

임상적 의의

공복 시 혈당치 및 요당치와 좋은 상관성이 인정되며, 과거 1~2개월간의 혈당 조절 상태를 반영한다. 당뇨병에서는 정상의 2~3배 정도, 조절되지 않은 심한 경우는 15~20%까지 상승한다. HbF(생후 6개월 미만의 유아 또는 제대혈), 요독증(신부전증), 알코올중독, 아스피린 다량 복용, 비타민 C 다량 복용, 납중독, 고빌리루빈 혈청, 혼탁혈청에서 증가하고 적혈구 수명이 단축되는 용혈성 빈혈, 약제성 빈혈, 심한 출혈, 그 외 abnormal Hb(HbS, HbC, HbD, HbE 등)의 경우에서 감소된다.

10. 당화단백(Fructosamine)

Hb에 glucose가 결합된 것이 당화헤모글로빈이며, 단백질에 포도당이 결합된 것이 당화 단백이다. 정확하게는 포도당의 aldehyde기에 단백질의 아미노기(Lysine잔기)가 비효소적으로 결합하여 알부민을 경유 ketoamine으로 되며 이 ketoamine의 당 사슬이 fructose의 형태를 띠고 있어 fructosamine이라 부른다. 이 fructosamine은 HbA_1C보다 더 신속히 2~3주 전 조기 혈당 조절지표 검사로 이용되는데 그 이유는 알부민의 순환반감기가 약 20일 정도이므로 glucose가 증가하면 fructosamine가 증가되고 혈청단백이 혈중에서 제거될 때까지 잔유하게 된다. 따라서 fructosamine을 측정하면 과거 1~3주간의 혈당 평균치를 알 수 있다.

측정법으로는 비색법으로 amadori compound(fructosamine)를 알칼리 용액하에서 nitroblue tetrazolium(NTB)과 반응시켜 환원된 청색의 formazane을 비색 측정하며, 정상 참고치 범위는 205~285μmol/L 정도이다.

11. Home Glucose Monitoring

당뇨병의 조절이 점차 좋아진 것은 환자가 집에서 혈당을 self—monitoring 할 수 있었기 때문이다. Self—monitoring 기기 때문에 많은 환자들이 glucose 평균 농도를 낮게 유지할 수 있어서 신장 합병증, 망막(retina) 합병증, neuropathic 합병증 등이 감소하게 되었다. 그리고 저혈당 반응을 즉각적으로 알 수 있고, 환자가 곧 올지 모르는 preacidosis나 acidosis에 주의를 할 수 있으며, insulin 용량을 조절할 수 있고, 조절이 매우 어려운 환자의 경우는 multiple insulin 용량을 처방할 수 있다는 장점이 있다.

이 기기는 현재 여러 회사에서 제작되는데, 들고 다닐 수 있고, 작동이 쉬우며 가격도 비싸지 않다. 이런 기기들은 대개 reagent test strip에 묻힐 전혈 1방울만 있으면 측정이 가능하다. 발색을 위한 적절한 incubation 시간이 지난 후에 기기 내에 들어있는 반사광도계(reflectance pho—tometer)로 test strip을 판독한다. Strip은 대개 glucose oxidase 효소법을 사용한다.

방법상의 유동성은 test strip에서 기인한다. 혈장이 전혈로부터 흡수되므로 혈구, 단백, 기타 비투과성 성분의 hemoconcentration이 test strip 표면에서 일어나면 더 이상의 확산을 방해하게 된다. 그러므로 reagent strip은 검체 내의 glucose 농도를 측정하기보다는 흡수된 혈장의 glucose양을 측정하게 된다. 당뇨병 외의 다른 질환이 없는 통원환자의 경우는 hematocrit, 지질 농도, 단백 농도 등이 비교적 일정하므로 기기에 의한 계산으로 신빙성 있는 glucose 농도를 구할 수 있다. 그러나 입원환자의 경우는 이런 혈액 성분들의 변동폭이 상당히 커서 bedside glucose monitors(POCT)로 같은 기기를 사용하면 결과의 변동이 심하며 오차도 증가한다. 부적절한 결과의 빈도를 줄이기 위해서는 철저한 훈련과 정도관리 program을 시행해야 한다.

12. 과당(Fructose) 대사장애

과당(fructose) 대사장애는 본태성 과당뇨증(essential fructosuria), 유전성 과당 불내성(here—ditary fructose intolerance), fructose—1,6—diphosphatase 결핍증 등 세 가지로 나뉘며 이 모두는 상염색체 열성유전 질환이다. 본태성 과당뇨증의 경우에는 밖으로 드러나는 징후나 증상이 없으며, 환자는 정상적인 삶을 영위한다.

정상적으로 과당은 혈청 내에서 1~6mg/dL의 소량이 발견된다. 과당의 주공급원은 과일과 채소 내에 들어있으며, 1분자의 glucose와 1분자의 fructose를 포함하는 이당류인 자당(sucrose)이다. 과당 대사장애가 있는 환자에게 과당을 부하하면 과당 농도가 100mg/dL(5.55mmol/L)까지 증가할 수 있다.

본태성 과당뇨증은 간 fructokinase의 상대적인 결여에 의해 일어나는 benign condition이다. 이 효소의 결핍 때문에 자당(sucrose)이나 과당이 포함된 식사를 한 후에는 혈청 과당 농도가 높게 나타난다. 요에 환원당과 과당이 있는지 여부는 비특이적인 glucose 측정법을 사용하면 알아낼 수 있다. 본태성 과당뇨증 환자에서는 과당 부하 후에도 혈청 glucose 농도나 혈청인(phosphorus) 농도는 감소하지 않는다.

유전성 과당 불내성은 과당, 자당, sorbitol(sucrose로 전환가능한 alcohol) 등을 섭취하면 오심, 복통, 저혈당증, 아미노산 뇨증, 고요산혈증, 요산뇨증, 과당뇨증 등이 발생하는 것이 특징인 질환이다. 유전성 과당 불내성이 있는 영아는 모유나 우유를 먹이는 한, 정상적으로 성장하지만 과일 juice나 과당이 많은 분유를 먹이면, 구토와 저혈당증을 나타낸다. 유전성 과당 불내성의 진단은 정맥 내(IV) 과당 부하시험(fructose tolerance test)을 시행하여 확인한다. 이 검사는 0.25g/Kg(체중)의 과당을 정맥 내 주사하고 0, 10, 20, 30, 45, 60, 75, 90분 후에 혈액을 채취하여 glucose와 인의 농도를 측정하는 것이다. 건강한 사람은 인 농도가 조금 그리고 잠깐 동안 감소할 뿐이지만 유전성 과당 불내성 환자에서는 혈장 glucose와 인 농도가 지속적으로 감소되어 있으며, 대개 저혈당 상태를 나타낸다. 확진을 위해서는 간생검(liver biopsy)을 하여, 이 질환 시에 심하게 감소하는 효소인 fructose-1-phosphate aldolase를 측정해야 한다. 신생아의 경우는 fructose 부하시험이 성인의 경우처럼 유용하지는 않다.

유전성 과당 불내성 시에는 다른 효소의 결핍도 관련되어 있으며, 저혈당증은 이에 의해 오게 된다. 고과당혈증(hyperfructosemia)이 있는 동안 일부 환자에서는 신세뇨관 산증의 I형(distal형)이 생기는 반면에, 다른 환자들은 proximal형(II형)이 나타난다.

Fructose-1,6-diphosphatase 결핍증 환자는 I형 당원저장증(glycogen storage disease)과 감별하기 어려운 증상을 나타내는 경향이다. 이 질환은 lactic acidosis, ketoacidosis, 고지질혈증(hyperlipidemia), 고요산혈증, 간비대(hepatomegaly) 등의 증상이 나타나지만 골격발달과 정신발달은 정상이다. 이 질환은 가늠하는 fructose-1,6-diphosphatase가 전혀 없어서 일어난다. 이 효소가 없어서 fructose-6-diphosphate가 형성되지 않으므로 당신생(glyconeogenesis)이 일어날 수가 없다. 간에서는 glycogen이 있는 한은 glucose를 생산할 수 있지만, 일단 glycogen이 고갈되면 소아는 저혈당 상태가 된다. 이 질환은 대개 감염이나 장시간 금식에 의해 증상이 발현된다. 과당을 과량 부하하면 과당뇨증과 저혈당증이 나타나지만, 구토는 하지 않는다. 그리고 과당이 효소 결핍이 없는 해당과정으로 들어가므로 lactic acidosis가 나타난다. 환자는 일단 질환이 발견되면, 식사를 자주하여 치료할 수 있다.

13. Galactose 혈증(Galactosemia)

Galactose 혈증은 매우 드문 상염색체 열성유전질환이다. 이 질환은 혈당 농도가 낮으며 우유에 포함된 이당류인 lactose의 구성 단당류(monosaccharide)인 galactose를 대사하지 못하는 질환이다. 이 질환은 출생 시에는 정상으로 보이지만 우유 섭취 후 구토, 설사, 황달, failure to thrive, 간경화증, 백내장(cataract), 정신발달 지체(mental retardation) 등의 증상이 나타나는 고전적인 증후군이다. 미국의 많은 주에서는 신생아에게 galactose 혈증 선별 검사를 하는 것을 의무화하고 있으며, New York 주의 사례가 발표된 바 있다. Galactose 대사과정은 다음과 같은 3가지 효소 단계로 이루어져 있다.

- Galactose + ATP ⟶ galactose − 1-PO_4 + ADP
- Galactose − 1-PO_4 + UDP − Glucose ⟶ UDP − galactose + glucose − 1-PO_4
- UDP galactose ⟶ UDP − glucose

Galactose 대사에 관여하는 3 효소는 galactokinase, galactose−1−phosphate uridyl transferase, uridine diphosphate(UDP) glucose−4−epimerase이며, 거의 대부분의 대사장애가 transferase 결핍에 의해 생긴다. 고전적인 transferase 결핍증은 증상으로 정신발달지체, failure to thrive, 황달, 연소형 백내장(juvenile cataract) 등이 나타나지만 galactokinase 결핍증 시에는 연소형 백내장이 유일한 증상이다. Epimerase 결핍증은 매우 드물며, 증상이 비교적 없다. Transferase 결핍증 시에 생기는 간과 lens의 변화는 가역적이라 생각되지만, 낮은 glucose 농도 때문에 생기는 정신발달지체는 비가역적이다. 이 질환은 비가역적 손상이 생기기 전에 galactose 섭취를 제한하기 시작하면 효과적으로 치료가 되므로, 조기에 진단하여 치료하는 것이 반드시 필요하다. 동형접합체(homozygote) 상태를 진단하려면, 혈장과 뇨에서 glucose 효소측정법에 의해서는 측정되지 않는, glucose가 아닌 환원당의 존재를 밝히면 된다.

Galactose혈증의 선별 program으로는 Beutler법(1966)에 의해 적혈구 내의 transferase 활성도를 측정하는 방법이 널리 사용되고 있다. 이 방법은 coupled 효소반응에 의해 생성되는 형광성(fluorescent) NADPH를 정량하여 효소의 활성도를 측정한다. Transferase에 의해 형성되는 glucose−1−phosphate는 glucose−6−phosphate로 변환되고, 다시 NADPH가 형성되면서 6−pho−sphogluconate로 변환된다. Transferase가 없으면 glucose−1−phosphate가 형성되지 못하여, 결국 형광성 NADPH가 형성되지 못하게 된다. 이 방법에 의한 측정법은 1/100, 1/5,000의 빈도로 위양성 결과(형광성 NADPH 결여)가 나타난다. 이러한 위양성 결과의 일부는 coupled 효소측정법에서 NADPH 형성에 필요한 두 가지 효소인 glucose−6−phosphate dehydrogenase나 phospho−glucomutase 같은 다른 효소의 결핍증에 의해 나타나기도 한다. 또한, 중앙검사실로의 운송 도중 transferase가 열에 의해 불활성화(heat inactivation)되어 위양성 결과가 나타날 수도 있다. 그리고 증상이 없어도 변종 효소(enzymatic variants)를 가지는 사람의 검체에서는 비정상적으로 낮은 검사결과가 나타날 수 있다. 그러므로 이 방법에서 양성이 나온 경우, 확진을 하려면 galactose나 galactose－1－phosphate를 정량 측정하여야 한다.

14. L—Lactate

Lactic acid는 pK 3.9의 강산으로 생리적 pH에서 dissociated 된다. 그러므로 혈장 내의 모든 L－lactic acid는 실제로는 L－lactate와 수소 ion의 형태로 존재한다. Lactate는 혐기성 대사의 최종산물이며, 그 농도는 산소의 availability에 달려있다. 산소의 공급이 잘 되지 않으면, cytochrome 체제가 수소를 산소분자로 운반하는 과정의 중간물질(intermediate)로써의 기능을 하지 못하게 되며 이런 상황에서는 환원된 nicotinamide adenine dinucleotide(NADH)가 축적되고, 이 물질이 다음의 반응에서 lactate dehydrogenase에 의해 산화되어 lactate를 생성하게 된다.

$$\text{Pyruvate} + \text{NADH} + \text{H}^{+} \longrightarrow \text{L-lactate} + \text{NAD}$$

Lactate는 energy 대사 chain의 곁가지 마지막 단계이며 이 물질이 축적된 경우, 산소가 다시 충분해지면 pyruvate로 다시 되돌아온다. 골격근, 간, 적혈구 내에 lactate가 증가하면 조직 밖으로 확산이 되어 혈액 내의 lactate가 증가하게 된다. 운동을 하지 않는 남자의 경우, lactate가 glucose로 대사되거나 CO_2와 H_2O로 산화되는 과정은 주로 간에서 일어나며, 신장에서도 어느 정도 일어난다. Lactate의 농도가 증가하면, 심근과 골격근에서도 lactate의 산화가 일어난다.

Lactic acidosis의 원인 중 shock에 선행할 수도 있다. Lactic acidosis와 연관된 shock의 흔한 원인으로는 심근경색증, 심한 울혈성 심부전(congestive heart failure), 폐부종(pulmonary edema), 실혈(blood loss) 등이 있다. 경구 혈당저하제인 phenformin은 lactic acidosis를 유발한다는 보고가 자주 있어서 미국에서는 더 이상 사용되지 않는다. 그 외의 lactic acidosis 원인으로는 과당(fructose), sorbitol, epinephrine, 과량의 ethanol 또는 acetaminophen 등을 정맥 내 주사하는 경우가 있다. 그리고 간괴사(hepatic necrosis), 종양, 림프종(lymphoma), 여러 형태의 백혈병(leukemia) 등에 의한 lactic acidosis가 보고된 바 있다. 당뇨병성 혼수상태의 경우에도 lactic acidosis가 흔하게 생기는데 어떤 경우에는 shock, phenformin 복용, epinephrine 분비 등에 의해 2차적으로 lactic acidosis가 발생하며 ketoacidosis에 의해 2차적으로 lactic adidosis가 발생하는 경우도 있다. 적은 예이지만 비정상적인 장관 flora에 의한 $_{\text{D}}$—lactic acidosis도 보고된 바가 있다.

대사성 산증 환자에서 anion gap이 증가되어 있으면 lactic acidosis를 생각할 수 있다. 즉 신부전, salicylate 복용, methanol 중독, 의미 있는 ketonemia 등의 anion gap을 증가시킬 수 있는 다른 원인이 없으면서 anion 농도의 합에서 cation 농도의 합을 뺀 수치[$(Na^{+}+K^{+})-(Cl^{-}+HCO_3^{-})$]가 19mEq/L(18mmol/L)를 초과하면 lactic acidosis를 의심할 수 있다.

Lactate 농도는 lactate dehydrogenase를 이용한 효소법으로 측정할 수 있지만 검체 채취 시에 몇 가지 주의해야 할 점이 있다. 정맥혈이 동맥혈보다 높은 결과를 나타내지만 편리성 때문에 정맥혈을 흔히 사용한다. 검체 채취 전에 환자가 절대 안정상태에 있었다면, 동맥혈과 정맥혈 내의 농도는 실제로 서로 같다. Tourniquet를 묶어서 생기는 정맥울혈(venostasis)에 의한 영향은 거의 없지만 주먹을 쥐는 등의 작은 운동에 의해서도 혈액 내 lactate 농도가 상당히 증가할 수 있다. 혈액은 주사기로 채취한 후 즉시 perchloric acid가 함유된 시험관에 넣어 제단백(depro–teinization)을 시켜야 한다. 그러나 sodium fluoride와 potassium oxalate가 포함된 시험관을 사용하고 채취 후 15분 이내에 혈장분리를 마친 경우나, 검체를 0.5g/L의 iodoacetate와 함께 2시간까지 보관한 경우에는(Kaplan, 1980) 25°에서 보관한 혈장을 사용하여도 된다. 이런 적절한 방법에 의하지 않고 혈액을 채취한 경우에는 적혈구 내의 효소에 의한 해당 작용 때문에 lactate가 신속히 증가할 것이다. 올바른 시험관을 사용하지 않은 경우, 3분 후면 lactate가 20% 증가하며, 25°에서 30분후면 lactate가 70%까지 증가할 것이다.

혈장 lactate 농도의 참고범위는 정맥혈의 경우 0.6~1.7mEq/L이지만, 가벼운 운동이라도 한 경우에는 혈장 농도가 증가할 것이다. Lactic acidosis의 경우, 혈장 lactate 농도가 7~8mEq/L를 초과하면 대개 사망하게 된다. 앞에서도 언급하였지만, 가벼운 운동 후에 lactate 농도가 증가하지 않는 것이 혈당원저장증 환자의 중요한 진단기준이다.

CSF 내 lactate 농도의 증가 여부는 뇌막염(meningitis)의 원인이 세균성(bacterial)인지 virus성(viral)인지의 감별점이 된다. 또한 단관절(monoarticular)의 관절염(arthritis)이 패혈성(septic)인지 아니면 다른 형인지를 감별하는 데도 lactate 농도가 도움이 된다.

3장 비단백질소(Nonprotein Nitrogen)

비단백질소(nonprotein nitrogen, NPN)란 혈청 중 단백질을 제외한 모든 질소화합물을 총칭하는 말로, 이들 대부분은 체내 신진대사의 산물들로 신장을 통하여 제거되고 있고 또한 이들의 농도는 신장의 기능 상태를 반영해 주고 있기 때문에 관련 질환을 파악하는 자료가 되고 있다.

혈장 내에는 15개 이상의 비단백질소 화합물이 존재하고 있으나 이들 중 주로 urea, uric acid, creatine과 creatinine, amino acid 및 ammonia 등으로 구성되어 있으며, 각 성분의 혈중 농도는 다음 표와 같다.

	전혈(mg/dL)	혈청(mg/dL)
요소	10~18	8~15
요산	1~3	2~4
Creatinine	1.2~1.5	0.8~1.3
Creatine	2.5~5.0	0.2~0.7
Amino acid	5~8	3.5~6.0
기타	3~19	2~12
NPN	24~35	18~30

기타 : ammonia, indican, polypeptide 등

1960년대까지도 비단백질소량 전체를 신장 기능을 알아보는 지표검사로 이용하였지만 현재는 각각의 비단백 질소성분에 대한 임상학적 의의가 다르며, 분석방법도 많이 개발되어 있어 각 성분별로 구분해서 측정하고 있다. 단지 신장질환과 간질환이 겸하고 있는 경우에는 총 비단백 질소와 요소 질소의 부분율이 좋은 자료로 이용되고 있다.

정 상 치

전혈 : 24~35mg/dL, 혈청 : 18~30mg/dL

임상적 의의

혈액, 요중 NPN과 요소와의 생리적 변동은 거의 평행하며, 남성은 여성보다, 유아는 성인보다 약간 높다. 또한 60세 이상의 연령군에서는 배설 기능의 저하로 인해 서서히 NPN이 증가된다.

1) 증가되는 경우

심한 NPN이 증가되는 신 자체질환인 질소혈증(azotemia)일 경우이나 신장질환과 무관한 신 전성(전신성)의 경우와, 신 후성의 경우도 고려하여 구분 해석해야 한다.

① 전신성 : 고단백성 식사로 인한 경우는 당연하며, 그 외 탈수 상태 시(화상, 쇼크, 발한, 장폐쇄, 설사, 소화관 출혈), 체조직의 붕괴 시(절식, 기아, 당뇨질환, 고열, 감염, 중증간질환)에는 증가한다.

② 신 성 : 급, 만성 사구체 신염, 신장증(nephrose)

③신 후성 : 배뇨곤란(수술 후), 요로 폐쇄(배설 불량) 등

2) 감소되는 경우

간 기능이 현저히 저하한 경우(요소합성 저하)

1. 요소질소(Blood urea nitrogen, BUN)

요소질소(urea nitrogen)는 요소 중의 질소 성분으로 실제로 측정되는 것은 요소지만 우리나라에서는 혈중 요소질소(BUN)로 표현하고 있다. 이것은 요소의 역사적 분석법이질소측정에 기반하고 있으며, 혈중에 존재하는 다른 비단백성 질소(NPN)와 대비한 표현으로 역사적인 배경 때문이다. 요소는 간에서 합성되는데 근원은 식이 단백질과 체내 단백질이 분해되어 아미노산이 되며 아미노기가 탈아미노화 되면서 암모니아(NH_3) 생성된다. 이 암모니아는 독성물질이며 이를 배설하기 위해 간의 대사과정인 요소회로에 의해 합성되고 신장을 거쳐 요로 배설된다.

또한 요소의 1/4 정도는 정상 박테리아인 flora에 의하여 분해되어 암모니아 및 탄산가스로 변하고 이 암모니아는 재흡수되어 간에서 요소로 다시 합성된다.

요소는 신장의 여과 분비 재흡수 등의 복잡한 경로로 혈액에서 제거되며, 아주 적은 양은 땀으로도 분비되고 장내 세균에 의하여서도 변화시킨다.

요소는 신사구체를 자유롭게 여과되어 근위세뇨관을 통과하며 요소의 량은 수분의 양과 균형을 이룬다.

요소 질소의 양적 존재는 비단백 질소의 50% 정도이며, 혈구 및 혈장 내에는 같은 농도로 분포되어 있다.

다음은 Amino acid를 중심으로 한 요소 생성에 관한 흐름이다.

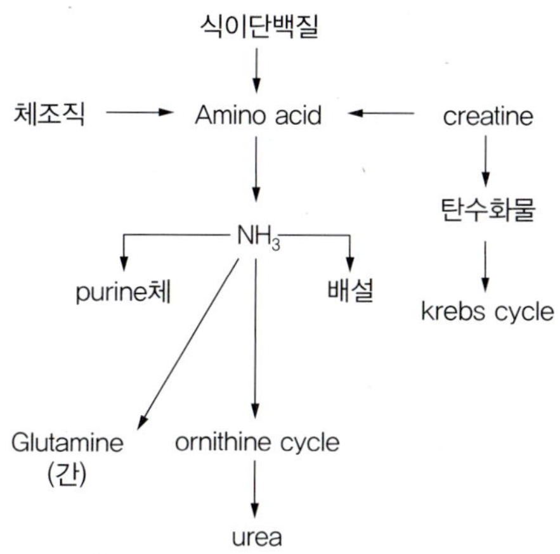

1) 측정법

1 Nesslerization(Henry—Chiamori법)

Urease는 urea를 가수분해하여 생성된 $(NH_4)_2CO_3$를 nessler 반응 후, 비색정량한다.

$$urea + 2H2O \xrightarrow{urease} (NH_4)_2CO_3$$
$$2NH_3 + 2HgI_2 \cdot 2KI \longrightarrow NH_2Hg_2I_3 + NH_4I + 4KI$$

상기와 같이 증색된 Ammonium Dimercuric Iodide(yellow~Oramge colloid)를 표준과 비색 정량한다. 본 법은 과거에 많이 이용되었던 것이나 특이성이 없고, 분석시간도 오랜 편이다.

2 Berthelot reaction법

Urea를 urease로 가수분해하여 생성되는$(NH_4)_2CO_3$를 alkali하에 phenol과 NaClO로 반응(Berthelot reaction) 후 생성된 indophenol의 청색도를 비색 정량한다.

본 방법은 반응은 아주 예민한 편이나 과거에 사용하였던 방법으로 특이성이 없으며, 분석 시간도 많이 걸리는 편이다.

시 약

(1) Ammonia—free water : 이온교환수지를 통하여 얻는다.

(2) Phenol—nitroprusside 용액 : phenol 10g과 $Na_2Fe(CN)_5NO \cdot 2H_2O$ A.R. 0.05g을 500mL의 증류수에 녹이고, 총량이 1L 되게 한다.

(3) Alkaline—hypochlorite 용액 : NaOH 5g을 약 500mL의 증류수에 녹여 1L 용량 플라스크에 넣어 식히고, 0.42g의 sodium hypochlorite를 넣고 희석한 후, 총 양 1L 되게 증류수로

채운다(2 및 3의 시약은 5℃ 냉장고에서는 2개월까지 유효하다).

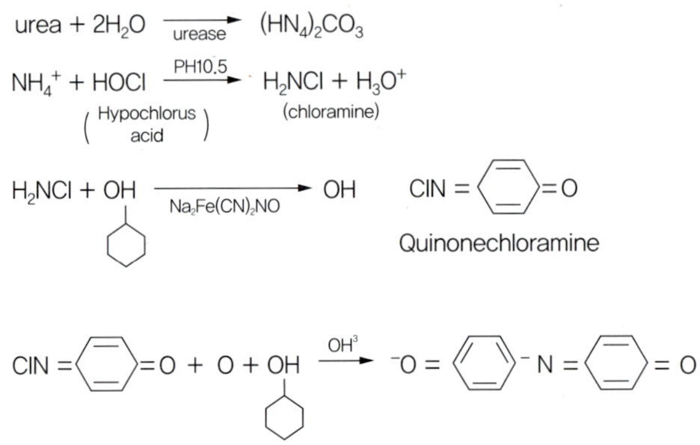

(4) Sodium ethylenediaminetetracetate(EDTA), 1% pH 6.5 : 10g의 EDTA Na_2를 약 800mL의 ammonia free water로 녹여 pH 6.5 되게 1N NaOH로 맞추고, 1L가 되게 한다.

(5) Urease 보존 용액(약 40unit/mL) : 0.2g의 urease를 10mL의 증류수에 부유시키고, 10mL의 glycerol을 넣고 냉장고에 넣는다. 4개월 간 유효.

(6) Urease 사용액(0.4unit/mL) : Urease stock solution 1mL를 100mL 되게 EDTA 용액으로 희석(3주간 냉장고 보관 가능).

(7) 요소질소 보존용 표준액(500mg urea N/100mL) : 건조된 요소 1.0717g을 ammonia free water 50mL에 녹여 100mL 용량 플라스크에 넣고 0.1g의 sodium azide를 가한 후, 총 양이 100mL 되게 증류수로 채운다.

(8) 요소질소 사용 표준액(50mg/dL) : 보존용 표준액 10mL를 증류수로 희석하여 100mL 되게 한다(0.1g의 sodium azide를 가함).

(9) Permutit : 40~60mesh

방 법

혈청 중의 요소질소 :

(1) 3개의 시험관에 B.S.T라 표시한다.

(2) 1mL의 urease 사용액을 각 시험관에 넣는다.

(3) Micropipet으로 T시험관에 혈청 10μL, S 시험관에는 사용 표준액 10μL를 각각 넣고 혼합한 후 3개의 시험관을 37℃에서 15분간 가온한다.

(4) 곧 각각의 시험관에 phenol nitroprusside 용액 5mL를 넣어 혼합하고 5mL의 alkaline hypochlorite 용액을 넣고 혼합한다.

(5) 37℃ 항온조에서 3개의 시험관을 20분간 가온한다.

(6) 560nm에서 B시험관을 대조관으로 두 시험관의 흡수도를 구한다.

요중의 요소질소

(1) 0.5g의 permutit를 25mL 용량플라스크에 넣고 증류수로 2회 씻은 후 물기를 뺀다.

(2) 요 1mL와 약 5mL의 증류수를 넣고 5분간 혼합한 후 눈금까지 증류수를 채우고 permutit가 가라앉도록 한다.

(3) 3개의 시험관(15×120mm)을 아래와 같이 준비하여 각각의 검체 및 시약을 넣은 후 잘 섞는다.

	맹검(B)	표준(S)	검체(T)
Urease working solution	1.0mL	1.0mL	1.0mL
희석뇨(과정②)	0	0	10μL
요소 사용 표준액	0	10μL	0

(4) 3개의 시험관을 37℃에서 15분간 가온한다.

(5) 재빨리 phenol nitroprusside 5mL를 넣고 잘 섞은 후 5mL의 alkaline hypochlorite 용액을 넣고 잘 섞는다.

(6) 3개의 시험관을 37℃에서 20분간 가온한 후

(7) B시험관을 대조관으로 500nm에서 흡수도를 구한다.

계 산

혈청 중에서

$$\frac{A_T}{A_S} \times 50 = \qquad \text{mg urea nitrogen/100mL}$$

요중에서

① $\frac{A_T}{A_S} \times 1250 = \qquad$ mg urea nitrogen/100mL

② mg urea nitrogen/100mL $\times \frac{24\text{시간뇨}}{100 \times 1{,}000} = \qquad$ g, urea nitrogen/24 시간뇨

정 상 치

혈청 : 7~18mg 요소질소/100mL

(15~38mg 요소/100mL)

요 : 12~20g 요소질소/24시간뇨

(25~43g 요소/24시간뇨)

참고 ① 시약 및 대기 중에서 오염된 ammonia는 오차가 생긴다.
② Lipemic sera는 탁도의 영향을 줌으로써 최종 발색 용액에 2~3mL의 ether를 가하여 탁도를 없앤다.
③ 항응고제(citrate, oxalate, heparin 및 chelating agent 등)는 plasma 10μL 내에 있는 양은 반응에 별로 영향이 없으나, ammonium염은 사용하지 못한다.
④ 검체의 안정도는 냉동 시 6개월, 냉장고 2~3일(수일), 실온에서는 대략 1일 이며, fluoride나 thymol과 fluoride를 함께 가하면 실온에서 5일 정도 안정하나, urease를 사용하는 방법에는 사용할 수 없다. 요의 경우는 산을 가하거나 저온에 보관되어야 하고 신선뇨가 가장 좋다.

3 Diacetylmonoxime법

Diacetylmonoxime법은 산용액 중에서 Diacetyl를 형성하고 Diacetyl은 urea와 축합반응을 일으키며 Diazine Derivative를 형성하는 Fearon reaction을 이용한다. 본래, 이 반응은 황색의 증색반응이나 thiosemicarbazide를 함께 반응시키면 분홍색의 증색반응이 생긴다. 아직도 많이 이용되는 측정법이며 특이성도 있는 편이다.

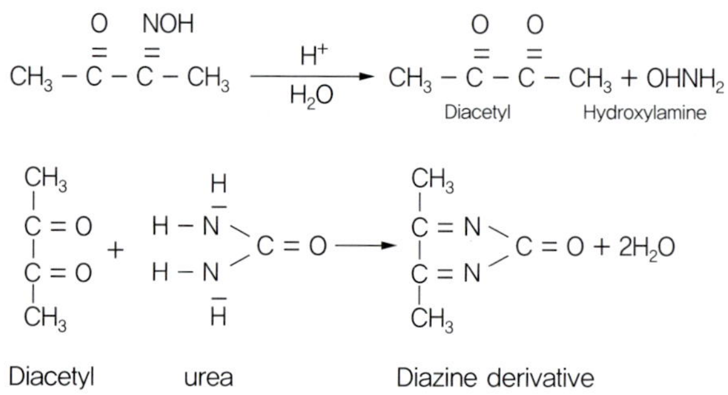

시 약

(1) Oxime 용액 : 1g의 diacetyl monoxime(DAM)과 0.2g의 thiosemicarbazide(TSC)와 9.0g의 sodium chloride를 증류수에 녹인 후 1,000mL 용량 플라스크에 옮겨 눈금까지 증류수로 채운다. 갈색병에 보관하면 냉장고에서 1개월간 안정하다.

(2) 산용액 : conc. sulfuric acid 60mL, conc. phosphoric acid 10mL를 약 800mL의 증류수에 서서히 섞으면서 넣고, 0.1g의 ferric chloride를 넣어 녹인 후, 1,000mL 용량 플라스크에 옮겨 눈금까지 증류수로 채운다.

(3) Folin—Wu 제단백 시약

① N H_2SO_4

② 10% Na_2WO_4

(4) 표준액

① 보존표준액 : sodium benzoate 2g을 1L의 증류수에 녹여 놓고 여기에 0.8mL의 농황산을 넣는다. 이 용액을 사용하여 322mg의 urea를 달아서 500mL의 용량플라스크에 넣어

녹여 눈금을 맞춘다. 30mg/dL urea nitrogen액이다.

② 사용표준액 : 10mL의 보존표준액을 용매로 희석하여 100mL 되게 한다. 3mg/dL urea nitrogen 용액이다.

방 법

(1) Folin−Wu 혹은 Somogyi 제단백을 하고(1 : 10)

(2) 3개의 시험관을 준비하여 T(test), B(blank), S(standard)로 표시하고, T관에는 제단백 여액 1mL, B관에는 증류수 1mL, S관에는 표준액 1mL를 넣는다.

(3) 3개의 각 시험관에 oxime 용액 3ml와 산용액 3mL를 넣고 섞은 후

(4) 끓는 물에 정확히 15분간 담가 발색시킨다.

(5) 냉각시킨 후 파장 520nm에서 B 시험관을 대조관으로 T 시험관 및 S 시험관의 흡수도를 구한다.

계 산

$$\frac{A_T}{A_S} \times 30 = \qquad \text{mg/dL 요소질소량}$$

참고 ① 요중 요소질소량은 100배, 200배 희석하고, 거기에 10배, 20배를 해주면 된다.

② 요소와 특이적으로 반응하므로 NH_3를 제거할 필요가 없다.

③ 산도의 조절로 제단백을 하지 않고 시행 가능하며, 자동분석기에 이용된다.

④ 그 외에 색도가 photosensitive하고 색의 발색이 빠르나 쉽게 퇴색한다든지 Beer's law를 잘 따르지 않고 시약이 냄새가 심하거나 반응이 완전치(95% 정도) 않는 등의 단점도 있다.

4 Coupled enzymatic method(urease/glutamate dehydrogenase [GLDH])

Kinetic 방법으로 urea를 urease로 가수 분해시켜 생성된 NH_{3+}를 a−ketoglutaric acid 및 coenzyme NADH 존재하에 GLDH(글루타민산 탈수소효소)로 작용시키면 Glutmic acid 및 NAD^+ 가 형성될 때 340nm에서 감소되는 NADH 흡광도를 구하여 측정한다.

$$\text{Urea} + 2H_2O \xrightarrow{\text{urease}} (NH_4)_2CO_3$$

$$NH_4^+ + \alpha\text{-ketoglutaric acid} + \text{NADH} \xrightarrow{\text{GLDH}} NAD^+ + \text{Glutamic acid}$$

측정법에는 end point법과 rate assay가 있으나 GLDH의 Km이 크므로 rate assay가 많이 이용된다. 특이성이 좋고 진행이 빠르다.

시 약

(1) 완충액: 0.066M 인산완충액, pH 7.6

(2) a-ketoglutarate: 25μmole/mL 인산완충액, 4℃ 1개월 안정

(3) urease : 1mg/mL, Sigma type Ⅲ를 glycerol water에 (1+1) 녹인다. 4℃ 1개월 안정

(4) NADH : 15.0μmole/mL 인산완충액, 4℃ 3일간 안정

(5) GLDH : 10mg protein/mL, Boeringer. 4℃ 3개월 안정

(6) 요소표준액, 30mg/dL : 건조시킨 특급요소 6.43 g을 DW로 100mL 되게 녹인다. 이것을 보존원액(stock std)으로 하고 사용표준액은 이 stock 1 ml를 100mL 용량 플라스크에 취하여 DW로 100mL 되게 채우면 30mg/dL 요소 질소 표준액이 된다.

방 법

(1) 인산완충액 1.0mL에 0.1mL 혈청, 0.1mL 표준액을 넣는다.

(2) 1cm 큐벳에 인산완충액 2.6mL, a-ketoglutarate 0.1mL, urease 0.1mL, NADH 0.05mL, GLDH 0.05mL를 넣고 이어 상기 희석된 시료 또는 표준액 0.1mL를 넣는다.

(3) 잘 혼합하여 30℃, 340nm에서 2~7분 사이에 흡광도를 읽는다.

계 산

$\frac{A_T}{A_S} \times 30 =$ mg/dL 요소질소량(As는 5분에서의 흡광도 변화)

5 Conductimetric method

Urea를 urease로 가수분해 후, 생성되는 NH_{4+} ion의 양을 conductivity 측정으로 urea를 측정한다. 본 방법은 특이성이 좋으며, 많이 이용되는 추세이다.

$$\text{Urea} + 2H_2O \xrightarrow{\text{urease}} (NH_4)_2CO_3 \longrightarrow 2NH_4^+ + CO_3^{-2}$$

6 O-phthalaldehyde

Urea를 O-phthalaldehyde와 반응 후 생성되는 isoindoline을 8-(4-amino-1-methy-lamino)-6-methoxyquinoline과 반응시키면 chromophore가 형성된다. 이것을 510nm에서 비색 정량한다.

임상적의의

BUN의 임상적 의의는 NPN의 경우와 거의 같지만 요약하면 다음과 같다. 혈장 내의 urea 농도는 고단백질 식이와 비례하며 여성보다는 남성이 높은 편이고 신사구체 여과량의 감소는 뚜렷한

증가가 있으며 요소량의 감소는 간기능의 저하인 경우에 볼 수 있고 이때는 혈액 암모니아의 증가가 따르며 비단백질소중의 요소 질소량의 부분율은 좋은 자료가 된다.

정상인	NPN = 20~30mg/dL BUN = 8~15mg/dL	BUN/NPN 0.5(50%)
고질소증 (신장질환)	NPN 〉20~30mg/dL BUN 〉8~15mg/dL	〉0.5(50%)
고질소증 및 심한 간질환	NPN 〉20~30mg/dL BUN≥8~15mg/dL	≤0.5(50%)

즉 정상 성인의 경우에는, BUN/NPN의 값이 50%에 이르는 것이 보통이나, 신장질환이 있는 경우에는 NPN 및 BUN 값이 상승하되 BUN의 증가 비율이 NPN보다 크기 때문에 BUN/NPN의 값이 50% 이상 되는 것이 보통이며 만약 합병증이 있는 즉 간질환이 심한 경우에는 BUN의 증가율이 낮을 수밖에 없기 때문에 BUN/NPN의 값은 50% 또는 그 이하가 되는 것이 일반적이다.

요소의 혈청 농도는 정상인의 경우에도 다양하게 나타나며, 식사에 의한 단백섭취량과 hydration 상태 등의 여러 요인에 따라서 달라진다. Glucocorticoids는 anit－anabolic 효과를 나타내며, 갑상선 hormone은 이화작용(catabolic) 효과를 나타내어서, BUN을 증가시키는 경향이 있다. Androgen과 성장호르몬(growth hormone)은 동화작용(anabolic) 효과를 나타내므로 요소의 형성을 감소시킨다.

질소혈증(azotemia)이란 비단백 질소화합물, 주로 요소와 creatinine이 의미 있을 정도로 증가하는 경우에 대한 화학적인 명칭이며, 흔히 "prerenal", "renal", "postrenal"로 분류된다. Prerenal(신전성) 질소혈증은 신혈류량의 감소에 기인한다. 정상적인 신기능 하에서도 신장을 통과하는 혈액의 양이 적으면 사구체 여과율이 감소하여 일어나며, 탈수, shock, 혈액량 감소, 울혈성 심부전 등이 중요한 원인이다. 위, 장관의 대량 출혈 환자에서 많이 나타나는 혈청 요소 또는 BUN의 증가가 가끔 혈액속 단백의 소화에 의해서 amino acid의 흡수가 크게 증가하기 때문으로 설명되기도 하지만, 제일 중요한 단일 요인은 출혈에 의한 혈액량 감소(hypovolemia)일 것이다. 그리고 발열, stress, 화상 등 단백의 이화작용이 증가하는 경우도 혈청 BUN이 증가하는 또 다른 원인이 된다.

Renal 질소혈증의 병리기전은 주로 급성 및 만성 신질환에 의해 사구체 여과율이 감소하여 요소 정체가 일어나는 것이다. 그리고 탈수나 부종 등의 흔한 다른 합병요인들이 있으면 신혈류량은 감소되고, 단백질의 이화작용이 증가되며, glucocorticoids의 anti－anabolic 효과가 나타나게 된다. 요독증이란 심한 질소혈증이 오랫동안 있는 경우이며, 산증, 수분 및 전해질 평형장애, 오심, 구토, 빈혈, 신경정신병적(neuropsychiatric) 변화, 혼수상태 등의 다양한 증상을 나타내는 임상적 증후군이다. BUN 증가의 정도는 다양하게 나타나지만 보통 100mg/dL를 상회하며, 심한 혼미상태나 혼수상태의 경우에는 200mg/dL 가까이 되기도 한다. BUN이 점차 증가하거나 때로는 심한 변동을 보이는 것과는 달리 creatinine 농도는 매우 서서히 증가하고, 20mg/dL을 넘는 경우는 거의 없으며, 요산농도는 통풍이 없고 만성 신부전만 있는 환자의 경우 대개 12mg/dL 이상으로 올라가지 않는다. Post—renal 질소혈증은 대개 요로 폐쇄성 질환(신결석, 방광의 종양, 전립선, 심한 감염에 의한 소변흐름의 차단)에 의해 요소가 순환혈액 내로 재흡수되어 일어난다. 그리고 하부 요로의 천공에 의해 요소가 연조직 내로 침투되어도 질소혈증이 나타나는데, 그 이유는 잘 모른다.

BUN은 잘해야 신기능의 대략적인 지표 밖에는 되지 못한다. 음식 섭취, 수화, 신혈류량, 하부요로의 상태 등이 정상적일 경우, BUN은 대개 사구체 여과율이 적어도 50% 이상 감소되기 전에는 의미 있을 만큼 증가하지는 않는다. 즉 사구체 여과율과 BUN간의 관계는 직선관계 대신에 쌍곡선 관계를 나타낸다.

BUN이나 혈청 요소 농도는 단지 몇몇의 경우에만 의미 있게 감소한다. 정상적인 신기능 하에서 저영양상태(poor nutrition), 수분 섭취 과다, 과다한 정맥 내 수분 투여 등이 있으면, 신세뇨관에서 요소의 재흡수가 비교적 적게 일어나므로 BUN은 감소할 것이다. 임신부에서도 BUN이 감소하는 경향이 있는데, 이는 사구체 여과율이 증가하기 때문일 것이다. 그리고 심한 간질환 환자에서는 요소 생성회로(urea cycle)의 활성도가 감소하여 요소의 합성이 감소하게 된다.

혈청 요소와 creatinine 농도를 동시에 측정하여 BUN/creatinine(B/C) 비를 계산하는 임상적인 해석법은 장점이 있다. Creatinine이 식사에 의한 영향을 거의 받지 않으며, hydration 상태에 의해서는 경미한 영향만을 받는다. 대개 B/C 비는 약 10/1 정도이다. 전형적인 prerenal 질소혈증의 경우는 B/C 비가 높게 나타내며, 그 이유는 사구체 여과율이 감소하고, 신 세뇨관에서의 요소 재흡수가 증가하기 때문이다. Postrenal 질소혈증의 경우도 B/C 비가 높게 나타나는데, 이는 요로(급성 폐쇄성 질환의 경우)나 조직에서 재흡수되는 요소의 양이 creatinine보다 많기 때문이다. B/C 비는 BUN과 creatinine을 측정한 방법들의 특이도에 의해 영향을 받는다. 근육질이 감소한 환자의 경우에는 creatinine 생성량이 정상 이하이므로 B/C 비가 높게 나타날 것이며, 고단백식, 조직 파괴, 갑상선 중독증(thyrotoxicosis), Cushing's 증후군 등 신기능이 위태로운 환자의 경우에도 B/C 비는 증가할 것이다.

B/C 비의 감소는 요소생성 저하와 관련이 있다. 저단백섭취, 급성세뇨관괴사, 중증 간질환, 근육질이 많은 사람에게는 신부전이 생겨도 creatinine 생성량이 많으므로 B/C 비는 낮게 된다. 그리고 신 투석을 하는 경우에도 요소가 creatinine보다 더 잘 투석되므로 B/C 비가 감소한다.

2. Creatine과 Creatinine

Creatine은 3종의 Amino acid인 Glycine, arginine 및 methionine 등이 간과 신장에서 합성되어 혈관계를 따라 근육조직에 저장되는데, 이때에는 CK와 ATP의 도움으로 크레아틴 인산염(creatine phosphate)의 형태로 거의 98% 근육 중에 저장되어 근수축의 에너지원으로 중요한 역할을 한다. 특히, 근육 중 저장량은 근육 100g당 400mg 정도나 되며 하루 중에는 약 2% 정도씩 탈수되어 creatinine으로 변화여 요로 배설한다.

Creatine은 사구체에서 여과되지만, 근위 세뇨관에서 대부분 또는 전부가 재흡수 되어 성인 남자의 요 중에는 거의 없다. 성인 남자의 경우 0~40mg/24h(0~0.30mmol/24h) 정도이고, 성인 여자의 경우 0~100mg/24h(0~0.76mmol/24h) 정도이다. Creatinine은 creatine의 대사 종말 산물로 생리적으로는 불필요하다. Creatinine은 사구체에서 여과되고 신세뇨관에서 재흡수 없이 거의 모두 요 중으로 배설된다. 혈청 Creatinine농도는 요독증, 만성신장염 등의 신장질환에서 증가하고 또 GFR(glomerular filtration rate, 사구체 여과율)과 좋은 상관성이 있으므로 신장기능 장해의 정도를 아는 데 좋은 지표이다.

Creatinine 정상적인 경우에는 거의 재흡수되지 않는다. 그러나 심한 울혈성 심부전이나 조절되지 않는 당뇨병(uncontrolled diabetes mellitus) 등의 경우에는 신세뇨관에서 creatinine의 재흡수가 일어난다. 그리고 신세뇨관 세포에서는 작지만 의미 있는 만큼의 crea－tinine의 분비가 일어나며, 혈장 creatinine 농도가 높아질수록 신세뇨관에서의 분비량은 증가한다. 그러나 cimetidine, probenecid, trimethoprim 등의 약물을 복용하는 경우에는 세뇨관에서의 creatinine 분비가 억제된다. 총 creatinine 배설량은 24시간 요를 완전히 모았는지를 알기 위한 지표로 사용된다. 그러나 이러한 사용이 신빙도가 떨어진다는 보고도 있다.

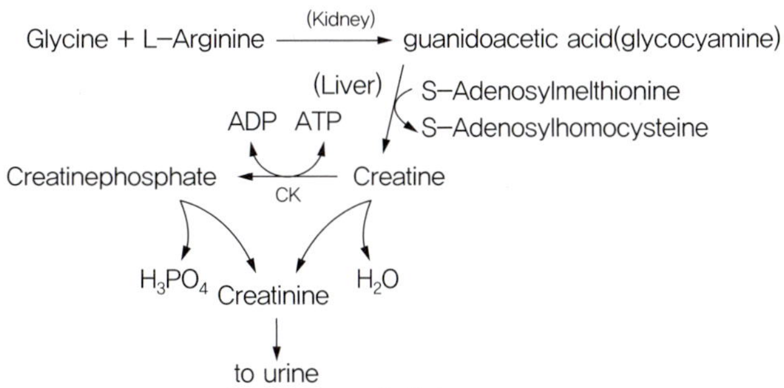

Creatine 및 Creatinine 의 대사

Creatinine의 혈청농도는 비교적 일정하며, 참고범위는 특이도가 높은 측정법(true creatinine)을 사용하는 경우 남자(0.6~1.2mg/dL ; 53~106 mol/L)가 여자(0.5~1.0mg/dL ; 44~88mol/L)보다 약간 높다. 성인에서 Creatine의 혈청 농도는 여자가 남자보다 높다. 참고범위는 여자(0.6~1.0mg/dl ; 45~76mol/L), 남자(0.2~0.6mg/dL ; 15~45 mol/L)이며, 혈장 creatine 농도는 소아나 임신부의 경우 높게 나타난다.

근육 중 안정상태로 있는 creatine이 외상, 진행성 근이영양증(progressing muscular dystrophy), 회백수염(poliomyelitis), 근위축성 측위 경화증(amyotrophic), 중증 근무력증(myasthenia gravis), 기아(starvation) 상태 등 골격근의 괴사(necrosis)나 위축(atrophy)이 있는 근육관련성 질환에서는 근육에서 일탈하여 혈청 또는 혈장 creatine 농도와 요 creatine 배설량이 증가한다. 그리고 methyltestosterone은 간에서의 creatine 합성이 증가되도록 자극하는 작용이 있으며, 갑상선 기능항진증(hyperthyroidism), 당뇨병성 산증(diabetic acidosis), 산욕기(puer−perium) 등의 경우에도 creatine 농도가 증가된다.

Creatinine은 안정상태(steady state)에서 하루 생성량만큼 그대로 요로 배설되기 때문에, 신기능이 심하게 악화되지 않는 한 혈청 creatinine 농도는 거의 증가되지 않는다. 즉, 신 사구체에서 여과 배설되는 요 creatinine 배설량이 안정적이고 일정하므로 신기능의 지표로 사용되어 왔다. 그러므로 혈청 creatinine이 증가된다는 것은 신 사구체 여과율, 즉 GFR이 떨어진다는 것을 의미한다.

GFR을 알아보는 검사로는 크레아티닌 청정률(clearance of creatinine, Ccr)시험이 있다. 이 검사법은 혈청 creatinine 농도, 요 creatinine 농도와 하루 24시간 요 배설량을 근거로 계산할 수 있다. 그러나 임상병리과에서 사용하는 대부분의 방법들이 혈장속의 간섭 chromogen들 때문에 혈청 creatinine 농도가 실제보다 높게 측정되어, creatinine 청정률은 실제보다 낮게 측정된다. 정상적인 경우에는 이러한 오차가 신세뇨관에서의 creatinine 분비효과에 의해 상쇄되어, 크레아티닌 청정률(clearance of creatinine, Ccr)이 inulin 청정률에 매우 가까이 근접하게 된다. 하지만, 이러한 두 가지 효과는 서로 연관관계가 없으므로, 신기능이나 약물 등 여러 가지 요인들에 의해 영향을 받는 정도가 서로 다르다. 즉 GFR이 감소할수록 creatinine 분비가 Ccr에 기여하는 정도가 커져서, Ccr의 변화가 GFR의 변화를 적절히 반영하지 못하게 된다. GFR이 감소하는 경우 creatinine 분비가 증가하여, Ccr이 조금밖에는 증가하지 않으므로 신기능의 지표로 혈청 농도를 사용하는 것은 혈청 농도의 예민도가 좋지 않다는 문제점이 있다. 그럼에도 불구하고, Ccr이 감소하고 혈청 농도가 증가하는 경우에는 확실히 신기능이 감소되었다는 것을 나타낸다.

혈청 creatinine 농도는 단백섭취량과 무관하고, hydration의 정도, 단백 대사과정 등의 영향을 거의 받지 않으므로, 신기능의 선별 검사(screening test)로 추천되고, 지표검사로서의 신빙도가 BUN보다 훨씬 높다. 혈청 creatinine 농도는 신질환 시 BUN보다 더 천천히 증가하고, 신투석 시 더 천천히 감소하는 경향이 있다.

▶ 측정법

1 Jaffe reaction법

Creatinine을 Alkaline picrate와 반응시켜 생성되는 creatinine picrate(janovski complex : red)를 520nm에서 비색 정량하는 방법으로 1886 Jaffe에 의하여 소개된 후 지금까지도 이용되는 측정법이다. 그 후 그 반응의 특이성을 높이기 위하여 반응 전에 creatinine을 흡착 후 반응시키는 (Jaffe/fullers earth) 방법에서는 흡착제로 Lloyd's 시약과 bentonite를 이용하였는데, 이들은 다공성의 Aluminum magnesium silicate clay로 교질 현탁액을 이루며 흡착력이 아주 강한 것들이다.

검 체

Creatine과 creatinine은 생체 체액 중에서도 측정되며, 보통 혈청, 혈장 및 요가 주 대상이 된다.

전혈보다도 혈청 혹은 혈장이 더 좋은데, 그것은 non-creatinine chromogen이 적혈구 내에 있기 때문이다. 검체의 보관은 냉장고가 좋고 장기간 보존은 냉동시켜야 된다. Creatine과 creatinine의 수용액은 서서히 다음과 같이 평형의 상태가 된다.

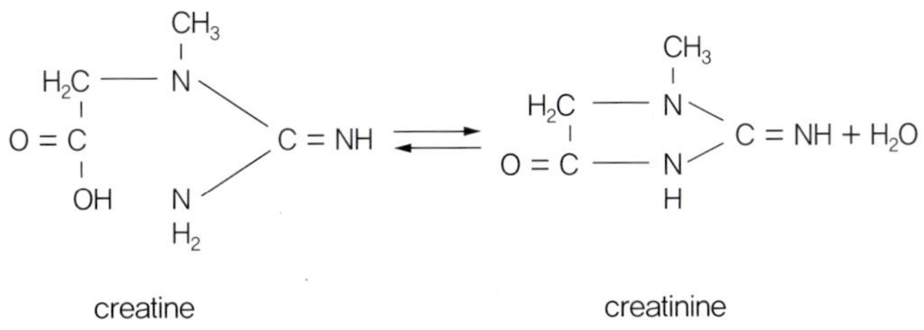

Creatinine : 희석뇨나 제단백여액을 Jaffe의 반응을 이용한다. 즉 alkaline picrate와 반응하여 호박색(amber color)을 형성하므로 분광 광도계로 비색 정량한다.

Creatine : 산성에서 열처리하여 creatinine 형성 후 총 creatinine의 양과 기존의 creatinine의 양의 차를 구하여 측정한다.

시 약

(1) Picric acid 0.04M : 특급의 picric acid 9.3g을 80℃의 증류수 약 500mL에 넣어 녹이고 실온에서 냉각한 후 1L가 되게 증류수로 희석한다. 이 용액을 0.1N NaOH로 phenol-phalein 지시약을 넣고 적정하여 0.04N picric acid가 되도록 한다.

(2) Sod-hydroxide 0.75N : 특급의 NaOH 30g을 증류수에 녹여 총 양 1L가 되게 한다.

(3) Creatinine 보존용 표준액 1mg/mL : 특급의 creatinine 0.1g을 0.1N HCl에 녹여 총 양이 100mL가 되게 하여 냉장고에 보관한다.

(4) Creatinine 사용 표준액 : 20μg/mL 보존용 표준시약 2mL를 정확히 증류수로 희석, 100mL가 되게 하고 방부제로 chloroform 몇 방울을 넣는다.

(5) N Sulfuric acid : 특급의 conc. H_2SO_4 18.8mL를 증류수에 희석하여 총 양 1L가 되게 한다.

(6) 5% Sod-tungstate : 특급의 $Na_2WO_4 \cdot 2H_2O$ 50g을 증류수에 녹여 1L가 되게 한다.

방 법

혈청 및 요 중의 creatinine 측정

(1) 1mL의 혈청에 5% Na_2WO_4 1mL, $\frac{2}{3}$N H_2SO_4 1mL 및 증류수 1mL를 넣고, 완전히 혼합 후 여과 또는 원침하고, 요의 경우는 1 : 400이 되게 증류수로 희석한다.

(2) 다음과 같이 시험관을 준비하고 각각의 시약을 넣는다.

(3) 완전히 혼합하여 15분간 실온에서 방치하여 500nm에서 흡수도를 구한다.

(4) 표준선에서 값을 찾거나 계산한다(사용된 표준액은 혈청 중에서는 2.0mg/dL에 해당되고 요 중에서는 200mg/dL의 농도에 해당된다).

	맹점(mL)	표준(mL)	미지검체(mL)
증류수	4.0	3.5	2.0
Creatinine 사용	0	0.5	0
1:400 희석뇨 혹은 혈청 제단백 여액	0	0	2.0
0.04M picric acid	1.0	1.0	1.0
0.75N sod-hydroxide	1.0	1.0	1.0

표준선 작성

(1) 다음과 같이 시험관을 준비하여 각각 시약을 넣고 혼합한다.

(2) 각 시험관을 15분간 실온에서 방치하고 맹검관을 사용하여 파장 500nm에서 흡광도를 구하여 농도와의 관계 그래프를 그린다.

혈청 및 요 중의 creatine 측정

(1) 기존 creatinine의 양은 위의 방법에 따라 구한다.

(2) 12mL용 눈금이 있는 원침관 3개를 준비하고 다음과 같이 시약들을 넣고 혼합한다.

(3) 끓는 물에서 1시간 동안 가온한다.

(4) 냉각 후 총 양이 5mL 되게 증류수로 가한다.

(5) 0.75N NaOH 1mL를 넣고 혼합하여 15분간 실온에 방치하고

(6) 파장 500nm에서 흡광도를 구하고 creatinine의 값을 구한다.

(7) 여기서 구한 creatinine 값(기존 creatinine량 + creatine에서 변화된 creatinine)에서 기존 creatinine량을 빼고 1.16배([creatine(MW: 131.14)과 creatinine(MW: 113.12)의 분자량 비율])를 곱하면 creatine mg/dL이 된다.

	맹검(mL)	표준(mL)	미지검체(mL)
증류수	4.0	3.5	2.0
Creatinine 표준액	0	0.5	0
1:400의 희석뇨 혹은 혈청 제단백 여액	0	0	2.0
0.04M picric acid	1.0	1.0	1.0

정 상 치

		남	여
혈청	Creatinine	0.6~1.2mg/dL	0.5~1.0mg/dL
	Creatine	0.17~0.5mg/dL	0.35~0.93mg/dL
요	Creatinine	1.0~2.0g/24시간뇨	0.8~1.8g/24시간뇨
	Creatine	0~40mg/24시간뇨	0~80mg/24시간뇨

참고 ① Jaffe 반응은 creatinine 분자내의 활성 methyl기 (—CO—CH_2—)가 alkali 하에서 picric acid와 반응하여 등적색 화합물이 생성되는 반응이다.

② 혈청 자체에 강한 착색이 있거나 혼탁, 황달 및 용혈 등이 있는 경우에는 정의 와차를 유발할 수도 있다.

③ 검체와 시약의 혼합으로 생기는 혼탁의 원인은 시약 중 계면 활성제의 현탁점 (cloud piont), 혈청 단백질에 의해 응고나 침전을 고려할 수 있으나 제1시약으로 alkali 완충액을 사용하는 kit는 문제가 되지 않는다.

④ Jaffe 반응은 creatinine에 특이적인 반응이 아니기 때문에 비특이적 반응이 많고, 또한 직접법에서는 혈청 단백에 의한 간섭도 고려하고 있다. 특히 picrate를 제1시약으로 사용하는 kit에서 γ—globulin이 많은 검체에 시료와 picrate 반응에서 혼탁이 생기는 경우가 있다. 이 시료를 사용하는 경우, 시료를 희석하여 γ—globuin 농도를 저하시켜서 측정하는 방법도 있지만 data의 신뢰성이 떨어진다. 따라서 alkali 완충액을 제1시약으로 사용하는 방법을 분석장치에 적용할 수 없으면 시약을 변경하는 것이 바람직하다.

2 Creatinine amidohydrolase법

Creatinine을 amidohydrolase에 의하여 수화물인 creatine을 형성시키고 여기에 ATP 및 CK 존재하에 creatine phosphate를 형성하게 한 후, 부산물인 ADP의 양을 다음과 같이 정량한다.

$$\text{Creatinine} + H_2O \xrightarrow[\text{creatine amidohydrolase}]{} \text{creatine}$$

$$\text{Creatine} + \text{ATP} \xrightarrow{\text{CK}} \text{creatine phosphate} + \text{ADP}$$

$$\text{ADP} + \text{phosphoenolpyruvate} \xrightarrow[\text{pyruvate kinase}]{} \text{ATP} + \text{pyruvate}$$

$$\text{pyruvate} + \text{NADH} + H^+ \xrightarrow{\text{LDH}} \text{NAD} + \text{lactate}$$

ADP는 phosphoenol pyruvate와 pyruvate kinase에 의하여 ATP 및 pyruvate를 형성하고 pyruvate에 coenzyme NADH와 LDH와 함께 반응시키면, ADP 및 lactate가 생성되며 이때 NADH의 소비량은 ADP의 양과 비례하게 된다. 따라서 NADH의 흡광도 변화율(감소율)을 340 nm에서 측정한다.

임상적 의의

Creatinine의 증가(혈청)	Creatine의 증가(혈청)
1. 신장애 : 요독증(만성사구체 신염, 신위축) 2. 요로폐쇄 : 결석, 전립선 비대 3. 핍뇨 : 쇽크, 구토 및 설사, 발한 4. 심부전 5. 장폐쇄	1. 근육질환(진행성 근위축) 2. 갑상선 기능 항진 3. 기아

3 Serum creatinine 측정법의 한계

혈청 creatinine 농도의 증가가 신질환과 관련이 있음은 사실이나 혈청 creatinine 농도는 신장기능이 50% 이상 파괴되기 전까지는 뚜렷하게 증가되지 않을 수 있다. 특히 성장기 소아의 혈청 creatinine검사는 신장기능을 잘 반영하지 못하며, 유아에서는 신장 외 피부, 장에서도 creatinine이 빠져나간다. 또한 체근육량, 연령, 성별에 따라 차이가 나며, 혈장량이 증가함에 따라 증가하고 신기능 장해가 심한 경우에는 세뇨관에서도 분비가 일어나 GFR을 정확히 반영하기 어렵다. 척수손상, 신경관 결손 때는 creatinine결과가 부정확하며, 혈당, 요산, 케톤 등 검사 시 반응간섭인자의 영향을 받는다. 또한 혈청 creatinine 농도에 영향을 미치는 다음과 같은 신 외성 인자들을 고려해야 한다.

1) 혈청 creatinine 증가요인

① creatinine이 과량 생산되는 경우 : 횡문근 변성, 과격한 운동, 근육증강제, 식품보조제 섭취
② 세뇨관 배설 차단제 : 아스피린, trimethoprim, cimetidine(소화성궤양치료제)
③ 반응간섭인자 : cephalosporins(Gram 양성균 항생제), flucytosine(캔디다 항진균제), methydopa(고혈압, 임신성고혈압치료제), levodopa(파킨슨병치료제), 비타민－C

2) 혈청 creatinine 감소요인 : 근육량 감소(고 연령군)

4 혈청 Cystatin C

Cystatin C는 1981년 122개의 아미노산으로 구성된 13,343Da의 저분자량으로 Cystatin 3라고도 하는 post－gamma－globulin으로 신경내분비성 기본 폴리펩티드로 밝혀졌다. Cystatin C는 인체 내 모든 유핵세포에서 일정속도로 생성되어 일정량을 유지하며, 성별, 연령(1~50세 까지), 체근육량에 따른 개인 별 차이가 없으며, 태반을 통해 전달되지 않아 신생아, 태아의 신장기능평가 지표로도 인정되고 있다. 저분자량이므로 사구체 기저막을 자유롭게 통과하여 근위세뇨관에서 흡수, 대사되고 세뇨관에서 분비되지 않으며 혈중 Cystatin C 농도는 GFR을 가장 잘 반영하는 것으로 평가되고 있다. 이와 같은 이유로 초기 신손상 검출 지표검사로서의 우수성이 인정된다.

creatinine과 GFR의 상관성은 r=0.784이며, Cystatin C와 GFR의 상관성은 r=0.879로 더 우수하며, 크레아티닌 청정률(Ccr)이 80mL/min 이하로 떨어져 신기능감소로 검출할 민감도는 Cystatin C가 82%, creatinine은 76%로 Ccr이 감소할수록 민감도는 더 좋아진다는 보고가 있다.

정상 참고 범위는 0.45~0.96mg/L이며, Latex Immunoturbidimetry법으로 측정한다.

3. 요산(Uric acid)

요산은 퓨린체 대사 종산물로 사구체에서 여과되며 근위세뇨관에서 거의 재흡수되나 적은 양의 요산이 다시 원위세뇨관에서 분비되어 요로 배설된다. purine을 이루는 2개의 기본 염기는 adenine과 guanine으로 되어 있다. 사람과 유인원(anthropoid apes)에서 이 purine이 xanthine이 되고 xanthine 산화효소에 의해 최종 요산으로 신장을 통해 배설된다. 더 하등포유동물에서는 요산이 uricase에 의해 더 산화되어서 allantoin으로 된다. 성인의 경우 체내 총 요산의 양은 평균 약 1.2g이며 (1) 식이로 섭취된 퓨린, (2) 내인성으로 체조직 핵 단백의 붕괴로 생긴 퓨린, (3) 핵단백을 경유치 않고 직접 합성된 퓨린 등 세 가지 경로로 생성된다. 요산의 형성 및 배설이 동시에 일어나므로, 전체 요산의 약 60%가 매일 교체된다. 요산의 형성은 대부분 xanthine oxidase의 활성도가 높은 간에서 일어나며, 장 점막(intestinal mucosa)에서도 소량 일어난다.

요산($C_5H_4N_4O_3$, 168.11달톤)은 고리구조 모양이며, 요산결정은 백색, 무취, 무미로 alcohol, ether에 녹지 않고 물에도 난용성이며, 단지 NaOH 등 알칼리 용액으로만 용해된다. pH 7.4의 혈액가운데 98%가 sodium염으로 존재하고 37℃에서는 6.4mg/dL 농도에서 포화상태를 이루고 이보다 높은 농도가 되면 요산결정을 만든다. 요 중 요산의 용해도는 pH의 영향을 받으며 pH 5.0에서는 15mg/dL 정도 용해되지만, pH 7.0에서는 100~200mg/dL 정도까지도 용해된다. 혈청 또는 혈장 urate의 참고범위는 측정 방법, 나이, 인종, 성, 사회적 요인, 지리적 요인 등에 따라 크게 달라진다. 정상범위는 남자는 4.0~8.5mg/dL(0.24~0.50mmol/L)이고, 여자는 2.7~7.3mg/dL (0.16~0.43mmol/L) 정도로 성별 차이가 인정된다. 남자 소아에서는 요산 농도가 성인 남자보다 약 1mg/dL 정도 낮지만, 15~20세경 이러한 차이는 없어진다.

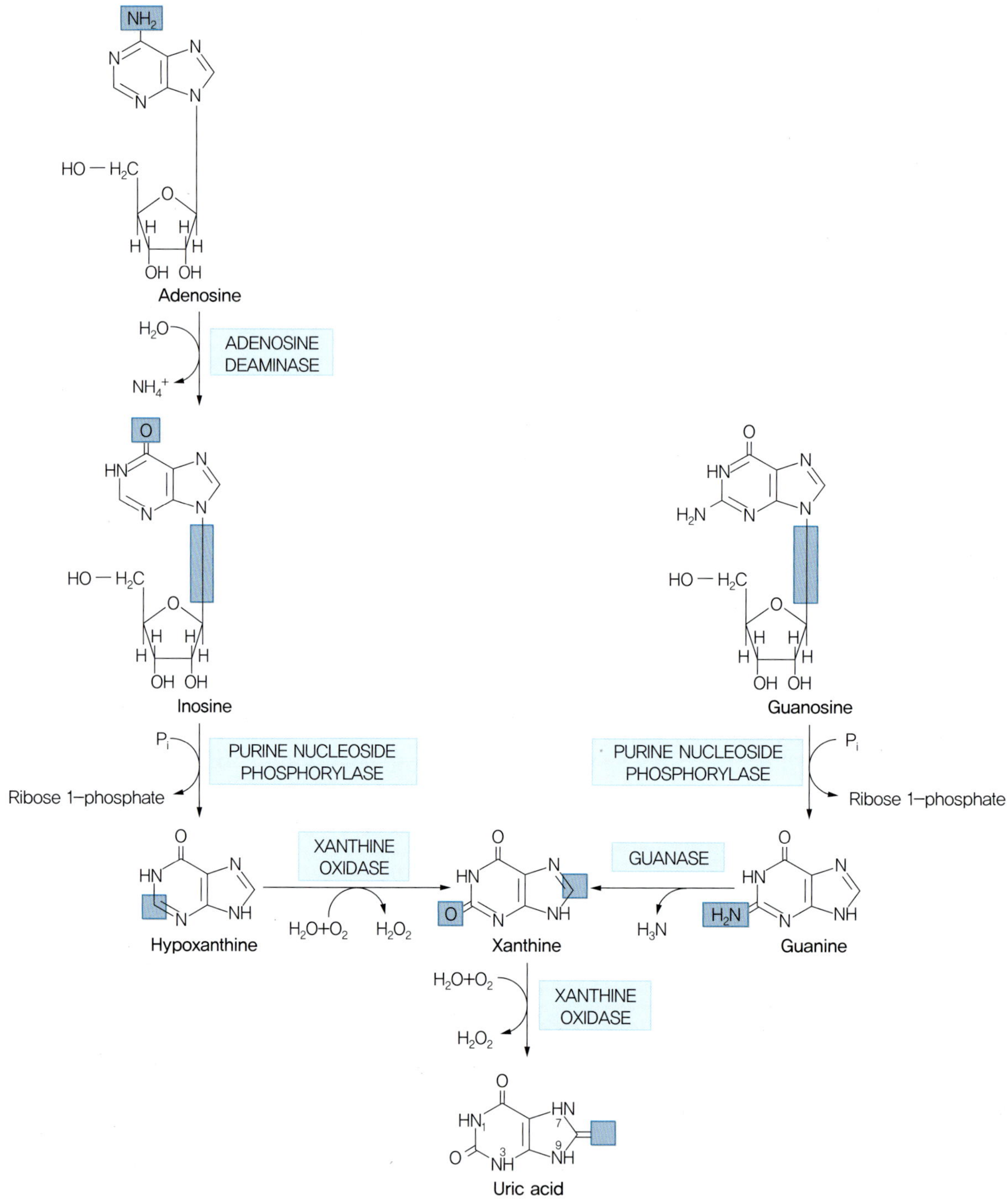
NH2
Adenosine
H2O
ADENOSINE DEAMINASE
NH4+
Inosine
Guanosine
Pi
PURINE NUCLEOSIDE PHOSPHORYLASE
Ribose 1–phosphate
PURINE NUCLEOSIDE PHOSPHORYLASE
Ribose 1–phosphate
XANTHINE OXIDASE
H2O+O2
H2O2
GUANASE
H3N
Hypoxanthine
Xanthine
Guanine
XANTHINE OXIDASE
Uric acid

Uric acid 대사

▶ 측정법

1) Phosphotungstic acid법(환원법)

1 Cyanide urea법(Brown법)

제단백여액을 cyanide 및 urea 존재하에서 phosphotungstic acid로 처리하면 환원되어 phospho—tungstite complex의 청색 물질을 형성한다. cyanide는 발색 증강제로 이용한다.

2 Henry법

검 체

요산은 혈청 중에서 안정하여 실온에서도 2~3일, 냉장고에서는 더 오래 안정하며, bacteria에 의한 파괴를 고려하여 thymol를 첨가하면 안정도를 증가시킬 수 있다. 항응고제로는 pot. oxalate만 제외시키면 된다. 그 이유는 potassium phosphotungstate의 복합체를 형성하여 혼탁이 생기기 때문이다. 요검체도 안정하며, 때로는 urate가 형성되는데, 50℃ 정도로 가온하여 사용하면 된다.

원 리

요산은 alkali 용액에서 phosphotungstic acid에 의하여 산화되어 allantoin 및 CO_2가 되고, 동시에 phosphotungstic acid를 tungsten blue로 환원시켜 발색된 청색을 비색 측정한다. 이때 alkali로는 Sod carbonate를 사용한다.

시 약

(1) 10% sod tungstate : 100g의 $Na_2WO_4 \cdot 2H_2O$를 증류수에 녹여 1L로 한다.

(2) 0.66N sulfuric acid : A. R. conc H_2SO_4 18.8mL를 증류수에 희석하여 총 양 1L로 한다.

(3) Phosphotungstic acid(발색 시약) 시약 : A. R.의 Na_2WO_4 40g을 300mL의 증류수에 녹이고 82% orthophosporic acid 32mL를 가하고 몇 개의 glass bead를 넣고, 2시간 동안 환류시킨다. 실온까지 냉각시키고 총 양이 1L되게 하여 혼합한다. 여기에 A. R. $LiSO_4 \cdot H_2O$ 32g을 넣고 녹여 냉장고에 보관한다.

(4) Sod carbonate 14%(w/v) : 70g의 무수 특급의 Na_2WO_4를 증류수에 녹여 총 양이 500mL가 되게 하여 polyethylene bottle에 넣어 보관한다.

(5) Uric acid 보존용 표준액 1mg/mL : 특급 요산 100mg과 특급 $LiSO_4$ 60mg을 칭량하여 100mL 용량 플라스크에 넣고 증류수 50mL 정도를 가하며, 약 60℃ 정도에서 데워 녹인 후 실온까지 냉각시키고 눈금까지 희석한다. 이 시약은 냉장고 속에서 수개월 간 안정하다.

(6) Uric acid 사용 표준액 : 보존용 표준액을 0.5, 1.0 및 1.5mL를 각각 취하여 100mL가 되게 증류수로 희석하면 5, 10 및 15mg/100mL의 요산 농도에 해당되며, 요 중에는 50, 100,

150mg/100mL의 농도에 해당된다.

방 법

(1) 혈청의 경우는 검체 1mL에 증류수 8mL를 넣고 0.5mL의 0.66N H_2SO_4 및 0.5mL의 10%, Na_2WO_4를 넣어 혼합하고, 여과 또는 원침한다.

(2) 다음과 같이 시험관을 준비하고 각각의 검체 및 시약을 넣고 혼합한다.

	맹검(mL)	표준(mL)	미지검체(mL)
1 : 10의 여액(1 : 100의 희석뇨)	0	0	3.0
증류수	3	0	0
요산 사용 표준액	0	3.0	0
14% Na_2CO_3	1.0	1.0	1.0
Phosphotungstic acid	1.0	1.0	1.0

(3) 각 시험관을 15분간 실온 방치하고

(4) 710nm에서 표준 및 검체관의 흡광도 A_S 및 A_T를 구한다.

계 산

$$\text{혈청} = \frac{A_T}{A_S} \times 0.03 \times \frac{100}{0.3} = \qquad \text{mg/dL 요산}$$

$$\text{요} = \frac{A_T}{A_S} \times 0.03 \times 10 \times \frac{100}{0.3} = \qquad \text{mg/dL 요산}$$

정 상 치

혈청 : 남 2.5~7.0mg/100mL

여 1.5~6.0mg/100mL

요 : 평균식이 250~750mg/24시간뇨

낮은 purine체 식이 450mg까지/24시간뇨

높은 purine체 식이 1g까지/24시간뇨

본 방법은 반응에서 단백질의 간섭, Beer 법칙에 잘 맞지 않고, uric acid 측정에 특이성은 없는 편이고 그 외에도 여러 유기화합물인 glutathion, cystein, 고농도의 glucose 및 약제인 salicylate, caffein, theophylline, theobromine 등의 환원성 물질과 위 양성반응을 나타내 정(+)의 오차를 가져온다.

2) 효소법(Enzymatic method)

Uric acid에 효소인 uricase를 반응시켜 생기는 산물을 이용한 측정법들이 있다.

효소반응 :

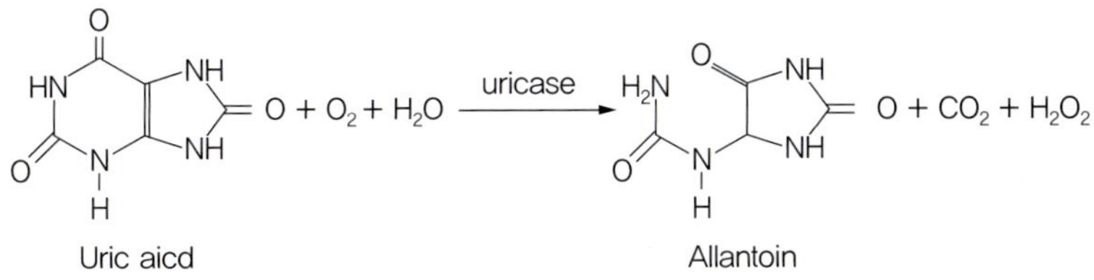

1 흡광도 차이 이용법

효소반응 생성물과는 관계없이 uric acid의 최대 흡광 파장은 290~293nm이기 때문에, 효소반응 전후의 흡광도 차이로 농도를 구할 수 있다.

2 효소반응과 phosphotungstic acid 이용법

효소반응 전후에 각각에 phosphotungstic acid로 증색시킨 후 그의 차이로 농도를 구한다.

3 H_2O_2 측정법(비색법)

① 생성된 H_2O_2를 peroxidase 존재하에 증색 시약인 O－Dianisidine을 산화시켜 생성된 적색의 색도를 비색 정량한다(Glucose의 GOD법 참고).

② H_2O_2 측정법(Trinder peroxidase reaction)

Glucose 정량법에서도 이용되며 peroxidase 존재하에 H_2O_2는 4－Aminophena zone(4－Aminoantipyrine, phenol)과 2.4－Dichloro－phenol를 산화시켜 4－(P－benzoquinone－mono－imino) phenazone을 생성한다. 이 색도는 H_2O_2와 직접 비례하여 500nm 및 550nm에서 비색 정량한다.

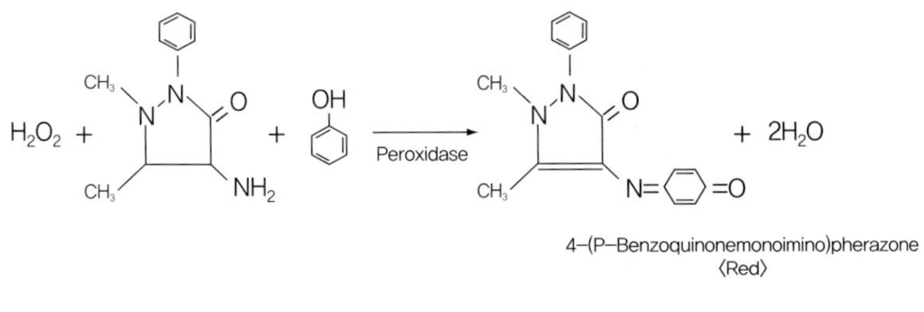

③ H_2O_2와 Hantzsch 반응법

H_2O_2는 catalase 존재하에 methyl alcohol을 산화시켜 Formaldehyde를 형성하고 Formaldehyde는 NH_3 존재하여 diacetylacetone과 반응시키면 환상의 황색물질을 형성하는데 이는 H_2O_2와 비례하며, 즉 uric acid와도 비례한다.

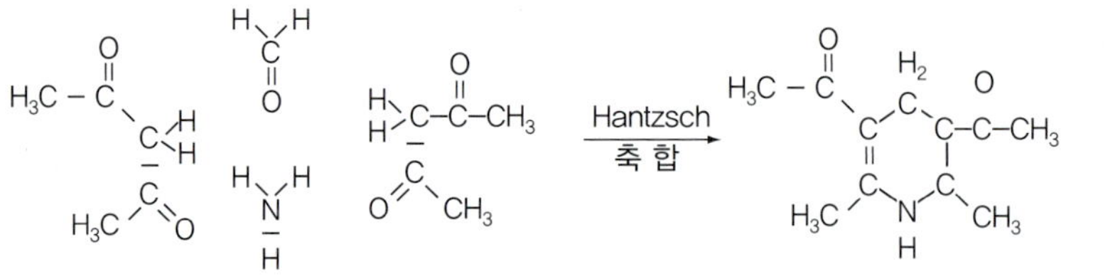

※ 비효소적 반응에 의하여 생성된 HCHO로부터 생기는 반응은 Hantzsch 축합반응이라 하고, 효소반응(catalase)에 의하여 생성된 HCHO로부터 생기는 반응은 kageyama 반응이라고도 한다.

만약, methyl alcohol 대신 ethyl alcohol를 이용하면 다음 반응이 진행된다.

$H_2O_2 + C_2H_5OH \xrightarrow{\text{catalase}} CH_3CHO + 2H_2O$가 되며

$CH_3CHO + NAD+ \xrightarrow{\text{ADH}} CH_3COOH + NADH + H^+$

acetaldehyde와 보효소 NAD를 aldehyde dehydrogenase(ADH)와 반응시키면 acetic acid 및 NADH가 생성되어 340nm에서의 흡광도 증가는 그 농도와 비례하게 된다.

④ Uricase를 이용할 때 소모되는 O_2의 양을 monitoring하는 방법

임상적 의의

혈장 내 uric acid의 농도 변화는 purine체의 내인적인 합성 및 분해와 체외적인 purine체량(식이적인 purine체) 및 신장에서 배설되는 양적 관계에 좌우하며 장관 내의 요산의 양은 적은 편이며 일정한 편이다.

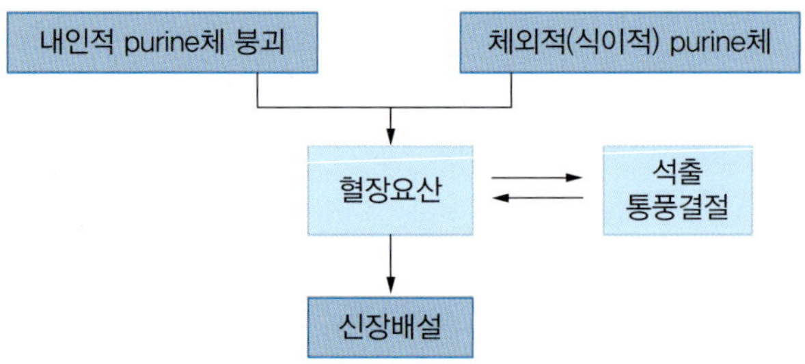

과 요산증과 저 요산증

과 요산증	저 요산증
1. 통풍(Gout)은 사춘기 젊은 남성에 오는 것이 보통이며 여성에 경우에는 폐경기 이후에 오고, 남성이 여성보다 높은 것이 특징이다. 2. purine 대사 증가 : 3. myeloproliferative disease : polycytemia vera-myeloid leukemiamyelosclerosisleukemiaother neoplasmscytostatic treatment 4. Uric acid 배설 곤란 : 신장의 결함 또는 쇠퇴가 왔을 때약품과 연계되어 uric acid가 저류하는 경우부갑상선 또는 갑상선 기능항진과 glycogen storage disease	1. 여러 약품(aspirin, allopurinol)과 X-선에 노출은 요산 농도(< 2mg/dL)가 낮고 neoplasia에도 낮은 값을 갖는다. 2. Xanthineoxidase 또는 purine nucleoside phos-phorylase의 결핍인 경우도 낮다.

4. Ammonia

생체 내에서 암모니아는 NH_3보다는 $(NH_4 \leftrightarrow NH_3 + H)$로 존재하며, 혈류 중의 ammonia는 ① 식이 중 또는 조직 중의 아미노산에서 탈 아민에 의하여, ② 신장이나 간에서 glutamine으로부터, ③ 장관에서 세균 작용에 의해 생성되며, 보통 10~70μg/dL 정도로 존재한다. 이와 같은 ammonia는 혈액의 산-염기 균형과 뇌기능에 영향을 주므로 그 이상의 것은 제거되어야 한다. 혈액 내에서 ammonia가 제거되는 과정은 glutamine의 합성, urea의 합성 등으로 진행되게 된다. 그 과정을 살펴보면, 첫 단계로 ammonia가 CO_2가 결합하여 carbamoyl phosphate를 형성하며 ornithine과 반응하여 요소 합성의 회로(urea cycle)로 들어간다. 소위 ornithine cycle이 진행된다.

한편 glutamine은 뇌에서 합성되는데 혈액 ammonia가 증가하면 이 과정이 증폭되며 특히 간질환이 심한 경우에는 뇌에서 glutamine의 합성이 활발하게 되어 glutamic acid의 감소를 초래하게 되면 뇌의 citric acid cycle의 둔화를 초래하여 호흡의 감소 및 혼수까지도 유발하게 된다. 따라서 간성 혼수 및 심한 간경화 때는 혈액 ammonia가 상당히 증가하게 된다.

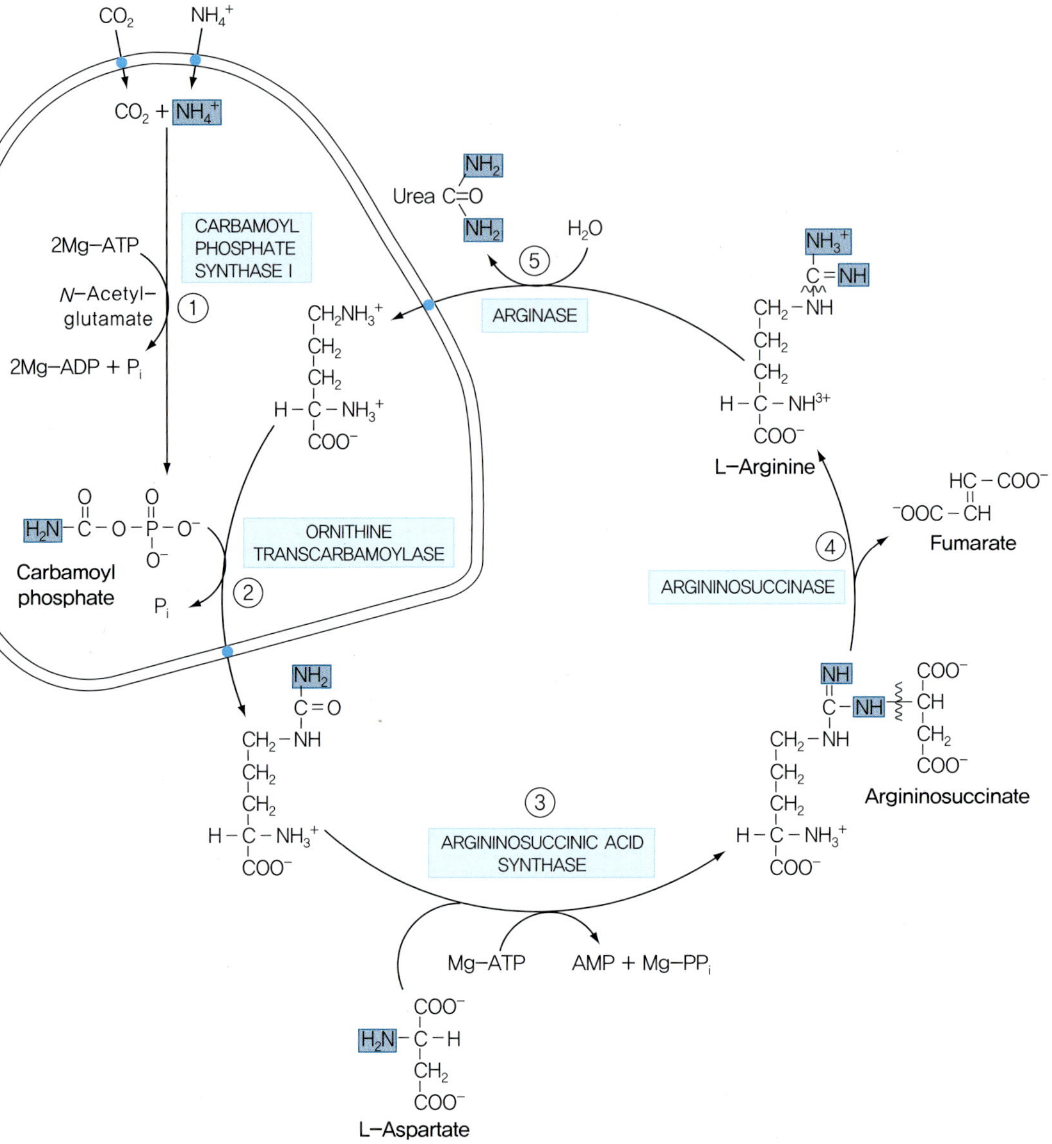

ornithine cycle

▶ 측정법

1 양이온교환수지법(ion exchange resin method)

검체 내의 ammonia를 양이온교환수지에 흡착시킨 후 반복 세정하여 단백질 및 그 외의 저해물질을 제거한 다음 희석 알칼리 용액으로 ammonia를 용출시켜 Berthelot 반응을 이용하여 비색 정량한다. 이 방법은 ammonia 측정에 표준법으로도 사용되며, 정확성과 정밀성이 있다고 보며 효소법과의 상관성도 좋은 것으로 알려져 있다.

2 이온선택전극법(ion selective electrode method)

검체 내의 ammonia를 Alkali화로 유리시키고 유리된 ammonia를 hydrophobic gas－permeable membrane를 통하여 확산시켜 ammonium chloride 용액 속에 들어가도록 하며, 반투막의 양쪽은 분압이 같을 때까지 진행한다. ammonia는 pH를 증가시키게 되고, 그 pH의 변화를 전극에 의하여 측정하며 pH의 변화는 ammonia 농도와 직접 연관된다. 이 방법은 매우 특이적이고 과정도 빠르다.

3 효소법(Enzymatic method)

$$\text{Ketoglutarate} + NH_4^+ + \text{NADPH} \xrightleftharpoons{\text{GLDH}} \text{NADP}^+ + \text{Glutamate} + H_2O$$

파장 340nm에서 NADPH의 소모로 인한 흡광도 감소를 측정한다. 본 방법은 특이성이 좋고, ammonia 유리 과정에서 생길 수 있는 내인성 ammonia를 피할 수 있어 정확성, 정밀성이 좋고 분석시간 단축, 미량검체를 사용, 자동분석기에의 응용이 가능하다.

검 체

혈청 검체는 부적합하며 potassiun oxalate, EDTA 및 heparin 등의 항응고제에 의한 전혈 검체로 하되 ammonium heparin은 부적합하다. 채혈 후 ammonia는 단백의 분해로 증가된다. 채혈 후 곧 얼음 위에 보관하고 냉장상태로 원침하여 혈장 분리하고 30분 이내에 측정한다. 부득이한 경우 －20℃에서 보관하면 24시간까지는 안정하다. 식사의 영향은 없고 운동 후 다소 증가, 성, 연령의 차이는 없으나 신생아는 높다. 혈구와 혈장의 암모니아 비는 2.8배 이어서 용혈은 정(+)의 오차를 가져온다.

시 약

(1) Ammonia－free water, 증류수 1L에 Dowex(hychogen form, Bio－Rad Laboratory, Richmond, EA) 5 g이나 다른 이와 유사한 양이온 교환수지(cation－exchange resin)를 넣는다.

(2) 보존 KH_2PO_4, 0.066mol/L. KH_2PO_4 9.12g을 증류수에 녹여 총 양이 1L 되게 하면 4℃에서 6개월간 안정하다.

(3) 보존 Na_2HPO_4, 0.066mol/L. Na_2HPO_4 9.51g을 증류수에 녹여 총 양이 1L 되게 하면 4℃에서 6개월간 안정한다.

(4) 사용완충액 0.066mol/L. stock KH_2PO_4 5mL를 보존 Na_2HPO_4 95mL에 혼합하여 pH가 8.0±0.05 되게 맞추고 4℃에 보존하면 3주간 안정하다.

(5) a-ketoglutarate, 310mol/L. ammonia free water 5mL에 a-KG 3M NaOH로 pH 5 정도까지 맞추고 0.1M NaOH로 맞춘다. 높은 pH는 a-ketoglutarate를 파괴하기 때문에 과적정은 피하는 것이 좋으며 끝으로 증류수로 10mL가 되게 희석하면 4℃에서 10일간 안정하다.

(6) NADPH 13mmol/L. −20℃ Desicator에 보관되었던 NADPH 약 20mg을 사용하여, 인산완충용액 2mL에 녹이고 이를 50μL를 취하여 사용 완충용액으로 희석하여 5mL가 되게 하면 100배 희석하게 된다. 이것을 파장 340nm에서 완충용액을 맹검으로 NADPH의 흡광도를 구한다. 그리고 용액 내의 NADPH stock의 실제 농도를 계산한다(μmol/mL).

$$\mu\text{mol/mL} = \frac{A_{340}\text{ 측정치}}{\text{millimolar absorptivity}} \times \text{희석배수}$$

$$\mu\text{mol/mL} = \frac{A_{340}\text{ 측정치}}{6.22} \times 100$$

사용 GLDH 용액(14.9μmol/L NADPH)을 조제할 때, 필요한 NADPH 보존용액의 양은 다음과 같이 계산한다.

$$\text{표준 NADPH 필요량(mL)} = \frac{14.9\,\mu\text{mol/L} \times \text{Final volume(0.1L)}}{\text{NADPH의 실제 보존용액의 농도}\,\mu\text{mol/mL}}$$

(7) 사용 glutamate dehydrogenase(GLDH) 용액, −20℃ 냉동기에 보관된 GLDH 60mg과 동일 조건으로 보존된 ADP 30mg을 100mL 용량 플라스크에 계산된 표준 NADPH의 양과 함께 넣고 사용 phosphate buffer로 희석하여 100mL가 되게 한다. 4℃에서 7일간 안정하다.

표준선

표준선은 매측정 kit마다 새로 작성한다.

보존 표준 ammoniam sulfate(100mmol/L), $(NH_4)_2SO_4$ 660.7mg을 ammonia free water에 녹여 100ml가 되게 한다. 4℃에서 1년간 안정하다.

사용 표준용액(1,000μmol/L), 보존용 표준 2mL를 취하여 ammonia free water로 200mL가 되게 100배 희석한다. 4℃에서 6개월 안정하다.

사용 표준액을 희석하여 25, 50, 100, 150μmol/L의 용액을 각각 만든 후 다음과 같이 한다.

μmol/L	표준액의 양(100μmol/L) ammonia	free water
25	0.25mL	9.75mL
50	0.5mL	9.5mL
100	1.0mL	9.0mL
150	1.5mL	8.5mL

방 법

파장폭은 10nm의 분광광도계로 항온조(37℃)와 Timer가 부착된 것이어야 좋다.

Ammonia	분석의 반응 조건
조건	효소적 과정
온도	37℃
pH	8.0±0.05
시약의 최종농도	Phosphate Buffer : 54mmol/L
	a−ketoglutarate : 10mmol/L
	NADPH : 120μmol/L
	ADP : 0.5mmol/L
	Glutamate dehydrogenase : 16,000U/L
검체량	0.19
검체	plasma, urine
직선성	0~150μmol/L
반응시간	Two point kinetic, 10~70초
주간섭	약품(levodopa, cephalothin 등)이 GLDH 활성 저해
정밀성(일차)	Normol range($\bar{x}$ = 34.8mmol/L), CV = 15.2%
	Abnormal range($\bar{x}$ = 170mmol/L), CV = 4.8%

(1) 비색관을 37℃, 파장 340nm에 맞춘다.

(2) 시험관 3개에 B. S. T를 준비하고 사용 GLDH 시약 1.5mL씩 넣는다.

(3) 증류수 0.3mL씩 넣어 섞고 a-KG 0.060mL를 가하고 혼합 후 광도계에서 0% 및 검체 용액으로 100%를 맞춘다.

(4) 표준과 검체도 과정 그와 같이 준비하고 표준 및 검체를 각각 0.3mL를 넣어 섞고 37℃에서 10분간 방치한다.

(5) a-KG 0.060ml를 넣고 광도계로 가져간다.

(6) 10초간 반응시킨 후 그의 흡수도(t_o = 10초)를 구한다.

(7) 계속하여 60초간 반응시킨 후 흡수도(t_f = 70초)를 구한다.

(8) 각 환자 검체, 맹검 및 표준을 4에서 7항까지 반복한다.

계 산

$\triangle$A(흡광도변화) = A_{10sec} − A_{70sec}

4 확산법(Conway cell diffusion법)—Seligson 장치 이용

원 리

신선한 혈액을 Borate—Ethanol 혼합액으로 conway diffusion cell 외실에서 혼합하면, 암모니아가 유리되어 내실의 황산용액에 흡수된다. 흡수된 암모니아에 nessler 시약을 가하여 비색 정량한다. 근래에는 잘 이용되지 않는다.

시 약

(1) Borate 완충용액 :

H_3BO_3 12.4g을 이온제거 증류수 800mL에 녹이고, 5N NaOH 20mL를 가하여 혼합하고 pH가 10.3이 되게 맞춘다.

(2) 0.02N H_2SO_4 :

농황산 0.57mL를 이온제거 증류수로 희석하여 총 양 1L 되게 한다.

(3) Borate−alcohol 혼합액 :

Barate 완충용액 2용과 95% Ethanol 1용의 비율로 혼합한다.

(4) Nessler 시약 : BUN 측정 참고

(5) 표준액

$(NH_4)_2SO_4$를 잘 건조시켜 388mg을 칭량하여 이온제거 증류수에 녹여 총량이 100mL 되게 한다(100mgN/dL).

이 용액 1mL를 희석하여 200mL가 되게 하면 500μgN/dL의 농도가 되며 다시 5배 희석하면 100μgN/dL의 사용표준액이 된다.

기 구

Conway diffusion cell

Fisher No. 8~764 정도에 해당하는 것

방 법

1) 항응고제 sodium oxalate를 이용하여 신선한 전혈 5mL를 취한다.

2) Conway dish 3개를 B. S 및 T라 표기하여 준비한 후 뚜껑에는 silicon grease를 바른다.
3) 3개의 dish에 내실에는 0.02N H_2SO_4 1mL씩 넣는다.
4) T에는 혈액 2mL를 외실에 넣고, S에는 표준액에 2mL, B에는 D.W 2mL를 외실에 넣는다.
5) 각 외실에 Borate-Ethanol 3mL씩 넣고 뚜껑을 덮은 후 잘 섞고 37℃에서 1시간 30분 방치한다.
6) 냉각 후 10mL 눈금이 있는 시험관 3개에 각 dish 내실의 용액을 옮기고 증류수로 헹구어 합하도록 한다. 총량이 8.5mL 이상 되지 않는 것이 좋다.
7) nessler 시약을 1mL씩 가하고 총량이 10mL 되게 증류수로 희석한다.
8) 파장 395nm에서 B를 대조관으로 A_S 및 A_T를 구한다.

계 산

$$\frac{A_T}{A_S} \times 100 = \qquad \mu gN/dL$$

정 상 치

혈액 : 40~110μgN/dL

임상적 의의

혈중 암모니아는 비단백질소 성분중 하나이지만 신장 기능과는 관계가 거의 없으며 독성 암모니아가 요소로 합성되는 간 기능과는 밀접한 관계가 있다. 심한 간질환의 경우 혈액 중 암모니아가 증가되며 특히 간의 실질세포에 병변이 있는 경우에는 심한 편이다. 따라서, 담도계의 폐쇄, 간암, 간경화 지방간 및 간염 등에서 높은 치를 나타낸다.

4장 단백질

1. 단백질과 아미노산

혈장 내의 단백질을 측정하면 여러 장기들의 질환 상태를 반영하는 정보를 얻을 수 있다. 총 단백질을 측정하면 영양상태나 심한 장기 질환(예 : 단백 유실상태) 등 환자의 일반적인 상태에 관한 정보를 얻을 수 있지만, 단백질을 각 성분별로 나누어 그 분획을 측정하게 되면 임상적으로도 더 유용한 정보를 알 수 있다.

예를 들면, albumin을 측정하면 영양상태, 간의 합성능력(synthetic capacity), 단백질 유실로 인한 신질환(protein-losing nephropathy) 여부 등에 관해 더 잘 알 수 있으며, calcium과 magnesium ion들과는 약 반 가량이 albumin과 결합하므로, calcium magnesium 농도의 증감을 추정, 해석할 수 있게 해준다. 그리고 총 단백과 albumin 간의 차이는 심한 간질환 시에는 globulin의 농도 변화를 확인할 수가 있다.

단백 전기영동을 시행하면, globulin들이 albumin과 구별 분리되며, 어떤 질환에서는 단백질들의 양적인 변화에 따른 매우 특이적인 양식(pattern)으로 나타난다. 고해상도법(high-resolution technique)을 사용하면 1g/L(0.1g/dL)로 낮은 농도의 성분까지 분리할 수 있다. 각 단백질의 면역학적 측정법 등이 이에 속하며, 이들은 전기영동법보다도 예민도와 특이도가 우수하다.

단백질을 산, 알칼리 또는 효소 등의 방법으로 가수분해하면 50~수천 개의 amino acid(basic unit)가 나온다. 이들의 구성 원소들은 C, H, O, N, S, P 등으로 되어 있으며, N은 총 단백질의 16% 정도를 차지하고 있다.

아미노산의 일반적인 구조는 다음과 같이 나타낸다.

그림 4-1. 아미노산의 구조

→ NH_2기는 COOH가 붙어있는 a위치 탄소에 결합되어 있으며, 각 amino acid들은 R만 서로 다르다. 이것은 carboxy1 group과 amino group을 동일 분자 내에 가지고 있어 Carboxy1 group으로부터 H^+ proton을 amino group이 받아 amphoteric 혹은 amphiprotic compound로 양성의 성질을 나타낸다. 이것을 zwitter 이온이라 부른다.

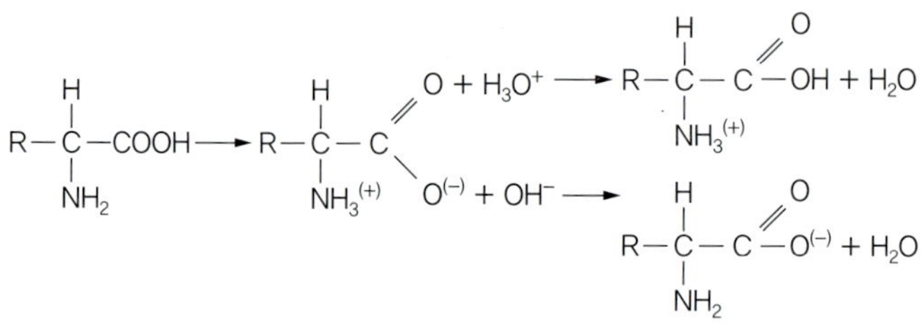

그림 4-2. 쌍극자(zwitter) 이온

1) Peptide bond

아미노산은 다른 아미노산과 결합하여 dipeptide가 되며, 계속하여 Tri 및 polype-ptide가 되고, 점점 더 커지면 단백질이 된다.

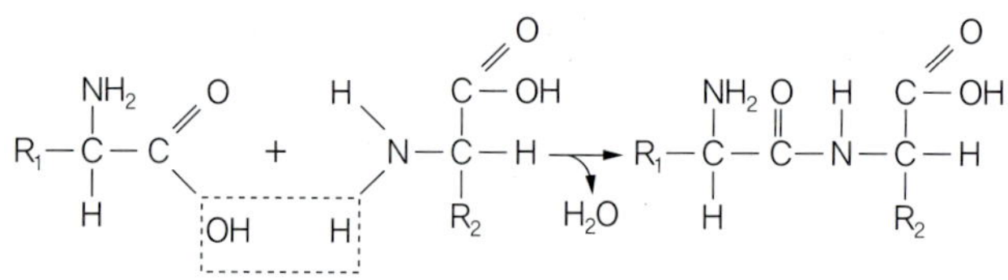

그림 4-3. 펩티드결합

2. 단백질의 구조

1) 단백질의 1차 구조(primary structure)

단백질의 구조는 복잡하며 몇 개의 구조 형태로 구분하여 설명한다. 1차 구조는 peptide chain 내의 공유결합으로 아미노산의 결합서열을 나타내며, 각 amino acid의 peptide 결합과 cysteine 분자 사이에 disulfide bridge(-S-S-)까지를 말하는 것으로, 이것은 그 분자의 cysteine이 산화되어 cystine이 형성되는 경우를 말한다.

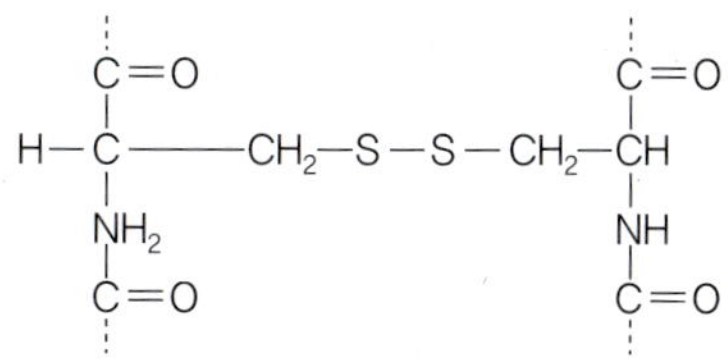

그림 4-4. S-S 결합

그 모양은 위의 것으로 intrapeptide chain disulfide bond가 형성되는 것이며, disulfide bridge가 형성되면 단백질의 모양은 낚시바늘 모양으로 굽어지며 어떤 단백질은 몇 개의 disulfide bridge를 갖고 있어 여러 가지 형태가 된다. 1차 구조의 공유결합은 유연성이 있고, 자유로워서 만약 단백질의 구조가 1차 구조결합만으로 되어 있다면 그 모양은 임의의 코일 형태가 될 것이다.

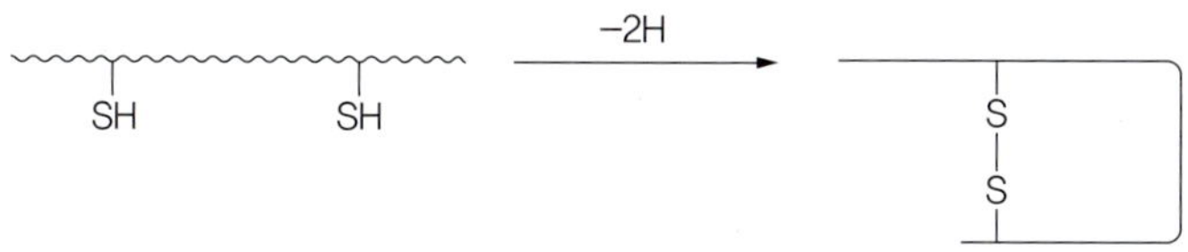

그림 4-5. Disulfide bridge

2) 단백질의 2차 구조(Secondary structure)

생체계 내의 단백질은 아무렇게나 생긴 형태가 아니고 어떤 서열과 복잡한 구조를 가지고 있다. 그 구조의 양식이 carbony1 oxygen과 amide hydrogen과의 수소 결합으로 이루어져 있는데, 이것을 2차 구조라 한다. 이것은 사슬 형태라는 새로운 개념 속에 amino acid의 결합 서열(1차 구조)과 구별해서 사용하던 2차 구조의 개념까지 포함된다. 또한 2차 구조란 사슬의 배열 방식에 따라 a-나선구조(a-helix structure)와 β-병풍구조(β-pleated sheet structure)를 다양하게 나타낸다.

수소 결합은 단백질 분자의 형태를 유지하는 부원자가 결합한 것으로 가장 중요한 것이라고 말할 수 있다. 〉C=O기와 −NH− 또는 OH기의 양성자 사이의 거리가 약 2.8Å까지 접근되면 이들 간에 상호작용이 일어난다. 이로써 형성된 부원자가는 C=O···NH−와 같이 한 줄의 점선으로 표시된다. 수소 결합의 결합력은 공유결합능의 1/10에 불과하지만, 단백질 분자 내에는 많은 수소결합이 형성되어 있으므로 그 힘이 커서 peptide chain이 helix형으로 접어진다. 따라서 peptide chain이 disulfide와 수소결합에 의하여 나선상으로 접어진 것을 2차 구조라 한다(그림 4-6).

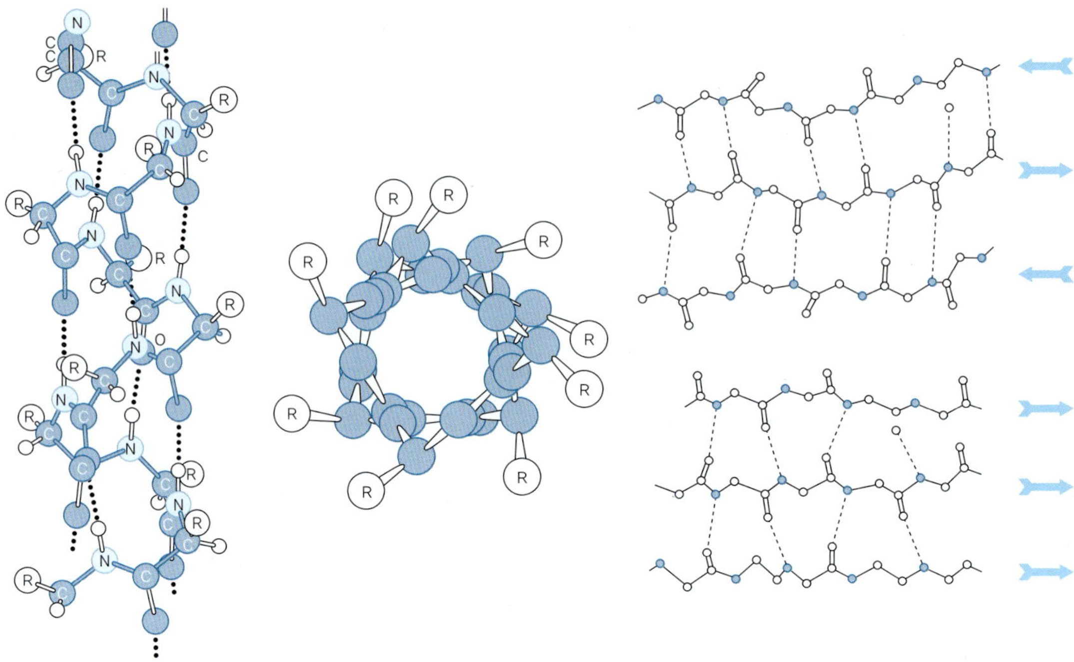

그림 4-6. 단백질의 2차 구조

3) 단백질의 3차 구조(Tertiary structure)

나선상으로 꼬인 단백질은 독특한 모양 혹은 결정체를 이룬다. 이것을 3차 구조라 하며, 이것은 수소결합, Van der Waals에 의한 결합, 정전기적인 결합, 소수성 결합, 옆사슬과의 disulfide 결합 등이 있다.

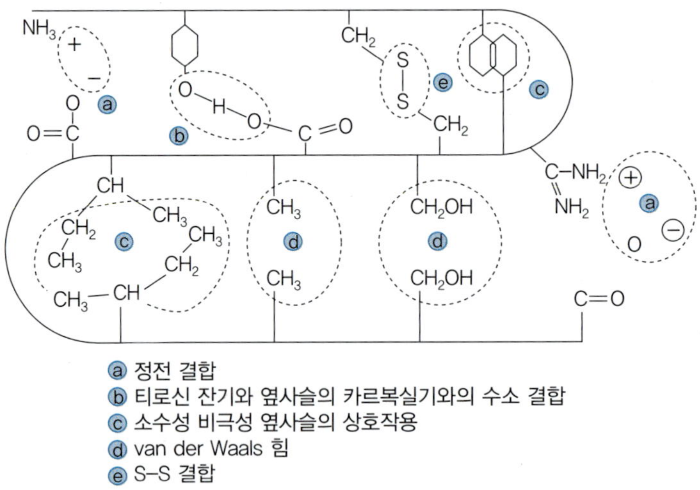

그림 4-7. 단백질의 3차 구조

상기와 같은 예로 공유결합 이외의 결합들로 polypeptide 사슬이 복잡하게 구부러져 입체적인 구조를 하고 있다.

4) 단백질의 4차 구조(Quaternary structure)

단백질 단위의 중합도를 나타낸다. 즉 단백질 여러 개의 소단위체가 서로 결합되어 있을 때 그 결합상태를 단백질의 4차 구조라 하고, 그 구성 단백질을 subunit 또는 protomer라고 하며, subunit는 같을 수도 있고 다를 수도 있다.

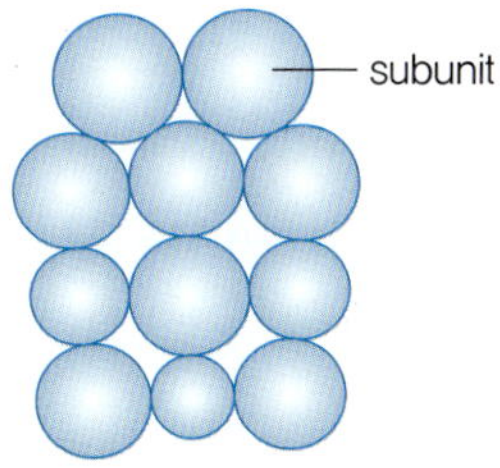

그림 4-8. 단백질의 4차 구조

3. 단백질의 분류

1) Simple protein

가수분해하여 amino acid만 생성되는 단백질

albumin : 수용성, 포화 $(NH_4)_2SO_4$에 침전

globulin : 비수용성, 중성염에서 녹고, 반포화$(NH_4)_2SO_4$에 침전

glutelin : 희석된 산 또는 알칼리에 녹고, 염에 불용성, 식물성 단백질

prolamin : 70~80% alcohol에 녹고, 식물성단백질

albuminoid : 산, alkali, 염 alcohol에 불용인 동물성 단백질

histone : 물에 녹는 염기성 단백질, 산성물질과 결합하여 복합단백질을 형성

protamin : 가장 간단한 염기성 단백질

2) Conjugated protein

Simple protein과 다른 물질과 결합된 단백질

Nucleoprotein : protamin 및 histone과 핵산이 결합, 세포핵의 단백질(염색체 주성분)

Glycoprotein : 당질과 결합된 점액 형성 단백질

Chromoprotein : 색소와 결합(biological function) Hb 및 cytochrome

Phosphoprotein : 인산과 결합, 젖의 casein, 동물 성장에 필요

4. 혈장(혈청) 단백질과 기능

혈장은 92~93%의 수분을 가지고 있고, 7~8%가 고형 성분이며, 이 고형 성분 중의 가장 많은 양을 차지하고 있는 것이 단백질이다. 대략 6.8~8.8(6.5~8.5)g/100ml의 혈장(혈청) 중의 농도를 가지고 있으며, 생체 내에서 여러 기능을 가지고 있다. 기능으로는 영양원이 되어 amino산 대사에 직접 관여하며, 다른 종류의 단백질 합성도 한다. 탈아민화된 keto산은 에너지를 공급하고 탄수화물 및 지질로도 된다. 또한 단백질은 생체대사체, 금속이온, 호르몬과 지질을 운반하여 각 조직에 운반하는 역할을 하며, 효소로서의 기능도 갖고 있다. Globulin은 면역항체로 작용하며, 혈액응고에도 관여한다. 그 밖에도 비확산성 물질로 교질 분자를 형성하여 세포막을 투과하지 못하게 하며, 맥관계통 내의 삼투압 유지와 혈액량을 유지시켜 수분량을 조절한다. 특히 albumin 분획은 영양원, 물질의 운반 및 혈액 내의 정상 교질 삼투압 유지에 중요한 역할을 하여 혈관에서 세포외액 및 조직으로 이동한다.

혈액 내의 산-염기 균형을 맞춘다. 양성물질로 완충작용이 있으므로, 갑자기 변하는 pH를 최소화하여 완충계로 작용한다. 이들 단백질은 체내의 근원도 달라서 albumin, a 및 β-globulin과 면역체인 γ-globulin이 생긴다. 혈청 단백질은 건강한 성인의 경우 6.0~8.2g/dL이며, 혈장의 경우는 fibrinogen으로 인하여 0.2~0.4g/dL 정도가 있어 혈액응고에 관여하고 있다.

단백질의 기능을 요약하면 다음과 같다.

① 체내 조직의 구성단위가 된다.
② 활동을 할 때 에너지 공급원이 된다.
③ 합성된 단백질은 효소 또는 효소의 전구체가 되며, 호르몬 생산의 공급원이다.
④ 항체 형성으로 면역학적 반응에 의해 외부로부터 인체를 보호한다.
⑤ 여러 물질의 운송 수단이며, 특히 무기질 및 vitamin, 지방산, 빌리루빈 등을 운반한다.
⑥ 알부민과 같은 단백질은 혈장의 교질형태를 유지한다.
⑦ 조직 및 혈장 간의 삼투질 농도를 유지하며 핵산염기의 주성분 등을 비롯하여 매우 다양한 기능을 갖고 있음은 물론, 아직까지 밝혀지지 않은 기능도 많다.

5. 단백질 측정법들의 개요

1) 질소정량법(micro-kjeldahl technique)

단백질이 가지고 있는 질소의 양은 단백질량의 16%를 평균적으로 함유하고 있어 정확한 질소정량법인 micro-kjeldahl technique을 이용하여 측정한 후, 6.25(100/16)를 곱하여 단백질의 농도를 구할 수 있는 재래식 방법도 있다.

2) 비색법

(1) Biuret 반응법

본래 Biuret이란 요소를 가열하여 생성되는 화합물로 Cu^{+2}과 반응하면 아래와 같은 Cu complex를 형성한다. 이를 Biuret 반응이라 하며

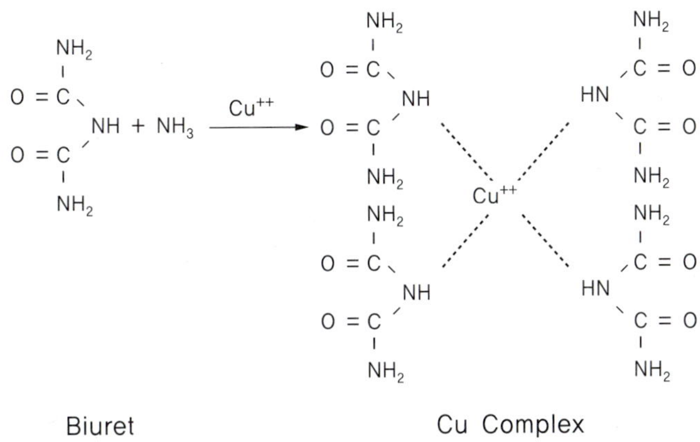

Biuret 받음

그림 4-9. Biuret 반응

amide 결합을 가지고 있는 단백질도 동일한 복합체를 형성하며 그 물질의 색도를 이용하여 광도계로 단백질량을 측정할 수 있다.

(2) Folin Lowry법

이 방법은 저농도 단백질 검체 예를 들면, 요 또는 뇌척수액 중 미량 단백질의 정량에 적합하며 그의 측정 방법은 증색 시약인 Folin-ciocalteu 시약을 이용하여 짙은 청색의 색도를 비색하여 정량한다.

표 4-1. Predefined methods for protein quartification

Method name	Reagents	Measured Wave length(nm)	Concentration Ramge(μg/ml)
Biuret	Dilute copper sulfate in strong alkali	540	200~2,000
Lowry[1] (high sensitivity)	Dilute copper sulfate in strong alkali and Folin-Ciocalteu reagent	750	4~200
Lowry[2] (low sensitivity)	Dilute copper sulfate in strong alkali Folin-Ciocalteu reagent	500	60~400
Lowry[2] (modified)	Dilute copper sulfate in strong alkali nd Folin-Cioca lteu reagent and dithiothreitol	740	3~200
Bradford[4]	Goomassie Brilliant Blue G250 in dilute acid	505	2~50
Bicinchoninic Acid[2]	Bicinchoninic acid	562	4~400
Trinitro benzene Sulfonate[2]	Hydrochloric acid and trinitrobenzene reagent	416	0.5~100
Warburg[2] Christian[3]	None	260 280	200~2,000

(3) 색소결합법(Albumin 측정법)

이 방법은 Albumin 단백질의 측정법으로 Albumin과 색소와의 결합성을 이용하여 Albumin과 결합하여 발색시키는 색소를 이용하는 방법이다. 이용되는 색소에는 Bromcresol Green, HABA(2-4'-hydroxyazobenzene)-Benzoic acid), Bromcresol purple, methy1 orange 등을 들 수 있으나 Bromcresol Green을 많이 이용한다. Bromcresol Green법과 과거에 많이 이용하였던 HABA법의 특징적 차이를 소개하면 다음과 같다.

표 4-2. 측정상 차이

간섭물질	HABA	BCG
Hemolysis	증가	약간 증가
Bilirubin	감소	감소
Salicylate	약간 감소	차이 없음
Heparin	증가	감소

또한 측정 기전을 요약하면 BCG법은 BCG가 함유된 Succinate 완충액으로 pH 4.2에 맞추고 albumin과 반응시키면 녹색을 형성하여 628nm에서 비색정량하며, HABA는 pH 6.2에 맞추고 Albumin과 결합시키면 적색의 물질을 형성하여 480nm에서 비색 정량한다.

3) 탁도법

TCA 또는 Sulfosalicylic acid를 이용하여 단백질 측정 검체에 혼합하면 탁도를 형성하게 되며 이 탁도가 단백질의 농도와 비례하므로 그 탁도를 비탁계(nephelometer)로 비교 측정한다. 이 방법은 단백질 농도가 낮은 요 또는 뇌척수액과 같은 체액 분석에 활용하기도 한다. 그 외에 peptide 결합으로 되어있는 단백질은 자외선 200~250nm에서 흡수도 검색으로 측정이 가능하며 Tyrosin 또는 Tryptophane 등을 함유하는 단백질은 270~290nm를 이용하여 측정 가능하며, 굴절계(refractometer)를 이용하여 측정이 가능하지만, 후자의 방법은 정확하지 않다.

6. 단백질 측정법

1) Reinhold-Kingsley법(염석법)

시 약

① Biuret 희석제 : 0.25N NaOH 농도를 가진 0.5% KI 용액

② 보존용 biuret 시약(Weichselbaun씨형) : $CuSO_4 \cdot 5H_2O$ 15g을 증류수 70~80ml에 용해하고 따로 biuret 희석제 600~700ml에 Rochelle 염(potassium sodium tartrate, te-trahydrate)

45g을 녹인 후 먼저 녹인 $CuSO_4$, 용액을 저으면서 서서히 혼합한다. Biuret 희석제로 총량이 1L 되게 한 후 여과하여 사용한다.

③ 사용 Biuret 시약 : biuret 희석제로 보존용 biuret 시약을 1 : 5로 희석한다.

④ Alkaline Tartrate, 0.9% : 사용 biuret 용액과 같으며, 다만 Cu^{+2}만 제외되도록 한다. 이 용액은 혈청색소 교정용으로 사용한다.

⑤ KCN 용액, 포화액

⑥ Sulfate-sulfite 용액 : 증류수 850~900mL에 농황산 2mL를 넣어 혼합하고, 무수 Na_2SO_4, 208g과 무수 Na_2SO_3 70g을 넣어 40~45℃로 가온하여 녹이고 총량이 1L 되게 한 후, 30~37℃에 보관한다.

⑦ Ethy1 ether

⑧ 표준단백 용액 : versatol serum 혹은 control serum 등을 사용한다.

방 법

① 시험관에 혈청 0.5mL을 취한다.

② Na_2SO_4-Na_2SO_3 용액 9.5mL를 시험관에 넣고 가볍게 혼합한다. 용량 피펫으로 혼합액 2 mL를 취하여 다른 시험관에 옮기고 총 단백질 측정용으로 T라 표시한다.

③ 다른 시험관에 Na_2So_4-Na_2SO_3 용액 2mL를 취하고 B라 표시한다.

④ 혈청 혼합액이 들어 있는 시험관(8ml)에 ethyl ether를 1.5cm 두께 정도(약 3ml)로 넣고 마개를 한 후 20초 동안에 40회 정도 혼합한다.

⑤ 시험관을 2~3분간 방치 후, 마개를 빼고 2000~2500rpm에서 10~15분간 원침한다.

⑥ 시험관을 옆으로 조금 기울이고 가볍게 툭 치면 시험관 벽에 붙었던 globulin mat가 떨어진다. 2ml 용량 피펫의 흡입구를 손가락으로 막고 ether층을 지나 globulin이 피펫 끝에 닿지 않도록 하층 용액으로 넣은 후 손가락을 뗀다. 하층 용액 2mL를 취하여 다른 시험관에 넣고 A라 표시한다.

⑦시험관 B, T 및 A에 각각 사용 biuret 시약 8mL 가하여 혼합한 후 30분간 방치한다.

⑧ 파장 550nm에서 T 및 A의 흡수도를 구하며 총 단백량과 albumin 양을 정량한다.

계 산

Versatol serum을 Na_2SO_4-Na_2SO_3 용액으로 20배 희석하여 2ml를 취한 후 8ml의 사용 biuret 시약을 넣고 30분간 방치 후 550nm에서 흡수도를 구한다.

총단백질 : $\frac{A_T}{A_S} \times$ 표준액의 농도 = g/dL 총단백질 농도

Albumin : $\frac{A_A}{A_S} \times$ 표준액의 농도 = g/dL albumin 농도

Globulin : 총단백질 − albumin = globulin

정상치

Albumin : 3.8~4.7g/dL

globulin : 2.3~3.5g/dL

A/G ratio : 1.3~1.5:1

2) 알부민 측정법(색소결합법)

단백질 중의 albumin은 특히 전기적으로 또는 Vander Waals 힘의 수소결합력 등의 방법으로 bilirubin, 지방산, 호르몬, 또는 약물들과 결합하여 운반하는 기능이 있다. 이와 같은 성질은 여러 가지 음이온 형태의 색소들과도 결합을 하므로 albumin의 양을 globulin의 제거 없이 직접 측정할 수가 있다. 이 색소결합법에서 사용하는 색소 또는 지시약들은 albumin 분자와 강하게 결합하는 것들을 이용하며, 실제적으로 100%의 결합을 한다고 본다. 물론 그 결합은 낮은 pH 및 이온강도의 변화에는 영향을 받지 말아야 하며, 본래 색소의 색은 결합 후에 나타나는 색과도 구별될 수 있어야 한다. 주로 이용되는 색소로는 methyl orange, HABA(2-4'-hy-dro-xyazobenzene-benzoic acid), bromcresol green(3,3',5,5'-tetrabromo-m-cresol sulfonph-thalein), bromcresol purple(BCP) 등이 있다.

3) Bromcresol green 결합법

시 약

① Succinate buffer, 0.10mol/L pH 4.5 : succinic acid 11.8g과 sodium azide 100mg을 증류수 800ml에 녹이고 10% NaOH로 pH 4.15가 되게 맞춘 후 총량이 1L 되게 한다.

② Bromcresol green 용액(보존용, 0.60mmol/L) : bromcresol green 410mg을 100mg의 sodium azide와 함께 1L 용량 플라스크에 넣고 0.1N NaOH 10ml로 녹인 후, 총량이 1L 되게 증류수로 희석한다.

③ 사용 완충 색소용액 : 보존용 bromcresol green 용액 1용과 0.1mol/L succinate 완충액 3용의 비율로 섞은 후 pH가 4.2±0.05 되게 맞추고, 만약 너무 높으면 5% succinic acid로 맞추도록 한다.

④ Succinate buffer, 0.075mol/L, pH 4.20 : 0.1mol/L succinate buffer 750ml를 총량 1L가 되게 하고 pH가 4.2±0.05 되게 맞춘다.

⑤ 알부민 표준액(보존용) 10g/100ml : 인혈청 albumin 분획(정제된) 10g과 sodium azide 50mg을 증류수에 녹여 총량이 100ml 되게 한다.

⑥ 알부민 사용 표준액 : sodium azide 농도가 50mg/dL가 되는 용액으로 보존 표준용액을 희석하여 그 농도가 2.0, 3.0, 4.0, 5.0, 6.0g albumin/dL 되게 하고 냉장고에 보관한다.

방 법

① 사용 색소용액 5.0mL씩 취하여 6개의 시험관(5개는 표준용, 1개는 미지 검체용)에 각각 넣는다.

② 또한 pH 4.2, 0.075M succinate buffer 5mL를 6개의 시험관에 넣고 대조용 맹검관(serum blank)도 만든다.

③ 각 표준 및 미지 검체를 25 μl씩 해당 시험관에 넣는다.

④ 완전히 혼합한 후, 실온에서 10분간 방치한다.

⑤ 파장 628nm에서 사용 완충 색소용액을 맹검으로 하여 표준 및 미지 검체의 흡수도를 구하고 증류수를 맹검으로 대조용 맹검(serum blank)의 흡수도를 구한 후 각각에서 빼준다.

⑥ 방안지에 흡수도에 표준용액 농도의 표준선을 그린다.

계 산

$$\frac{A_T}{A_S} \times \text{표준액의 농도} = \quad \text{g albumin/dL}$$

정상치

3.5~5.0g/dL

참고
① 자동분석기에의 이용이 쉽다
② Succinate buffer 대신 citrate buffer(0.075M/L pH 4.2±0.05)를 사용할 수도 있다.
③ 전해질을 첨가시켜 흡수도를 감소시킬 수 있으며, bilirubin 및 salicylate의 간섭을 받지 않는다.
④ Albumin 농도가 낮은 경우 색소가 다른 단백질과 결합하는 경향이 있다.

4) Fibrinogen 측정법

원 리

혈장을 Ca^{+2}를 포함하는 완충 생리식염수로 희석하고 thrombin을 가하면 혈장 중의 fibrinogen이 Fibrin이 되고 응고된 fibrin을 biuret 반응에 의하여 fibrinogen의 단백질량을 정량한다.

시 약

① 인산완충액, $\frac{M}{5}$, pH 6.4 : KH_2PO_4 1.82g과 $NaHPO_4$, 0.94g을 증류수에 녹이고 총량 100mL 되게 한다.

② Thrombin 용액 : thrombin 1병(5000 단위)을 생리식염수 5mL에 넣고, 글리세롤 5mL를 가한다. 이 용액은 매 mL당 thrombin 500 단위가 있으며, 냉장고에 보관하면 안정하다.

③ $CaCl_2$ 1%

④ NaOH, 3%

⑤ Biuret 시약 : 단백질 측정 참고

방 법

① 항응고제를 사용한 혈액을 사용하여 혈장을 얻은 다음 실온에 2시간 동안 방치한다.

② 혈장 1mL를 플라스크에 넣고 saline 30ml, 0.2M 인산완충액 1mL, 1% $CaCl_2$ 0.5mL 및 thrombin 용액 0.2mL를 가한다.

③ 잘 혼합하고 실온에서 15분간 방치한다.

④ 유리봉으로 잘 저어서 침전 부분을 건져, 여과지 위에서 수분을 제거하고 원심 침전관에 옮긴 후 증류수로 닦아 낸다.

⑤ 침전단백질에 3% NaOH 5.0mL와 biruet 시약 1mL를 넣고 37℃에서 fibrin이 다 용해되도록 혼합한다.

⑥ 15분간 방치한 후 원침한다. 상층 용액을 545nm에서 맹검(reagent blank)에 대한 흡수도를 읽는다(표준은 단백표준으로 단백질 300mg/dL 정도가 되게 saline으로 희석하여 1ml를 취하고 3% NaOH 4ml 및 biuret 시약 1ml를 넣은 후에 미지검체와 같이 발색시킨다).

계 산

$$\frac{A_T}{A_S} \times 300 = \quad \text{mg/dL}$$

정상치

200~400mg/dL(biruet 반응)

5) 요 및 뇌척수액의 단백측정법(TCA에 의한 탁도법)

원 리

낮은 농도의 요 및 뇌척수액에는 trichloroacetic acid 용액을 가하면 단백질이 침전되어 고운 현탁액이 된다. 이것을 탁도비교법으로 단백질의 양을 정량한다.

시 약

① Trichloroacetic acid, 12.5%

② Saline 0.85%

③ 표준액 : 맑은 정상 혈청으로 단백질의 농도를 아는 것을 saline으로 희석하여 단백질 농도 25mg/dl가 되게 한다.

(1) 척수액

방 법

① 시험관 2개에 T 및 S로 표시하고 T에는 맑은 뇌척수액 1mL와 saline 3mL를 넣고 S에는 표준액 3mL를 넣는다.

② 두 시험관에 12.5% TCA 1.0mL씩 가하여 혼합한다.

③ 5~10분 사이에 증류수를 맹검으로 하여 420nm에서 T 및 S의 흡수도를 구한다.

계 산

$$\frac{A_T}{A_S} \times 1 \times \frac{100}{1} = \frac{A_T}{A_S} \times 100 = \qquad \text{mg/dL}$$

방 법

① 3개의 시험관에 T 및 S와 B라 표시하고, T에는 요 4mL를 넣고, S에는 표준액 4mL, B에는 요 4mL 및 H_2O 1mL를 넣는다.

② T와 S에는 12.5% TCA 1ml씩 가하고 혼합한다.

③ 5~10분 사이에 증류수를 맹검으로 하여 420nm에서 S의 흡수도를 구하고 B를 맹검으로 T의 흡수도를 구한다.

계 산

$$\frac{A_T}{A_S} \times 1 \times \frac{100}{4} = \frac{A_T}{A_S} \times 25 = \qquad \text{mg/dL}$$

정상치

25~70mg/day

참고 ① Beer's law는 흡수도 0.8~1.0까지는 직선성을 따른다.
② 가시광선의 최단 파장을 쓴다.

7. 전기영동(Eletrophoresis)

하전된 작은 입자, 즉 보통 이온들이 전기장을 띤 전해질 속을 통하여 이동하는 것을 전기영동이라 한다. 양하전 입자는 음극으로 음하전 입자는 양극으로 이동한다. 이 영동률은 입자의 대전량, 분자량, 완충액의 pH 등에 따라 좌우되며, 혈장단백과 같은 복합물의 상이한 영동률을 이용하면 상이한 운동성의 몇 개의 분획으로 분리될 수 있다. 만약 혈청을 바르비탈 완충액 pH 8.6에서 전기영동하면 albumin이 가장 빨리 이동하며, α_1-globulin, α_2-globulin, β-globulin의 순으로 이동되고, γ-globulin은 기준점에서 머물게 되며, 약간은 양극으로 이동된다. 만약, 완충액의 pH가 특별한 분획과 똑같아서 이동을 하지 않는다면 이 pH를 등전점(isoelectric point)이라 한다.

가장 널리 쓰였던 전기영동의 최초의 기술은 1937년 Tiselius였고, 이 기술에서 보면 석영 U자 시험관을 이용하고, 액체 전해질 속에서 단백질들을 분리하였다. 다른 분획들의 크기 및 위치는 단백질대 사이의 경계선에 나타나는 굴절률의 변화를 관찰함으로써 알 수 있고, 이런 동질상의 용액에서 분리되는 종류를 moving boundary(frontal) 전기영동이라 하며, 고체 지지매체를 사용함으로써 조작이 간편하고 값이 저렴한 것을 "zonal electrophoresis"라 한다.

전기영동할 검체를 작은 반점 혹은 좁은 띠 모양으로 도포시키면 분리되는 양상들은 반점들 또는 띠 모양으로 나타난다. 지지매체는 종이, cellulose acetate, agar gel, starch 및 acrylamide gel 등을 사용하여 그 목적에 따라 다양하게 이용되고 있다.

표 4-3. 임상적 의의

	증가	감소
총 단백질(6.5~8.5g/dl)	탈수 심한 운동 감염 암	위장관질환(암) 간질환 영양실조 신사구체염
알부민(3.5~5.0g/dl)	탈수 일사병 운동 골수다발증 갑상선기능저하	임신 영양실조 흡수부진 간질환 신장질환 화상

1) 자유 계면 전기영동(Free moving boundary Electrophoresis)

1937 Tiselius가 소개하고 의학에 응용하게 된 역사적 의미가 있으며 최초의 기술이라 할 수 있다.

그 내용을 소개하면 혈청을 미리 완충액으로 충분히 투석정제한 후 U자관 밑에 넣고 완충액으로 단백질이 분산되지 않도록 U자관에 채우고 전기를 통하여 전개시키면 단백질 표면에 하전된 전기 하전량의 차이에 따라 서로 다른 종류의 단백질 층을 형성하게 된다. 양극에서는 위로(상행

각) 음극에서는 아래로(하행각) 이동한다. 그리고 형성된 계면을 광선의 굴절을 이용한 Schlieren 광학계로 농도곡선을 그리면 양극으로부터 음극 쪽으로 Albumin, α_1-G, α_2-G, β-G, γ-G 등의 5개의 단백질 분획을 확인할 수 있다.

그러나 이 방법은 다량의 검체가 요구되며 과정도 복잡하고 정량적으로 측정이 용이하지 못한 단점들을 가지고 있다.

2) 지지체 전기영동(Support medium Electrophoresis)

① paper를 이용한 것은 1948년 Fischer 등에 의하여 소개되었으며 그 후, Kohn에 의하여 1957년에 지지체로 Cellulose acetate가 소개되어 지금도 널리 사용되고 있다.
그 중 Cellulose acetate 지지체의 특성을 살펴보면 조작이 간편하고, 미량검체의 이용으로 실행시간을 단축(15분), 결과를 쉽게 확인(Densitometry)할 수 있으나, paper의 경우는 흡착현상이 생기는 것과 지지체의 불균질 등의 단점이 있다. 두 지지체를 비교하면 아래와 같다.

② Agar gel 전기영동
1949년 Gordon 등이 단백질 분리에 이용하였으며 값이 싸고, 겔 자체가 투명하여 면역확산법, 면역전기영동법 등에서 침강선을 쉽게 관찰할 수 있다.

③ Starch gel 전기영동
Smithies가 1955년에 고안 이용한 방법으로 가수분해된 starch gel을 이용하여, 전분의 종류, 처리방법, 농도, 조건 등이 까다로우나, 분리 능력은 아주 좋은 편이다. 반면에 확인이 어려워 분획추출이 어렵고, Gel이 불투명하여 Densitometry에 어려움이 있다.

④ Polyacrylamide Gel 전기영동
Polyacrylamide Gel 전기영동은 어떤 지지매체보다도 우수하며, 전기영동의 기본기술은 단백질의 형태와 단백질의 하전량에 기초를 두고 있다. 단백질의 분획 이외에도 지단백질의 분획, Hemoglobin 과 동위효소 등의 전기영동에 널리 이용되나 특히 Gel 조제 과정에 복잡성과 기술 때문에 일반실험실에서는 Agarose로 대체되는 편이다. 그러나 아직 단백질 분리에 많이 이용하고 있다.

표 4-4. 혈청단백 분획 시 비교

	paper	Cellulsose acetate
분리능력	양호	매우 양호
Albumin 분획	낮은 편	높은 편
γ-G 분획	높은 편	낮은 편
단백질의 흡착	있음(주로 Albumin Tailing)	거의 없음($\beta-\gamma$ 극히 약간)
Prealbumin	볼 수 없음	볼 수 있음
α_1-G 분획	분리 불량	분리 양호
LDL	β 분획에 포함	α_2~β 분획에 포함

표 4-5. 단백 분획 조작의 개요

		paper	Cellulose acetate	agar gel	polyacrylamide
검체	1. 도포량 2. 도포법	2~5 μl micropipet	0.4~0.8 μl micropipet	2 μl micropipet	3 μl micropipet
전기영동	1. 통전량 2. 통전시간 3. 완충액의 종류	0.1~0.15nA/cm 16시간 veronal Butter pH 8.6	0.4~0.8nA/cm 15분~1.5시간 veronal Butter pH 8.6	2~3nA/cm 1.5~2시간 veronal Butter pH 8.6	1.5mA/cm 1.5~3시간 veronal Butter pH 6.7, 8.9
단백고정	고정법	가열(100℃분)	TCA	Methanol acetic acid	acetic acid
단백질 분획검출	1. 염색재 2. 염색시간 3. 탈색액	B.P.B Amido Black 10B 20분 Acetic acid	Ponceau s 1.5~3분 Acetic acid	Amido Black 10B 2분 Acetic acid	B.P.B Amido Black 10B 약 1시간 Acetic acid
확인 (분획량 정량)		Densitometry 추출	Densitometry 추출	Densitometry	Densitometry

표 4-6. 분획상에 포함하는 특수단백질

분 획 상	특수단백질
Prealbumin Albumin α_1-Globulin	Prealbumin Albumin Alpha, Antitrypsin
α_2-Globulin	Ceruloplasmin Haptoglobin Lipoproteins Alpha 2 macroglobulin
β-Globulin	Lipoprotein Transferrin Complement system
γ-Globulin	immunoglobulins

표 4-7. 몇몇 질환에서 분획들의 변화(임상적 의의)

질 환	Albumin	$Alpha_1$	$Alpha_2$	Beta	Gamma
Active inflammation	N, D	I	I	N	N, D
Chronic inflammation	N, D	I	I	N1	I
Hepatitis	D	D	D	D	D
Acute cirrhosis	D	N	D	Beta/gamma bridge	
Renal protein loss	D	N	I	N	N, D

※ N=Normal, D=Decreased, I=Increased

5장

물과 전해질 (Water and Electrolytes)

1. 생체 내에서 물의 의의

(1) 모든 생명체가 생명활동을 유지하기 위해서는 반드시 수용액 중에서 생화학적인 대사 반응이 일어나며, 대부분이 10^{-2} M 이하의 낮은 농도에서 반응이 일어난다.

(2) 물 분자의 O-H 결합은 극성이 매우 크다. 산소의 전기음성도가 수소보다 훨씬 크기 때문에 수소가 갖고 있는 전자를 끌어당기므로 산소는 $2\delta^-$, 각각의 수소는 δ^+의 전하를 띄기 때문에 물 분자 내에서 양쪽성(쌍극자 이온, dipole ton)으로 용질에 대하여 뛰어난 용매 역할을 한다.

(3) 쌍극자 모멘트(moment)가 커서 극성이 높아 유전상수(D, dielectric constant: 이온들 사이의 인력을 감소시키는 힘의 상수)가 D=~78.5로 높다.

(4) 영양물질들이 수송, 소화, 흡수 및 정보전달에 필수물질이다.

(5) 비열이 크기 때문에 열용량이 크고, 비점이 높아 체온 정도에서는 증발이 되지 않으므로 체온 유지에 중요한 역할을 하고 있다.

(6) 표면장력이 크기 때문에 모세관현상(capillary action)을 일으키며, 온도가 증가될수록 무리 명멸 현상(flickering cluster)이 활발하나, 온도가 감소하여 융점 이하가 되면 고정되어 물 송이 또는 얼음 결정을 구성한다.

1) 체내의 물

물은 생체 내 무기 성분 중에서 가장 중요한 것이다. 인체의 경우를 보면 유지 성분을 제외한 구성 성분의 50~75%가 물이며 경우에 따라서는 98%까지 이르는 경우도 있다.

물은 보편적으로 유기물(용질)에 대한 용매 내지는 침투제로 단백질이 제 기능을 발휘하기 위해서 또는 세포 내에서 대사 과정을 진행시키기 위해서 꼭 필요한 것이다. 또한 물은 대사 반응에서 반응 물질의 역할도 하며 세포 외에서는 다른 물질을 운반하는 역할도 한다. 그것은 혈액 순환에서 좋은 예를 볼 수 있다. 또한 피부를 통한 물의 유실은 체온 조절의 기능도 한다.

인체 내의 총 체액량을 보면 연령 등에 따라 차이가 있으나 체중의 평균 50~75% 정도이며, 세포내액(intracellular fluid, ICF) 구역과 세포외액(extracellular fluid, ECF) 구역으로 구분한다. 세포내액의 구역에는 세포막 안에 있는 모든 물을 포함하며, 세포내 대사와 관련된 화학반응이 일어나는 용매가 된다. 세포외액 구역에는 세포막 바깥에 있는 모든 물을 포함하며, 세포대사적 교환이 일어나는 용매가 된다. 세포외액 구역은 사이질액(intravascular fluid, ISF)과 모세혈관의 내피에 의해 분리되는 혈장구역인 혈관내액(intravascular fluid, IVF)으로 구별된다. 체액 구성은 세포내액 구역에 67% 정도, 사이질액 25%, 혈장 8%에 이르며, 이 중 수분의 변화량은 6% 정도(infant : 15%)로 섭취하는 수분의 양 및 유실량은 2L 내외로 다음과 같다.

섭취량		유실량	
식품 중 수분	700mL/day	요	1,000mL/day
대사수*	300mL/day	폐, 피부	850mL/day
식음료수	1,000mL/day	분변	150mL/day
	2L/day		2L/day

* 대사수: 체내 대사에 의하여 생성되는 물로지방 100g → 물 107g 생성탄수화물 100g → 물 55g 생성단백질 100g → 물 41g 생성

위와 같은 물의 균형은 다음 두 조절계에 의하여 이루어진다. 그 하나는 갈증을 일으켜 더 많은 액체를 섭취하도록 하는 것이고 다른 하나는 신장 기능에 의해 필요에 따라 물의 배설량이 감소 또는 증가되도록 하는 것이다.

2) 용매로서의 물

물은 무기질 및 유기물에 대한 아주 좋은 용매이다. 염은 수용액에서 개개의 이온으로 해리하지만, 체내의 산은 조금밖에는 해리하지 않는다(carboxylic acid 및 carbonic acid).

특히 유기물은 친수성인 것과 소수성인 것으로 구별되어 아미노산과 단백질 핵산 및 탄수화물은 친수성이고 지질은 소수성이다. 따라서 수분은 인체 내에 다양하게 분포되어 있음은 물론 중요 인자가 되며 무기질(전해질 : electrolyte)도 수용액 상태에서 그 역할을 하고 있다.

2. 전해질(Electrolytes)

전해질은 전기의 대전 상태에 따라 양이온 및 음이온으로 분류된다. 전기장에서 음극으로 이동되는 것을 양이온(cation), 양극으로 이동되는 것을 음이온(anion)이라 하며 생체 성분 중 중요한 것들이다. 중요 전해질로는 Na^+, K^+, Ca^{2+}, Mg^{2+}, Cl^-, HCO_3^-, HPO_4^{2-}, SO_4^{2-}와 미량 원소 및 젖

산 등이 있으며 아미노산과 단백질도 수용액 중에서 전해질로 존재하나 임상화학분야에서는 따로 설명되는 것이 보통이다. 주 전해질은 유리되어 이온 상태로 존재하며 미량 원소들은 주로 단백질 등과 같은 다른 물질과 결합되어 있다.

전해질의 식이 요구량은 각기 달라 그 소모에 따른 보정이 쉽게 이루어지며 칼슘과 인과 같은 것은 계속적인 배설이 소변으로 배설되며, 이들 물질의 결핍을 방지하기 위하여 반드시 정상적인 섭취가 이루어져야 하며 만약 과잉 섭취하게 되면 곧바로 배설하여 균형을 유지하게 된다.

심한 땀으로 배출, 구토, 설사 등으로 전해질의 비정상적 손실은 곧 실험적 평가에 의하여 경구투여 등의 방법으로 교정되어야 한다.

인체 내 전해질 역할은 다양하며 대부분이 비대사성 과정으로써 삼투압 유지, 수분의 균형유지, pH 유지, 심장 또는 다른 근육 기능 조절, 이온성 전해질과 결합하여 반응하고 인산화, 환원 반응, 산, 염기평형유지 등을 포함하고 있으며 화학반응의 촉매와 효소 반응계에서 활성화제 및 보조인자 등에 관여하고 있다.

표 5-1. 체액 내 전해질

이 온	세포외액(혈장), mEq/L	사이질액, mEq/L	세포내액(근육세포), mEq/L
양이온			
Na^+	142	145	10
K^+	5	4	150
Ca^{2+}	5	3	2
Mg^{2+}	2	2	40
계	154	154	202
음이온			
Cl^-	103	114	2
HCO_3^-	26	30	10
HPO_4^{2-}	2	2	140
SO_4^{2-}	1	1	5
유기산	6	6	5
단백질	16	1	40
계	154	154	202

우리 몸의 체액은 크게 3종류로 분류되어 1) 세포외액(혈장) 2) 사이질액 3) 세포내액 등이다. 세포외액인 혈장 내의 주된 양이온은 Na^+이고, 세포 내의 주된 양이온은 K^+ 및 Mg^{2+}이며 음이온으로는 Cl^-와 HPO_4^{2-}가 세포외액 및 세포 내에 가장 많이 존재하고 있다. 특히 이 중에서도 임상화학분야에서 주로 다루어지는 전해질은 세포외액 즉 혈장 내의 전해질들의 변화이며, 이들 전해질 변화는 인체 내 수분의 변화와 밀접한 관계가 있다. 심한 수분의 유실 또는 수분의 부적절한 섭취 등으로 야기되는 탈수 상태에서는 전해질의 농도가 증가되며, 정상 이상의 수분 섭취와 동시에 수

분의 유실이 심하면 전해질을 함께 유실시켜 전해질의 불균형이 발생된다. 따라서 전해질과 인체 내 수분량은 불가분의 관계를 이루고 있어 항상 균형을 유지하게 된다.

1) 나트륨(sodium, Na)

세포외액의 주된 양이온으로 정상적인 수분 대사, 산·염기 균형 유지, 삼투압의 유지, 근육의 정상적인 자극 및 세포벽으로 확산 등의 기능을 가지고 있다. 일일 필요량으로는 8~15g(NaCl) 정도이며, 흡수된 Na^+는 콩팥 토리에 의하여 여과, 재흡수 배설된다. 여과된 Na^+의 80~85% 정도는 토리쪽곱슬세관(근위세뇨관)에 의하여 재흡수되고 나머지는 먼쪽곱슬세뇨관(원위세뇨관)에서 재흡수되며 신역치는 110~130mEq/L이다. 이와 같은 재흡수의 조절은 알도스테론(aldosterone) 호르몬에 의하며, Na^+-H^+의 교환 또한 콩팥의 중요 기능 중 하나이다. 인체 내에서 정상적인 Na^+의 분포는 다음과 같다(표 5-2).

표 5-2. 나트륨의 농도

근원	농도(mg/dL or 100g)	mEq/L
전 혈	160	70
혈 장	330	140
혈 구	85	37
근 육	60~160	
신 경	312	

* 요 중에는 40~220mEq/Day 정도 배설한다.
* 인체 내 Na^+의 총량은 40~80mM/kg이다.

(1) 임상적 의의

표 5-3.

증 가	감 소
Corticosteroid 호르몬 증가	심한 다뇨, 요붕증
심한탈수	대사성 산증, 당뇨병성 산증
뇌 손상	Corticosteroid 호르몬 감소
insulin 처치 후의 당뇨성 혼수	설사
NaCl의 과량 섭취	신세뇨관 질환

2) 칼륨(potassium, K)

칼륨은 세포 내의 주된 양이온으로 인체 내 총량은 약 3,000mM로 체중의 0.2%이며, kg당 45~55mM 정도이며, 95%가 세포 내에 존재한다. 조직 내에는 평균 150mEq/L 정도이며 혈구 내에는 105mEq/L로 혈장 농도에 비하여 20여 배 이상이며, 그럼에도 불구하고 혈장의 낮은 농도의 K^+

가 높은 농도의 혈구 내로 이동할 수 있는 것은 능동적인 수송 기전(active transport mechanism)에 의하여 진행된다.

그의 기능으로는 근육(심근) 활성 조절에 관여하며, 산, 염기 평형 유지, 삼투압 유지 및 수화(hydration) 작용 등에 관여한다. 일일 필요량은 일반적인 식이로 해결되나, 약 4g 정도를 필요로 하며 흡수 후 변화는 토리쪽곱슬세관의 재흡수와 먼쪽곱슬세뇨관의 적정한 배설로 그의 균형을 유지하며 인체 내의 분포는 다음과 같다(표 5-4).

표 5-4. 칼륨의 농도

근원	농도(mg/dL or 100g)	mEq/L
전혈	200	50
혈장	20	4
혈구	440	105
근육	250~400	
신경	530	

* 신생아 : 4.0~5.9mEq/L이며 요에서는 30~90mEq/day가 배설된다.

(1) 임상적 의의

표 5-5.

증가	감소
Oliguria, anuria 신장장애 신세뇨관 산증(Na^+-H^+ 교환 방해)	심한 설사 및 구토 Corticosteroid 분비 증가 Alkalosis(혈구 내로 이동)

3) 염화물(chloride, Cl)

염화물은 총 음이온의 2/3를 차지하고 있어 세포외액 중 주된 음이온(약 60%)으로 수분의 균형 유지, 삼투압 유지, 산·염기 평형 등의 기능과 혈구 내로 염화물 이동(chloride shift) 및 위액 중에 염산 분비의 기능도 있다.

혈장 내의 대사는 Na^+의 경우와 매우 유사하고 일일 필요량도 염분 섭취(NaCl)로 해결되며 위액의 유실(구토) 및 설사는 혈장 내 염화물을 감소시켜 HCO_3^-의 양을 증가시키게 된다. 또한 더운 계절에 많은 양의 땀을 흘리면 알도스테론이 분비되어 많은 양의 염분 유실을 줄여 준다. 또한 전혈, 혈장, 혈구, 뇌척수액의 정상농도는 표 5-6과 같다.

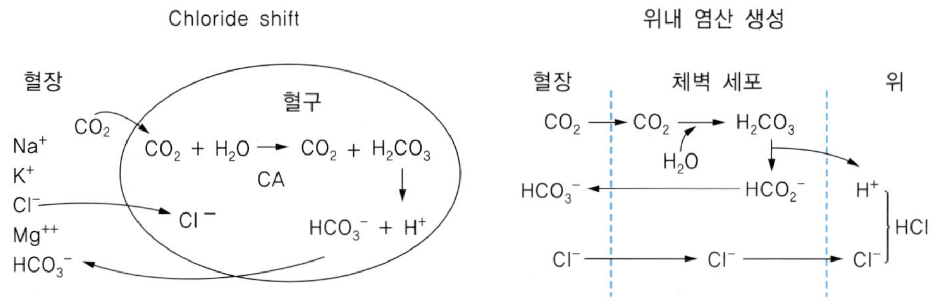

그림 5-1.

표 5-6. 염화물의 농도

근원	농도(mEq/L)
전 혈	70
혈 장	103
혈 구	53
CSF	124

(1) 임상적 의의

표 5-7.

증 가	감 소
탈수	신장염
신혈류량 감소(RBF 감소)	신우신염
심한 신세뇨관 질환	당뇨산증 및 신장 질환
염소 과잉 섭취	구토, 과량의 수은 이뇨제 사용 등

측정법

1) 나트륨과 칼륨(Na 4K)

혈청, 혈장(리튬헤파린 처리), 소변을 검체로 이용한다.

(1) 염광광도계법(현재 이용되지 않음)

Air-propane gas(1925℃) → Vaporize salt

heat heat

Na : 기저상태(Na^0) → 여기상태(Na^*) → 기저상태(Na^0)+587nm 빛 발산(측정)

K : 기저상태(K^0) → 여기상태(K^*) → 기저상태(K^0)+766nm 빛 발산(측정)

(2) 이온선택 전극법(ISE법)

기준전극(참조전극)과 지시전극(측정전극, 선택적 투과막) 사이의 차이가 용액 속의 이온 농도를 계산하는 데 사용된다. 실제로는 이온 농도가 아닌 이온 활성을 측정한다.

ISE측정법은 검체의 준비법에 따라 직접법과 간접법으로 분리한다. 직접측정법은 희석되지 않는 검체를 ISE막과 상호작용을 하는 데 사용하는 반면 간접법은 희석된 검체를 사용한다. 검체가 고지혈증이나 고단백혈증의 경우를 제외하고는 두 방법의 검사결과의 차이는 없는 것으로 알려져 있다.

Na 측정전극: 유리이온교환막

K 측정전극: 발리노마이신막

표 5-8. 참고 범위

	나트륨	칼슘
혈장, 혈청	145~155mmol/L	3.9~5.3mmol/L
소변(24시간)	40~220mmol/day	25~125mmol/day

2) 염화물(Cl)

혈청, 혈장(리튬헤파린 처리)을 검체로 이용하며 염화물을 측정하는 데는 전류-전량적정(amperometric-coulometric titration), 수은적정(mercurimetric titration, Shales & Shales법), 비색법(colorimetry) 등이 이용되었지만 현재는 대부분 검사실에서 직접법과 간접법을 이용한 ISE측정법이 이용되고 있다. ISE측정전극으로는 사차암모니아염 음이온교환물질을 사용한 용질중합막이 이용된다.

표 5-9. 참고 범위

	염화물
혈장, 혈청	98~107mmol/L
소변(24시간)	110~250mmol/day

3. 칼슘과 인(Ca & P)

1) 칼슘(Ca)

칼슘은 몸을 구성하고 있는 5대 원소 중의 하나로 2가의 양이온(Ca^{2+})이다. 성인의 몸체 내에는 약 800~1,200g이 존재하고 그 중 대부분인 98% 정도가 견고한 조직인 뼈에 $Ca_{10}(PO_4)_6(OH)_2$ 결정으로 존재하고 있으며, 총 골격 보유량의 약 1%만이 세포외액과 교환이 이뤄진다. 성인의 경우 혈액에 존재하는 총 칼슘 양은 8.8~10.3mg/dL(2.2~2.58mmol/L)의 정도로 실제는 혈장 속에 있다.

혈장에 존재하는 칼슘은 3종류의 생리 화학적 상태로 있으며, pH 7.4에서 단백 결합형(40%)과 구연산염, 젖산, 인산염 및 중탄산염과 같은 음이온과 복합체(10%) 및 이온화된 유리칼슘(50%) 등이다. 성인의 혈장 총 칼슘 참고치는 2.1~2.5mmol/L(8.6~10.0mg/dL)이며, 그 중 이온 상태는 1.03~1.23mmol/L(4.1~4.9mg/dL)이다. 단백결합형 중 80%는 알부민에 결합되어 있으며 20%는 글로브린과 결합하고 있다. 이온형은 생리적으로 활성적이고 다른 형과는 평형을 이루고 있으며, pH의 변화 또는 혈장 단백질의 변동에 따라 변화한다. 특히 산증의 경우는 쉽게 이온형으로 변하며 알칼리증인 경우는 비이온화한다.

대부분의 많은 양이 세포 외에 존재하는 반면에 세포 내에 존재하는 칼슘은 단지 1mmol(40mg)에 지나지 않으나 모든 세포의 기능 조절을 하는 생리적인 역할을 한다.

(1) 생리적 기능

칼슘은 세포 기능 조절의 가장 중요한 무기질의 전령으로 알려져 있다. 유핵세포 내에서 발견되는 칼모듈린(calmodulin)이라는 분자량 16790Da의 단백질과의 가역적인 결합으로 효소(adenylate cyclase phosphodiesterase)의 활성도를 좌우한다. 즉 세포 활동, 신경과 근육 기능, 호르몬작용, 혈액 응고, 세포 운동성 및 여러 가지 조절에 매우 중요하다. 또한 골격과 치아의 주성분이며 매일 700mg의 칼슘이 골격에 드나들고 분변, 요 및 땀을 통하여 배설되고 있다.

일일 필요량은 성인의 경우 800mg/day 정도이나 연령 및 임신 수유부 등에 따라 400mg 정도의 증가가 필요하고 섭취량의 25~30%만이 흡수되는 것으로 알려져 있으며, 흡수의 상태도 여러 요인에 의하여 좌우되고 있다.

2) 무기인(inorganic phosphorus, IP)

성인 체내 인은 500~600g 정도가 있으며, 대부분 인산염으로 존재하고 세포 내와 세포 외에 공히 비슷하게 분포되어 있다. 세포 내에는 인지질(phospholipid) 및 인단백질(phosphoprotein)과 같이 유기 거대분자의 한 성분으로 존재하여 그 분획을 유기인이라 한다. 그러나 적지만 무기인으로 세포 내에 존재하는 것은 고에너지 전달 반응에 관여하는 중요한 분획이다.

세포 외 인산염의 85%는 인회석(hydroxyapatite)을 형성하여 무기인으로 존재하며, 혈장 또는 혈청 중에는 대부분 무기인의 형태로 존재한다. 이것은 하나 또는 두 개의 수소를 가진 형태로 pH

에 따라 존재비가 달라지고 있어 pH 7.4인 경우에는 HPO_4^{2-} : $H_2PO_4^-$가 80 : 20이며 pH 증가에 따라 그 비율도 증가한다. 혈장 무기인의 15% 정도가 단백질과 결합되어 있으며 그 나머지가 복합체 및 유리형으로 존재한다. pH 4.5 정도의 요에서는 1 : 100 정도이며, pH 8.0인 경우에는 90 : 10으로 존재하나 혈장과 요 중의 무기인 농도는 pH 변화에 따라 변화하지 않는다.

(1) 생리적 기능

인지질 중의 인은 세포막의 구성 성분이다. 인단백질은 유전자 복제와 에너지 대사를 포함하는 여러 가지 중요한 세포 기능에 관여한다. 세포내 무기인의 만성적인 결핍은 여러 면에서 세포 대사에 영향을 주고 비록 세포 내의 무기인 농도는 낮지만 대사성 에너지 발생에 관여하는 많은 반응에 관계한다. 또한 산화성 인 분해는 세포 내 미토콘드리아(mitochondria)의 ADP로부터 ATP 생성의 과정 기질이 되며 대사성 에너지의 기본적 근원으로 존재한다. 간에서 글리코젠(glycogen) 분해에도 인이 필요하며 유리 상태의 포도당 생성과 근육에서는 글리코젠의 중간 생성물을 만든다. 적혈구에서는 glyceral-dehyde-3-phos-phate에 인을 첨가하여 2,3-diphosphglycerate를 생성하며 세포막의 정상 유지에 필요한 환원 당량(reducing equivalent)을 발생시킨다.

(2) 칼슘과 무기인의 조절 호르몬

칼슘과 무기인을 조절하는 호르몬은 부갑상선호르몬(parathyroid hormone, PTH), 칼시토닌(calcitonin, CT) 및 1,25- dihydroxyvitamin D(1,25-$(OH)_2$D) 등으로 다음과 같다.

① 부갑상샘호르몬과 칼시토닌

부갑상샘호르몬은 분자량 9000Da의 선상 폴리펩티드(polypeptide)로 반감기는 20~30분이며 혈청 중의 이온성 Ca^{2+}의 감소 때 부갑상샘의 주세포에서 합성 분비한다. 이 호르몬은 정상 혈청의 칼슘을 유지하기 위하여 ① 골격으로부터 칼슘의 이동, ② 1,25-dihydroxy cholecalciferol(1,25$(OH)_2D_3$)의 합성을 증대시켜 골격 재흡수를 증가시키고 이로 인하여 장에서 칼슘흡수를 증가시킴, ③ 신세뇨관에서는 칼슘의 흡수를 증가 시켜 칼슘의 청정률(clearance)을 감소시킨다.

칼시토닌은 32개 아미노산의 폴리펩티드로 분자량이 3,590, 반감기는 2~5분이며, 갑상샘의 소포곁세포(parafollicular cell)에서 생성하여 많은 양을 저장한다. 그렇기 때문에 티로칼시토닌(thyrocalcitonin)이라 불렸으며 적은 양이나 부갑상샘과 가슴샘(thymus gland)에서도 생성된다.

칼시토닌의 주 기능은 뼈파괴세포(osteoclast)의 활성도 및 양의 조절로 뼈 재흡수를 저해시켜 부갑상샘호르몬과는 반대 작용을 한다. 이 호르몬은 고혈청 칼슘에 직접 반응하여 분비되고 혈청 칼슘농도에 있어 큰 변화를 방지시키며, 신세뇨관에서 재흡수를 감소시켜 인의 청정률(phosphate clearance)을 증대시키기도 한다.

② 비타민(Vitamin) D

이것은 생리학적으로 불활성인 칼시페롤(calciferol, vitamin D_2)과 콜레칼시페롤(cholecalciferol, vitamin D_3)을 포함하는 프로비타민(provitamin)과 활성 비타민 등 군의 이름이다. 위의 두 화합물의 C-25에 수산화로 활성 비타민인 25-hydroxy-calciferol(25-OHD_2 ; 25-HC)와 25-hydroxy-cholecalci-ferol(25-OHD_3 ; 25-HCC)가 되며 이 과정은 간에서 이루어진다. 그리고 이 과정은 25-OHD_2 및 25-OHD_3를 포함하여 음성 피드백대사에 의한다.

25-OHD_3의 2차적 수산화는 1,25-dihydroxycholecalciferol(1,25$(OH)_2D_3$)로 되어 그의 활성도는 25-OHD_3에 비하여 10배나 되는 활성적 비타민 D_3로 된다. 25-OHD_2의 경우도 같은 과정으로 1,25$(OH)_2D_2$로 진행된다.

1,25-$(OH)_2D_3$는 골의 재흡수뿐만 아니라 칼슘과 P의 장흡수를 증가시키고, 1,25-$(OH)_2D_3$의 형성은 콩팥 효소에 의하여 촉매되며 증가된 Ca^{2+}에 의하여 저해된다. 이와 같은 칼슘과 내적 반응때문에 1,25$(OH)_2D_3$가 호르몬으로 분류되고 있다.

페노바비탈(phenobarbital)과 페닐토닌(phenytoin)은 간에서 미세소체산화시스템을 자극하여 저칼슘혈증을 유발시키고 비타민 D를 산화시켜 불황성물로 만든다. 이는 곧 칼슘의 장흡수를 감소시키게 된다.

3) 칼슘과 무기인의 임상적 의의

고칼슘혈증(hypercalcemia)은 일차적으로 부갑상샘 기능 항진인 경우에 나타나며 이때 혈청의 인의 값은 감소하고 요 중의 칼슘의 증가와 인의 배설도 증가된다. 뿐만 아니라 혈청의 부갑상샘호르몬의 증가와 이온형 칼슘도 증가된다. 그러나 만약 저장 칼슘이 없다면 혈청 칼슘의 농도는 정상 또는 약간 낮게 나타난다. 비타민D 과다증(hypervitaminosis), 다발성골수종(multiple myeloma) 또는 골 신생물 형성 질환 등에서는 혈청 칼슘의 증가가 있으나 부갑상샘 기능 항진인 경우에는 혈청 인은 정상 또는 약간 상승한다. 이때 부갑상샘호르몬은 정상 또는 약간 낮으며 이온성 칼슘은 보통 정상이다.

저칼슘혈증(hypocalcemia)은 부갑상샘 기능이 저하될 때 혈청 인의 정상 또는 증가될 때 나타나며 요 중 칼슘과 인은 감소된다. 이런 경우에는 혈청 중 이온칼슘이 낮아져 신경 근육의 자극이 증가하여 테타니(tetany)에 이른다. 지방병증(steatorrhea)의 경우에는 흡수 부진으로 인하여 혈청 칼슘이 낮아지며 콩팥증(nephrosis)은 단백 유실, 콩팥염(nephritis)은 흡수 부진, 이자염(pancreatitis)은 칼슘 비누 형성 등으로 낮아지지만 이런 경우 이온성 칼슘은 정상이며 부갑상샘호르몬은 증가된다. 저단백질증으로 생기는 저칼슘혈증은 일반적으로 테타니가 없으며 주로 단백 결합 칼슘이 낮을 뿐이다.

고인산혈증(hyperphosphatemia)는 비타민과다증(hypervitaminosis), 부갑상샘저하증(hypoparathyroidism) 및 신기능 쇠약에 보이며 저인산혈증(hypophosphatemia)은 구루병 부갑상샘증가증(hyperparathyroidism)과 판코니증후군(Fanconi's syndrome)에서 나타나며 이것은 인의 재흡수 부진 또는 사구체 여과액 중 대사물질의 재흡수 부진에서 나타난다.

칼슘 측정법

총 칼슘과 이온화 칼슘을 측정하는 방법으로 이용되는 방법은 비색분석법, 원자분석법, 간접전위측정법이 있다. 특히 전해질 검사법중 비색법이 원자흡수광도계(NCCLS 표준법)만큼 정확하지는 않지만 현재도 자동화학분석기에 적용하기 용의하므로 이용되고 있다.

1) 총 칼슘 원자흡광광도계법

원 리

칼슘은 적당한 온도에서 적은 양이나 유리형의 칼슘 원자를 형성하는데 이들은 전리되어 지각 상태 즉 저에너지 상태가 된다. 여기에 칼슘 속빈음극램(hollow cathode lamp)으로부터 발생되는 빛(spectrum, 422.7nm)을 흡수시켜 흡수 정도를 농도와 비교 분석한다. 보통 검체나 표준 희석액에 란탄(lanthanum)을 첨가시켜 $LaCl_3$를 형성하게 하는데 그 이유는 ① 칼슘 원자에 의하여 흡수되는 빛을 감소시키는 음이온(phosphate, sulfate)의 영향을 배제시키고 ② 결합된 칼슘으로부터 칼슘이 유리되게 도우며 ③ 검체 내의 단백질의 간섭을 감소시키고 나트륨 및 칼륨 농도 변화를 감소시킨다. 제단백을 하고, 나트륨과 칼륨 및 마그네슘의 염을 표준에 첨가하면 간섭을 줄일 수 있다. 또한 스트론튬(strontium)을 내부표준 원소로 사용하면 검체의 분무량 변화 및 불꽃의 변화에 따른 분석 변화를 줄일 수 있다. 원자흡광광도계법은 정확도와 정밀도를 제공하지만 임상화학검사분야에서는 흔히 사용되지 않는다.

2) 총 칼슘 측정(*O*-Cresolphthaleine Complexone 법)

원 리

금속과의 복합체 형성 색소인 *o*-cresolphthalein complexone(*o*-CPC)은 알칼리성에서 칼슘과 발색물질을 형성하여 생성된 색도를 파장 578nm에서 광도계로 측정하는 방법으로 현재도 많이 이용되고 있는 검사법이다.

색원시약은 8-hydroxyquinoline을 포함하고 있어 마그네슘 같은 방해 양이온을 차폐시키고 요소(urea)는 혼탁혈청 검체의 탁도를 최소화시키고 금속과 색소의 복합체 형성을 증가시키며 에틸알코올은 맹검에서의 발색을 저해시킨다. 발색된 색을 측정한 후 과잉의 칼슘 킬레이트(chelator)인 EDTA를 첨가하여 용혈에 의한 색을 교정한다. 이는 칼슘 색원체 복합체를 해리시키나 혈색소-색원체 복합체는 남아 있게 된다. 그러나 혈색소-색원체 복합체 때문에 생기는 흡수도는 총 흡수도와의 차이로 검체 내 칼슘의 흡수도를 구할 수 있다.

3) 이온화 칼슘 측정법(ISE법)

이온화 칼슘측정은 칼슘 선택전극이 장착된 독립형 이온화 칼슘분석기나 칼슘특수 이온선택 전극(주로 액상 이온 교환막전극)이 내장된 혈액가스 분석기를 이용하여 검사할 수 있다. 이러한 이온 선택전극은 전혈, 혈장 또는 혈청내의 이온화 칼슘을 측정할 수 있다. ISE법의 측정결과는 *o*-CPC법의 결과보다 1/2이 측정된다.

무기인 측정법

1925년 이래 Fiske-Subbarow의 방법은 거의 모든 무기인 측정 방법에서 몰리브덴(molybden) 화합물과 인 이온의 복합체 형성에 의존해 왔다. 현재 임상검사실에서는 무색 6가 molybdenum phosphate의 복합체($(NH_4)_3[PO_4(MoO_3)_{12}]$)를 환원시켜 5가의 유색 복합체를 만들어 600~700nm 근처에서 광도계법으로 측정하거나 몰리브덴 복합체의 340nm에서 흡광도를 지니는 성질을 이용한 직접 측정하는 방법을 이용하고 있다.

1) 인몰리브데이트(phosphomolydbate)를 이용한 환원반응(Fiske-Subbarow법)

원 리

무기인이온에 암모늄몰리브데이트(ammonium molybdate)를 가하여 ammonium phosphomolybdate 복합체 이루면 이를 측정하거나 여러 가지 환원물질(ANSA)을 사용하여 molybdenum blue로 전환시켜 측정하는 방법이다.

$$7H_3PO_4 + 12(NH_4)_6Mo_7O_{24} \cdot 4H_2O \rightarrow 7(NH_4)_3[PO_4(MoO_3)_{12}] + 51NH_4^+ + 51OH^- + 33H_2O \ (660nm)$$

2) 인몰리브데이트를 이용한 UV법

원 리

무기인이온에 암모늄몰리브데이트(ammonium molybdate)를 가하여 암모늄인몰리브데이트(ammonium phosphomolybdate) 복합체가 340nm에서 흡광도를 지니는 성질을 이용한 방법으로 환원법보다 빠르고 흡광도 변화가 3~4배 크게 나타난다.

$$PO_4 + H_2SO_4 + (NH_4)_6Mo_7O_{24} \cdot 4H_2O \rightarrow Mo\text{-}PO_4\text{복합체}(340nm)$$

검 체

혈청이나 헤파린을 이용한 혈장은 검체로 적절하나 다른 항응고제의 이용 혈장은 적합하지 않다. 혈청 분석은 채혈 후 1시간 이내에 하는 것이 좋다. 그 이유는 혈구 내의 인은 혈청보다 7배 정도 높으며, 용혈로 인한 혈색소(hemoglobin)는 정색 반응을 간섭한다. 검체 보관은 4℃에서 수일, 냉동 시는 수개월 간 가능하다.

참고 범위

mmol/L(mg/dL), 연령별, 남녀별

표 5-10.

연령	남	남녀	여
0~2		1.2~2.3(3.7~6.9)	
2~5		0.97~2.13(3.0~6.6)	
4~9		1.23~1.81(3.8~5.6)	
9~13			1.07~1.71(3.3~5.3)

연령	남	여
10~15	1.03~1.74(3.2~5.4)	
14~20		0.84~1.49(2.6~4.6)
16~20	0.78~1.49(2.4~4.6)	
20	0.81~1.45(2.5~4.5)	0.94~1.52(2.9~4.7)
40	0.78~1.36(2.4~4.2)	0.84~1.39(2.6~4.3)
70	0.65~1.26(2.0~3.9)	0.94~1.55(2.9~4.8)

4. 마그네슘(Magnesium, Mg)

세포 내 양이온 중에서 마그네슘은 양적인 면에서 칼슘 다음이고, 인체에 퍼져 있는 양이온 중에서는 네 번째로 많다. 칼슘과 같이 빈창자(공장)와 돌창자(회장)에서 흡수되며, 칼슘의 경우와 상이한 것은 흡수에서 비타민 D가 불필요한 것이다. 혈청 마그네슘의 약 65%는 확산성이며, 나머지는 단백질과 결합되어 있다. 혈청 내의 마그네슘의 양적 조절 요인에 관하여는 별로 알려진 것이 없다.

마그네슘 이온(Mg^{2+})들은 알칼리인산분해효소(alkaline phosphatase), 전립샘 산성인산화효소(prostatic acid phosphatase), 헥소키나제(hexokinase) 및 크레아틴키나제(creatinekinase) 등과 같이 인산기(phosphate group)를 이동시키거나 가수분해시키는데 관여하는 효소 반응계의 한 활성제로 역할을 한다. 마그네슘의 결핍에 의한 테타니는 혈청 칼슘이 정상이고, 혈청 마그네슘의 양이 낮은 경우에도 오는데, 이것은 칼슘 결핍에 의한 테타니와 구별되며, 그때 혈청 마그네슘은 0.3~1.5mEq/L로 낮아지며, 이온칼슘 및 pH는 정상이다. 이때 마그네슘황산염(magnesium sulfate) 처치는 대개의 경우 혈청 마그네슘 값이 상승하여, 테타니 및 경련(convulsion)은 없어진다. 혈청 마그네슘의 감소(hypomagnesemia)는 ① 흡수장애(malab-sorption) ② 급성췌장염(acute pancreatitis) ③ 만성알코올중독(chronic alcoholism), 만성토리콩팥염(chronic glomerulonephritis), 알데스테론증(aldosteronism) 또는 요 중의 과량 유실, 요 중의 유실은 신세뇨관의 재흡수력 저하로 약물 처치 후에 나타나는 경우가 많고 마그네슘 결핍인 경우는 요 중에 양도 아주 낮다.

혈청 마그네슘의 증가(hypermagnesemia)는 탈수가 심한 당뇨병성 산증 및 애디슨병(Addison's disease) 때 볼 수 있으며, 마그네슘이 사구체를 통하여 여과되는 과정에서의 비정상적으로 축적되어 혈청 내의 마그네슘 양이 증가하며, 요독증인 경우에도 아주 높은 값을 보인다.

혈청 내 총 마그네슘 양의 측정법은 비색법을 이용하고 있다. 마그네슘과 칼마지트 결합하여 붉은 보라색의 복합물을 측정(532nm)하는 칼마가이트(calmagite)법, 마그네슘과 포르자젠색소와 결합하여 화합물을 측정하는 포르자잔색와 결합하여 발색하는 색을 측정하는 색소를 660nm로 측정한다. 마그네슘이온이 색원체와 결하하여 색을 가진 화합물을 측정하는 메틸티몰블루가 있다. 효소법으로는 Mg^{2+}-ATP를 기질로 이용하는 헥소키나제를 이용하는 방법이 있다.

혈청의 이온화 마그네슘 측정은 특별한 이온운반체를 포함한 ISE를 이용하여 측정하고 있다.

정상치

혈 청 : 1.4~2.3mEq/L(1.7~2.8mg/100mL)

척수액 : 2.4~3mEq/L

적혈구 : 4.5~6mEq/L

요 : 6~8.5mEq/24시간뇨

5. 혈청 철과 철 결합능(serum iron & iron binding capacity)

철은 생화학적으로 중요한 기능을 가지고 있다. 금속단백질인 혈색소는 산소와 결합하여 세포에 운반하는 기능을 가지고 있으며, 혈색소 내 철량은 성인의 경우 전체 65% 이상이며, 에너지 형성과 산소 이용에 관여하는 효소들 내 철량은 총 철량의 1% 정도에 이르며, 혈색소 형성 및 체내 필요를 위한 저장철도 30% 정도에 이른다.

1) 철의 식이적 섭취

철 섭취의 식이적 근원은 육류(간), 콩, 또는 밀가루이며 최근에는 철분첨가 빵제품도 있다. 하루에 필요한 철의 양은 성인의 경우 5~20mg/day(보통은 12mg/day) 정도이며, 발육기 아이 및 임신부 등은 50% 이상 증가시킬 필요가 있다. 철의 유실은 장 및 피부의 파괴된 상피세포 부위로 부터 매일 1mg 정도 유실되는 것으로 보며, 여자의 월경 중에는 80mg 정도 철의 유실이 있고 분만 중에는 400mg 정도 유실되는 것으로 알려져 있다.

2) 철의 흡수 및 이동

철이 소장으로부터 흡수되어 혈액 내로 투입되는 것은 장 점막세포에 의하여 조절된다. 이의 중요 요인은 적혈구 합성 비율과 이미 흡수, 저장된 철의 양에 의하여 조절되며 특히 이 중 저장철의 양이 철 흡수에 영향을 더 준다.

혈청 페리틴(ferritin, 철저장 단백질)의 양은 철의 균형이 낮아지면 증가하여 장 내 흡수를 증가시킨다. 요 중 배설은 없으며 인체는 철의 과부하를 피하기 위하여 섭취를 조절하게 된다.

3) 철의 저장과 이용

철은 처음에 소장 점막세포에 흡수되었을 때에는 Fe^{2+}이며 곧 내부에서 Fe^{3+}로 산화된다. 이렇게 되어야만 페리틴과 결합되어 순환 혈류로 이동된다. 혈류 내에서 철이동 단백질인 트란스페린(Transferrin, β_1-Globulin, MW: 90000)과 결합하여 간세포(hepatocyte)로 이동되어 필요한 만큼 저장된다. 또한 간세포는 적혈구 파괴로 생긴 철(20mg/day)은 망상내피계 또는 골수에서 재사용되어 혈색소를 형성하게 된다.

또한, 철이동 단백질은 트란스페린 이외에도 기능이 조금 차이가 나는 것이 있다. 즉 혈색소 철에 결합된 합토글로빈(haptoglobin)으로 이 분자 내의 것은 철 석출이 용이하며 또 하나는 헴에 결합된 헤모펙신으로 순환혈액으로부터 철을 제거하는 데 도움을 준다. 다른 단백질은 세포 내에 철 이동에 관여한다.

페리틴은 철의 주 저장형으로 철이 저장되는 형태는 구형 단백질 각질 내부에 저장되고 어떤 페리틴은 혈류 내로 유리되기도 한다. 또한 페리틴은 몇 개의 동형(isoform)이 있으며 이들은 철 이용에 있어서 대사적 역할의 차이가 있어 철 저장과 관계가 있는 것으로 혈색소를 들 수 있다.

4) 혈청 철(serum ion)과 총 철 결합능(total ion binding capacity, TIBC)

혈청 철은 혈청 내 측정 가능한 모든 철량을 의미하며 총 철 결합능은 혈청에 철을 포화시켜 비포화된 철(unsaturated iron binding capacity, UIBC)의 양까지를 포함한 총 철량을 의미한다.

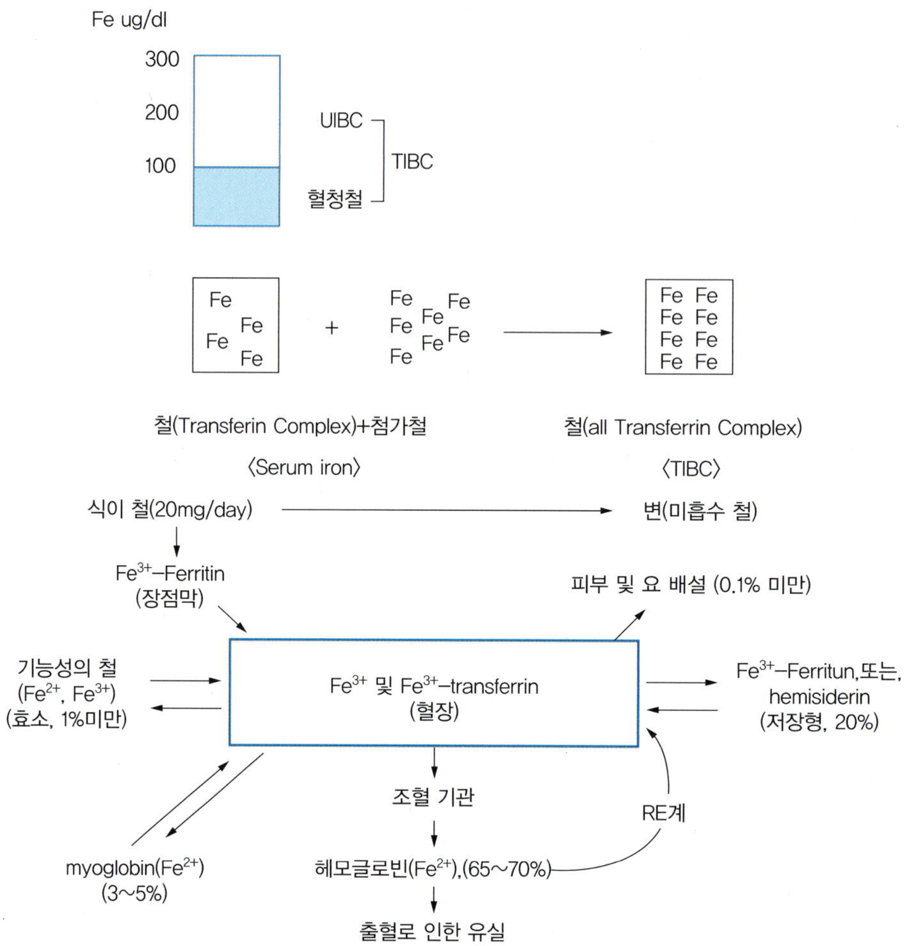

그림 5-2.

(1) 혈청 철 측정법(Bathophenanthroline법)

원 리

혈청을 염산으로 처리하여 트란스페린과 철이온 결합을 분해시킨 다음 환원제(아스코르브산 등)를 처리하여 Fe^{3+}을 Fe^{2+}로 환원시키고, 색원체(bathophenanthroline sulfonate 등)를 가하면 유색의 복합체가 형성한다. 이를 534nm에서 흡수도 측정으로 철의 양을 구한다. 총 철 결합능(TIBC)은 혈청에 과잉의 구연산 철 암모늄(ferric ammonium citrate)을 가하여 포화시키고 잉여철은 앰버라이트(amberlite) 수지로 흡수, 제거시킨 후 철의 양을 정량한다. (철분포화율 = SI/TIBC ×100, TIBC = SI + UIBC)

참고 범위

(성인)

남자 : 60~150μg/dL　　여자 : 50~130μg/dL

6. 음이온 차(anion gap)

전해질 측정에서 일반적으로 Na^+, K^+, Cl^-, HCO_3^-를 측정하는 경우가 대부분이다. 그러다보면 측정되지 않은 전해질의 변화추세를 쉽게 알 수 없게 된다. 이런 경우에는 다음과 같은 방법을 이용하면 그 변화를 추종할 수 있으며 이를 음이온 차라 한다. 그 차는 양이온의 합이 음이온의 합을 초과하게 된다. 용혈된 혈청의 경우 K^+ 이온이 거짓 증가될 수 있으므로 K^+ 이온을 빼고 측정한다.

음이온 차 = $(Na^+ + K^+) - (Cl^- + HCO_3^-)$

음이온 차 = $Na^+ - (Cl^- + HCO_3^-)$: 용혈혈청의 경우 적용

참고범위 : 8~18mmol/L

음이온 차가 증가되었다면 음이온이 하나 또는 그 이상이 증가되었을 경우 다음과 같은 경우에 해당한다.

음이온 차가 크게 증가하는 요인

① 당뇨병, 심한 탈수와 기아상태 등으로 인하여 케톤체가 증가되는 경우

② 아스피린 중독, 간성혼수, 조직 내 LD 효소 등이 결핍된 경우

③ 요독증 등에서 인산염과 황산염 등이 증가되는 경우

④ 나트륨 염이 포함된 약제를 다량 복용하여 비 이온화된 Na^+이 증가하는 경우

* 혈액 중 전해질의 결과 해석에 고려해야 할 사항

① 순환 혈장량의 증가로 혈액이 희석될 경우에는 전해질의 농도도 낮아지고 그 반대로 농축되면 높은 치를 나타내는 경우도 있으며, 특히 여름과 겨울의 계절적인 영향 등도 고려하여야 한다.

② 전해질 이외의 요소, 포도당 등이 증가하여 고삼투압이 유지되면, 상대적으로 Na^+ 등의 농도가 감소되는 경우도 있다.

③ 정상 성인은 총 양이온과 총 음이온의 차가 0±10% 범위에서 electro-neutrality를 유지하나 Anion gap에 의하여 −10 이하가 되면 재검사를 하여야 하고 +10 이상일 경우에는 대부분이 병적인 경우인 것을 고려하여야 한다.

④ Cl/Na ratio가 크게 감소하는 위산손실, 구토, 과량의 수은이뇨제의 사용 등에서는 Cl^-의 배설로 HCO_3^-가 축적되고 저 Cl^-를 나타내며, Cl/Na ratio가 증가하는 호흡성 알칼리혈증, 대사성 산혈증 및 NH_4Cl-saline 등을 주입할 경우에는 고 Cl^-를 나타낸다. 그러나 65~80%는 $Cl^- - HCO_3^-$ shift 기전에 의해 Cl^-는 Na의 증감이 병행하지 않고 독립적으로 증, 감을 나타내고 있는 경우도 고려하여야 한다.

⑤ 자유수분 청정도(free water clearance)를 비교 분석함으로써, 약물이나 호르몬 등의 부작

용 등에 관한 검토를 고려하여야 한다.

표 5-11. 전해질의 참고 범위

measured parameter	reference range
Sodium(Na^+)	Serum 125~145mmol/L
	Urine 40~220mmol/day
Potassium(K^+)	Serum 3.5~5.6mmol/L
	Urine 25~125mmol/day
NaCl	Serum 570~620mg/dL
	Whole blood 450~250mg/dL
	CSF 680~750mg/dL
	Urine 10~15g/day
Chloride(Cl^-)	Serum 95~105mmol/L
	Whole blood 75~90mmol/L
	CSF 120~135mmol/L
	Urine 170~250mmol/L
칼슘	제대혈 8.2~11.2mmol/dL(2.05~2.8mmol/L)
	Serum 8.4~10.2mg/dL(2.1~2.55mmol/L)
이온화 칼슘	Serum 3.76~5.04mg/dL(1.88~2.5mEq/L,0.94~1.25mmol/L)
Magnesium(Mg^{2+})	Serum 1.2~2.4mEG/L(0.60~120mmol/L)
	Urine 3.0~5.0mmol/day
Inorganic Phosphate(HPO_4^{2-})	성인 Serum 2.5~5.0mg/dL(0.81~1.61mmol/L)
	소아 Serum 4.0~7.0mg/dL(1.29~2.26mmol/L)
Serum Iron	Serum 60~180μg/dL
TIBC	Serum 200~400μg/dL
UIBC	130~320μg/dL
Transferin saturation	Serum 20~55%
Anion gap	8~18mmol/L

6장 혈액가스(Blood gas)

1. 혈액가스 분석의 목적

혈액 속 pH와 pCO_2를 측정하여 체액의 pH항상성과 산·염기평형을 판정하고, pCO_2와 pO_2를 측정하여 폐의 가스교환 상태를 판정한다. 산·염기평형 장애나 호흡장애가 있는 환자가 반드시 특정 임상적으로 자각증상을 보이지는 않지만, 전신상태나 호흡상태를 반영하므로 질병의 악화나 급변, 신부전, 스테로이드 장기간 투여 또는 전해질 이상 시 우선적으로 혈액가스를 분석해야 한다. 또한 산소투여나 산소호흡기 사용 시 치료 경과, 환자상태 모니터링, 심장수술을 하는 동안, 신생아기에 신장기능과 내분비계 이상 등을 평가하는 데 중요한 검사 항목이다. 특히 응급검사 항목으로는 주로, 혈액가스 종목으로는 pH, pCO_2, pO_2, HCO_3^- 등과 염기과잉(base excess) 전해질분석 종목으로는 Na^+, K^+, Ca^{2+}, Cl^-의 농도가 측정된다. 대사물질로는 포도당, 젖산, 빌리루빈 농도와 산소측정기(oximetry)로는 헤모글로빈의 총 농도(tHb), HbCO, HgO_2, sO_2, Met Hb 등이 측정되고 있다.

(1) 질병 또는 산·염기 평형의 항상성 유지를 위한 장기(신장, 폐, 뇌) 등에 의한 손상

(2) 동맥혈의 pO_2, pCO_2 측정은

① 폐기능의 부전유무 및 원인분석

② 폐기능 장애의 정도

③ 폐기능의 가스교환상태와 폐조직의 확산능

④ 호흡장애환자

⑤ 전신상태나 호흡상태의 악화 급변

⑥ 신부전

⑦ 스테로이드 투여 시 또는 전해질이상

⑧ 산소투여나 인공호흡기 활용 시 사용 전, 후에는 pCO_2를 동시에 측정

2. 체내의 생리작용

인체는 완충계에 대해 산·염기 평형을 통하여 혈액의 pH가 7.35~7.45를 일정하게 조절됨으로써 항상성을 유지하게 된다. 정상적인 pH 범위를 아주 조금만 벗어나도 조직이나 세포로의 산소 공급량이 줄어들고 전해질이 교란상태에 빠져 심장근육의 수축성이 변화되어 악영향을 미치게 된다.

만약, 혈액의 pH가 6.8 이하 또는 7.8 이상이 되면, 생명을 지속적으로 유지하는 데 한계가 있다. 따라서 인체는 정상적인 혈액의 pH를 유지하기 위하여 생리·화학적인 완충계가 혈액과 적혈구에 있으며, 폐와 신장과 뇌 등에 의해 산·염기의 평형을 조절하고 있다.

1) 혈액과 조직 간의 가스교환

폐에서 가스교환이 끝난 뒤의 혈액은 산소가 풍부한 동맥혈이 되어 심장을 통하여 인체 각 부분으로 순환되고, 또한 각 조직을 순환하는 동안 조직에서 가스교환이 끝난 혈액은 정맥혈이 되어 되돌아오고, 이 과정에서 산소는 폐로부터 조직으로 운반되어 산화과정에 쓰이고, 또한 이산화탄소는 조직으로부터 폐로 운반되어 체외로 배출된다.

2) 산소의 이동

혈색소(Hemoglobin)는 산소와 결합하여 운반하는데 혈색소 한 분자는 산소 4분자와 결합(HbO_2)하며, 각 결합부위는 산소친화력이 달라서 산소분압에 따른 혈색소의 산소포화도를 그림으로 나타내면 우측과 같다.

혈색소의 산소 해리곡선은 온도, pH, pCO_2에 의해 좌우로 이동하는데 특히 pCO_2가 증가하면 산소해리곡선이 오른쪽으로 이동한다(Bohr effect). 이는 혈액 속에서 pCO_2가 증가하면 혈중의 pH가 낮아지고 이로 인해 혈색소의 분자구조가 변화하여 산소를 방출한다.

혈색소의 이러한 특성 때문에 pO_2가 높은 폐에서는 혈색소가 쉽게 산소를 받아들이고 pCO_2가 높은 조직에서는 보다 많은 산소를 방출할 수 있게 된다. 한편 일산화탄소(CO)는 혈색소에 대한 친화력이 산소보다 210배 정도 높기 때문에 pCO_2가 증가하면 혈색소의 일산화탄소가 결합된 HbCO를 형성하여 혈색소의 산소결합능력이 현저히 떨어지게 된다. 또한 일산화탄소와 결합한 혈색소는 산소 친화력이 커지기 때문에 산소 해리곡선이 왼쪽으로 이동, 조직으로의 산소 방출량이 줄어들어 조직이 저산소증에 빠지기 쉬우며, 자칫 저산소증에 민감한 중추신경계에 심각한 손상을 끼치게 된다.

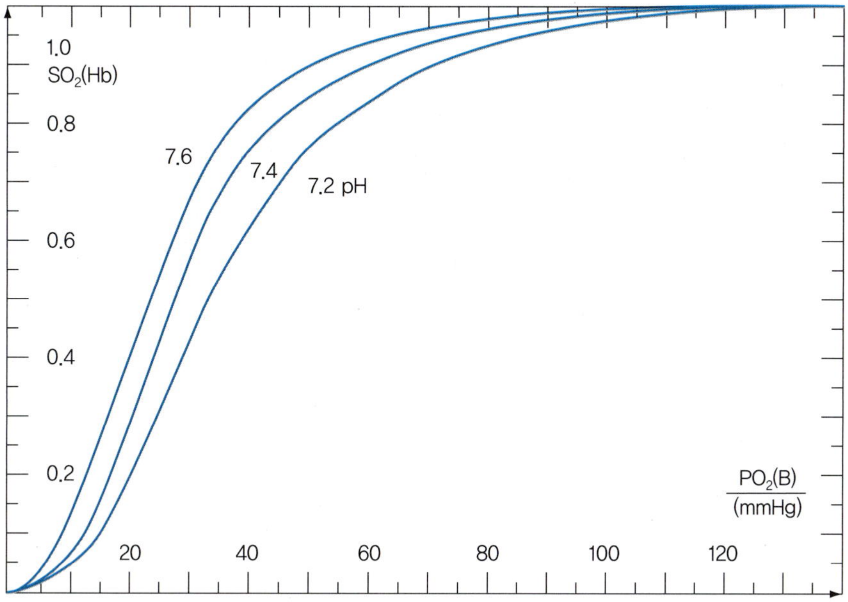

혈색소의 해리곡선

그림 6—1. 혈색소의 해리곡선

3) 이산화탄소의 이동

이산화탄소는 산소와는 달리 대부분(60%)이 혈액 속에서 HCO_3^- 형태로 이동하며 나머지는 혈장 단백질이나 혈색소 등 혈액 속의 각종 단백질과 결합한 형태와 물리적으로 해리된 상태로 폐까지 운송된다.

$$CO_2 + H_2O \leftrightarrow H_2CO_3 \leftrightarrow H^+ + HCO_3^-$$

이산화탄소는 적혈구 내에서 위와 같이 반응을 함으로써 H^+를 끊임없이 생성하기 때문에 혈액의 이산화탄소 운반은 인체의 산·염기 평형에 매우 중요한 의미를 갖게 된다.

4) 산 · 염기 평형

인체 내에서 일어나는 생화학 반응은 체액 중의 수소이온(H^+) 농도와 밀접한 관련이 있다. 용액 속에 들어 있는 H^+ 농도를 다음과 같은 공식으로 계산하면 pH 값이 얻어진다. $pH = -\log[H^+]$. 따라서 어떤 용액의 pH를 알려면 H^+ 농도를 알아내어 Henderson—Hasselbalch 공식에 의해 계산하면 된다.

사람 혈액의 pH는 보통 약알칼리성을 유지하는데, 체온이 크게 떨어지면 pH도 떨어지는 경향이 있다. 인체 내 체액은 일정한 pH를 유지하려는 항상성을 보임으로써 체내의 각종 생화학 효소들의 활동이 원활하게 된다(단, 위의 단백질 소화효소는 pH_2에서 가장 활발하게 활동한다).

그러나 체액은 끊임없이 대사과정으로 인하여 이산화탄소($CO_2 + H_2O \leftrightarrow H_2CO_3 \leftrightarrow H^+ + HCO_3^-$),

젖산 및 각종 유기산이 생성되어 산·염기 평형을 위협한다. 그러므로 혈액에는 pH의 항상성을 유지하기 위하여 여러 가지 완충계가 존재하게 되며, 호흡을 통해 pH를 조절하기도 한다(이산화탄소 방출). 즉 폐를 통해 탄산을 CO_2의 형태로 날숨(호기)으로 제거하고, 신장에서는 탄산탈수화효소(enzyme carbonic anhydrase)에 의한 대사를 통하여 HCO_3^-를 끊임없이 재생산한다. 폐에서는 탄산이 CO_2와 H_2O로 전환되는 HCO_3^- 완충계의 독특한 특징이 나타나며 그 반응이 가역적이다.

$$H^+ + HCO_3^- \leftrightarrow H_2CO_3 \leftrightarrow H_2O + CO_2$$

물론, 반응 방향은 각각의 농도 차에 의해 좌우되며, CO_2 농도가 증가될 경우 반응이 왼쪽으로 진행되어 탄산의 생성이 증가하고, 수소이온 농도가 높아진다. 즉 CO_2의 생성 가능성과 폐 및 적혈구가 산·염기 평형을 총체적으로 조절한다는 것을 알 수 있다.

(1) 폐에서 CO_2 배출과 산·염기 평형 유지

폐는 CO_2가 배출되는 비율을 다양화하여 혈액 내 CO_2 농도를 조절한다. CO_2는 조직세포 밖의 모세혈관으로 확산되며, 소량이 혈장에 용해되어 폐로 운반되기도 하나 대부분은 모세혈관 내의 적혈구로 확산되어 H_2O와 결합하여 탄산을 만들고 다시 탄산이 해리되어 H^+와 HCO_3^-를 생성한다.

H^+는 혈색소와 결합함으로써 혈색소에 의한 완충역할에 의해 세포 내에서의 pH가 급격하게 떨어지는 것을 방지하고 HCO_3^-는 적혈구에서 혈장으로 농도 차에 의해 확산된다. 따라서 조직에서 생성된 CO_2의 대부분은 혈장에서 HCO_3^-의 형태로 폐로 운반된다.

또한, 폐포 내에서는 CO_2의 교환이 역으로 진행되고, 혈색소가 들숨(흡기)의 산소와 결합하면서 H^+을 방출시켜 혈장에서 적혈구로 다시 확산된 HCO_3^-와 결합하여 탄산을 생성한다.

탄산 농도가 증가하면 H_2O와 CO_2로 전환되어 CO_2 농도 차에 따라 적혈구에서 폐포로 확산되어 날숨(호기)과 함께 배출된다. 이때, 혈장 내에서 CO_2의 수화반응은 느리게 일어나지만 적혈구 내에서는 탄산탈수화효소에 의해 빠른 수화 반응이 일어나며 조직과 모세혈관 및 폐포 내에서의 가스교환은 산도의 변화, O_2와 CO_2의 분압차 등에 의해 이뤄진다.

뇌간의 호흡기 화학수용체는 혈색 내 CO_2 농도 변화에 반응하여 CO_2 농도가 증가하면 과호흡을 하게 되고 CO_2 농도가 감소하면 저호흡을 하게 된다.

(2) 신장에서의 산·염기 평형유지

인체 내에서는 대사를 통하여 H^+가 지속적으로 생성되며, HCO_3^- 완충액은 H^+와 결합하여 산·염기 평형유지에 미치는 영향을 최소화한다. 그러나 완충작용은 비교적 짧은 시간 동안만 가능하기 때문에 결국에는 H^+를 인체 외로 배출해야 하고 또한, 완충작용에 필요한 HCO_3^-를 지속적으로 재생산하여야 한다. 이와 같은 H^+의 제거와 HCO_3^-의 재생산을 수행하는 장기가 신장이다. 신장의 신세뇨관 세포 내에는 탄산탈수화효소의 촉매 작용에 의해 CO_2와 H_2O로부터 H_2CO_3가 생성되고 탄산은 H^+와 HCO_3^-로 해리된다. 이때, HCO_3^-는 혈액으로 재흡수되고 H^+는 세뇨관 강 내로 이동하여 요와 함께 인체 외로 배출되며 요 중의 완충액인 인산염과 암모니아 이온의 농도에 따라 좌우되며 요의 산성화에 따라 혈액의 산도가 일정하게 유지된다.

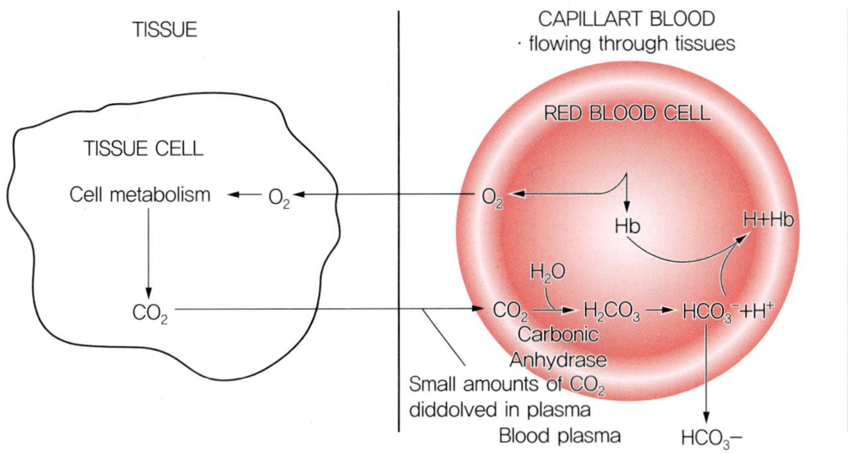

그림 6-2. 조직에서 생성된 CO_2가 HCO_3^-로 전환되어 폐로 이동

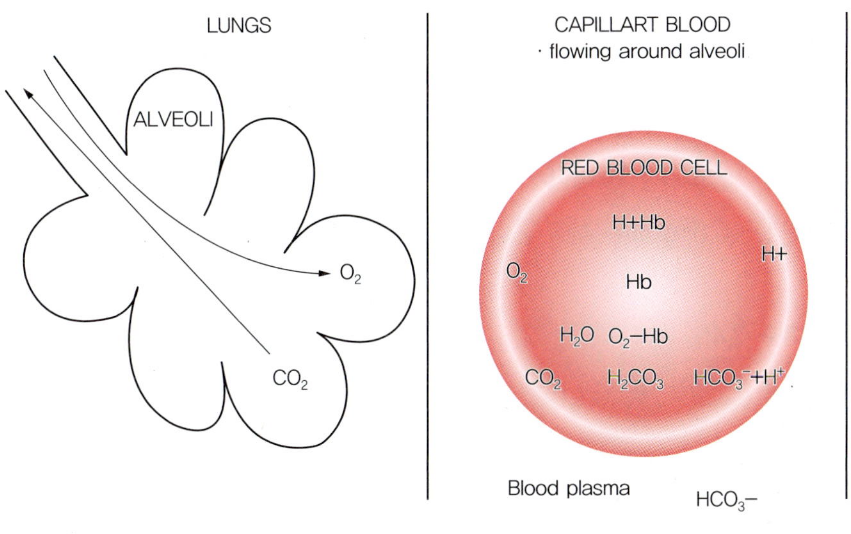

그림 6—3. 폐에서 HCO_3^-는 다시 CO_2로 전환되어 호기로 배출

3. 용 어

1) 짝산과 짝염기

짝산(conjugate acid)은 용액 내에서 염기와 H^+가 반응하여 이온이나 중성화합물을 만드는 물질로 그 예는 H_2CO_3, HCl, $H_2PO_4^-$, NH_4^+ 등이 있으며, 짝염기(conjugate base)는 산성용액에서 해리로 인한 이온이나 화합물을 만드는 물질로 그 예는 HCO_3^-, Cl^-, HPO_4^{2-}, NH_3 등이 있다.

2) 휘발성 산과 비휘발성 산

휘발성 산은 산성대사산물이 가스로 되어서 제거되는 것(CO_2가 폐포로 배출)이며, 비휘발성 산은 용액에 녹아 신장으로 배설되는 것을 의미한다.

3) 완충액(buffer solution)

용액에 산이나 알칼리를 가하여도 pH가 크게 변하지 않는 용액으로 생체 내에서 변화하는 수소이온 농도를 조절한다.

4) 혈액 pH

용액 1L 중에 존재하는 수소이온 농도를 의미하며, 용액 1L 중에 있는 수소이온 농도의 역수의 대수로 나타낸다.

pH를 결정하는 인자는 pCO_2와 HCO_3^- 농도이며, 혈액의 산·염기평형은 pH, pCO_2, HCO_3^- 농도에 좌우된다. pCO_2는 호흡성을 반영하지만, HCO_3^- 농도는 신장으로의 산 배설장애, 당뇨병성 케톤산증이나 젖산산증 등의 변화를 좌우한다.

(1) 참고범위 : 7.35~7.45

(생명을 유지할 수 있는 혈액의 pH는 7.15~7.60의 한계 범위에 있다)

(2) 임상적 의의

① 증가하는 경우(알칼리혈증)

- 호흡성 알칼리혈증(pCO_2의 감소, pH 증가) — 과 환기 증후군, 간질성 폐질환, 성인 호흡성 감소증후군
- 대사성 알칼리혈증([HCO_3^-], pH 증가)의 증가 — 구토로 인한 위산 상실, 저칼륨혈증, 이뇨제 투여 등

② 감소하는 경우(산혈증)

- 호흡성 산혈증(pCO_2 증가, pH 감소) — 폐기종, 천식, 폐결핵, 폐수종, 흉부수술 후, 호흡중

추 억제 등

- 대사성 신혈증([HCO_3^-]의 감소, pH 감소) — 당뇨병성 혼수, 신부전(H^+의 분비감소), 젖산 증가증, 요독증, 살리실산 중독증

5) HCO_3^-(중탄산염, bicarbonate)

(1) 임상적 의의

음이온 중 염화물(67~70%) 다음으로 17%를 차지하며, 체액 내 음이온 85%는 염화물과 중탄산염이 차지하므로 활성 중탄산염이라 한다. 또한 중탄산염은 염기와 결합하여 대부분(90%)이 $NaHCO_3$로 존재하고 체내에서 CO_2 이외의 산이 들어오면 이것이 염기로 공급하여 산을 중화시키는 작용이 있으므로 역알칼리성이라고도 한다.

(2) HCO_3^-의 작용

- HCO_3^-는 탄산가스가 혈중에서 물과 결합하여 생성된 탄산(H_2CO_3)에서 수소이온(H^+)이 해리된 물질이다. 혈중에 HCO_3^-는 H^+ 농도가 증가하면 그 H^+와 결합하는 염기가 되고, HCO_3^-는 대응하는 산인 H_2CO_3와 사이에 H^+를 받아들이는 관계가 된다. 그러므로 HCO_3^-는 H_2CO_3에 대응하는 염기 즉 공역염기라 불린다.
- [HCO_3^-]는 CO_2이외의 산, 즉 고정산의 변화를 반영한다. 생체의 비정상적인 산인 ketoacid, lactate가 증가하면 체액의 [H^+]는 증가하지만 그 H^+의 일부는 아래와 같이 되어 [HCO_3^-]는 감소한다.

$$H^+ + HCO_3^- \rightarrow H_2CO_3 \rightarrow H_2O + CO_2 \uparrow$$

  따라서 [HCO_3^-]의 감소는 체내의 고정산의 축적을 의미하고, 반대로 [HCO_3^-]의 증가는 고정산의 감소를 의미한다.
- 고정산 자체는 항상 신장으로 배설되므로 [HCO_3^-]의 변화는 신장의 산배설기능을 평가하는 지표이다. pH와 pCO_2 측정 후에 Siggard—Andelsen Nomogram에 의해 HCO_3^-와 CO_2 함량을 구할 수 있다. 또한 pH와 pCO_2 값을 얻은 후 Henderson Hasselbalch 공식에 대입하여 구할 수 있다.

(3) 임상적 의의

참고치 : 24±3mmol/L(21~27mmol/L)

- 감소하는 경우

  [HCO_3^-]가 감소되고 pH도 감소되는 경우 대사성 산증(acidosis) 즉 고정산의 축적이 원인으로 많다. [HCO_3^-]가 감소하고 pH가 증가된 경우 당연히 pCO_2가 크게 감소되는데, 이것은 호흡성 알칼리증에 대한 대사성 저염기혈증이다. [HCO_3^-]가 감소하는 질환은 대부분

pH도 감소하는 대사성 산증으로 질환은

- 비정상 산 생성일 때 당뇨병, 기아, 알콜중독(케톤산증)과 쇼크, 순환부전 및 콩팥부전증, 먼쪽곱슬세관성산독증
- HCO_3^-의 상실일 때 설사, 토리쪽곱슬세관성 산증, diamox 투여
- 약물중독 salicylic acid, ethylene glycol, methyl alcohol, ammonium chloride
- 호흡성 알칼리증

· 증가하는 경우

$[HCO_3^-]$가 증가하는 경우 pH의 증가를 보이는 대사성 알칼리증과 pH의 감소, pCO_2의 증가를 보이는 호흡성 산증에 의한 고염기혈증(hyperbasemia)이 있다. $[HCO_3^-]$가 증가하는 질환은 pH가 증가를 보이는 대사성 알칼리증(alkalosis)으로 질환은

- 소화관에서 H^+상실일 때 구토, 위액흡인, 선천성 Cl상실성 설사
- 신장으로의 H^+상실일 때 aldosterone과잉, Cushing증후군, 이뇨제 사용
- 세포 내로의 H^+이동일 때 저 K혈증
- 호흡성 산증

6) 탄산(H_2CO_3)

비해리된 탄산과 물리적으로 용해되어 있는 CO_2 양을 의미하며, H_2CO_3가 감소하면 호흡성 알칼리증, H_2CO_3가 증가하면 호흡성 산증이 된다.

7) 총 CO_2

총 CO_2는 H_2CO_3, HCO_3^-, 카르바미노 화합물(carbamino compound), 비해리된 H_2CO_3 및 물리적으로 용해되어 있는 CO_2를 통틀어 말한다. 평형상태에서 H_2CO_3를 pCO_2에 비교하면 미약하게 존재하고, 혈액 내에서는 H_2CO_3가 존재하기보다는 용해되어 있는 CO_2 가스가 800배나 더 많으나, 측정조건에 따라 오차가 크기 때문에 근래에는 거의 사용하지 않는다.

$$[\text{total } CO_2] = [HCO_3^-] + [H_2CO_3]$$
$$= [HCO_3^-] + a[pCO_2]$$
$$\therefore a = CO_2\text{의 용해도 coefficient}$$

8) 혈액 pCO_2

(1) 정의

혈액 내에 녹아 있는 CO_2 가스가 나타내는 부분압력을 의미하고, 폐에서의 가스교환에 대한 지수로 나타나며, pCO_2는 폐를 통한 호흡으로 조절되고, 저호흡 등으로 pCO_2가 증가하면 pH는 산성으로 기울어 호흡성 산증이 되고, 과호흡으로 인하여 pCO_2가 감소하면 호흡성 알칼리증이 된다.

(2) 측정 원리

테프론(Teflon)막을 경계로 한쪽에는 중탄산염의 용액을, 다른 쪽에는 검체를 놓으면 테프론막은 CO_2 분자를 선택적으로 통과시켜 통과된 CO_2는 확산되어 중탄산염 용액과 반응하여 pH를 변화시킨다.

$$CO_2 + H_2O \rightleftarrows H_2CO_3 \rightleftarrows H^+ + HCO_3^-$$

pH의 변화는 혈액 속에 용해되어 있는 CO_2의 농도와 비례한다. 유리전극은 완충액의 pH 변화에 반응하여 전압계에 기록되고 미터계에서 pCO_2를 mmHg로 바로 읽을 수 있다.

(3) pCO_2의 전극

pCO_2전극은 유리막 표면을 덮고 있는 CO_2 투과막(silicone rubber)을 지닌 pH전극으로 구성된다. 유리막과 CO_2 투과막사이에는 희석 중탄산수소완충액($NaHCO_3$)이 얇은 층을 이루며 차 있다. 흡입된 혈액시료가 CO_2 투과막과 접촉하면 CO_2가 혈액으로부터 완충액 속으로 확산하여 완충액의 pH가 저하되고 이때 mV의 변화(증가)가 측정된다.

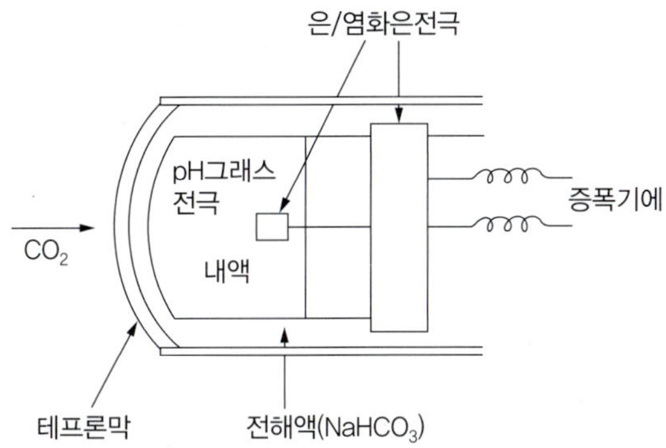

그림 6-4. pCO_2의 전극

(4) 참고 범위 : 35~45mmHg

- pCO_2 60mmHg 이상일 때 CO_2 narcosis(혼수, 마취)라 불리는 혼수상태에 임박한 상태로 생각하고 O_2 공급을 중지한다.
- pCO_2 20mmHg 이하일 때 BUN치가 증가한다.
- pCO_2 20~35mmHg일 때 폐렴, 폐울혈, 과다 환기를 의심한다.

(5) 임상적 의의

- 증가하는 경우(탄산과잉증)
  - 호흡성 산혈증—만성 폐색성 폐질환(폐기종, 만성 기관지염), 호흡중추 억제 등
  - 대사성 알칼리혈증—유기염기가 다량 생산되어 이를 보정하기 위해 기체교환을 감소시

켜 혈액 속 pCO_2를 증가시킨다.

· 감소시키는 경우(탄산부족증)

—호흡성 알칼리혈증—호흡 중추의 자극으로 폐포의 기체교환을 증가시킨다.

9) 산소함량(O_2 content)

(1) 정의

단위용적 혈액 중에 함유되어 있는 산소의 절대량으로써 적혈구 중의 혈색소와 화학적으로 결합되어 있는 산소와 혈장이나 적혈구 중에 물리적으로 용해되어 있는 산소로 구성되어 있다.

(2) 참고치 : 동맥혈 17~22vol%정맥혈 10~16vol%

10) 산소용량(oxygen capacity)

(1) 정의

전혈에 충분한 산소를 주면 혈색소가 완전히 산소로 포화된다. 이때 단위용적의 혈액 중에 포함되는 결합 산소량을 의미하며, 이것을 유효 혈색소량으로 나타낸다.

(2) 참고치 : 동맥혈 : 18~23vol%

11) 산소포화(oxygen saturation)

(1) 정의

혈액 중의 유효 혈색소에 대한 산소화된 혈색소량의 백분비를 의미하고, 산소용량에 대하여 산소함량의 백분율로 나타낸다.

$$O_2 \text{ saturation}(\%) = \frac{\text{산소함량}}{\text{산소용량}} \times 100$$

(2) 참고치 : 동맥혈 95~97%, 정맥혈 60~85%

12) 혈액 pO_2

(1) 정의

혈액 중 산소가 나타내는 장력을 의미하며, 발생하는 전류변화를 측정하는 방법이다. 특히 산소분압을 측정하는 전극은 Clark 전극을 사용한다.

(2) 측정 원리

pH 전극은 전류가 흐르고 있지 않을 때 전압 차를 측정하지만, pO_2 전극은 일정한 전압이 시스템에 가해졌을 때 흐르는 전류를 측정한다. 전류는 산소분자가 음극에서 환원될 때 발생하는 전자의 흐름이다.

$$O_2 + 2H_2O + 4e^- \longrightarrow 4OH^-$$

한편, Ag－AgCl 양극에서 Ag 분자의 산화로 전자가 생성된다.

$$Ag \longrightarrow Ag^+ + e^-$$

시스템을 통하여 흐르는 전류의 양은 산소에 방출된 전자의 수에 대한 직접적인 척도가 있다. 따라서 환원에 이용된 산소분자수의 척도이기도 한다. 전류는 일정한 전압이 유지되는 한 O_2 농도와 직접 비례한다. 시스템에서 극성화하는 전류를 받을 때 전자의 득실에 의해 생성되는 전류의 흐름이다.

(3) 전극의 구조(pO_2 electrode)

백금선이 음극을 형성하고, 양극은 AgCl에 있는 Ag선으로 구성되며, 양극 사이의 접촉은 O_2 투과막에 의해 혈액으로부터 분리되어 있는 전해질 용액에 의한다. 용존 O_2는 막을 통하여 혈액으로부터 확산하여 음극에서 환원된다. 확산율은 직접 시료의 pO_2에 의존한다. 따라서 전류(mA)의 변화로부터 pO_2를 직접 측정한다.

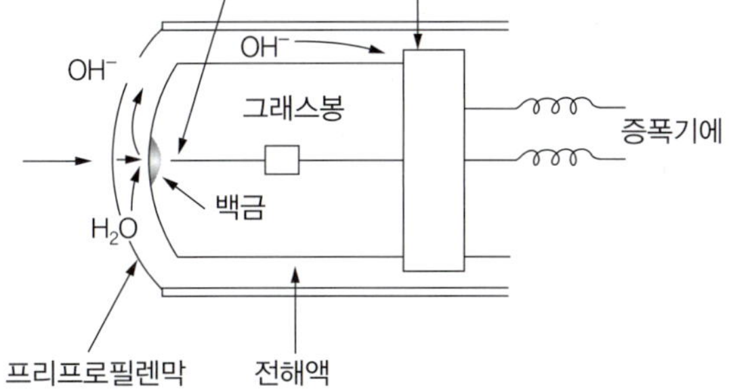

그림 6-4. pCO_2의 전극

(4) 참고 범위 : 83～108mmHg

- 동맥혈 산소분압이 50mmHg 이하로 되면 체조직으로 산소 운반능력이 급격히 감소하는데 이때를 호흡부전으로 본다.
- pO_2치가 낮지 않더라도 혈액의 pH치가 현저히 낮을 경우 조직에 대한 O_2 운반 내지 공급능력이 저하되어 있으므로 산증에 대한 조속한 치료가 필요하다.

(5) 임상적 의의

- 증가하는 경우 － 과환기 증후군, 대사성 산증, 산소공급 등
- 감소하는 경우

ㅡ폐포에서 가스교환 장애 ㅡ 간전성 폐질환, 성인 호흡감소증후군, 심부전

ㅡ폐울혈정맥에서 동맥으로 혈액 유입 ㅡ 선천성 심장질환, 폐렴, 폐부종, 심한 충격 등

*동맥혈액의 pO_2 : 80~100mmHg / pCO_2 : 40mmHg

정맥혈액의 pO_2 : 35~45mmHg / pCO_2 : 46mmHg

13) 완충염기(buffer base, BB)

(1) 정의

혈액 중에 큰 완충능을 가진 HCO_3^-와 단백질 음이온의 총화이다. 즉 산소화 혈액이나 pCO_2 40 mmHg로 평형시켰을 때 산소포화상태의 혈장 내의 완충음이온(주로 HCO_3^-, proteinate ion, HPO_4^{-2}, Hb등)의 총화이다(전혈 중에 존재하는 완충 음이온들의 총화 농도이며 중요성분은 HCO_3^-, 인산이온, Hb, 단백질이다).

(2) 참고치 : 46~52mEq/L

14) 염기과잉(base excess, BE)

(1) 정의

1L의 혈액을 정상 pCO_2 40mmHg(40 Torr), 37℃의 조건하에서 적정에 의해 정상혈액을 pH 7.4로 하는데, 필요한 염기나 산의 양을 의미한다. 혈중에 비탄산(noncarbonic acid)의 상대적 부족을 의미하고, 대사성 알칼리증을 시사하는 것이다.

· 염기결핍(base deficit)란 혈액의 pH 7.40 이하일 경우 강염기로 적정할 필요가 있는 것을 의미한다. 이것은 비탄산이 상대적 과량을 의미하고, 대사성 산증을 시사한다.

(2) 참고치

0±2.5mmol/L(+2mmol/L 이상은 대사성 알카리즘 −2mmol/L 이하는 대사성 산증)

질환 : 만성 호흡성 산·염기 평형장애에 영향을 크게 받는다.

(3) 임상적 의의

· BE가 음성일 때(base deficit)

염기결핍, 즉 고정산의 과잉을 의미하므로 대사성 산증 급성 호흡성 산증에서 $[H_2CO_3]$는 약간 증가하지만 BE는 약간 감소한다.

· BE가 양성일 때(base excess)

대사성 알카리증일 때 양성이다.

15) 표준 중탄산염(Standard bicarbonate, SB)

(1) 정의

표준상태(pCO_2 40mmHg)에서 전혈을 CO_2로 평형시켰을 때 그 혈장 중의 HCO_3^-의 농도를 의미한다.

(2) 참고치 : 21~25mmol/L

4. 체내의 완충계(Buffer System)

체내의 pH조절은 다음과 같은 체내 완충계에 의하여 이루어지며 탄산완충계(53~65%), 혈색소 완충계(30%), 인산완충계 및 단백질완충계(5%) 등이 있다.

1) 탄산 완충계(Carbonate buffer)

대사과정에서 H_2CO_3가 약 13,000mL를 생성하는 반면에 적은 양의 비휘발성 유기산과 무기산이 생성되는데 탄산보다는 강산이 대부분이다.

탄산은 폐를 통해서 탈수에 의해 CO_2로 배설된다.

$$H_2CO_3 \xrightarrow{CA} CO_2 + H_2O$$

$$CO_2 + H_2O \overset{CA}{\rightleftarrows} H_2CO_3 \rightleftarrows HCO_3^- + H^+$$

즉 탈수와 수화는 느리지만 적혈구 내에서 탄산탈수효소억제제(carbonic anhydrase, CA)에 의해 신속히 진행되며, 비휘발성 산은 HCO_3^-와 반응하여 중화된다. 즉 $NaHCO_3 + HCl \rightarrow H_2CO_3 + NaCl \rightarrow H_2O + CO_2$로 산이 중화되고, 과잉의 CO_2는 폐로 제거된다. 또한 과잉의 염기는 HCO_3^-에 의해 중화된다. 즉

$$H_2CO_3 + NaOH \rightarrow NaHCO_3 + H_2O$$

혈액의 정상 pH 7.4에서 HCO_3^-와 H_2CO_3의 분포 비율은 20 : 1이다.

2) 인산완충계(phosphate buffer)

적혈구 내에서 Na^+(base)의 보존과 요세관에서 HA^+ 배설로 완충작용을 한다. 정상 혈액의 pH 7.4에서 HPO_4^{2-}와 $H_2PO_4^-$의 분포 비율은 4 : 1이며, 강산 존재 시에 인산완충액염이 약염기 상태에서 중성염이 생성된다.

$$Na^+ + HPO_4^{2-} + HCl \rightarrow NaCl + H_2PO_4^-$$

(약염기상태 → 염기상태 + 중성염)

즉, 산을 중화해서 요로 배설시키는 일이다.

3) 단백질 완충계

조직과 혈액에서 완충작용을 하며, H^+ 이온이 세포 내 K^+와 치환되어 H^+가 소모된다.

4) 혈색소 완충계

적혈구 내에서 혈색소완충계의 기능은 O_2의 해리하는 동안 산소혈색소(oxyhemoglobin)의 완충효과에 의한다. 혈액 내에 운반되는 CO_2(20%)는 적혈구 내에서 혈색소의 탄수화합물로 운반된다. 대사산물인 CO_2는 조직으로부터 혈구 내로 확산된다. 그중에서 CO_2는 탄산탈수효소 존재하에서 수화되어 carbonic acid를 형성하고 $HCO_3^- + H^+$로 해리되어, H^+ 완충은 oxyhemoglobin으로부터 O_2 유리를 돕는다. 이 반응에서 HCO_3^-는 혈장 내로 확산되고, 폐를 통해 CO_2가 제거된다.

5. 산 · 염기 평형(Acid-Base Balance)

1) 산 · 염기 평형 대사

체액은 정상에서 pH가 7.4 전후에서 유지되고 있으며, 이것이 산성으로 기울면 산증(acidosis)이며, 알칼리로 기울면 알칼리증(alkalosis)이 된다. 중탄산 이온과 이산화탄소는 체내에서 가장 중요한 완충계로 중탄산이온은 신장에서, 이산화탄소는 폐에 의해 조절된다.

산·염기 평형 이상은 HCO_3^-를 변화시키는 경우를 대사성 변화, CO_2를 변화시키는 경우를 호흡성 변화라 불린다.

2) 산 · 염기 평형 장애

산·염기 평형이 깨지는 원인은 아래와 같다.

- 질병 또는 산·염기의 항상성 유지에 필요한 장기(신장, 폐, 뇌) 손상
- 대사성 산 생산을 비정상적으로 증가시키는 질병으로 항상성 메커니즘이 압도당함.
- 의학적 조정(예: 의학적 환기, 일부 약물 처방)

동맥혈액가스 검사는 산·염기 평형 이상 여부를 확인하고 모니터링하는 데 사용한다. 혈액가스 분석 시 측정하는 항목 가운데 동맥혈 pH와 이산화탄소 분압(pCO_2), 중탄산염 농도(HCO_3^-)가 가장 핵심적인 측정 항목이다(표 6—1 참고(정상) 수치 참고). 이 세 항목의 결과에 따라 산·염기 평형 이상을 네 가지로 분류한다.

표 6-1. 혈액가스 분석종목과 참고치(동맥혈, 37℃)

measured parameter		reference range
pH	adult infant	7.40(7.35~7.45) 7.35(7.30~7.40)
$[H^+]$		40±5mmol
pCO_2		40(35~45mmHg)
$[HCO_3^-]$ plasma		25(22~28mmol/L)
Standard bicarbonate		24(22~28mmol/L)
Total CO_2		27(25~29mmol/L)
Buffer Base		47(42~52mmol/L)
Base excess		0±2mmol/L
pO_2		95(85~105mmHg)
O_2 content		20±2mL/dL(Vol.%)
O_2 saturation (sO_2)		95(90~99)%
Tatal O_2	동맥혈 정맥혈	19~25mmol/L 24~30mmol/L
Total Hemoglobin Whole Blood(male) (female)		8.4~10.9mmol/L(13.5~17.5g/dL) 7.4~9.9mmol/L(12.0~16.0g/dL)
fraction of Oxyhemoglobin ($fHbO_2$)		94~99%
fraction of Carboxy hemoglobin (fHbCo)		0~0.8%

· 호흡성 산증
· 호흡성 알칼리증
· 대사성 산증
· 대사성 알칼리증

pH와 pCO_2, 중탄산염의 결과가 산·염기 평형 이상을 위와 같이 나누는데 어떻게 활용되는지 이해하기 위하여 다시 한 번 Henderson–Hasselbalch 공식을 살펴보자.

$$pH=6.1+\log([HCO_3^-]\ /\ [H_2CO_3])$$

혈액가스검사 시 pH와 중탄산염 농도는 측정하지만 탄산(H_2CO_3)은 측정하지 않는다. 그러나 pCO_2와 H_2CO_3의 관계로 인해 세 항목(pH, pCO_2, 중탄산염) 측정 시 Henderson–Hasselbalch 공식을 수정한다.

$$pH=6.1+\log([HCO_3^-]\ /\ [pCO_2\times 0.23])$$

이 공식에서 모든 상수를 제거하면, 세 측정 항목의 관계는 다음과 같이 간단하게 정리된다.

$$pH=a[HCO_3^-]\ /\ pCO_2$$

→ 이 공식은 산·염기 불균형을 이해하는 데 필수적이며, 동맥혈 pH가 중탄산염 농도와 pCO_2의 비율에 비례한다고 설명한다. 따라서 다음과 같이 추론할 수 있다.

- $[HCO_3^-]$: pCO_2 비율이 정상이면 pH는 정상을 유지한다.
- $[HCO_3^-]$이 증가하거나 pCO_2이 감소하면 pH가 올라간다(예: 알칼리증 발생).
- $[HCO_3^-]$이 감소하거나 pCO_2이 올라가면 pH는 떨어진다(예: 산증 발생).
- pCO_2와 $[HCO_3^-]$ 모두 비슷하게 증가하여 비율이 큰 차이가 없으면 pH는 정상
- pCO_2와 $[HCO_3^-]$ 모두 비슷하게 감소하여 비율이 그대로일 경우 pH는 정상

→ 산·염기 불균형은 일차적으로 pCO_2에 영향을 미치는 호흡성 이상 또는 $[HCO_3^-]$에 영향을 미치는 비호흡성 또는 대사성 이상으로 나뉜다.

- 일차 이상으로 pCO_2가 증가하면(산증 유발), 호흡성 산증이라 부른다.
- 일차 이상으로 pCO_2가 감소하면(알칼리증 유발), 호흡성 알칼리증이라 부른다.
- 일차 이상이 중탄산염 감소(산증 초래)와 연관 있을 경우, 대사성 산증이라 부른다.
- 일차 이상이 중탄산염 증가(알칼리증 초래)와 관련되었을 경우, 대사성 알칼리증이라 부른다.

3) 산 · 염기 평형 장애의 종류와 원인

(1) 대사성 산증(Metabolic acidosis) — pH 감소, HCO_3^- 감소

pH 7.35 이하로 알칼리 부족상태이고, HCO_3^-와 완충염은 심하게 감소하고 pCO_2는 약간 감소하거나 정상이고, 염화물은 증가하거나 정상이면서 H_2CO_3는 불변이다. 여기에는 두 가지 원인이 있는데 하나는 비정상적으로 중탄산염 손실이 늘어나는 경우이다. 당뇨성 케톤산증과 젖산증(lactic acidosis)은 대사성 산이 지나치게 생성될 경우 보이는 대표적인 증상이다. 당뇨병성 케톤산증은 비정상적으로 혈액 내의 케톤산(β—hydroxybutyric acid와 acetoacetic acid)이 높아 인슐린 결핍으로 인한 심각한 대사성 장애가 있음을 반영한다. 모든 세포는 산소가 부족할 경우 젖산을 생산하는데, 조직으로 산소 전달률이 떨어지면 젖산 생산이 증가해 대사성 산증이 일어난다. 예를 들면, 심장 마비나 혈액량 감소 쇼크(예: 대량 체액 손실)와 관련된 상황이 있다. 간은 정상적인 세포 대사 시 생성되는 젖산을 소량 제거하는 데 큰 역할을 하므로 간 기능이 저하되면 유산증이 발생한다.

또한, 설사가 심하면 비정상적으로 인체에서 중탄산염을 잃게 된다. 이를 점검하지 않으면 대사성 산증을 유발하게 된다. 신장 기능에 이상이 생겨도 중탄산염의 재생산과 H^+ 배설이 일어나지 않아 대사성 산독증이 발생한다.

임상적 의의는 HCO_3^-의 상실(심한 설사로 염기상실), 당뇨병, 임신중독증, 산배설장애(만성 신부전), H^+의 체내 생산 증가(유기산증가)일 때 나타난다.

(2) 대사성 알칼리증(metabolic alkalosis) — pH 증가, HCO_3^- 증가

pH 7.45 이상으로 알칼리 과잉상태이고, HCO_3^-와 완충염은 현저하게 증가하고, pCO_2는 약간

증가하거나 정상이고, 염화물은 감소하며, H_2CO_3는 불변이다. 드물게는 제산제로 중탄산염을 너무 많이 복용하거나 섭취하면 대사성 알칼리증을 유발할 수 있지만, 보통은 일시적이다. 비정상적으로 H^+를 인체에서 너무 많이 잃어버리는 증세는 일차적인 문제가 될 수 있다. 이렇게 H^+ 손실을 완충하기 위해 중탄산염은 혈액에서 축적된다. 위액은 산성이며 위흡입이나 위액 성분을 인체에서 잃어버리는 질환에 걸리면 대량으로 H^+를 잃게 된다. 예를 들어 유문 협착증 환자가 위액을 분출적으로 구토하면, 대사성 알칼리증이 일어날 수 있다. 또한 K^+를 너무 많이 잃어버리면 H^+와 K^+ 간의 상보 관계에 의해 대사성 알칼리증을 유발할 수 있다.

임상적 의의는 중조과량섭취, 구토(위산상실), 호르몬 투여(K^+ 감소, 이뇨제 투여)일 때 나타난다.

(3) 호흡성 산증(respiratory acidosis) — pH 감소, pCO_2 증가

pH 7.35 이하로 H_2CO_3의 과잉상태이고, pCO_2와 H_2CO_3 및 CO_2 생성(호흡을 자극, 단 호흡계가 정상이면 CO_2 증가로 호흡성 산중독은 일어나지 않는다)이 현저히 증가하고, HCO_3^-는 불변상태이고, 완충염은 약간 증가하거나 정상이고, 염화물은 감소한다.

임상적 의의는 폐포의 환기저하를 동반, 조직으로부터 폐포로의 CO_2 수송 장애(급성 심장정지), 폐포로부터 대기 중으로 CO_2의 배설장애(기도폐쇄, 폐기종, 천식, 기관지경련, 폐렴, 폐결핵 등), 중추성 호흡억제(마취, 뇌 외상, 약제), 호흡근육 마비 등 질병을 악화시키거나 중증 흉부외상의 회복을 더디게 할 수 있다.

(4) 호흡성 알칼리증(respiratory alkalosis) — pH 증가, pCO_2 감소

pH 7.45 이상으로써 혈액 내의 CO_2가 과량 제거되어 H_2CO_3의 부족상태이고, pCO_2와 H_2CO_3는 현저히 감소하며, 완충염은 약간 감소하거나 정상이고, 염화물은 불변이다. 질병으로 혈액에서 산소가 줄어들면 호흡기 중추가 자극을 받아 대사성 알칼리증을 유발한다. 예를 들면, 악성 빈혈이나 폐동맥 색전증, 성인성 호흡 증후군 등이 여기에 해당한다. 또한, 불안발작과 심한 통증에서 회복될 경우 호흡성 알칼리증을 일으킬 정도로 지나치게 폐포에서 환기를 한다. 살리실산염(아스피린)도 약간 복용하면 호흡 중추에 자극을 준다. 따라서 살리실산염을 과다 복용하면 호흡성 알칼리증 발생에 영향을 준다. 결과적으로 지나치게 열광적으로 호흡하면 호흡성 알칼리증을 일으킬 수도 있다.

임상적 의의는 환기과다(과환기증후군), 호흡이나 조직의 저산소혈증에 의한 호흡자극(심호흡, 고열, 저산소증, 일산화탄소 중독증, 폐경색)일 때 나타난다.

7장 효소(Enzymes)

효소는 생명체 내에서 생화학적인 반응을 촉매하는 단백질(catalytic protein)이다. 유전정보에 의하여 아미노산으로부터 peptide 결합에 의해 단백질로 합성되어 산화, 환원, 전이, 가수분해, 이성화, 합성 등의 화학반응을 촉매한다.

대부분은 부가군으로 금속이온이나 유기분자 등을 필요로 하며, 완전 효소(holoenzyme)의 역할을 하고 있으며, 일반적으로 열에 약하나 urease의 경우에는 55℃에서도 반응을 촉매하기도 한다.

혈액 내의 효소량은 양적으로 환산이 불가능하나 효소가 기질에 작용하는 촉매반응의 강도로 효소량을 환산하여 효소의 활성도(enzyme activity)를 측정하며, 단위 시간에 생성된 생성물의 양이나 기질의 소비량 또는 효소의 반응속도식을 이용하여 활성도를 추적하여 질병의 진단과 치료의 경과 및 예후의 판정 등을 위한 정보로 활용하고 있다.

1. 정의

화학 반응계에서 반응의 속도를 조절하는 물질을 촉매제라 하며 반응계에 관여 후에 이 촉매제는 원상태로 복귀한다. 생체 내의 여러 화학 반응계에서도 이와 같은 일을 하고 있는 촉매제가 아주 많으며 이들을 효소라 하고, 효소는 단백질로 되어 있어 단백 촉매제라고도 불린다.

효소는 본래 생체 내에서만 반응하는 것으로 알고 있었으나 효소를 생체로부터 추출 분리하여 생체외인 실험적으로도 반응이 가능하여 생체 대사 및 산업 분야에서도 이용하고 있다. 이 효소들은 단백질로만 되어 이는 단순 단백질 효소(simple protein enzyme)와 단백질 외에 단백질이 아닌 다른 물질이 결합되어 있는 복합 단백질 효소(complex protein enzyme)가 있다. 복합 단백질 효소에는 분석이 가능하고 분자량이 적은 물질이 단백질과 결합되어 있으며 그것을 부가 물질(prosthetic group)이라 하고 단백질 효소 부분에 비교적 단단하게 결합되어 있다. 한편, 단백질 효소 부분에 보효소(coenzyme), co-factor 또는 금속이온과 결합된 상태로 있는 것을 완전효소(holoenzyme)라 하며 단백질 부분만을 apoenzyme이라 한다. 이와 같은 복합 단백질 효소에 결합되어 있는 부가군과 보효소는 열에 대하여 안정하며 단백질과의 결합은 수소결합이므로 가열 등에 의해 apoenzyme과 분리시킬 수 있다.

2. 효소적 촉매

화학적 반응이 촉매 반응이건 비촉매 반응이건 진행 전에 어떤 물질에 필요한 에너지가 꼭 있어야 한다. 이것을 활성화 에너지라 한다. 비촉매 반응에서 반응성을 증가시키는 것은 보통 온도를 상승시켜 분자 내부 에너지를 증가시킴으로 해결할 수 있겠지만 생체 내 반응계에는 높은 온도의 변화를 줄 수가 없다. 따라서 이들 촉매제(enzyme)가 활성화에 필요한 에너지의 양을 감소시켜 주고 있는 것이다. 예를 들면, 촉매가 없는 경우 H_2O_2 분자당 18,000 calories가 필요하나 platinum 촉매 하에서는 11,700 calories가 필요하며 더욱이 효소 촉매를 이용하면 2,000 calories까지 줄일 수가 있다. 즉 반응계에서 반응 진행에 필요한 에너지는 에너지 장벽(energy barrier)을 극기할 수 있어야 그 효과를 기대할 수 있다. 생체 반응도 이런 가속적인 힘의 동기가 그 반응의 효과를 볼 수 있다. 효소(enzyme)는 작용 대상체인 기질(substrate)에 작용하여 생성물(product)을 생성한 후 효소는 다시 분리되어 다음 기질과 연속적으로 반응한다. Holoenzyme은 보효소 또는 부가군을 필요로 한다.

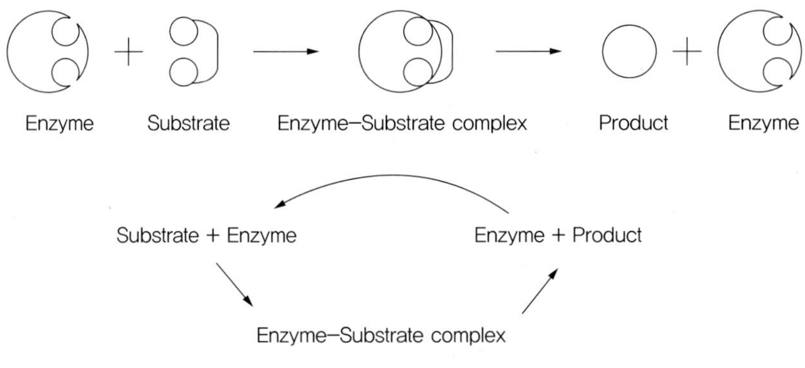

그림 7-1. 효소의 촉매반응

3. 효소의 활성화

여러 단백 효소들은 불활성화한 형태로 세포에서 형성되어 전구체(zymogen)라 불리나 이것은 효소 반응에 관여할 수가 없지만 부분적인 자체의 분해 후 기능을 가질 수 있다. 이것을 활성화 되었다고 하며, 예를 들면 다음과 같다

$$\text{Pepsinogen} \xrightarrow[\text{Pepsin}]{H^+} \text{Pepsin}$$

$$\text{Trypsinogen} \xrightarrow[\text{Trypsin}]{\text{enterokinase}} \text{Trypsin}$$

이미 활성화되어 있는 경우라도 그 활성을 더 촉진하는 데 필요한 물질들과 꼭 있어야 활성화되는 물질들을 보통 보조인자(cofactor)라 한다.

1) 부가군(Prosthetic group)

보통 효소단백질에 견고하게 결합된 공동 인자로 haemoprotein peroxidase의 porphyrin 부분, succinic dehydrogenase의 flavin adenin dinucleotide 등을 예로 들 수 있다.

2) 보효소(Coenzyme)

조효소라고도 하고 내열성의 유기 물질로 효소 단백질에서 떨어지기 쉬우며 효소가 작용 후 생성된 생성물의 일부를 받아들이는 작용을 하여 제2기질로 반응할 수도 있다. Lactate-pyruvate계에서 LDH가 반응조에서 보효소 NAD-NADH를 예로 들 수 있다.

3) 금속 이온(Metal ion)

효소 작용의 활성력을 더 촉진하기 위하여 금속 이온을 필요로 하는 경우가 많다. 이들을 활성제라 하며 이들 활성제가 없다고 하여 효소 작용이 아주 없어지는 것은 아니다.

여러 효소들은 그들의 구조에 구성체로 금속 이온을 포함하고 있다. 예를 들면, alkaline phosphatase(Mg^{++})와 carboxy peptidase A(Fe^{++})와 같은 경우이다. 이때의 금속의 기능은 단백질의 3차 및 4차 구조를 안정화시키고 있어 어떤 방법으로든지 금속 이온을 제거하면 효소의 기능이 불활성화되며 다시 금속 이온을 첨가하면 활성이 되살아난다. 이런 경우에는 효소 활성화에 필요한 금속 이온들이 된다. 그러나 활성제로서의 금속 이온은 기능적인 효소 분자에 필요한 요소가 되어 구조적인 원소나 촉매 역할을 한다. 그러나 여러 경우에서 보면 활성제 금속 이온은 효소에 전이적으로 또는 약하게 부착되어 있다. 예를 들면, phosphate transfer enzyme(kinase) 즉 creatine kinase와 같은 효소는 Mg^{++}가 필요하다. 주요한 활성제로서의 금속 이온은 Mn^{++}, Fe^{++}, Ca^{++}, Zn^{++} 및 K^{+}들이 있으며 드물게는 음이온으로 Cl^{-}, Br^{-}, NO_3^{-} 등도 있다.

4. 효소 작용의 저해

효소와 결합하여 반응은 하지 않고 촉매 작용을 깨뜨리는 화합물이 있다. 이것을 저해제(inhibitor) 또는 방해제라 한다. 효소 반응에서 pH, 기질 농도, 효소 농도 또는 적당한 활성제 등에 의한 최적 조건 하에서도 효소 반응이 정지 또는 반응률이 저하되고 있다면 이 반응계는 저해를 받고 있는 것이다. 이 저해는 부분적으로 또는 전체가 받을 수도 있고 가역적이거나 또는 비가역적일 수도 있다. 비가역적인 저해제는 시간이 경과함에 따라 최대에 이르며 효소 반응이 정지 상태가 되고 이것은 투석 등에 의하여 가역 반응을 일으킬 수 없다. 가역적인 저해는 효소와 저해제가 공유

결합의 형태로 결합하여 효소 반응을 저해하고 있다. 그 예로는 유기인 화합물이 cholinesterase의 활성을 저해하는 경우이다. 효소와 가역 저해제의 결합은 평형을 이루고 있어 투석 또는 저해제의 희석 또는 제거로 본래의 효소 상태로 되돌아갈 수 있다.

$$E + I \rightleftharpoons EI(inactive)$$

가역 효소 저해에는 경쟁적 저해(competitive inhibition)와 비경쟁적 저해(noncompetitive inhibition), 무경쟁적 저해(uncompetitive inhibition)가 있다. 경쟁적 저해는 기질이 결합할 효소 표면에 저해제가 경쟁적으로 결합하여 효소 저해제의 복합체는 분해하여 생성물을 낼 수 없다. 그러나 더 많은 양의 효소를 첨가하면 기질과 결합할 수가 있고 또한, 기질을 더 첨가하면 효소로부터 저해제가 교체 제거되어 활성이 되살아날 수도 있다. 예를 들면, hexokinase는 기질인 D-Glucose와 반응하지만 D-Glucose와 화학적 구조가 비슷한 D-Xylose에 의하여 경쟁적 저해를 받는다.

비경쟁적 저해는 저해제가 효소에 기질이 결합할 위치가 아닌 다른 곳에 결합하여 때로는 효소의 활성이 남는 경우도 있으나 효소에 저해제가 결합함으로써 효소의 구조 자체를 변화시켜 활성을 감소시킨다. 이는 glucose의 대사에서 glucose가 분해되어 2-phosphoglycerate가 되고 이는 inolase에 의하여 phosphopyruvate로 촉매하여 주는데 F^-는 glucose의 분해를 저해하여 결국 pyruvate 형성을 못하게 한다. 무경쟁적 저해는 저해제가 효소-기질 복합체에만, 결합하여 효소의 작용을 저해하는 것으로 유리형의 효소와는 결합하지 않으며 Vmax, Km 모두 감소한다.

5. 효소의 특이성(Enzyme specificity)

효소가 일반 촉매와 다른 것은 효소 반응에서 특이성(specificity)을 가지고 있는 점이다. 특히, 기질의 특이성을 가지고 있으며 Emil Fisher의 열쇠와 자물쇠(Key and Lock mechanism)의 모형은 효소와 기질 간의 반응을 잘 묘사하고 있으나, 근래에는 효소 단백질의 입체 구조, 활성 중심의 특수한 구조, 기질 분자의 입체 배치 등으로 제약을 받아 한정된 상대에만 작용을 한다.

Glycerol이 glycerokinase(GK)에 의하여 l-glycerol 3-phosphate가 되는 것을 그림과 같이 기질 glycerol이 효소 표면의 세 위치에서 결합되고 있는 모형은 특이성을 잘 보여 주고 있다.

효소 표면에 기질인 glycerol이 세 위치에서 부착하여 C 위치에서만 glycerokinase에 의하여 인산화가 된다. 특이성에는 절대특이성(absolute specificity), 상대특이성(relative specificity), 광학특이성(optical specificity) 기하특이성(stereo specificity) 등이 있어, 효소 반응에 서로 다른 특이성을 나타낸다.

Urease는 urea에만 carbonic anhydrase는 탄소 반응계에만 반응함으로써 절대특이성이 있고, 단백분해효소(proteolytic enzyme)는 polypeptide의 peptide bond를 가수분해함으로써 상대특이성이 있으며, 광학특이성에서 한 쪽에만 반응하는 광학특이성과 Cis-trans 기하이성체에 반응하는 기하학적 특이성이 있다.

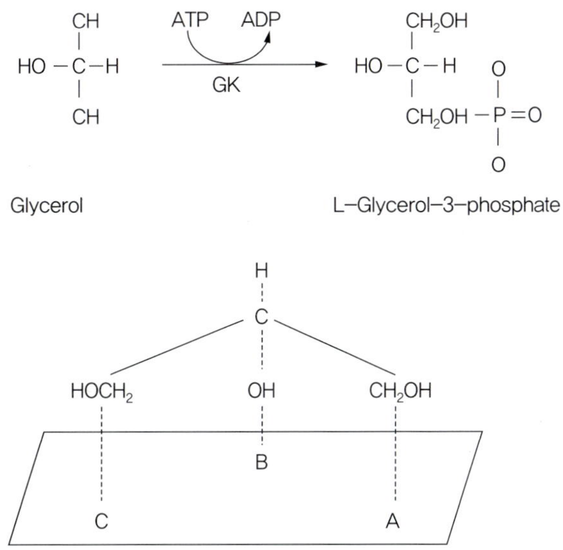

그림 7-2. Glycerokinase의 특이성

6. 효소 반응에 영향을 주는 인자

효소 단백질은 보통 생체 내에 존재하고 있다. 이들의 양은 아주 적은 것도 있고 특히 임상화학적인 면에서 측정되는 활성도가 생리 현상의 지표로 이용된다는 점에서 정확한 반응률을 유지하기 위해서는 매우 중요한 것이다. 즉 효소 반응에 영향을 주는 인자들은 다음과 같은 것이 있다.

① 효소 농도
② 기질 농도
③ 수소 이온 농도
④ 반응 온도
⑤ 반응 시간
⑥ 활성인자
  부가군
  보효소
  금속이온
⑦ 저해제

1) 효소 농도(Enzyme concentration)

효소가 촉매하는 반응 속도는 효소 농도와 직접 비례하여 기질의 농도 및 그 외의 조건을 일정하게 하고 효소 농도를 증가시키면 반응 속도는 효소 농도에 직접 비례하여 다음과 같은 일차 반응

(first order reaction)의 직선형을 볼 수 있다.

즉 기질의 농도가 일정할 때 효소의 농도를 증가시키면 반응속도는 비례하여 상승하며 이때, 일차 반응속도식을 이용하여 효소의 활성도를 분석한다.

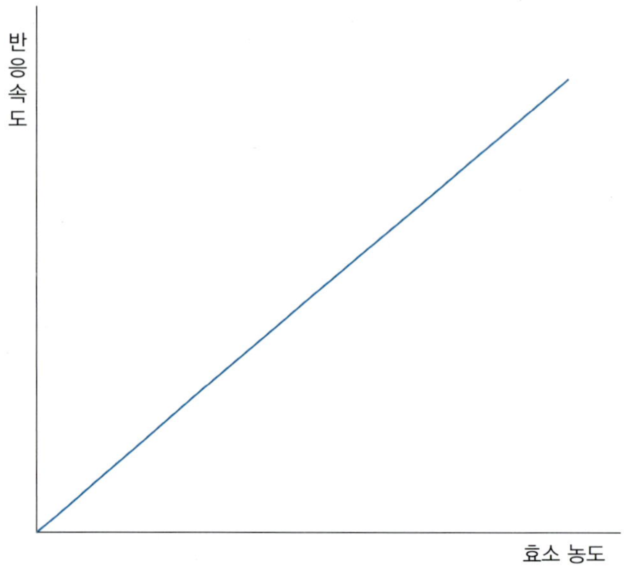

그림 7-3. 효소의 일차반응

2) 기질 농도(Substrate concentration)

효소 농도 및 다른 조건을 일정하게 하고 기질 농도를 증가시키면 처음에는 거의 직선성의 일차 반응이 진행되나 계속 증가시키면 반응 속도는 일차 반응 및 0차 반응의 혼합과 0차 반응을 나타낸다. 이것은 효소 반응에서 반응 속도를 좌우하는 것은 ES복합체를 형성하는 속도율로 생각할 수 있다. 따라서 일차 반응 영역에서 효소와 기질의 복합체를 형성하는 속도는 기질 농도에 직접 비례하나 그 이상의 기질 농도의 증가는 그만큼의 반응 속도 증가율에 미치지 못하고 어느 시점에서는 반응 속도가 일정 속도에 머무르게 된다. 이때가 최대 반응 속도가 이루어지며 그 이상의 기질 농도 증가는 의미가 없어진다. 따라서 이런 조건에서 효소가 반응하기 좋은 기질의 농도는 최대 반응 속도를 이루는 기질 농도(효소 농도와 같음)의 절반(Km)인 경우가 된다. 이때 전효소의 이 기질과 포화되어 있게 된다.

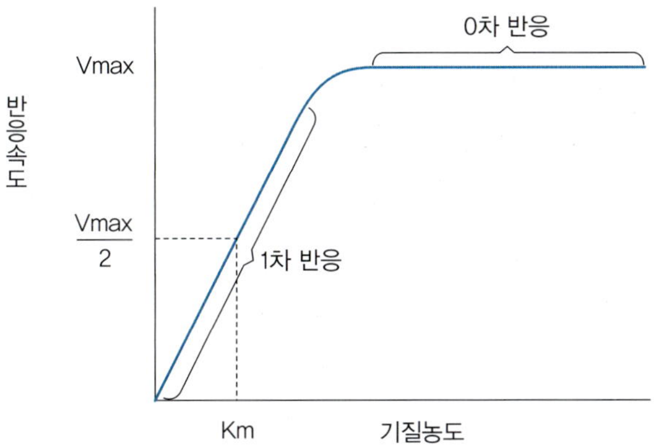

그림 7-4. Michaelis-Menten 반응속도

3) 수소 이온 농도(Hydrogen ion concentration)

효소 반응은 수소 이온 농도의 변화에 따라 활성도가 매우 달라진다. 이때 효소의 활성도가 가장 좋은 영역의 수소이온 농도를 최적 pH(Optimal pH)라 하고 효소 종류에 따라 상이하다. 아주 낮거나 높은 pH에서는 효소의 활성도가 떨어지거나 효소 자체가 파괴되는 경우도 있으나 pepsin과 같은 경우는 pH 1.5~2.5가 최적 pH가 된다. alkaline phosphate는 pH 10 근처를 최적 pH로 하고 있는 경우도 있다. pH 변화에 따른 효소 활성도의 그림은 대개 다음과 같으며 pH의 조절은 완충액으로 필요한 pH 영역에 맞는 완충액을 선택하는 것도 매우 중요하다.

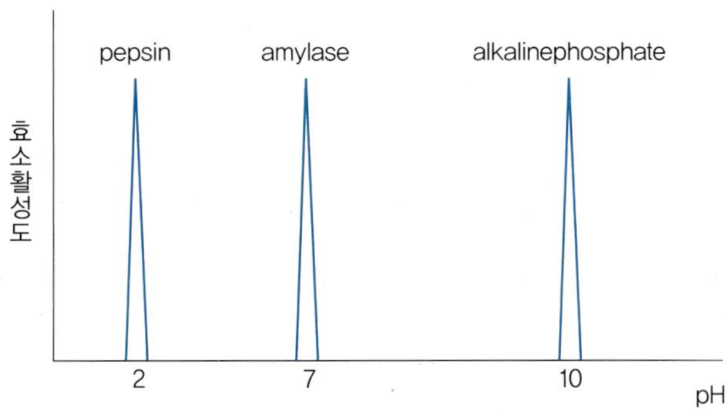

그림 7-5. 최적 pH

4) 반응 온도

최적 온도(optimal temperature)라 하고 보통 동물 효소들은 40~50℃이며 식물체 효소들은 이보다 높아 50~60℃ 정도이고 60℃ 이상에서는 짧은 시간 동안 활성을 갖고 있다가 곧 변성되어 불활성화한다. 따라서 효소 또는 효소 검체들은 비교적 낮은 온도 즉 냉장(2~8℃)하면 짧은 기간 동안 보존되며 냉동(−20~−70℃) 시에는 장기간 보존이 가능하나 냉동의 과정도 반복하게 되면 변성이 일어난다.

화학 반응 속도는 반응 온도가 상승함에 따라 증가된다. 효소 반응의 경우도 예외는 아니며 보통 10℃ 상승에 반응속도는 보통 2배 정도로 증가된다. 그 값을 Q_{10}이라 하며 효소에 따라 그 값은 상이하여 1.7~2.5 정도로 알려져 있다. 그러나 온도의 상승은 효소 단백질이 빨리 변성된다. 보통 40~45℃ 이상에서는 오히려 효소의 변성으로 반응 속도가 떨어지는 것을 볼 수 있다. 이때 효소의 반응 속도가 제일 알맞은 온도를 최적 온도 조건이라 한다.

다른 단백질 또는 다른 불순물이 효소와 공존하는 것이 오히려 변성이 덜 일어나며 정제된 효소는 변성이 빨리 진행된다. 그 이유는 잘 알 수 없으나 단백질 또는 교질 형태 유지 및 자연 상태의 이온 환경 등이 pH 변화를 막아 주는 것으로 생각된다. 따라서 효소 분석은 경우에 따라서 차이는 있지만 일반적으로는 채취 후 곧 시행하는 것이 이상적이며 보존 시는 최적 조건으로 하여야 한다. 예를 들면 amylase는 실온(22~25℃)에서 24시간 안정하나 phosphatase의 경우는 매우 불안정하여 pH 6이하로 유지시키지 못하면 냉장고에서도 아주 불안정하다. 어떤 효소는 냉장 조건에서 불활성화되는 경우도 있는데 즉 LDH_4와 LDH_5 등은 낮은 온도(냉장)에서 불안정하여 냉장을 피하는 것이 좋다. 어떤 효소는 최적 온도가 높은 경우가 있는데 amylase와 같은 경우는 50~52℃에서 최적 온도로 짧은 기간(4~5분) 동안 유지되며 35℃ 이상에서는 3~4시간 정도 유지된다. 혈청 또는 혈장 효소들은 37℃에서 안정하며 IFCC에서도 효소 반응의 기준 온도를 37℃에서 시행하도록 권고하고 있다.

그 외에도 반응 시간, 활성인자, 저해제 등도 반응 속도에 중요한 영향을 준다.

7. 효소의 동력학(Kinetics of enzyme reaction)

효소 반응계를 단순화하여 나타내면 다음과 같이 나타낼 수 있으며 이 반응계를 가역반응이라 하여 각 반응 단계에 관하여 기술하면 다음과 같다.

$$E + S \underset{K_{-1}}{\overset{K_1}{\rightleftharpoons}} ES \underset{K_{-2}}{\overset{K_2}{\rightleftharpoons}} E + P$$

먼저 E와 S로부터 ES를 형성하는 것은 K_1 항수에 좌우되며, ES로 E 및 S가 형성되어지는 것은 K_{-1}, ES로부터 E 및 P가 형성되는 것은 K_2 및 이의 역의 진행한 수를 K_{-2}로 한다. 여기서 ES는 다단계 과정 또는 활성화 상태를 나타낼 수 있으며 실제로는 생성물이 한 개 이상 생긴다. 생성물의 양은 ES복합체의 농도에 좌우되며 이때 농도 표시는 모두 mole 농도로 나타낸다.

Michaelis-Menten은 일정 기질 농도에서 최대 반응 속도와의 관계를 제시하였다. 또한 화학 평형의 법칙을 적용하고 효소 반응에서 중간 생성물 촉매 반응을 기본 가정으로 설명하고 있다. 효소 반응 직후 ES복합체 변화율은 실제적으로 0에 이른다. 다시 말하면 ES복합체는 곧 분해되어 생성물과 효소로 되며 다른 효소는 다른 기질 분자와 반응하여 ES복합체를 형성하게 된다. 따라서 이는 다음과 같이 표시할 수 있다.

$$\frac{d(ES)}{d} = 0$$

효소 반응에서 최초의 반응속도를 제한하며 생성물을 무시하고 활성도를 측정한다고 하면 Michaelis-Menten식을 단순화할 수 있다. 즉 이런 조건 하에서는 실제로 가역 반응이 생기지 않을 정도이기 때문에 K_{-2}의 항수를 무시할 수 있어 다음과 같이 된다.

$$E + S \underset{K_{-1}}{\overset{K_1}{\rightleftarrows}} ES \overset{K_2}{\rightleftarrows} E + P$$

또한 ES복합체의 형성 속도는 V_1이 된다.

$$V_1 = K_1(E)(S)$$

여기서 E 및 S의 농도는 mole 농도이며 ES의 분해(역의 반응) 즉 ES가 분해되어 E 및 S가 되는 속도는 다음과 같다.

$$V_{-1} = K_{-1}(ES)$$

그리고 ES가 분해되어 P와 E를 형성하는 것은 $V_2 = K_2(ES)$로 표시할 수 있다.

따라서 ES 복합체의 형성 속도는 분해 속도의 합과 같아야 한다.

$$V_1 = V_{-1} + V_{-2} \text{ 또는 } \frac{d(ES)}{d} = V_1 - V_{-1} - V_{-2} = 0$$

$$K_1\ (E)(S) = K_{-1}(ES) + K_{-2}(ES)$$

$$\therefore \frac{(E)(S)}{(ES)} = \frac{K_{-1} + K_{-2}}{K_1} = Km \quad \cdots\cdots (1)$$

Km을 Michaelis-Menten 상수라 하며 효소의 기질에 대한 친화도를 상수로 나타낸 것이다. (E)를 비결합 효소(ES)를 효소-기질의 복합체라 하고 변형시키면 Et = Ef + ES, Ef = Et－ES가 되고 다음과 같이 된다.

정반응으로의 반응 속도 V_2는 ES에 비례하므로 $V_2 = K_2(ES)$ 또는 $ES = V_2 / K_2$가 되며, 이것을 식 (2)에 대입하면

$$Km = \frac{(Et - ES)(S)}{(ES)}$$

$$Km(ES) = (Et)(S) - (ES)(S)$$
$$Km(ES) + (ES)(S) = (Et)(S)$$

$$(ES) = \frac{(Et)(S)}{Km + (S)} \quad \cdots\cdots (2)$$

$$\frac{V_2}{K_2} = \frac{(Et)(S)}{Km + S} \qquad V_2 = \frac{(Et)(S)K_2}{Km + S} \quad \cdots\cdots (3)$$

가 된다. 반응계가 기질로 포화되었을 때 모든 효소 Et는 ES로 존재할 것이며 그 때가 최대 반응 속도(Vmax)에 이를 것이다. 따라서 Vmax = K_2(Et)가 되며 이것을 식 (3)에 대입하면,

$$V = \frac{Vmax(S)}{Km + S} \quad \cdots\cdots (3)$$

∴ S = Km 이 된다.

따라서 이 식이 지니고 있는 뜻은 최대 반응 속도가 절반 값에 이르렀을 때 기질의 농도는 효소-기질 복합체의 해리 상수와 일치한다. 이것을 Michaelis 상수라 하며 이 상수는 기질 농도와 똑같은 Dimension을 갖고 있으며 이 조건 하에서는 효소의 1/2량이 기질로 포화되어 있다. 몇 가지 효소들의 Km 및 pH는 표 7-1과 같다.

표 7-1. 혈청효소의 km 상수 및 최적 pH

효소	분리원	기질	Km	최적 pH
Sucrase	장	Sucrose	0.016~0.04	6.2
Ribonuclease	np장	(3'−5')−Citiylyladenine	1.4×10^{-3}	7.0
a−Glucosidase	효모	Methyl−α−D−Glucoside	0.037~0.075	5.4
β−Glucosidase	아몬드	O−Nitrophenyl β−Glucoside	6×10^{-3}	4.5
Acetylcholinesterase	혈구	Acetylcholine	2.68×10^{-4}	7.5
Enolase	토끼근육	2−Phospho−D−Glycerate	7×10^{-5}	6.8
Arginase	간	L−Arginine	1.16×10^{-2}	8.4~9.7
Pepsin	위장 점막	Acetyl−L−Phenylalanyl−L−phenylalanine	4.3×10^{-4}	1.5~2.5
Trypsin	췌장	Benzoyl−L−arginine ethylester	5×10^{-5}	7.8~8.0
Urease	콩	Urea	0.025	6.4~6.9
Alkaline phosphatase	골	P−nitrophenylphosphate	2.5×10^{-4}	9.5
Catalase	간	Hydrogenperoxide	1.17	7.0~7.6
Xanthine oxidase	우유	Xanthine	$1.7 \times ^{-5}$	7.8
Succinic dehydrogenase	심장	Succinate	1.3×10^{-3}	7.6

8. 효소의 분류

효소의 명명은 막연하게 사용하여 오다가 기질 끝에 어미 –ase를 붙여 부르고 있으며 이것도 반응의 형태, 반응의 기전을 토대로 하여 국제 생화학 연맹에서는 여섯 가지의 반응 형태로 분류하고 있다.

① 산화환원 효소(Oxidoreductase)

② 전이 효소(Transferase)

③ 가수분해 효소(Hydrolase)

④ 제거 효소(Lyase)

⑤ 이성화 효소(Isomerase)

⑥ 결합 효소(Ligase or synthetase)

1) 산화환원 효소

산화, 환원 반응을 촉매하는 효소로, oxidase, peroxidase, oxygenase, catalase, reductase, dehydrogenase, hydroxylase 등이 있다.

반응 형태 : Aox + Bred = Ared + Box

Dehydrogenase : 기질로부터 수소를 제거하여 이 반응계에는 수소의 수용체가 있어야 한다.

Oxidase : 수소의 수용체로 O_2가 있어야 한다.

2) 전이 효소

반응 형태 : AB + C ↔ A + BC

한 화합물 중의 어떤 기 또는 어떤 군을 다른 화합물로 전이(수소는 제외)하는 효소를 말한다. 한 원자의 탄소군을 전이하는 경우는 methyl transferase이며 aldehyde 및 ketone을 전이하는 경우는 transketolase라 하고 amino기를 전이하는 것을 trans aminase라 한다. 이외에도 transa-cylase, kinase 등이 있다.

3) 가수분해 효소

반응 형태 : AB + H_2O ↔ AOH + BH

Ester, ether 및 peptide 결합 등을 하고 있는 화합물에 물을 첨가하여 분해시키는 데 관여한다. Hydrolase의 접미어를 붙여 부르며, Lipase와 같은 것은 정확히는 glycero ester hydrolase이며, amylase, esterase, phosphatase, peptidase, DNase, RNase 등이고 소화효소가 대부분이다.

4) 제거 효소

반응 형태 : AB ↔ A + B

기질로부터 비가수분해의 기전으로 어떤 기를 제거하여 이중 결합을 남긴다. 예를 들면, fructose-1,6-Diphosphate는 Aldolase에 의하여 Dihydroxyacetone phosphate와 glyceroaldehyde로 분해되며 보통 C-C, C-O 및 C-N 결합 등에 반응한다. decarboxylase, dehydratase 등이 있고, CO_2, H_2O, NH_3 등을 제거하고 이중결합 등을 남긴다.

5) 이성화 효소

반응 형태 : ABC ↔ BCA

분자 내의 어떤 군 또는 기를 재배치하는 데 관여한다. 여기에는 L-화합물을 D-화합물로 또는 a-화합물을 β-화합물로 변화시키는 racemase epimerase Cis-trans isomerase와 aldehyde를 ketone으로 변화시키는 분자 내 산화환원효소와 분자 내 전이 효소가 여기에 속한다. 분자 내 전이 효소의 예로써는 Glucose-6-phosphate는 phosphoglucomutase에 의하여 Glucose-1-phosphate로 된다.

6) 결합효소(합성효소)

반응 형태 : A + B + ATP ↔ AB + ADP + P1

ATP 또는 유사한 화합물에서 pyrophosphate 결합의 분해와 연관되는 두 화합물의 결합을 촉매하여 C-S, C-O, C-N 및 C-C의 결합의 형성과 연결을 촉매하는 효소이다. 예를 들면 Glutamic acid와 NH_3의 결합을 ATP 존재 하에 Glutamine synthetase가 촉매하여 Glutamine을 형성한다.

이 반응에 필요한 에너지는 ATPase에 의해 공급된다.

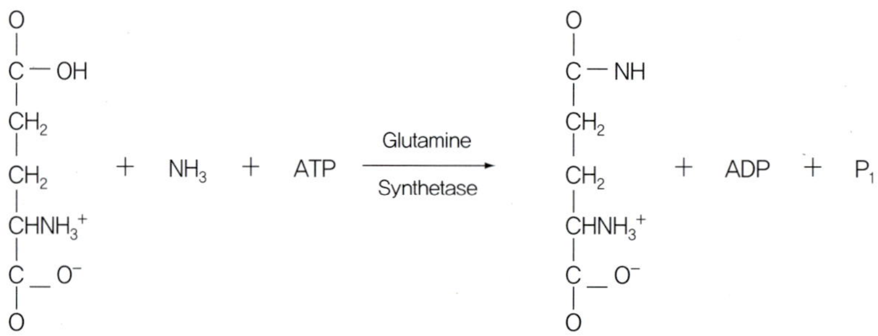

그림 7-6. Glutamine synthetase 결합효소

9. 혈장 효소(plasma enzyme)

효소는 인체의 세포 중에서 진행되는 생화학 반응을 가능하게 해주는 중요한 것이다.

조직 및 세포 중 효소의 농도 변화는 사람의 건강 상태 또는 질병 상태를 반영할 수 있지만 조직이나 세포 내 효소 활성도를 측정한다는 것은 그리 간단한 것이 아니기 때문에 혈액 중의 활성도 변화를 측정하여 그 효소의 생성 장기 또는 조직에서 진행되고 있는 변화를 추측하고 있다. 그러나 혈구(Erythrocytes) 내의 효소 농도들은 혈장에 비하여 매우 높고 또한 병리적인 변동은 아주 적어서 어떤 특정 질병과의 상관성을 연결시키기는 어려운 경우가 많다.

Glucose-6-phosphate dehydrogenase와 glutathion reductase와 같은 경우가 이에 속하며, leukocytes 내의 Alkaline phosphatase의 농도는 leukemia의 형태와 구별에 차이를 갖는 경우도 있으나 대부분은 구별이 어려운 경우다. 따라서 혈청 및 혈장 내의 효소 활성도 그 변화를 이용하여 질병의 진단적 수단과 치료 및 질병 예후의 지표로 많이 이용되고 있다.

혈장 효소는 크게 두 부분으로 나누어진다. 하나가 기능적 혈장 효소(specific plasma enzyme)이고 나머지 하나가 비기능적 혈장 효소(nonspecific plasma enzyme)이다.

1) 기능적 혈장 효소

효소는 혈장 내에서 특이적 기능을 가지고 있다. 또한 혈장 내에서 정상적인 반응이 진행되고 있어 기질 및 조효소 등이 혈장 내에 있으며, 대부분의 조직과 세포 내보다 농도가 높은 것이 보통이다. 이 중에는 혈액 응고에 관여하는 thrombin이나 Wilson씨 병의 지표로 이용되는 ceruloplasmin과 cholinesterase 및 lipoprotein lipase 등이 있고, 이들은 간에서 합성되어 혈장으로 보내지며 지속적으로 일정 농도를 유지해 주고 있다. 따라서 그들의 농도는 간의 합성 능력에 대한 지표로도 이용되고 있다.

기능적 혈장 효소

Serine protease procoagulants : thrombin, factorXII (Hageman factor), factor X(stuart-prower factor)

Fibrinolytic enzymes or precursors : plasminogen, plasminogen proactivator

2) 비기능적 혈장 효소

이들은 혈장 내에서 생리학적 기능을 모르고 있으며 대부분의 효소 농도는 혈장보다 조직 내가 높고 효소 반응에 관여하는 활성제 및 보효소가 없다. 여기에는 다시 두 가지로 분류되어, 즉 외분비선 효소(the enzyme of secretion)와 진성세포 내 효소(the enzyme with cellular meta-bolism)들이다.

외분비선 효소에는 Amylase, lipase 및 pepsin과 담즙 중에 alkaline phosphatease 및 acid phosphatase 등으로 혈장 내에서는 피동적으로 확산되어 존재하게 된다. 이들은 높은 농도로 외분비선에서 분비되나 혈장 중에는 낮은 농도를 유지하다가 분비계의 폐쇄 또는 세포외액으로의 급격한 확산 증가, 또는 근원에서의 효소 생성 증가 등이 혈장 내에서 유의한 증가를 나타난다.

진성세포 내 효소는 정상적으로는 혈장 내에 거의 없고 조직 세포 중에 매우 높은 농도로 존재한다. 어떤 것은 세포액 중에 자유롭게 있으며 어떤 것은 세포 구조(mitochondria와 lysosome) 중에 있다. 따라서 혈장 중에 존재하는 이들 효소는 농도가 낮기는 하지만 적혈구, 백혈구 및 기타 세포의 정상적인 파괴로부터 유래되고 경우에 따라서는 심한 운동 후에 근육 효소의 경우에는 소량이 혈액으로 방출된다.

비기능적 혈장 효소

외분비 효소 : Lipase, a-amylase, trypsinogen, cholinesterase, prostatic acid phosphatase

진성세포 내 효소 : Lactate dehydrogenase, aminotransferase, alkaline phosphatase

3) 혈장 내 효소 농도의 영향 인자

혈액 내 효소 활성도 수준은 근원세포로부터 혈액 내로 침투하는 비율과 불활성화되는 것과 혈액 내에서 제거되는 비율 사이에서 균형을 이루게 된다.

4) 효소의 청정

순환 혈액으로부터 청정되는 내용은 알려진 것이 별로 없으나 어떤 효소는 분자가 적어서 건강한 사람이라도 신장의 신사구체를 통과할 수 있지만 효소배설이 효소 제거의 주된 방법은 아니다. 또한 예외적으로 amylase는 급성췌장염인 경우 혈액 내에 효소가 증가되면 신장을 통하여 배설되기 때문에 요 중에 효소가 증가하게 된다. 과거에는 효소가 간으로 배설되어 담즙 내로 방류된다고 생각하였으나 현재는 혈장 내에서 효소가 불활성화되고 불활성화된 효소는 급속히 RE system에 의하여 제거된다고 보고 있다. 혈장 내 효소들의 반감기는 수 시간에서 수일로 다양하지만 대부분은 24~48시간으로 보고 혈청 효소들의 반감기는 표 7-2와 같다.

효소에 대해 순환하고 있는 억제제 또는 활성제는 있다 하여도 실험실에서 측정되는 효소 활성치에는 별로 영향을 주지 못한다. 이들은 가역적인 자연 상태로 존재하고 있으며 혈청은 상대적으로 많은 희석을 하여 이용하기 때문에 효소 분석에서는 그들의 영향을 배제시킬 수 있다. 그러나 만성신장염의 환자 혈청에서는 LDH 효소의 억제제는 축적이 되고 있어 예외일 수도 있다.

표 7-2. 혈청효소의 붕괴율

효소	반감기(hours)	분자량
Alanine aminotransferase	50	110,000
Asparate aminotransferase	151	
Mixed isoenzyme, following		
Myocardial infarction	12	–
Cytoplasmic isoenzyme	20	120,000
Mitochondrial isoenzyme	10	100,000
Lactate dehydrogenase	113	135,000
LDH_1	163	
SDH_5	10	135,000
Creatine kinase	34	
CK_3		
CK_2		
CK_1		
Alkaline phosphatase intestinal	〈1	–
Bone	40	–
Placenta	170	120,000

5) 효소의 혈장 내의 증가

혈장 내의 효소 증가는 기본적으로 세포로부터 유입되는 것으로 세포 수명에 따른 파괴 또는 효소 생성 세포 내에서 혈액으로 유출 등이며 병변에 따라서 유출량이 증가하면 많은 영향을 많이 준다. 뿐만 아니라 조직의 파괴, 또는 어떤 요인에 따른 조직 및 세포 등의 효소 합성원에서의 효소 합성의 증대 등도 혈류로의 유출을 증대시키고 있다.

6) 혈장 효소의 진단적 가치

인체 내에는 수천 종의 효소가 세포 내에서 합성되어 존재하고 있으며 대부분의 효소는 그들이 합성된 세포 내에서 그들의 기능을 수행하고 있지만 어떤 효소들은 보통 불활성한 형태로 분비된 후 활성화되어 세포외액에서 그의 기능을 하고 있다. 그들 중에는 protease와 다른 가수분해 효소(hydrolase) 등이 있으며 이 효소들은 장관 내로 분비되어진다. 특히 amylase는 혈액(혈장) 내에서 발견되며 그 외의 다른 분비 효소들은 혈액 응고 기전에 관여하는 효소 및 섬유소 용해와 관계되는 효소 등이며 그의 기능도 혈장 내에서 이루어지고 있다. 그러나 cholinesterase는 간에서 합성되어 활성화된 형태로 혈장 내로 분비되지만 그 기능이 불명확하다. 또한 혈장 cholines-terase와 같은 몇 가지 효소를 제외하고는 세포와 혈장 내의 효소 활성도에는 기본적으로 차이가 있으며 보통은 혈장 내에서 낮은 활성도를 갖고 있다.

표 7-3. 효소의 분포원과 임상적 이용

효소	분포원	임상적 이용
Acid phosphatase	Prostate, erythrocyte	Carcinoma, bone disease
Alkaline phosphatase	liver, skeletal muscle, heart	hepatic parenchymal disease
Amylase	salivary grand, pancreas	pancreatic disease
Lipase	pancreas	pancreatic disease
Asparate aminotransferase	liver, skeletal muscle, erythrocyte, kidney, erythrocyte	myocardiac infarction, hepatic parenchymal disease, muscle disease
Alanine aminotransferase	liver, skeletal muscle, heart	hepatic parenchymal disease
Lactate dehydrogenase	heart, liver, skeletal muscle, erythrocyte, platelet, lymphnodes	myocardial infarction, hemolysis, hepatic parenchymal disease
Creatine kinase	skeletal muscle, brain, heart, smooth muscle	myocardial infarction, muscle disease
Isocitrate dehydrogenase	liver	
Ceruloplasmin	liver	Wilson's disease
Aldolase	muscle, heart	muscle disease
G-6-PD		anemia(genetic defect)
Trypsin	pancreas	pancreatic disease
Sorbitol dehydrogenase	liver	parenchymal hepatic disease
Ornithine carbonyl transferase	liver	
Cholinesterase	liver	organophoshorus insecticide poisoning, hepatic parenchymal disease
5-nucleotidase	hepatobiliary tract	hepatobiliary disease
Pyruvate kinase	liver	hepatic parenchymal disease
Glutamate dehydrogenase	liver	
γ-Glutamyl tansferase	liver, kidney	hepatobiliary disease, alcoholism

질병의 진단이나 치료의 경과 및 예후를 판정하기 위한 의학정보를 얻기 위하여 이들 효소의 활성도 변화를 측정하여 인체 조직 내의 병리적 변화, 상태 및 위치 등을 추정케 하며 그로부터 근원 세포로부터 효소의 유출 및 순환 혈액으로부터 청정되는데 미치는 요인들을 이해할 수 있으며 활성도 변화를 정확히 평가할 수 있다.

10. 임상에 활용되는 효소

1) Amylase

Amylase는 동물, 식물, 미생물 등에 광범위하게 분포하고 있다. 전분이나 글리코겐과 같은 a- 1,4 glucosidic linkage로 결합된 다당류들의 가수분해를 촉매하는 효소로 여러 조직, 타액, 췌장, 간, 신장 및 근육과 혈액 등에도 존재하며, 가장 중요한 근원은 췌장과 침샘이다. 침샘의 a- amylase(s-type)는 위장에 이르기 전까지의 전분들을 가수분해하고 있으며 일명 ptyaline이라 하고 위에서는 산에 의하여 효소 활성이 정지된다. 소장에서는 췌장 amylase(p-type)에 의하여 maltose 또는 단당류까지 분해가 된다. 이런 amylase는 분자량이 45,000 정도로 최적 pH는 7이며, 반응 온도는 50℃에서도 활성도가 높으나 일반적으로 37℃에서 분석을 시행하는 것이 보통이다. 또한 calcium을 필요로 하는 금속 효소(metalloenzyme)로 1.0mmol/L의 calcium 농도를 필요로 하고 활성제로는 Cl^-, Br^-, NO_3^- 및 HPO_4^{2-} 등이 있으며 특히 Cl^- 및 Br^-가 효과적인 활성제로 알려져 있고 Cl^-의 농도는 10mmol/L이다. 또한 저해제인 F^-나 항응고제인 oxalate, citrate, EDTA는 사용할 수 없다.

혈장 중의 amylase는 분자량이 적어 신사구체 여과막을 통과할 수 있기 때문에 신장을 통하여 요로 배설이 되며, 전기영동 시에는 단백질의 β 및 γ-globulin 중에 함유하게 된다. 때로는 혈청 중에 macroamylase가 발견되는데 이것은 amylase(s-type)와 IgA, IgG나 다른 단백질과의 복합체로 생각되며 분자량은 200,000이 넘는다. 이 amylase의 활성도는 다른 것에 비하여 수 배나 높고 요 중에는 정상보다도 활성도가 낮으며 특별한 임상적 의의는 별로 없는 것으로 알려져 있으나 복통이 있는 경우 발견된다.

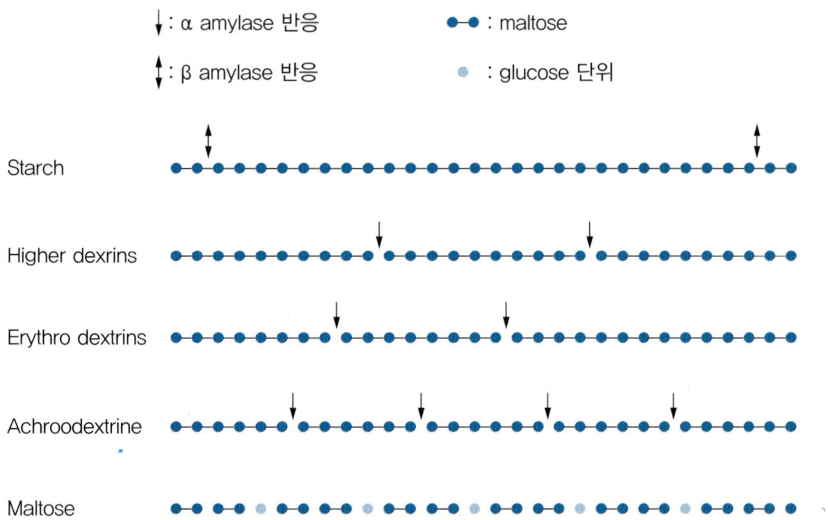

그림 7-7. Amylase의 촉매작용

Amylase로는 두 종류로 알려져 있는데 하나는 β-amylase(exoamylase)로 polyglucan chain 중 끝 부분의 glucose 두 단위(maltose)만을 일시에 가수분해(그림의 ↕ 위치)시키며 또 하나는 a- amylase(endoamylase)로 기질의 chain 중 glucose 두 단위 위치에는 동시에 가수분해시켜 dextrin, maltose 등을 생성한다.

(1) Amylase 측정법

Amylase의 활성도 측정은 그의 측정 원리 또는 사용되는 기질의 종류가 다양하지만 전분을 기질로 이용하는 것이 대부분으로 크게 세 범주로 saccharogenic method, amyloclastic method 및 chromogenic method 등으로 나눌 수 있다.

① Saccharogenic method

이것은 다당류인 전분을 기질로 하여 효소 반응 후 생성된 환원당을 Folin-wu 또는 Somo-gyi-nelson법과 같은 당정량법을 이용하여 측정한다. 본 방법은 기질의 혼탁성, 여액의 불투명 등으로 탁도의 영향을 받는 것이 결함이며 현재는 somogyi의 방법을 Henry와 Chiamori가 개량한 방법이 이용된다.

② Amyloclastic method

일정량의 전분 기질을 효소와 일정 기간 반응시킨 후 소모된 전분의 양을 측정하는 것으로 Starch-Iodine complex의 발색 반응을 이용한다. 이 경우 전분과 옥도 반응은 chain의 길이가 긴 것은 청색 반응을 나타내고 erythrodextrins과 같은 비교적 짧은 chain을 가진 것과는 적색 반응, glucose 분자가 6개 정도인 dextrins과 같은 것과는 발색 반응을 안 한다. 혈청 또는 요 중에는 이 발색 반응을 저해하는 어떤 물질이 있는 것으로 알려져 있으나 확인은 못하고 있다. 그렇지만 간단하고 신속하게 분석할 수 있어 아직도 이 방법을 많이 이용하고 있다(Caraway법).

③ Chromogenic method

Amylase의 기질로 이용되는 전분에 색소를 결합시킨 것을 사용하며, 즉 amylose나 amy-lopectin에 활성 색소를 결합시켜 dye-coupled starch를 만들어 효소 반응을 시킨 후 기질로부터 유리되는 색소의 색도를 광도계법으로 측정한다. 이런 기질로는 amylose에 cibachron blue F3GA를 부착시킨 것과 amylopectin에 Renazol brilliant blue R을 부착시킨 것 등이 있다. Cibachron blue-amylose를 기질로 이용하는 경우는 dye가 amylose의 ether linkage에 부착된 것으로 물에 녹지는 않지만 amylase가 반응하여 수용성으로 변화시키면 발색되어 비색분석이 가능하다.

(2) 임상적 의의

정상인의 혈청 amylase의 활성도는 측정 방법에 따라 매우 다르다.

Saccharogenic method인 somogyi의 Henry-Chiamori변법에서는 남자 : 38~118unit/dl, 여자 : 46~141unit/dl이며 요 중에는 50~300unit/hour이며, amyloclastic method인 Caraway법에서는 혈청치는 60~160unit/dl이며, dye-coupled starch method인 amylochrome법에서는 혈청이 450~2,000dye unit/L 요 중에서는 40~330dye unit/hour 등이다.

이 활성도의 변화는 췌장의 기능과 관계가 깊어 급성췌장염인 경우는 혈청 amylase의 활성도가 보통 somogyi 단위로 550까지 상승하며, 어떤 경우는 수천 단위까지 상승하는 경우도 있다. 그의 상승은 잠시 유지되어 발병 후 24~30시간 정도면 떨어지기 시작하여 48시간 정도면 정상이 되는 경우가 많다. 또한 그 외에 높은 활성치를 나타내는 경우에는 위장의 파열, 십이지장 궤양일 경우에도 볼 수 있으며, 장폐쇄 압박으로 인한 혈액순환 장애, 담도 혹은 췌장도 폐쇄일 경우에도 볼 수 있고, 약물 투여, 췌장 부위 수술 후에 상승하며 췌장암인 경우에도 상승한다.

Amylase 측정(Saccharogenic method)

원 리

이 방법은 Somogyi의 방법을 Henry와 Chiamori가 개량한 것으로, 전분 완충용액과 검체를 함께 가온한 후 생성되는 당의 양을 당정량법에 따라 측정한다.

시 약

① 인산완충액 0.10M, pH 7.0 : KH_2PO_4 4.55g과 Na_2HPO_4 9.35g을 증류수에 녹여 1L가 되게 한다.

② 완충기질 : Litners의 가용 전분 2.15g을 완충액에 녹여 총량이 200mL가 되게 한다.

* Starch 농도는 10.7mg/mL이며, 200mL로 희석 전에 3분간 끓여 식힌 후 200mL가 되게 한다.

③ Glucose 표준 : Glucose를 포화 benzoic acid에 녹여 100mg/dL 및 200mg/dL를 만든다.

④ Folin-wu의 제단백 시약 :

. 2/3N H_2SO_4

b. 10% Na_2WO_4

⑤ Folin-wu의 당 측정용 시약 :

a. Alkaline copper reagent : 무수의 Na_2CO_3 40.0g을 400~500mL의 증류수에 녹이고 여기에 tartaric acid 7.5g을 가한 후 4.5g의 $CuSO_4 \cdot 5H_2O$를 100mL의 증류수에 녹여 저으면서 혼합한다. 전량이 1L가 되게 증류수를 넣는다.

b. Phosphomolybdic acid reagent : molybdic acid(MoO_3) 70g과 $Na_2WO_4 \cdot H_2O$ 10g을 2l 용 비커에 넣고 10%(w/v) NaOH 400mL를 저으면서 가한다. 400mL의 증류수를 더 넣고 30~40분간을 끓여 ammonia가 제거되도록 한다. 냉각 후 전량이 700mL이 되게 증류수를 가하고 conc. H_3PO_4 250mL를 가한 후 전량이 1L가 되게 한다.

조 작

① 시험관 2개를 T와 C로 표시하고 완충기질을 각각 3.5mL를 넣고 37℃에서 preincubation한다.
② T 시험관에 혈청 0.5mL를 넣고 혼합한 후 37℃ 항온조에서 정확히 30분간 가온한다.
③ 이때 맹검관 및 표준관에 각각 3.5L의 완충 기질을 넣고 맹검관에는 H_2O 0.5mL, 표준관에는 표준액 0.5mL를 넣은 후 2개의 각 시험관에 10% Na_2WO_4 0.75mL 및 2/3N H_2SO_4 0.25mL를 넣는다.
④ 조작 ②가 시간이 되면 T 및 C를 꺼내고 곧 10% Na_2WO_4 0.75mL 및 2/3N H_2SO_4 0.25mL를 넣어 효소 반응을 정지시킨다.
⑤ C 시험관에 혈청 0.5mL를 넣고 4개의 시험관을 각각 혼합한 후 원침 혹은 여과한다.
⑥ 4개의 Folin-wu 당 시험관을 다음과 같이 준비하고 각각의 여액을 1mL씩 T, C, S, B에 넣고 Copper 시약 1mL씩 넣어 섞은 다음 100℃에서 8분간 끓인 후, 실온까지 냉각시킨다.
⑦ 발색 시약을 4개의 Folin-wu 당 시험관에 1mL씩 각각 추가하고 혼합한 후 가스가 다 발생한 후 12.5mL mark까지 증류수로 희석하고
⑧ 680nm에서 B시험관을 맹검으로 흡수도를 읽는다.

계 산

$$\frac{A_T - T_C}{A_S} C_S = \quad \text{Amylase units/100 mL}$$

참고
① Cs는 glucose 표준 농도 : mg/100mL
② Amylase치가 550units 이상일 때는 희석 혈청 0.5mL를 사용하여 반복한다.
③ 체액이나 요는 pH를 측정하여 pH 6.9~7.5로 교정하여 사용함이 좋다.
④ 본 방법의 정밀도는 80~200units 범위에서는 ±10% 이다.

정상치

혈청 : 남자 38~118unit/100mL, 여자 46~141unit/100mL
요 : 50~300unit/hour

Amylase 측정(Caraway법)

시 약

Amyloclastic method로 혈청을 일정 농도의 전분 기질에 반응시켜 소실된 전분의 양을 측정하여 효소의 활성도를 구한다. 단위는 37℃에서 혈청 100mL가 전분과 15분 동안 반응하여 전분 5mg을 가수분해할 때의 활성도를 Caraway 1단위(1unit)로 한다.

시 약

① 전분 완충기질액 pH 7.0 : Na_2HPO_4 22.6g과 KH_2PO_4 12.5g을 0.9%(w/v)NaCl 용액 500mL 정도에 녹이고 끓인다. Merck제 수용성 전분 0.4g을 0.9% NaCl 10mL 정도에 부유시킨 후 끓는 용액에 넣고 0.9% NaCl 소량으로 씻어 나머지를 넣는다. 전체 용액을 냉각시키고 시약용 37% formaldehyde를 정확히 5mL를 가하고 전 용액의 양이 990mL 되게 0.9% NaCl를 가하여 혼합하고 pH meter로 pH가 7.0±0.1이 되게 맞춘 후 총량이 1L가 되게 0.9% NaCl를 추가한다. 이 용액은 실온에서도 6개월간 안정하다.

② 0.1N 요오드 용액(보존용) : KIO_3 3.567g과 KI 45.0g을 약 800mL 증류수에 녹이고 농염산(12N) 9mL를 저으면서 서서히 가하고 총량이 1L가 되게 증류수를 가하고 잘 혼합하여 갈색병에 보관한다.

③ 0.01N 요오드 용액(사용) : 보존용 요오드 용액 50mL를 증류수로 희석하여 총량이 500mL 되게 한다. 냉장고에 보관하면 1개월까지 안정하다.

조 작

① 2개의 50mL 용량 플라스크에 전분 완충기질액을 정확히 5.0mL씩 가하고 시험용(test) 및 대조용(control)이라 표시하여 37℃ 항온조에 5분간 가온한다.

② 0.1mL의 미량 피펫(TC)으로 혈청 또는 혈장을 취하여 시험용 플라스크에 지체 없이 넣고 잘 섞은 다음 37℃ 항온조에 정확히 7분 30초간 가온한다(대조용 플라스크는 가온하지 않아도 된다).

③ 7분 30초 후 플라스크를 꺼내고 곧 사용 요오드 용액 5mL씩 두 플라스크에 넣고 잘 섞는다. 증류수로 총량이 50mL 되게 추가하고 다시 섞는다.

④ 증류수를 맹검으로 하여 660nm에서 두 플라스크의 흡수도를 구한다.

계 산

$$\frac{\text{대조용흡수도} - \text{시험용흡수도}}{\text{대조용흡수도}} \times 800 = \quad \text{Amylase활성도u/dL}$$

* 만약 400units 이상인 경우는 혈청을 생리식염수로 5배 희석하여 다시 시행하고 결과에 5배를 곱해 준다.

정상치

혈청 : 60~160unit/dL

참고 ① Oxalate나 citrate와 같은 항응고제는 이 측정 검체로는 적합하지 않으며, heparin의 경우에는 사용해도 좋다.
② 계수 800은 다음 식에 의해 유도된다.
③ 요 중의 amylase 활성도의 측정은 혈청의 경우와 동일하게 시행한다. 24시간 요 중에 배설되는 이 효소의 활성도는 2,000units까지도 측정된다.

2) Lipase

(1) Lipase의 기능

Lipase는 분자량 48,000을 갖는 당단백질로 등전점의 pH가 대략 5.8이며, 그의 활성화는 담즙산염과 colipase로 불리는 공동인자 존재하에 이루어진다. 이 효소는 지방산 glycerol ester를 가수분해하는 작용을 촉매하며 그의 과정은 탄소 중의 a 위치(C_1 및 C_3)에 반응하여 기질 한 분자 당 2몰의 지방산과 1몰의 monoglyceride를 생성한다.

그 이후의 반응은 입체 장해(steric hindrance)때문에 가수분해 반응이 저해되는 것 같으나 β-monoglyceride의 이성화로 α형으로 되면 아주 늦은 속도이나 가수분해가 완전히 진행되어 다음과 같이 된다.

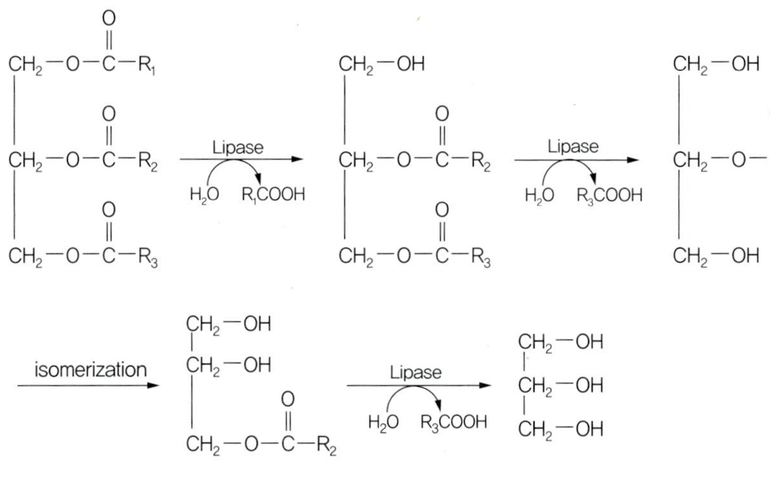

그림 7-8. Lipase의 기능

Lipase의 작용은 물과 기질 사이의 접촉면에서 일어나기 때문에 기질은 유화된 상태가 되어야 하며, 효소의 반응률도 분산되어 있는 기질의 표면적에 좌우된다. 따라서 기질의 다른 물질들인 단백질 또는 lipoprotein lipase와 같은 것으로부터 자유로워야 하며, 이때 담즙산이 필요하게 되는 것이다.

이 효소의 반응 기전은 colipase가 담즙산 염의 미셀 구조에 먼저 결합하여 colipase-bile salt의 복합체를 형성한 후 기질 표면에 부착하게 된다. 이 복합체(기질)는 lipase와의 친화력이 매우 높아 유화작용에 의해 효소 반응이 잘 진행하게 된다.

Lipase는 NaCl 80~140mmol/L에서 활성화되고 췌장에서 분비될 때 보통 colipase와 같은 농도인 10μmol/L 정도로 함께 분비되고 있다. Colipase는 분자량 11,000으로 신장을 통하여 요 중으로 배설이 가능하며 요 중에서 true lipase의 활성은 없거나 아주 희소한 것으로 알려져 있다. Lipase는 췌장, gastric mucosa 및 장세포에서 분비되며 혈장, 적혈구, 요 및 뇌척수액 등에 존재하고 있으며 그의 지적 pH는 7.8~8.0이며 활성제로는 cystein 및 thioglycolic acid가 있다.

(2) 임상적 의의

혈청 중의 lipase 활성도 측정은 일반적으로 amylase 활성도 측정의 의의와 비슷하나 장기간의 혈청 중의 활성도를 가지고 있다. 급성췌장염인 경우 이 효소의 활성도는 매우 높아 2~12시간 사이에 2~4배의 증가를 보이며 이 활성도 유지는 10~14일간이나 되는 수도 있으나 그의 활성도의 많은 증가와 질병의 경중도와는 관계가 없다.

(3) 측정법

① cherry-crandall법

Olive oil emulsion을 pH 7의 기질로 lipase를 37℃에서 24시간 반응 후 생성되는 지방산을 phenolphthalein 지시약 존재하에 N/20 NaOH로 적정하여 활성도를 구한다.

② Tietz법

pH 8의 olive oil emulsion을 기질로 37℃에서 3시간 혈청 중의 lipase와 반응한 후 생성되는 지방산을 지시약 thymolphthalein 존재하에 N/20 NaOH로 적정하여 활성도를 구한다.

③ Shihabi-Bishop법

기질 olive oil emulsion을 사용하여 lipase와 반응시킨 후 glyceryl trioleate의 triglyceride의 ester 결합이 가수분해되면 기질의 탁도 감소가 온다. 이 탁도의 변화를 측정하여 효소의 활성도를 한다.

④ Ziegen Horn Hoffman과 Wess법

Triolein emulsion에 sodium dexoycholate 17mmol/L, $CaCl_2$(0.1mmol/L) 및 porcin colipase(3mg/L)를 첨가하여 pH 9.2로 맞추고 반응 온도는 25℃ 또는 30℃에서 효소와 반응시켜 반응 후 4분에 340nm에서 흡수도를 구하고 다시 5분 후에 흡수도를 구하여 2차로 분당 흡수도 변화율을 구하여 활성도를 구한다. 본 방법에서는 deoxycholate 및 colipase의 첨가는 이 효소 반응에 특이성과 예민도를 증가시키는 것으로 Boehringer Mannheim사의 kit가 있다.

정상치

Tietz법은 0.1~1.0unit(Tietz-Fiereck)이며 Cherry-Crandall법은 0~1unit(cherry-crandall)이고 Shihabi-Bishop의 탁도법은 7~120μmol/min/L이다.

Tietz법

혈청을 pH 8.0으로 완충된 olive oil emulsion과 37℃에서 3시간 incubate하면 지방산이 유리되는데, thymolphthalein을 지시약으로 사용하여 0.05N NaOH로 적정하여 활성도를 구할 수 있다.

시 약

① Purified olive oil : 최특급의 olive oil 300mL에 60g의 chromatographic grade의 alumina (Al_2O_3)를 저으면서 넣는다. 약 1시간 동안 10분 간격으로 저어서 부유시키고 방치하여 가라앉으면 정성 여지로 여과한다.

② Olive Oil emulsion : sodium-benzoate 0.2g과 7g의 gum acacia를 고속의 blender에 H_2O 100mL를 넣은 곳에 가하고 서서히 blender를 가동시켜 녹이고 여기에 정제된 olive oil 100mL를 가하고 blender의 최고속으로 10분간 가동시켜 유화시킨다. Emulsion은 얼지 않도록 6~10℃에 보존시켜 시간이 경과하면 크림층이 약간 생기는데 강하게 10회 진탕 사용하며, 완전히 oil과 물층이 분리되면 버려야 한다.

③ Buffer base, stock solution : 0.80M tris(hydroxymethyl) aminomethane(TRIS) 500mL의 증류수에 TRIS 48.554g을 녹여 냉장고에 보관한다.

④ TRIS-hydrochloride buffer : 0.20M, pH 8.0 at 27℃(pH 7.85 at 37℃)

비커에 Buffer base 50mL를 넣고 10N HCl 21mL를 넣은 후 증류수로 대략 150~160mL가 되게 하여 25℃가 되게 냉각시킨 후 pH 미터로 pH 8.0이 되게 맞춘 다음 총량이 200mL되게 증류수로 채운다.

* TRIS 완충액은 큰 온도 계수를 갖는다.

$\Delta pH/\Delta T = 0.15/10 = 0.015$로 phosphate buffer에 비해 15배의 계수를 갖는다.

⑤ 표준 NaOH 0.050N

⑥ Thymolphthalein 지시약, 1%(w/v) ethyl alcohol

⑦ Ethanol, 95%(v/v)

계 산

① 2개의 시험관에 T 및 B를 표시하고 각 시험관에 H_2O 2.5mL, olive oil emulsion 10mL 및 1mL의 TRIS 완충액을 넣는다.

② 37℃ 항온조에서 preincubation하여 37℃가 되게 한 후

③ T시험관에 혈청 1mL를 넣고 강하게 혼합하여 마개를 막은 후 37℃ 항온조에 넣고 3시간 방치한다.

④ 시간이 되면 T, B 시험관을 꺼내서 50mL 삼각플라스크에 넣고 95% ethyl alcohol 3.0mL로 시험관을 씻어 플라스크에 합친다. 그리고 동일 혈청 1mL를 B 플라스크에 넣고 2개의 플라스크를 각각 잘 혼합한다.

⑤ 각 플라스크에 지시약 5방울을 가하고 0.05N NaOH로 적정하여 청색이(황달 혈청인 경우는 greenish-blue) 나타날 때 소모된 NaOH의 소비 mL인 Ta 및 Ba를 구한다.

계 산

Ta − Ba = ΔV

ΔV가 lipase의 활성도로 cherry-crandall(Tietz-Fiereck) units이다. Unit의 정의는 혈청 1mL 중 효소가 생성하는 지방산의 양이 0.05N NaOH 1mL에 상당한 양이다.

정상치

0.05~1unit

참고

① 반응 시간은 전 반응량의 50%가 처음 4시간 이내에 일어나므로 6시간 혹은 4 또는 3시간 반응의 방법을 사용한다.

② 반응 후에 유리된 지방산의 적정은 pH가 10.5가 되도록 종말점을 잡아야 완전하다. Cherry-crandall법의 경우는 지시약을 phenolphthalein을 사용하므로 pH가 8.8이 되면 변색이 되는데, 이때는 유리된 지방산이 70% 가량 적정된다고 한다. 따라서 변색 구간을 pH 10.1~10.8 사이에 둔 thym-olphthalein을 사용하는 것은 수긍이 간다.

③ 맹검은 완충기질과 혈청의 pH를 종말점까지 오게 하는 데 필요한 알칼리의 양이므로 다른 혈청을 사용할 수도 있다.

④ Hemoglobin은 이 효소의 저해제가 되는 만큼 용혈 혈청을 사용해서는 안 된다.

⑤최적 온도는 40℃이나 그 온도의 정점 전후가 대차가 없고 실험실에서 늘 사용하는 37℃를 이용한다.

(2) Shihabi-Bishop법

원 리

기질 olive oil emulsion을 사용하여 lipase와 반응시킨 후에 glyceryl trioleate의 triglyceride 결합이 가수분해되어 olive oil emulsion의 탁도 감소를 측정함으로써 효소의 활성도를 구한다.

시 약

① 정제된 olive oil : 올리브유 50mL에 10g의 알루미나(aluminum oxide)를 함께 비커에 넣고 교반기로 1시간 동안 교반시킨다. 100mL용 메스실린더에 옮기고 주름 잡힌 구멍이 조금 큰(coarsely grade) 여지로 여과한다.

② Ethanolic olive oil 용액 : 작은 비커에 정제된 olive oil 2.0g을 달아 200mL짜리 용량 플라스크에 옮기고 무수에탄올로 녹여 전량이 200mL가 되게 한다. 너무 심하게 흔들어 녹이면 안 된다.

③ TRIS/desoxycholate 완충액, pH 8.8±0.1 : 큰 비커에 증류수에 약 900mL를 넣고 TRIS 3.0g과 sodium desoxycholate 6.0g을 넣어 녹이고 비커를 교반기 위에 넣은 후 pH 미터에 전극을 담가 계속해서 교반하면서 5M HCl로 pH가 8.8±0.1이 되게 가하여 맞추고 1L 용량 플라스크에 옮겨 총량이 1L가 되게 혼합한 후 냉장고에 보관한다.

④ 사용 olive oil emulsion : 250mL짜리 삼각플라스크에 TRIS/desoxycholate 완충액 100mL를 넣고 교반기에 올려놓고 서서히 교반하면서 2mL짜리 끝이 뾰족한 serological pipette으로 에틸알코올에 녹인 olive oil(ethanolic olive oil) 1.5mL를 취하여 완충액 표면 바로 밑에 끝을 담그고 서서히 가한다. 이 과정은 너무 급하게 하면 emulsion이 불안정하게 된다.

조 작

① Olive oil emulsion 3.0mL를 직경 1cm 큐벳에 넣고 37℃ 항온 장치가 되어 있는 분광광도계에 넣는다.

② 100μL 피스톤형의 pieptte으로 혈청 100μL를 넣어 흔들지 말고 전도 혼합하여 분광광도계에 넣는다.

③ 증류수를 맹검으로 5분간에 걸쳐 매분마다 흡수도를 읽는다.

계 산

분당 평균 감소율(흡수도)을 구하고 factor를 곱한다.

평균 A × F = 분해된 triglyceride의 micromol/min/L of serum

Factor의 결정

사용될 분광광도계와 파장에 따라 blue zone이나 UV zone을 선택할 수 있어 340nm 혹은 450nm를 이용한다. 3개의 100mL 비커를 준비하여 pH 8.8짜리 TRIS 완충액 50mL씩 넣고 각각에 ethanolic olive oil 용액을 0.3mL, 0.6mL 및 0.9mL씩 넣은 후 olive oil emulsion을 만드는 방법과 똑같이 한다.

분석에 사용된 파장과 그 큐벳으로 각각의 흡수도를 측정하면 그들 각각은 68.2, 136.4 및 204.5micromol/L에 해당된다. 예를 들어 중간 표준치(0.6mL 사용분)의 흡수도가 나타내는 값은 136.4μmol triglyceride/L의 양을 가수분해한 값에 해당되므로 이 흡수도를 136.4로 나누어 준 값은 1L당 1μmol을 가수분해하여 변한 흡수도 값이 된다. 만약 중간 표준치의 흡수도를 0.75라 생각하여 계산해 보면 0.75÷136.4 = 0.0055가 되며, factor의 값은 다음과 같아진다.

위의 식에서 두 번째 항의 1,000은 1L당으로 0.1은 혈청 사용량을 표시하며, 셋째 항의 3은 기질의 사용량이며, 1,000은 L당으로 고치기 위한 것이다. 따라서

Factor = 분당 감소된 흡수도 × 5,455

정상치

7~120μmol/min/L at 37℃

2) Cholinesterase

Acetylcholine을 가수분해 작용을 촉매하는 효소로 두 종류가 있다. 하나는 acetylcho-linesterase라 불리는 True cholinesterase 또는 cholinesterase I 이라 하고 이는 혈구, 폐, 이자 및 신경종말과 뇌의 회백질에서 발견되며, 또 한 효소는 acylcholine acylhydrolase로 보통 pseudo-cholinesterase로 불리며 Benzoyl cholinesterase 또는 cholinesterase II라고도 불린다. 이 효소는 간, 췌장, 심장, 뇌의 백질과 혈청 중에 발견되며 생리학적 기능은 잘 모르고 있다. 이들 효소는 다음과 같은 효소 기전을 가지고 있다.

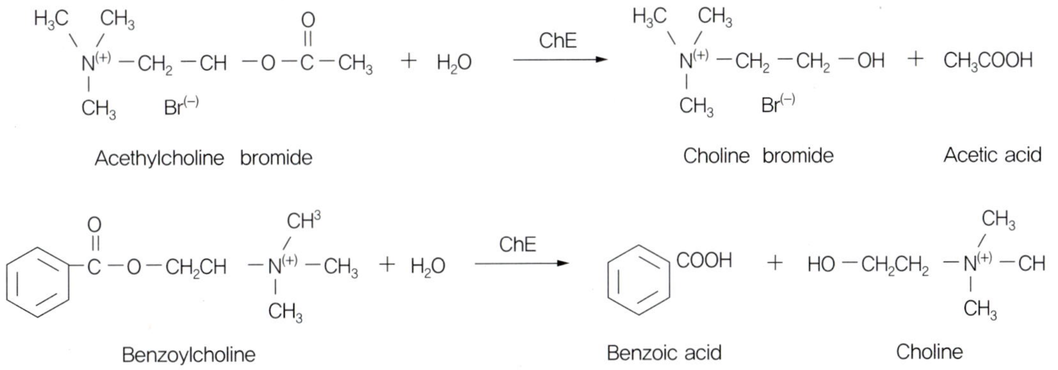

그림 7-9. Cholinesterase 가수분해 작용

상기 두 기질 외에도 acetyl-β-methylcholine이 있으며 두 효소의 기질 특이성에 따라 혈청 효소(psedocholinesterase)는 benzoylcholine과는 반응하나 acetyl-β-methylcholine과는 반응하지 않고 혈구 효소(true cholinesterase)는 그 반대가 된다. 즉 혈구 효소는 choline ester하고만 반응하며 aryl 또는 alkyl계 ester하고는 반응하지 않으며 기질인 acetyl-choline이 10^{-2}mol/L 정도에서는 혈구 효소의 방해제가 되나 혈청 효소의 경우는 그렇지 않다. 정상 혈청 중의 cholinesterase는 전기영동법에 의한 isoenzyme은 7~12개의 분자량이 상이한 군들을 발견할 수 있으며 optimal pH 8.6이며, oxalate, F^- 또는 heparine도 높은 농도에서는 저해제로 알려져 있으며 pseudo-cholinesterase의 활성도를 임상에 이용하고 있다.

표 7-4. Cholinesterase의 기질 특이성

효 소	기질의 종류			
	acetylcholine	Acetyl-β-methylcholine	butylcholine	benzoylcholine
True ChE	+	+	−	−
Pseudo-ChE	+	−	+	+

(1) 측정법

Whitehead-Johnson법은 acetylcholine bromide를 기질로 혈청 중의 pseudocholinesterase를 반응시켜 유리된 acetic acid가 pH를 0.2 단위 변화시키는 데 걸리는 시간을 측정하며, Huerga 등은 일정량의 acetylcholine을 효소와 37℃에서 60분 반응 후에 미반응분의 기질의 양을 측정한다. 이것은 남은 기질과 hydroxylamine을 산용액 하에서 Fe^{+++}와 반응시키면 Orange-brown의 hydroxamate 유도체를 비색 정량한다(540nm). Kalow 및 Genest는 Benzoylcholine을 기질로 반응 후 기질의 감소를 240nm에서 흡수도 감소 측정으로 활성도를 구하였다.

Acylthiocholine을 기질로 효소 반응 후 생성되는 thiocholine의 양을 Ellman 시약인 DTNB (5,5-dithiobis,2-nitro benzoic acid) 또는 4,4-dithiodipyridine으로 발색시켜 410nm 또는 344 nm(4,4-dithiodipyridine)에서 흡수도 측정을 한다. 이 중 DTNB와 기질 butyrylthiocholine을 이용한 반응은 다음과 같다.

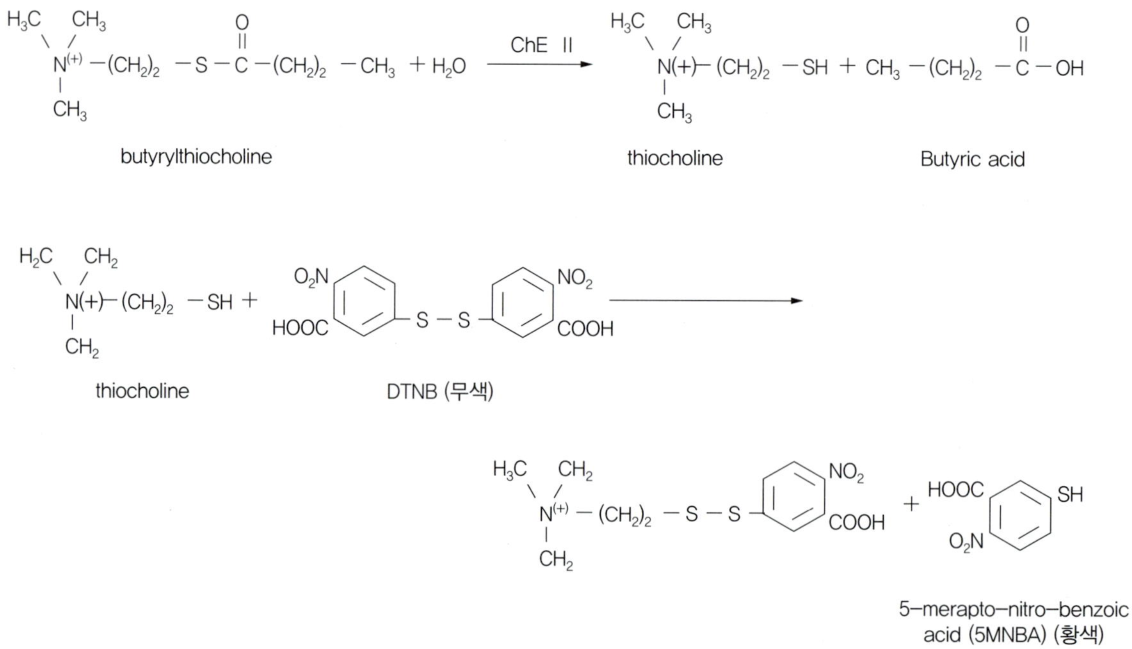

그림 7-10. Pseudocholinesterase 반응

(2) 임상적 의의

Whitehead-Johnson법에서는 성인 남자의 경우 274~532IU/dL, 성인 여자는 204~500IU/dL이며, DTNB 반응을 이용하는 방법에서는 8,840±1,780U/L이다.

혈청 중의 cholinesterase(ChE II)의 활성도는 간기능 검사로 이용되며 유기인 제재의 살충제 즉 파라치온과 같은 농약 중독에 활성도가 감소되며 간세포의 파괴 및 급·만성간장염, 또는 간경화 및 간농양 등에서도 감소를 보이고 심근경색 등에서도 감소를 보인다. 또한 급격한 증가는 nephrotic syndrome에서도 볼 수 있다.

* 혈청 chE와 질환과의 관계저 chE혈증: 간질환, 알부민저하와 비례, 빈혈, 중독증, 심근경색 등고 chE혈증: 신경계 장해, 갑상선 기능항진증, 네푸로제, 당뇨병 등

Pseudocholinesterase의 측정법(whitehead-Johnson법, 1964)

원 리

Acetylcholine bromide를 기질로 혈청 중의 pseudocholinesterase를 반응시켜 가수분해시키면 acetic acid가 유리된다. 즉 유리된 acetic acid로 인하여 pH 변화가 0.2 단위 변화하는 데 걸리는 시간이 효소 활성도에 비례하므로 정확한 pH의 변화를 측정한다.

시 약

M/20 acetylcholine bromide

작은 플라스틱 병에 acetylcholine bromide 0.057g씩 넣어 데시케이터 속에 보관하였다가 사용 시 5mL의 증류수를 넣어 녹인 후 사용한다.

조 작

① 용혈이 안 된 신선한 혈청 0.050mL를 취하여 astrup 장치의 tonometer컵에 넣고 4% CO_2로 3회에 걸쳐 평형을 유지시키고 람다 피펫으로 M/20 acetylcholine bromide 용액 0.050mL를 넣고 10~15초간 혼합하여 곧바로 pH 전극을 담가 pH가 7.35~7.45가 되게 한다.

② 모세관 전극을 곧바로 pH를 읽을 수 있도록 해 놓고 stop watch를 사용하여 pH가 7.3에서 7.1이 되는 시간을 측정한다.

③ 위의 것을 2회 반복한다.

계 산

Pseudocholinesterase 활성도(IU/dL) = 150/t × 100

t : pH가 7.3에서 7.1이 되는데 걸린 평균 시간(초)

정상치

성인 남자 : 274~531IU/dL여자 : 204~500IU/dL

단위 : 37℃에서 매분 당 혈청 1mL가 기질 1μmol을 가수분해하는 역가

Cholinesterase의 측정

원 리

혈청 cholinesterase의 활성도는 DTNB[5,5-Dithiobis(2-nitro benzoic acid) Ellman reagent] 존재 하에 propionylthiocholine 기질을 가수분해하는 비율로 측정된다. 가수분해산물인 thiocholine은 무색의 DTNB와 반응하여 황색의 5-MNBA(5-mer-capto-2-nitro benzoic acid)를 형성함으로써 파장 410nm에서 비색한다. Dibu-caine이나 Fluoride의 저해는 기질 혼합액에 dibucaine과 fluoride를 혼합하여 동시에 측정되며 저해 %는 저해제의 활성도와 비저해제의 활성도를 비교하여 산출한다.

시 약

① Phosphate buffer, pH 7.6, ionic strenth 0.1 in water

② Propionylthiocholine iodide(PTCI), 20mmol/L

③ Dibucaine, 0.3mmol/L

④ Sodium chloride, 40mmol/L

⑤ DTNB-buffer(color reagent), DTNB 0.423mmol/L in phosphate buffer

⑥ Substrate

a. Uninhibited reaction, PTCI와 증류수를 동량 혼합

b. Dibucaine-inhibited reaction, PTCI와 Dibucaine 용액 동량 혼합

c. Fluoride-inhibited reaction, PTCI와 Fluoride 용액 동량 혼합

⑦ Quinidine sulfate, 0.5g/dL

분석 혼합액의 최종 농도는 mmol/L로, PTCI, 2; DTNB, 0.254; phosphate, 25; dibucaine, 0.03; fluoride, 4(존재 시)이다.

조 작

① 혈청을 증류수로 100배 희석한다.

② 저해반응계와 비저해반응계를 위하여 각각 4개의 시험관을 준비하고 T 및 B라 표시한다.

③ T 및 B에 DTNB buffer 3mL 및 해당 기질 1mL씩 취한다.

④ 37℃에서 5분간 가온한다.

⑤ 항온조 내에서 희석 혈청 1mL를 T에 넣고 혼합 후 3분간 방치한다.

⑥ T 및 B에 quinidine sulfate 1mL씩 넣고 혼합한다.

⑦ 희석 혈청 1mL를 B에 넣고 혼합한다.

⑧ B를 파장 410nm에 맞추고 T의 흡수도를 읽는다(ΔA/3min).

계 산

① 비저해계 반응

U/L = ΔA/min/13.6 ×6.0/0.01 = ΔA/min/ ×14,710

ΔA/min = AT/3min

13.6 = L × μmol^{-1} × cm^{-1}, 5-mercapto-2-nitro benzoic acid(5-MNBA)의 1μmol의 흡수계수

6.0 = 반응계 내의 총량

0.01 = 반응계 내의 혈청량

② 저해 백분율(%)

$$\%\ \text{inhibition} = \left(1 - \frac{\text{저해계 흡수도}}{\text{비저해계 흡수도}}\right) \times 100$$

③ 정상 범위

8,440 ±1,780U/L

3) Phosphatase

이 효소는 분비 효소로 정상 혈청 및 혈장 중에 존재하는 가수분해 효소로 acyl 또는 phosphoryl(phosphate)ester를 가수분해하는 작용을 촉매하여 대사 물질의 분해에도 작용하나 합성에는 관여하지 않는다. Phosphatase들은 낮은 특이성을 갖고 있으며 여러 유기인산에스터를 가수분해하여 한 분자의 alcohol과 phosphate 이온을 생성한다. 이 군에서는 orthomono-phosphoric acid의 monoester에만 작용하는 효소가 있으며,

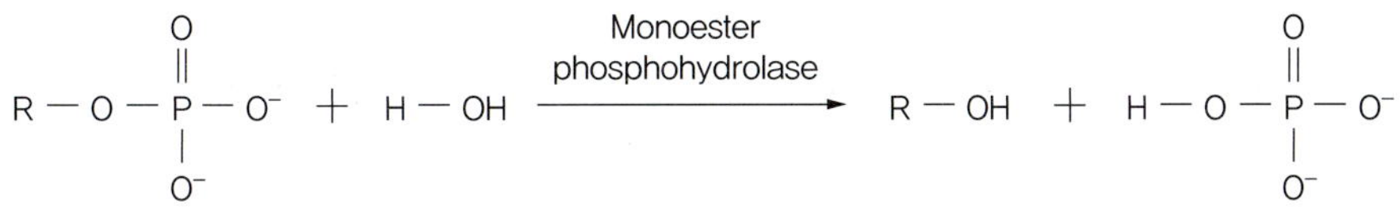

그림 7-11. Phosphohydrolase 반응

이 중에는 pyrophosphoric acid 및 metaphosphoric acid(ATP)의 monoester를 가수분해하는 alkaline phosphatase도 있고 더 제한된 특이성을 갖는 5-nucleotidase도 있다. Orthophosphoric diester hydrolase인 diesterase는 두 위치에 ester화가 되어 있는 한 곳에 인산에스터 결합 위치를

분해한다.

상기와 같은 기능을 가지고 있는 phosphatase는 임상적으로 이용되는 3 종의 동위효소가 있다. 그 중 alkaline phosphatase는 혈청, 간, 골, 태반 및 장 등에 있으며 최적 수소 이온 농도를 pH 10에 두고 있고, 또 하나는 혈청, 전립선 및 간에 있으며 최적 pH는 4.9~5.0에 두고 있는 acid phosphatase와 적혈구에 있고 최적 pH 5.5~6.0에 있는 red cell phosphatase가 있다.

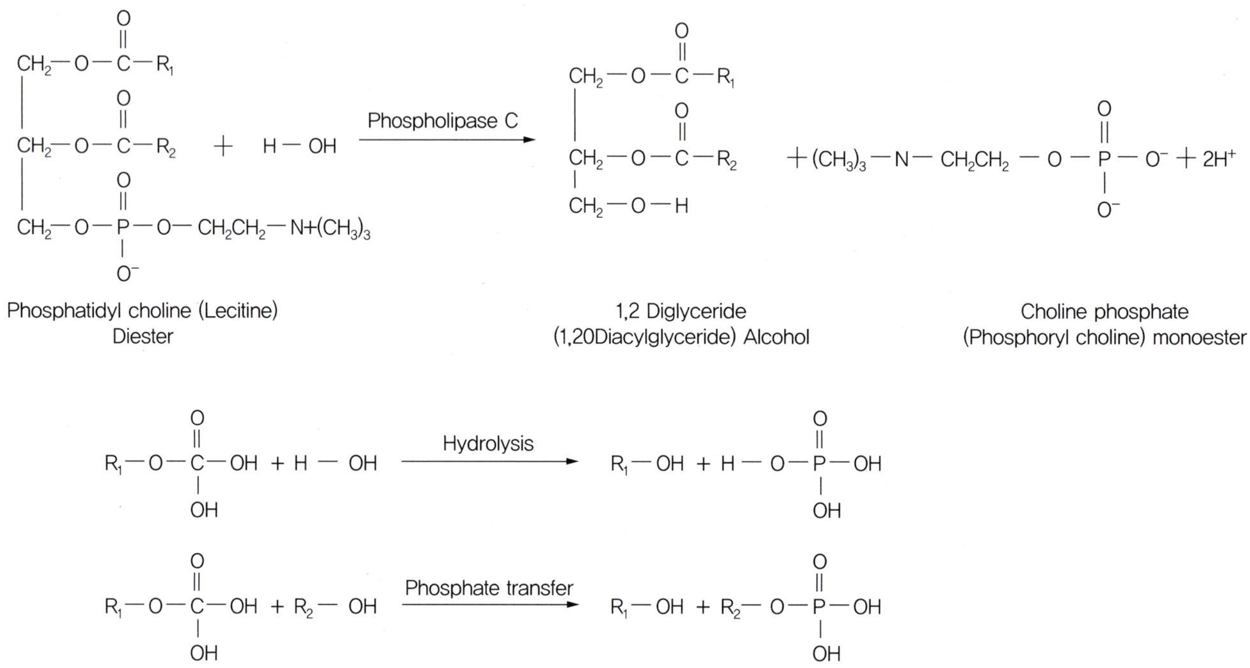

그림 7-12. Phosphatase 종류

또한 이들의 촉매 반응의 형태를 달리 설명하면, 공여기질로부터 인산기를 수산화기를 갖고 있는 수용체로 전이한다고 생각할 수 있다. 즉 수용체가 물이라면 단순히 가수분해가 일어났다고 할 수 있으며 한 분자의 유기인 기질은 한 분자의 알코올과 인산기를 생성할 것이고 수용체가 알코올이면 다른 알코올과 다른 인산에스터를 생성할 것이다. 이 경우는 인산기를 전이한 결과가 되어 전이 효소의 성격을 나타낸다. 이런 인산기의 수용체를 알코올로 사용하는 경우에는 생성물(제2의 유기 인산에스터)의 양이 화학 당량적인 것에 비하여 적어진다.

(1) Alkaline phosphatase

Alkaline phosphatase의 동위 효소들은 실험실적으로 pH 10부위를 지적 pH로 하고 있으나 그의 활성도의 변화는 기질의 농도 또는 기질의 상태에 따라 다르다. 완충액의 종류와 phosphate 수용체의 존재 여부에도 관계되며 동위 효소의 상태에 따라서도 달라진다. 이 효소의 동위 효소들은 정상 혈청에서 2~3개 이상 존재하는 경우는 드물며 질환을 가지고 있는 환자 혈청에 존재하는 형태도 특이성이 있는 형태를 가지고 있다. 즉 간에 존재하는 형태, 골격, 장 및 태반에 존재하는 형태가 있고 때로는 신장 조직에서도 드물게 발견되고 있으나 정상 혈청에서는 간과 골격의 것이 중요한 형태이다.

Alkaline phosphatase는 천연 기질(생체 내) 또는 합성 기질 등에 폭 넓게 반응하지만 인체 내의 천연 기질이 어떤 것인지는 잘 알려져 있지 않다. 그러나 선천적으로 이 효소의 결핍이나 부재하는 생체 중에는 ethanolamine phosphate를 많이 분비하고 있는 점으로 보아 이것이 이 효소의 천연적 기질일 것이라 생각될 수 있다. 이 효소의 활성제로는 Mg^{++}, Co^{++}, Mn^{++} 등의 2가 이온들이 있으며 Zn^{++}는 효소의 구성성분이다. 저해제로는 phosphate, borate, oxalate 및 cyanide 등이 있다. 사용하는 완충액의 종류에 따라서도 효소 활성도에 영향을 미친다(농도가 낮은 경우는 별로 영향이 없음). 그 종류를 구별하여 보면 carbonate 및 barbital은 영향이 없고, glycine과 propylamine은 저해 작용, 2-amine-2-methyl-1-propanol(AMP), tris(hydroxylmethyl) amino-methane(Tris) 및 diethanol-amine(DEA) 등은 활성 작용을 갖는다. 저해제 중 glycine은 Mg^{++}와 결합하여 복합체를 형성하여 분명히 저해 작용을 한다.

인체의 모든 조직에 분포하고 있는 이 효소들의 정확한 대사 기능은 아직도 잘 알려져 있지 않으나 장애 시 지방의 수송 또는 골 중에서 회화(calcification) 과정에 관여하고 있음은 알 수 있다.

정상 성인의 혈청 중에 존재하는 이 효소는 주로 간과 담도계의 것이 골격계로부터 유래되는 활성도의 반 정도이며, 장에서 유래되는 양은 적고 특히 혈액형 물질에서 분비되는 B 또는 O형의 혈청에서도 적은 양이 있으며, 요 중에서 발견되는 이 효소는 신장 조직에서 유래된 것으로 볼 수 있다.

혈청 중의 alkaline phosphatase는 56℃에서 변성이 급격히 생기지만 낮은 온도에서는 비교적 안정하고 실온에서 6시간 정도 방치는 1% 이상의 활성도 증가를 보인다. 1~4일 정도면 3~5% 이상의 증가가 있고, 냉장 보존한다 하더라도 하루에 2% 정도의 활성도 증가를 보이며, 냉동상태에서는 활성도 감소가 있으나 녹은 후에는 서서히 활성도가 회복된다. 동결건조 혈청에 있어서는 증류수에 용해시켰을 때 활성도의 증가를 볼 수 있는데 특히 37℃ 정도에 보관시켰을 때는 하루 중 50~100% 정도의 상승이 있으며 4~20℃에서도 각각 10% 또는 30%의 증가가 있다. 이 같은 활성도의 증가가 수일간 계속되면 효소의 반응률은 낮아지는데 그 이유는 잘 모르나 효소의 변성 또는 동결 건조 과정 중에 형성되었던 효소의 다중화 및 인지질단백 등이 가온 시에 해리하여 생기기 때문이다.

표 7-5. Alkaline phosphatase 측정법

방법 조건	Bonansky	Shinowara-Jones-Reinhart	Kind-King	BLB	Bawers-Mccomb
사용 완충액	Barbital	Barbital	Crbonate	Glycine	AMP*
반응 pH	8.5~8.7	9.4~9.8	9.5~9.7	9.8~10.2	1μmol PNP in
분석 단위	1mg P in 60minutes	1mg P in 60minutes	1mg phenol in 15minutes	1mmol PNP in 60minutes	1minutes
기질	β-Glycero phosphate	β-Glycero phosphate	Phenyl Phosphate	PNPP	PNPP
정상치	1.5~4.0U/100mL	2.2~6.5U/100mL	3.5~13U/100mL	0.7~2.7U/100mL	25~90U/100mL
국제단위	8~22mIU/mL	15~35mIU/mL	25~92mIU/mL	13~38mIU/mL	25~90mIU

* AMP : 2-Amino-2methyl-1-prophanol, PNP : P-nitrophenol, PNPP : P-nitrophenyl phosphate, U : 단위, mIU : 국제단위

① 측정법

· Bodansky method

pH 8.6으로 완충(barbital buffer)된 sodium-β-glycero phosphate를 기질로 사용하여 37℃에서 정확히 1시간 동안 alkaline phosphatase와 반응시켜 유리된 무기인을 Fiske-Subbarow법에 따라 정량하여 효소의 활성도를 구한다. 구해진 활성도는 Bodansky unit로 보고된다.

Bodansky unit : 혈청 100mL가 37℃에서 1시간 동안 기질과 반응하여 유리되는 무기인 1mg을 기본 단위로 하고 있다.

· King-Armstrong method

pH 9.0으로 완충된 disodium phenylphosphate를 기질로 37.5℃에서 30분 동안 효소와 반응시킨 후 유리되는 phenol의 양을 발색 시약인 Folin-Ciocalteu 시약으로 발색시켜 비색 정량한다.

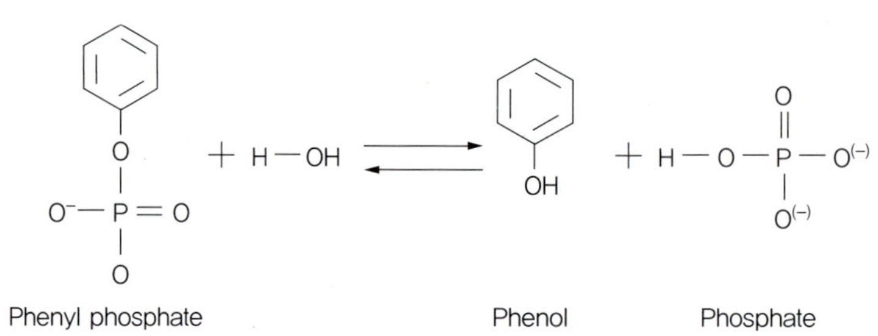

그림 7-13. King-Armstrong법 반응

· Kind-King method

pH 10으로 완충된 disodium phenylphosphate를 기질로 37℃에서 15분 동안 효소와 반응시

킨 후 그림 7-13과 같이 반응하여 유리된 phenol을 발색 시약인 4-aminoantipyrine과 alkali 및 $K_3Fe(CN)_6$ 존재 하에 축합시키면 적색의 quinon 물질을 형성하여 파장 500nm에서 비색 정량한다.

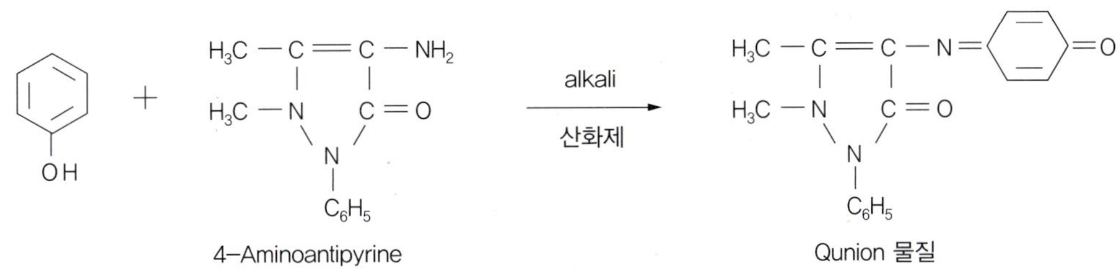

그림 7-14. Kind-king법 반응

King-Armstrong unit : 상기와 같은 조건으로 혈청 100ml가 반응하여 유리되는 phenol의 mg 수로 나타낸다.

· Bessey-Lowry-Brook method

무색의 p-nitrophenylphosphate를 기질로 pH 10.3이 되게 glycine 완충용액으로 pH를 맞춘 후 효소(혈청)와 37℃에서 30분 동안 반응시키면 기질이 분해되어 생성되는 p-nitro-phenol(410nm)을 측정하여 효소의 활성도를 구한다. 이 p-nitrophenol은 산에서는 무색이나 알칼리에서는 nitro-phenolate가 되어 짙은 황색을 갖는 quinoid 구조를 나타낸다.

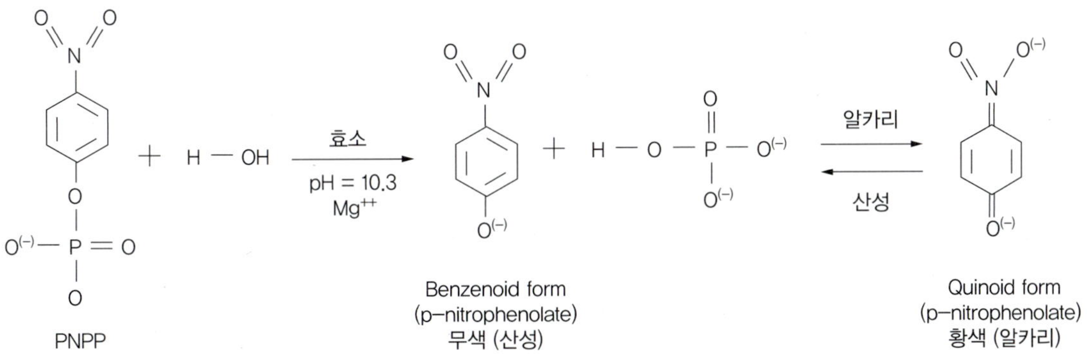

BLB 단위 : 혈청 1000ml 가 60분 간에 형성된 p-nitrophenol 의 mmol 수로 정의한다.

그림 7-15. Bessey-Lawry-Brook법 반응

· Bawers and McComb method(continuos monitoring method)

기질은 무색의 4-nitorphenyl phosphate(PNPP)로 pH 10.3이 되게 완충용액(2-amino-2- methyl- 1-propanol(AMP))을 사용하여 30℃에서 효소와 반응하여 생성되는 4-nitro phenol의 양을 알칼리에서 발색되는 색도의 분당 흡수도(404nm) 증가율을 측정하여 효소의 활성도로 산정한다.

② 임상적 의의

혈청 중의 ALP는 담도를 따라 배설하므로 담도계의 질환이나 골격계의 질환 시는 상승하며, 생리적 변화 및 연령에 따라서도 변화한다.

- 간 또는 담도계 질환 : 담도의 폐쇄, 담낭 및 담관의 결석 시에 상승치를 보이며 간암, 간경변 및 담즙 배설 장애 시에도 상승치를 보인다.
- 골 질환 : 골의 신생, 골의 악성 종양, Paget씨병, 골절, 골연화증 등에서 상승하며 부갑상선 기능 항진 등에서도 상승한다.
- 생리적으로 높은 값을 나타내는 경우 : 발육기의 소아는 성인의 2배 정도 높으며 임신부의 경우에는 태반에서 분비하는 estrogen이 이 효소 생산을 촉진하여 임신 6개월부터 상승하여 출산기에는 2~3배 정도 높은 값을 나타낸다.

③ Alkaline phosphatase의 isoenzyme

Alkaline phosphatase의 동위 효소들은 각 효소들의 모든 성질이 확인은 되지 않았지만 인체 여러 조직으로부터 분리할 수가 있다. 특히 태반 중에서 분리된 효소는 유전적 구조의 차이가 뚜렷이 있으며 다른 동위 효소들도 기질 종류에 따른 반응률의 상대적인 차이, 저해제의 대응도 차이, 열 및 요소에 의한 변성으로 안정성의 변화, 전기영동도 차이 및 면역화학적 특성의 차이 등으로 구분하고 있다.

이 효소의 조직 특이성은 혈청 중에 증가된 효소가 어느 조직으로부터 유래하였는지를 알아볼 수 있으나 경우에 따라서는 구별이 잘 안 되는 경우(골성 및 태반성)도 있다.

혈청 검체를 알칼리 pH에서 전기영동하여 보면 간성 및 골성 효소는 양극 쪽으로 빨리 이동된다. 골성 효소는 확산 영동대가 간성보다 더 넓고 영동도는 조금 뒤쳐지고, 소장성 효소의 영동도는 더 쳐진다. 신장성 효소는 아주 쳐지며, 태반성 효소는 간성 및 골성 효소와 비슷한 영동도를 나타낸다.

소장성 동위 효소의 분리는 검체에 neuraminidase와 함께 가온 후 전기영동하면 다른 동위효소들의 영동도는 감소되나 소장성 동위 효소는 영향을 받지 않는다. 태반성 동위효소는 열에 안정성이 있어 65℃에서 가온하여도 활성도의 감소가 없으나, 다른 동위 효소들은 이 온도에서 완전히 파괴된다. 따라서 65℃에서 30분 가온 후 측정되는 활성도는 태반성 동위 효소로 임신후반기에 존재하며, 이 동위 효소 중 placental -like fetal form(Regan isozyme)은 암 환자 검체 중 5~15%가 있어 이 비정상 동위 효소 검출에도 열 가온 후 시행한다. 또한 56℃에서 소장성 동위 효소는 간성 동위 효소보다 안정하며 골성 동위 효소보다는 더 안정하다. 따라서 56℃에서 10분간 처리 후에 활성도가 20% 미만이면 대체로 골성형이고, 25~55% 정도의 활성도가 남아 있으면 간성형 또는 소장형으로 구별된다. 가온 후 활성도 측정 과정을 소개하면 다음과 같다.

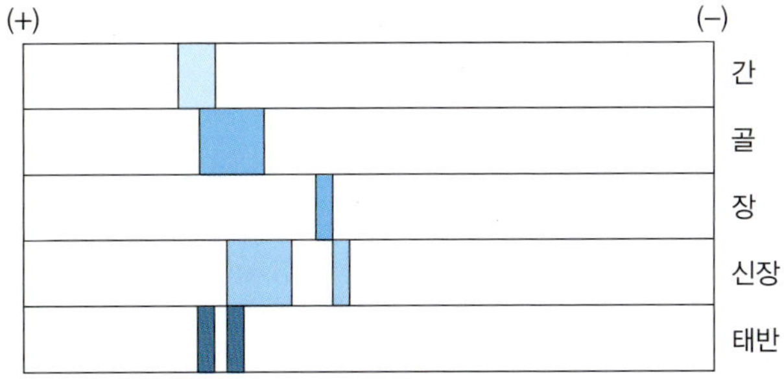

전분매체 전기영동 후에 각 조직에 따른 Alkaline phosphatase의 동위 효소상

그림 7-16.

- 작은 유리시험관에 혈청 0.5mL 정도를 넣고 파라필름으로 마개를 한다.
- 56℃ 온수조에 넣고 정확히 10분 후에 꺼내 얼음 속에 넣는다.
- 이 검체로 효소의 활성도를 측정하고 가온하지 않은 검체(얼음에 보관)의 활성도도 측정한 후 가온한 검체 중의 남은 활성도 퍼센트를 구한다. 만약 태반형 또는 Regan isozyme의 존재가 의심스러우면 65℃에서 30분 가온 후 활성도를 측정한다. 화학적인 저해제로 인한 특이성으로는 L-phenylalanine이 소장성, 태반성 및 Regan isozyme을 5mmol/L 농도에서 아주 저해하나, 골성 및 간성 효소에게는 영향을 별로 안 준다. 요소도 높은 농도에서 효소의 활성을 저해하여 골성 효소는 아주 예민하고(3mmol 요소에서 18분간 반응 후 잔존 활성도 16%), 간성 효소는 중간 정도(잔존 활성도 44%)이며, 소장 및 태반성은 내성이 있다(잔존 활성도 69%).

(2) Acid phosphatase

Acid phosphatase란 한 종류의 효소라기보다는 pH가 7 이하에서 최적 활성도를 갖는 인산 가수분해 효소들을 총칭하는 효소군이다. 간, 비장, 젖, 혈구, 혈소판, 골수 및 전립선 등에 분포되어 있으며 특히 건강한 성인 남자 혈청 중에 존재하는 양의 1/3~1/2은 전립선에서 유래되는 것이다. 그 나머지는 혈소판, 적혈구 및 간 등에서 분해 시 유래되는 것으로 생각된다. 따라서 각 acid phosphatase의 지적 pH도 근원적 조직에 따라 다르다. 전립선 분비의 효소가 임상적으로 매우 중요한 의미를 갖고 있으며 지적 pH는 4.8~5.1이다. 때로는 이 지적 pH에서도 반응하는 기질의 종류에 따라 다르다. 즉 전립선 효소는 β-Glycerophosphate, a-naphthylphosphate 및 thymol-phthalein monophosphate가 phenyl phosphate 및 p-nitrophenyl- phosphate보다 더 예민하게 반응한다.

이 효소는 매우 불안정하여 37℃ 이상, pH 7 이상에서는 혈청 중 전립선 효소가 매우 불안정하다. 실온에서 1시간에 50% 이상 활성도를 잃을 수 있어 검체를 pH 6.5 이하로 하여 주면 효소를 안정화시킬 수 있다. 특히 이 효소들의 혈청 중 활성도는 전립선 분비 활성도와 그 외 비특이적 전립선 활성도가 구분될 수 있으면 임상적으로 이용 가치가 크다. 다행히 전립선 효소는 L-Tartrate 이온에 의한 활성도 저해는 없으며 적혈구성 acid phosphatase는 Tartrate for-mal-dehyde 및 Cu^{++}

이온에 저해를 받는다.

① 측정법

· Bodansky method

Alkaline phosphatase법과 동일하나 기질의 pH를 빙초산을 첨가하여 pH 4.8~4.9로 맞추어 시행한다.

· Kind-King method

Alkaline phosphatase법과 같으나 기질의 pH를 4.9로 하기 위하여 구연산 완충용액을 사용하고 반응 시간이 1시간이다.

· BLB method

기질의 pH를 4.9로 하기 위하여 citrate 완충용액을 사용하며 반응 시간 30분, 혈청 사용량 0.2 ml 및 0.1N NaOH 4mL를 사용하는 것이 alkaline phosphatase 측정법과 다른 점이다.

· Roy-Brower-Hayden method

기질 disodium thymolphthalein monophosphate를 구연산 완충용액으로 pH 6으로 고정하고 37℃에서 30분간 반응 후 유리되는 thymolphthalein의 양을 알칼리로 하여 발색시킨 후 590nm에서 비색 정량한다.

② 임상적 의의

Acid phosphatase의 혈청 중의 증가는 전이성 전립선암인 경우는 아주 심하며 전립선에 국한된 종양의 경우는 정상 또는 조금 상승됨을 볼 수 있다. Paget씨병, 부갑상선 기능항진 시에도 중등도의 증상을 보이며 유방암의 경우도 증가한다.

표 7-6. Acid phosphatase 측정법

방법 / 조건	Bodansky	Kind-King	BLB	Roy-Brower-Hayden
사용 완충액	Barbital	Citrate	Citrate	Citrate
반응 pH	4.8~4.9	4.9	4.9	6.0
분석단위	1mg P in 60 minutes	1mg phenol in 60 minutes	1mmol PNP in 60minutes	1μmol 30minutes
기질	β-Glycero phosphate	Phenyl phosphate	PNPP	Thymolphthalein monophosphate
정상치	0~1.1U/100mL	0~4U/100mL	0.13~0.63U/100mL	0.11~0.6U/100mL

PNP : P-nitrophenol, PNPP : P-nitrophenyl phosphate, U : 단위

Bodansky method

(1) Alkaline phosphatase

원 리

Sodium β-glycerophosphate를 기질로 pH 8.6, 37℃에서 1시간 반응시킨 후 유리된 무기인을 Fiske-subbarow법에 의하여 측정한다.

시 약

① 기질, pH 8.6 : 500mL 정량 플라스크에 석유 에테르 3mL를 넣은 다음 2.5g의 sodium β-glycerophosphate와 2.12g의 sodium barbital 및 0.61g의 $MgSO_4 \cdot 7H_2O$를 달아 넣고 증류수를 가하여 녹이고 pH를 8.6이 되게 맞춘 후 눈금까지 증류수로 희석하여 냉장고에 보관한다.

② 삼염화초산(trichloroacetic acid) 20g/dL : 100g의 삼염화초산을 증류수로 녹여 총량이 500mL가 되게 하여 냉장고에 보관한다.

③ Molybdate 시약 : 12.5%의 ammonium molybdate 100mL에 10N H_2SO_4 150mL를 가하고 증류수로 희석하여 냉장고에 보관한다.

④ Aminonaphtholsulfonic acid : 0.25g의 1,2,4-aminonaphtholsulfonic acid와 15g의 sodium bisulfite 및 0.5g의 sodium sulfite를 증류수에 녹여 100mL가 되게 한다. 냉장고에 보관한다.

⑤ 표준(standard) : 무기인 측정법(Fiske-subbarow법) 참조

조 작

① 3개의 시험관에 T(test), C(control) 및 B(blank)로 표시하고 기질 4.5mL씩 넣고 37℃ 항온조에서 약 5분간 가온한다.

② 37℃로 가온이 되면 T 시험관에 검사혈청 0.5mL를 가하고 잘 섞는다.

③ 37℃에서 정확히 60분간 가온한 후 20% TCA 3mL씩 가하고 C 시험관에는 검사 혈청 0.5mL 및 B 시험관에는 증류수 0.5mL씩 가한 후 잘 섞어서 수 분 방치하여 원침 또는 여과한다.

④ 다른 시험관 4개를 준비하여 T, C, B 및 S라 표시한다. T, C, B에는 해당하는 여액 3mL씩 옮기고 S에는 무기인 측정법에서 사용하는 표준액(0.01mg P/mL) 2mL 및 증류수 3mL 및 20% TCA 3mL를 넣어 혼합한 후에 3mL를 취하여 넣는다.

⑤ 각 시험관에 molybdate 시약 1mL 및 aminonaphtholsulfonic acid 0.4mL를 넣고 잘 섞은 후 5분간 방치한다.

⑥ 파장 660nm에서 각각의 흡수도를 구한다.

계 산

$$\frac{A_T - A_C}{A_S} \times 4 = \quad \text{unit/100 mL}$$

Bodansky unit : 기질 sodium β-glycerophosphate로 사용하여 37℃에서 1시간 동안 혈청 100mL가 반응하여 생성되는 무기인의 mg 수이다.

정상치

성인 : 1.5~4.0units/100mL(평균 2.7units/100mL)

소아 : 5~12units/100mL(평균 8.0units/100mL)

(2) Acid phosphatase

Alkaline phosphatase의 측정법과 동일하나 사용되는 기질의 pH가 4.8~4.9인 점이 다르다.

시 약

기질, pH 4.8

2.5g의 sodium β-glycerophosphate와 2.12g의 sodium barbital를 400mL의 증류수로 녹이고 25mL의 빙초산을 가하여 pH를 4.8~4.9로 맞춘 후 총량이 500mL가 되게 한다.

조 작

Alkaline phophatase 측정법과 똑같이 하되 기질만 pH 4.8의 것을 사용한다.

정상치

0~1.1unit/100mL이며, 전이성 전립선암인 경우 증가하며, 여자인 경우는 metastatic breast carcinoma인 경우 증가하며 Pagets disease인 경우에도 증가한다.

Bessey, Lowry, Brock method

(1) Alkaline phosphatase

원 리

무색의 paranitrophenyl phosphate(PNPP)를 기질로 하여 반응시키면 효소(phos-phatase)는 그 중 phosphate group를 분해하여 free의 paranitrophenol(PNP)을 형성하는데, 희석된 용액 중에서 산성형으로 무색이다. 그러나 alkali성에서는 이것이 nitrophenolate ion으로 되어 매우 짙은 황색을 가지는 quinoid 구조를 나타낸다. 발색 반응 pH에서는 대부분의 free nitrophenol은 황색의 quinoid form으로 존재하므로 발색 반응의 과정 중에서도 황색의 색도 증가를 관찰할 수 있다. 반응 시간을 정확히 30분을 진행시키고 sodium hydroxide를 가하여 효소를 불활성화시키고 곧 nitrophenolate의 색을 희석하여 410nm에서 흡수도를 측정한다. 30분간 반응에서 형성된 nitrophenol의 양은 표준 곡선에서 계산된다. 효소 활성의 단위는 혈청 1L가 60분간에 형성된 p-nitrophenol의 millimole 수로 정의한다.

시 약

① Glycine buffer 0.01M, 0.001M Mg^{++}포함, pH 10.3~10.4 at 37℃ : 최순급의 glycine 7.50g과 $MgCl_2 \cdot 6H_2O$ 0.2~03g을 증류수 750mL에 녹이고 1N NaOH 85mL를 가한 후 pH를 정확히 측정하여 25℃에서 10.5~10.7이 되게(37℃에서는 pH 10.3~10.4) 하여 1L가 되게 희석한다. Chloroform을 몇 방울 넣고 냉장고에 보관하면 4~6개월간 안정하다.

② 보존용 기질(stock substrate) : paranitrophenyl phosphate disodium salt를 새로 조제하여 농도가 4.0mg/mL = 15.2μmol/mL가 되게 한다.
시약은 불안정하며, 최고급 순도를 사용하고 포장도 g 단위 혹은 100mg 단위를 사용하고, 건조된 냉암소에 보관하여야 한다.

③ 완충기질(buffered substrate) : glycine 완충액과 보존용 기질을 동량 혼합하여 사용 전에 pH를 측정한다. 필요하면 15×125mm 시험관에 1mL씩 분주하여 냉동하였다가 사용 시 녹여 쓴다. 이 용액의 완충액 농도는 0.050M Mg^{++} = 5×10^{-4}, p-nitrophenylphos-phate = 7.6μmol/mL이다.

④ Sodium hydroxide(0.02N) : 표정된 NaOH로부터 희석하여 사용한다.

⑤ 보존용 표준액(0.010M) : 순도가 좋은 p-nitrophenol 0.3479g을 정확히 칭량하여 증류수에 녹여 250mL가 되게 한다. 냉동하여 암소에 보관하면 6개월간 안정하다.

⑥ 농염산(12N)

조 작

① 냉동된 완충기질이 1mL씩 들어 있는 시험관 3개를 꺼내 T 및 B_1, B_2로 표시하고 37℃ 항온조에 넣어 37℃가 되게 한다(약 5분간이면 가능).

② T 시험관에 검체 혈청 0.1mL를 넣어 혼합하고 B_1및 B_2에는 H_2O 0.1mL씩 넣고 37℃ 항온조에 넣는다.

③ 정확히 30분이 되면 각 시험관에 0.02N NaOH 10mL씩 넣고 혼합한다.

④ 대조 맹검으로 증류수를 사용하여 B_1 및 B_2를 파장 410nm에서 흡광도를 읽는다. B_1과 B_2가 같다면 기질이 비효소적 가수분해로 PNP가 생기지 않은 것이며, 차이가 있으면 분해가 생긴 것이다. 이 경우 흡수도가 0.020 이상이면 기질의 변질이 의심스럽다. 그 이하이면 T에 대한 reference로 낮은 것을 선택한다.

⑤ 파장 410nm에서 선택된 맹검으로 T의 흡수도를 읽고 A_1이라 기록한다.

⑥ 각 시험관에 HCl(12N) 한 방울씩 가하고 혼합하여 과정 ⑤와 동일하게 흡수도를 읽어 A_2라 기록한다.

⑦ A_1과 A_2의 흡수도 차이를 표준선에서 찾는다.

표준선

보존용 표준액 0.010M PNP를 1:200이 되게 증류수로 희석한다. 희석액은 0.05mmol/L가 된다. 상기 희석액을 다음과 같이 조작하여 1번 시험관을 맹검으로 파장 410nm에서 각 시험관의 흡수도를 구하여 그래프지에 그린다.

표 7-7. 검량선표준액 준비

시험관	희석표준액(mL)	증류수(mL)	0.2N NaOH(mL)	PNPmM/L/hr	
				alkali	acid
1	0	10	1.1	0	0
2	1	9	1.1	1	0.23
3	2	8	1.1	2	0.47
4	4	6	1.1	4	0.94
5	6	4	1.1	6	1.40

정상치

alkaline phosphatase	남자 : 0.7~2.8units/L
	소아 : 2.2~6.7units/L
Acid phosphatase	남자 : 0.13~0.63units/L
	여자 : 0.01~0.56units/L

참고

① ①에서 기질의 변질이 없다는 확신이 있다면 맹검은 하나를 사용해도 좋다.

② ②에서 30분 이전이라도 황색도가 너무 짙으면 10, 15, 20분 어느 때이건 과정 ③으로 진행시키고 결과에 30/t을 곱해 주면 된다.

③ 기질의 농도가 7.6μmol×10/1.1 = 6.90μmol인데, 효소의 정확한 분석은 그 농도의 10~15%가 가수분해되는 때가 가장 좋고 만약 8units 이상이면 반복해야 한다.

④ 반응 산물인 PO_4^{-3}은 효소 반응에 저해를 주므로 높은 활성도를 가진 경우 ③과 같이 시간을 줄이거나 sample을 희석하여 반복해야 한다.

⑤ BLB 단위의 국제단위는 1분간에 유리되는 PNP의 양이므로 1BLB unit = 1,000μmol/60 = 16.6IU/L or 16.6 mIU/mL

(2) Acid phosphatase(Bessey–Lowry–Brook)

Acid phosphatase의 측정은 alkaline phosphatase 측정과 같이 실시하되 pH가 4.9를 가진 산성 기질을 사용하며, 혈청은 0.2mL를 사용하고 NaOH도 0.1N짜리 4mL를 사용하는 것이 다르다.

시 약

① Citrate 완충액, 0.09M, pH 4.85 ±0.05 : citric acid · H_2O 18.91g을 증류수에 녹인다. 1N NaOH 180mL와 0.01N HCl 100mL를 가하여 pH가 4.85가 되게 맞추고 총량이 1L가 되게 한 후 chloroform 몇 방울 가하여 냉장고에 보관한다.

② Tartrate-citrate 완충액, 0.09M citrate, 0.04M tartrate, pH 4.85 : citrate 완충액 250mL에 tartaric acid 1.50g을 넣어 녹이고 냉장고에 보관한다.

③ 보존기질액 : p-nitrophenyl phosphate disodium salt(4.0mg/1.0mL) alkaline phos-phatase와 동일함.

④ 완충기질액 : 보존기질액과 완충액을 동량 섞는다. pH가 4.9가 되게 맞춘다.

⑤ NaOH, 0.1N

⑥ 표준액 : Alkaline phosphatase와 같음. Disodium citrate · H_2O 10mg을 함유하고 있다.

조 작

Alkaline phosphatase의 경우와 동일하게 시행하되 완충기질 1ml에 반응 시간 30분, 혈청 사용량 0.2ml 및 0.1N NaOH 4mL을 사용한다(alkaline phosphatase 참조).

단 위

alkaline phosphatase의 경우는 액량 11.1mL로 0.1mL의 혈청을 사용하고 있으며, acid phos-phatase의 경우는 액량 5.2mL에 혈청 0.2mL를 사용하고 있으므로 alkaline phos-phatase의 활성도 1은 acid phosphatase의 활성도 0.234에 해당한다.

$$1\text{mM} \times \frac{5.2}{11.1} \times \frac{0.1\ \text{mL}}{0.2\ \text{mL}} = 0.234$$

Kind–King method

(1) alkaline phosphatase

원 리

pH 10.0의 탄산 완충액에 용해된 phemyl 인산을 기질로한 완충기질에 혈청을 가하여 37℃로 반응시킨다. 유리된 phenol을 산화제 존재 하에 알칼리성으로 하고 4-aminoantipyrine과 축합시키면 적색의 quinone 물질을 형성하여 그 색을 비색한다.

시 약

① 0.1M carbonate buffer(pH 10.0) : 무수탄산소다 6.36g과 중탄산소다 3.36g을 증류수에 녹여 1L로 한다.

② 0.01M phenylphosphate 기질 : 특급의 disodium phenylphosphate($C_6H_5Na_2O_4P$) 0.43g에 증류수를 200mL를 가하여 용해시켜 끓인 다음 냉각시키고 chloro-form 약 1mL를 가하여 냉장고에 보관한다.

③ 0.5N NaOH

④ 0.5M sodium bicarbonate : $NaHCO_3$ 21g을 증류수에 녹여 500mL가 되게 한다.

⑤ 0.6g/dL 4-aminoantipyrine : 4-aminoantipyrine 1.2g을 증류수에 녹여 200mL가 되게 하고 갈색병에 보존한다.

⑥ 2.4g/dL potassium ferricyanide : $K_3Fe(CN)_6$ 4.8g을 증류수에 녹여 200mL가 되게 하고 갈색병에 보존한다.

⑦ 100mg/dL phenol(표준액) : 순수한 phenol 1.0g을 정확히 달아 0.1N HCl에 녹여 전량이 1L가 되게 한다.

조 작

① 시험관 2개를 준비하여 T 및 C로 표시하고 carbonate buffer 1.0mL와 기질 1mL씩 각각 넣고 섞은 후 37℃ 항온조에서 약 5분간 가온한다.

② 가온 후 T관에는 혈청 0.1mL를 가하여 섞은 후 정확히 37℃에서 15분간 방치한다.

③ 시간이 되면 모두 꺼내어 0.5N NaOH 0.8mL를 각각 넣고 섞은 후 C관에 혈청 0.1mL를 넣고 섞는다.

④ T 및 C에 0.5M $NaHCO_3$ 1.2mL 및 4-aminoantipyrine 1.0mL를 가하여 섞은 후 po-tassium ferricyanide 용액 1.0mL씩 넣고 섞는다.

⑤ 10분 후 증류수를 맹검으로 하여 T 및 C의 흡수도를 500nm에서 측정하고 T 및 C의 흡수도 차를 구한다.

(2) Acid phosphatase

원 리

alkaline phosphatase의 측정과 같으나 사용 기질의 pH가 4.9이며, 구연산 완충액을 쓰며 가온 시간은 1시간이다.

시 약

① 0.2M citrate buffer(pH 4.9) : citric acid 21.0g을 증류수에 녹이고 1N NaOH 188mL를 가하여 희석한 후 증류수로 총량이 500mL가 되게 추가하여 toluene 3방울을 가한다.

② 기타 시약 : alkaline phosphatase 참조

조 작

전체 조작도 alkaline phosphatase의 경우와 같고 완충기질은 citrate buffer를 이용하며, 가온 시간이 1시간인 점이 다르다.

표준선의 작성

100mg/dL phenol 표준액을 증류수로 10배 희석한다. 시험관 5개를 준비하여 희석표준액(10 mg/dL)을 0, 0.1, 0.3, 0.5, 0.7mL를 취하고 각각의 총량을 1.1mL가 되게 증류수를 가하여 희석한다. 또한 완충액 1mL씩을 가하여 섞은 후 본 방법의 조작 과정에 따라 발색시켜 처음의 시험관액을 맹검으로 하여 각각의 흡수도를 500nm에서 구한다. 각각의 농도는 10, 30, 50, 70 King-Armstrong unit에 해당하며, 방안지에 옮겨 표준검량선을 그린다.

정상치

Alkaline phosphatase	성인 : 2.7~10 King-Armstrong unit
	소아 : 10~20 King-Armstrong unit
Acid phosphatase	성인 : 0~4 King-Armstrong unit
	소아 : 0~3 King-Armstrong unit

참고

① 반응 시간은 정확해야 한다. 30초 차이는 3%의 오차가 생긴다.

② Phenol의 정색은 안정하나 점차로 퇴색하여 20~30분 후에는 2~3%, 1시간 후에는 10%까지 색도의 감소가 있으므로 10분 이내에 읽도록 한다.

③ Erythrocytes 내에는 acid phosphatase가 혈청에 보다 100배나 더 있으며, alkaline phosphatase는 약 6배 정도로 높기 때문에 용혈 혈청을 사용해서는 안 된다. 그러나 alkaline phosphastase인 경우는 맹검을 사용하므로 큰 지장은 없다.

④ 검체의 안정성은 acid phosphatase인 경우는 냉동 상태에서 3개월 정도이며, 실온에서는 1시간에 활성도가 30% 가량 감소한다. 냉장고에서는 1~2시간 안정도가 있다. Alkaline phosphatase는 냉동 상태에서 16개월 정도 안정하며, 실온에서 24시간 동안에 5~30%의 활성도의 증가가 있는데, 이는 혈청의 pH가 증가되는 요인 때문이며, 냉장고에서는 10%의 활성도가 하루 정도에서 증가한다.

4) Transaminase

Aminotransferase는 amino acid와 a-oxoacid 사이에서 아미노기를 전이하는 반응을 촉매하는 효소로 AST(L-Aspartate : 2-oxoglutarate aminotransferase) 및 ALT(L-Alanine : 2-oxoglutarate aminotransferase) 등이 있으며 임상적 의미가 매우 큰 효소들이다. AST를 glutamate oxaloacetic transaminase(GOT)라 하고 ALT를 glutamate pyruvate trans-aminase(GPT)라 불리며 AST의 동위 효소들은 cyto-plasm과 mitochondria의 것들로 구별되어 조직의 경한 손상 시에 혈청에 존재하는 형은 cytoplasm것이 대부분이며 mitochondria의 효소도 일부는 있으나, 심한 조직 손상 시에는 mitochondria 효소가 더 많이 유리된다.

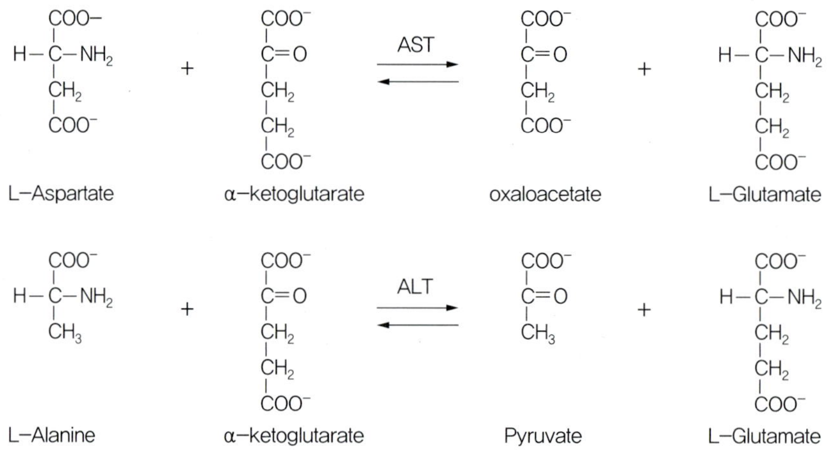

그림 7-17. AST ALT 반응

이들 효소 반응에 필요한 기질로 AST의 경우는 아미노기의 공여체로 L-Aspartate, 수용체로는 a-oxoglutarate(a-ketoglutarate)이며 ALT의 경우는 공여체로 L-Alanine 수용체로 a-oxogluta-rate(a-ketoglutarate)로 효소 반응은 위와 같다.

상기의 반응은 가역 반응이지만 AST 및 ALT는 각각 aspartate 및 alanine 형성 반응 쪽이 더 잘 진행된다. 이 효소 반응에서 보효소로는 pyridoxal-5'-phosphate(P-5'-P)로 apoenzyme에 결합되어 부가군으로 작용한다. 즉 P-5'-P는 apoenzyme에 결합하여 제1기질인 aspartate 및 alanine으로부터 amino기를 수용하여 첫째 생성물인 oxaloacetate 및 pyruvate를 형성하고 amino form으로 되어 있는 보효소 중의 아미노기를 제2기질은 a-ketoglutarate로 전이시켜 제2의 생성물인 glutamate를 형성하고 P-5-P를 재생시킨다.

혈청이나 조직 추출물은 주로 holoaminotransferase를 가지고 있어 보효소와 결합된 효소로 P-5-P의 첨가가 필요하지 않으나 조직 추출물 중의 효소 정제 과정 중 부가군이 유실된다. 특히 ALT보다 AST가 더 심하여 이런 경우에는 P-5'-P를 첨가함으로써 활성도를 증가시킬 수 있다. 이런 경우는 control serum과 같이 부분적 정제 제품에서 볼 수 있으며 활성도를 더 증가시킬 필요가 있는 실제 실험에서도 시행 가능하다. 혈청 중에도 holoaminotransferase 또는 보효소가 부족한

apoenzyme 등이 존재하여 P-5'-P의 첨가는 활성도의 증가가 있어 AST는 50%, ALT는 20%의 증가를 볼 수 있어 실제 진단 목적의 분석 또는 표준법의 고안 등에 이용이 되고 있다. 혈청 중 apoenzyme의 존재는 효소 분자가 apo형으로 유리되어서인지 또는 세포로부터 혈류로 통과되는 사이에 부가군을 잃어버리는 것인지는 잘 모른다. 이 효소는 동물조직에 넓게 분포되어 있으며 AST 및 ALT는 정상적으로 사람 혈장 중에도 있으며 사람의 각 조직 중의 분포 현황을 혈청 중의 것과 상대적으로 비교하면 다음과 같다.

표 7-8. 각 장기에서 AST, ALT의 분표율

	AST	ALT
심 장	7,800	450
간	7,100	2,850
근 육	5,000	300
신 장	4,500	1,200
췌 장	1,400	130
비 장	700	80
폐	500	45
적혈구	15	7
혈 장	1	1

(1) 측정법

① Reitman-Frankel법(비색법)

원 리

AST : 기질로 aspartic acid 및 a-ketoglutaric acid를 사용하고 pH는 인산완충액으로 7.4가 되게 한다. 혈청과 37℃에서 60분간 반응시켜 생성되는 oxaloacetic acid의 양을 정색 시약인 2,4-Dinitrophenylhydrazine과 반응 후 hydrazone을 형성시키고 alkali로 하면 적갈색이 나타나 파장 505nm에서 비색 정량한다.

ALT : 기질로 alanine 및 a-ketoglutaric acid를 사용하여 반응 시간이 30분인 점들이 다르고 그 외는 AST와 동일하다.

정색반응

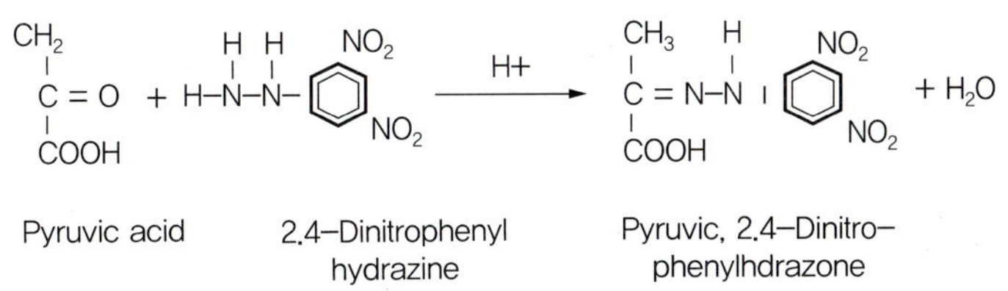

그림 7-18. Reitman-Frankel법의 발색

본 방법은 oxoacid를 2,4-Dinitrophenylhydrazine과 결합시켜 반응하는 것을 기초로 하기 때문에 이 효소 반응계에는 2개의 oxoacid 즉 기질의 a-ketoglutaric acid와 효소 반응 후의 생성물인 oxaloacetic acid(AST)와 pyruvic acid(ALT) 등이 모두 발색 반응에 관여하기 때문에 맹검에서도 높은 발색도를 볼 수 있다. 그러나 생성물(oxaloacetic acid) 및 pyruvic acid에 의한 발색 반응은 a-keto acid의 발색 반응보다 강하고 제한적이기는 하나 비교적 단순하고 정밀성도 있는 편이어서 아직도 사용되고 있다.

그 외의 비색법에서도 Babson 등은 형성된 oxalacetic acid를 Azoene Fast violet B(6-benzamide-4-methoxy-m-toluidine diazonium chloride)로 발색시킨 방법을 사용하였다. 이것은 반응 시간이 20분으로 가능하며 맹검의 발색도가 낮으며 희석 없이 넓은 영역에서 활성도를 구할 수 있다.

시 약

① 인산완충액, pH 7.4 : 무수인산소다(Na_2HPO_4) 11.92g과 무수인산소다(KH_2PO_4) 2.18g을 증류수에 녹여 총 양을 1L로 하고 냉장고에 보관한다.

② AST 기질 : a-ketoglutaric acid 58.4mg과 aspartic acid 5.32g을 250mL용 비커에 넣고 1N NaOH 41mL를 가하여 완전히 용해될 때까지 교반한다. pH 미터로 pH가 7.4±0.1이 되게 보정하고 200mL용 용량 플라스크에 용액을 옮긴다. 일부 완충액으로 비커를 헹구어 씻어 넣고 완충액으로 총량이 200mL가 되게 하여 chloro-form 2mL를 가하여 냉장고에 보관한다.

③ ALT 기질 : 100mL용 용량 플라스크에 pH가 7.4짜리인 인산완충액 50mL를 취하여 L- alanine 1.78g과 a-ketoglutaric acid 29.2mg 및 0.4N NaOH 1.25mL를 가한다. 완전히 용해될 때까지 혼합해서 pH 미터로 pH가 7.4±0.01이 되도록 보정한 후 총량이 100mL가 되게 한다.

④ 표준액 2mM/L pyruvic acid : 피루빈산소다(sodium pyruvate) 22.0mg을 pH 7.4인 인산완충액에 녹여 총량이 100mL가 되게 한다.

⑤ 정색시약 : 2,4-dinitrophenylhydrazine($(NO_2)_2C_6H_3NHNH_2$) 99mg을 1L 삼각플라스크에 취해 1N HCl로 녹여 총량이 500mL가 되게 하고 냉장고에 보관한다.

⑥ 0.4N NaOH : 고농도의 NaOH로부터 희석 사용하거나 새로 조제하여 적정 후 사용한다.

조 작

① 시험관에 해당 기질액(AST 또는 ALT 기질액) 1mL를 취하여 37℃ 항온조에 약 5분간 방치한다.

② 혈청 0.2mL를 넣어 혼합하고 곧바로 37℃ 항온조에 넣어 AST는 정확히 60분, ALT는 30분 동안 방치한다.

③ 소정의 시간이 되면 항온조에서 꺼내어 정색 시약 1.0mL를 가하여 혼합한 후 20분간 실온에 방치한다.

④ 0.4N NaOH 10mL를 가해 완전히 섞은 후 5~30분 이내에 물을 맹검으로 505nm에서 흡수도를 구한다.

⑤ 시약 맹검을 사용해도 좋다. 시약 맹검은 혈청 0.2mL 대신 증류수 0.2mL를 사용하여 전 과정을 동일하게 시행한다.

⑥ 표준선 도표에서 농도를 구한다. 만약 시약 맹검을 사용하였다면 그 차를 뺀다. 농도는 단위로 보고한다.

⑦ 만약 AST의 활성도가 150 이상 또는 ALT가 85 이상인 경우에는 혈청을 1 : 10으로 희석하고 다시 시행하여 얻어진 결과에 10배를 한 후 상대 단위로 보고 한다.

표준선(Calibration curve)

시험관을 다음과 같이 준비하여 표준액, 기질액 증류수를 넣고 각 시험관에 정색 시약 1mL씩 넣고 섞은 후 20분간 실온에 방치한다. 20분 후 0.4N NaOH 10mL를 각 시험관에 넣고 전도 혼합한지 정확히 30분 이내에 물을 맹검으로 각 시험관의 흡수도를 505nm에서 구한다. 구한 흡수도와 상응하는 트란스아미나제의 활성도와의 관계를 방안지에 옮겨 그린다.

표 7-9.

시험관	표준액(pyruvate, mL)	기질액(mL)	H_2O(mL)	AST(단위)	ALT(단위)
1	0.0	1.0	0.2	0	0
2	0.1	0.9	0.2	24	28
3	0.2	0.8	0.2	61	57
4	0.3	0.7	0.2	114	97
5	0.4	0.6	0.2	190	150

② Karmen법(continous monitoring method)

· AST

기질로 aspartic acid 및 α-ketoglutaric acid로 하여 검체(혈청)와 함께 30~32℃에서 가온하면 oxalacetic acid가 생성된다. 여기에 MDH(malic dehydrogenase) 및 NADH(nicotin amide adenine dinucleotide reduced form)를 충분히 가해 주면 oxaloacetic acid는 malic acid가 되며 NADH는 NAD로 산화된다. 이때 NADH의 분당 감소율을 파장 340nm에서 구하여 0.001/ min/mL의 기본단위로 산출한다.

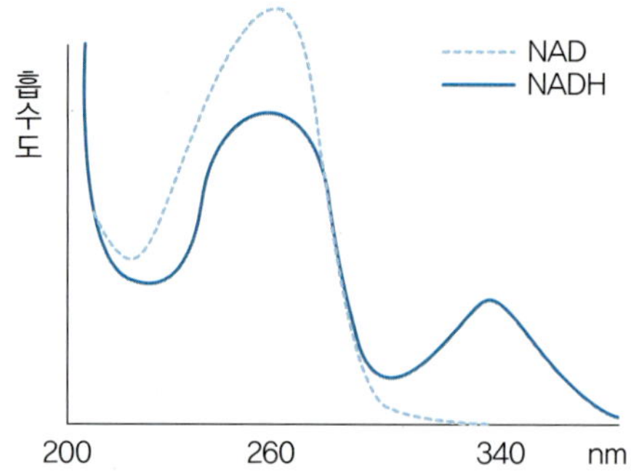

그림 7-19. NAD 및 NADH의 흡수도

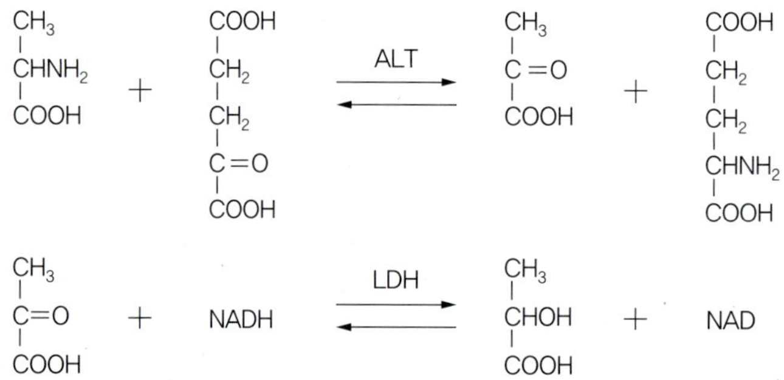

그림 7-20.

시 약

① 인산완충액 1.0M, pH 7.4 : KH_2PO_4 13g과 NaOH 33g을 증류수에 녹이고 총량이 1L가 되게 한다.

② 인산완충액 0.1M, pH 7.4 : 1.0M의 인산완충액을 증류수로 10배 희석한다(냉장고 보관).

③ NADH 용액 : β-NADH disodium salt(90~95% 순도)를 0.1M 인산완충액에 용해하여 mL당 2.5mg이 함유되게 하며, 당일 필요한 만큼만 조제 사용하도록 하며, 용액화한 것은 냉동하면 1주일은 보존이 가능하다.

④ a-ketoglutarate 용액 0.1M : 비커에 약 35mL 정도의 증류수를 넣고 1M 인산완충액 5 mL와 0.73g의 a-ketoglutaric acid를 넣어 용해한다. 1N NaOH로 pH가 7.4±0.1이 되게(대략 8.1mL가 소요됨) 맞추고 총량이 50mL가 되게 증류수를 가한다. 냉장고에 보관하면 안정하다.

⑤ MDH 용액 : mL당 10,000 단위가 되도록 0.1M 인산완충액으로 희석 조제하며, 사용 전 4시간 이내에 조제해야 한다.

⑥ L-aspartate 용액, 0.375M : 250mL용 비커에 증류수 50mL를 넣은 후에 L-aspartic acid 5.0g을 넣고 1N NaOH 35mL를 넣어 가온 용해시키고 냉각시킨다. 1.0M 인산완충액 10 mL

를 가하여 섞은 후 pH가 7.4±0.1이 되도록 1N NaOH로 보정하고 증류수로 총량이 100mL가 되게 하여 냉장고에 보관한다.

⑦ Dichromate 맹검 : K_2CrO_7 30mg을 증류수에 녹여 총량이 100mL가 되게 하면 0.001M의 용액이 된다. 농황산 몇 방울을 가하고 필요에 따라서 희석 사용한다.

조 작

① 직경(light path)이 1cm인 큐벳에 다음과 같이 가한다.

0.1M 인산완충액	1.3mL
aspartate 용액	1.0mL
NADH 용액	0.2mL
MDH 용액	0.1mL
혈청	0.2mL

만약 검체의 수가 많은 경우에는 앞의 3종류의 시약을 같은 비율로 혼합하였다가 2.5mL씩 취하여 사용하면 편리하다.

② 위의 내용을 섞고 30~32℃에서 20~30분간 가온하여 dichromate 맹검을 사용하여 파장 340nm에서 흡수도를 구하고 다시 몇 분 후에 흡수도를 구하여 흡수도의 차가 없으면 다음의 과정을 진행한다. 이 과정은 혈청 중에 내인적인 pyruvate 및 keto산의 존재로 인한 NADH의 산화를 종식시키기 위함이다.

③ 흡수도가 안정화되면 미리 가온된 0.1M α-ketoglutarate 용액 0.2mL를 가하여 섞고 7~10분간에 걸쳐 매 분마다 흡수도를 구하여 흡수도의 감소율이 일정한 부분을 선택하여 평균 분당 감소율(ΔA/min)을 구한다.

계 산

$$\text{AST Karmen unit/ml} = \frac{\Delta\text{A(분당 평균값)}}{\text{사용 혈청량(mL)}} \times 1000 \times T_F$$

TF : 온도에 따른 보정계수로 다른 온도에서 시행한 것을 32℃로 보정한다.

단위(units) : 분광광도계법(Karmen)의 단위의 정의는 검체 1mL 중의 효소가 340nm에서 NADH의 흡수도 0.001/min을 감소시키는 활성도를 말한다.

표 7-10. 온도보정계수

온도(℃)		25	27	30	32	33	35	37	40
보정계수(TF)	GOT	1.59	1.39	1.14	1.00	0.94	0.82	0.73	0.60
	GPT	1.57	1.38	1.13	1.00	0.94	0.83	0.73	0.61

· ALT

기질로 alanine 및 a-ketoglutaric acid를 사용하며 생성된 pyruvate를 LDH(lactic dehydro-genase) 및 coenzyme NADH를 이용하여 lactic acid로 반응시킬 때 NADH의 흡수도 감소율을 구한다.

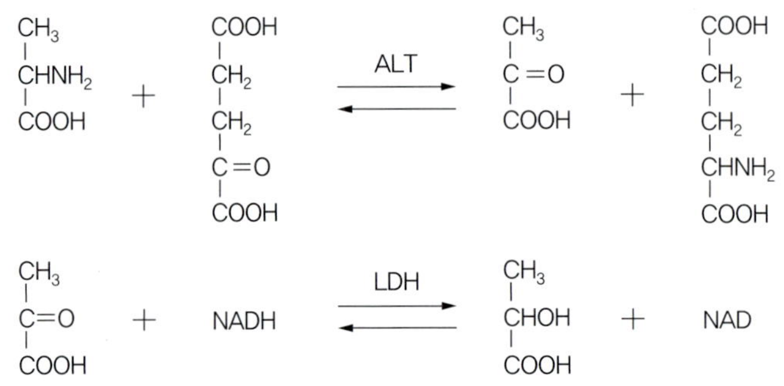

그림 7-21.

시 약

① DL-alanine 1M : 비커에 증류수 약 75mL를 넣고 1M 인산완충액 10mL를 가한 후 DL-alanine 8.9g을 넣어 녹이고 pH를 7.4±0.1이 되게 1N NaOH로 보정하고(0.8mL 정도 필요함) 증류수로 100mL가 되게 희석한다. 냉장고에 보관하면 안정하다.

② LDH 용액 : 0.1M 인산완충액으로 희석하여 mL당 10,000 단위가 되도록 하고 냉장고에 보관하면 1주일은 안정하다.

③ 그 밖의 시약은 GOT의 경우와 동일하다.

조 작

① 직경(light path)이 1cm인 큐벳에 다음과 같이 넣고 시행한다.

0.1M 인산완충액	1.3mL
alanine 용액	1.0mL
NADH 용액	0.2mL
LDH 용액	0.1mL
혈청	0.2mL

② 전 조작을 AST의 경우와 같이 시행한다.

참고 ① preincubation 중 NADH의 많은 소모가 생기는 경우는 높은 농도의 NADH를 사용하여 다시 시행하여야 한다.

② 용혈된 혈청은 사용하지 못한다.

③ 혈청 중 AST의 안정도는 냉장 시 2~3주이며 ALT는 1주까지이다.

표 7-11.

정상치	AST	ALT	비고
Reitman-Frankel	0~40U	5~20U	
Karmen	15~38U 12~30U	6~35U 6~25U	male female
monitoring method	8~20U 10~30U 15~60U	8~20U up to 30 5~28U	 P-5'-P added infant

(2) 임상적 의의

바이러스성 간염 및 간 조직의 괴사를 수반하는 경우에는 혈청 중의 AST 및 ALT가 이미 질환의 증세가 나타나기 전에 증가하여 7~12일에는 최고치에 달한다. 이후 감소하여 3~5주 후면 정상으로 되돌아오나 반드시 그렇지는 않다. 감염성 간염인 경우는 ALT가 AST보다 급격히 증가하나 만성의 형태에 이르면 AST가 ALT보다 높은 값을 보이며 양자는 정상 이상의 값을 유지하는 것이 보통이다. 류마티스성 심근염의 경우도 AST가 조금 상승하고 심근경색의 경우는 AST가 매우 높으며 ALT는 정상에 가까운 경우가 많다.

5) 젖산탈수소효소, Lactate dehydrogenase(LDH)

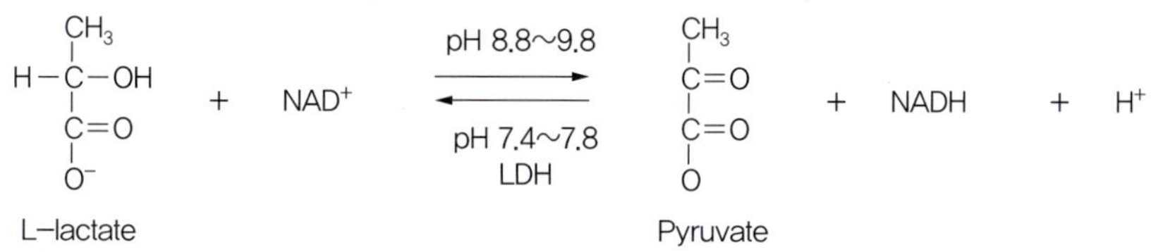

그림 7-22. 젖산 탈수소효소 반응

LDH는 수소전이효소(산화환원효소)로 NAD^+ 존재 하에 L-lactate를 pyruvate로 산화되는 작용을 촉매하며 그 반응은 가역적으로 진행되고 그 중 역반응이 더욱 강력하다.

정반응(우측 진행)의 최적 조건들은 pH가 8.8~9.8, NAD^+가 5mmol/L 및 L-lactate가 50 mmol/L이다. 역반응의 경우에는 pH가 7.4~7.8, NADH 150μmol/L 및 pyruvate 1.5mmol/L 등이며 온도는 30℃를 주로 이용하고 있다. 이 효소는 분자량이 134,000으로 M 및 H의 두 종류의 소단위(subunit)들이 4개의 peptide chain으로 구성되어 있고 표에서 나타난 바와 같이 생체 중의 여러 곳에서 동위 효소들을 발견할 수 있다. 이들 동위 효소들은 전기영동의 방법으로 분리하면 양극 쪽으로 이동한다. 가장 빠른 순서로 $LDH_1(H_4)$, $LDH_2(H_3M)$, $LDH_3(H_2M_2)$, $LDH_4(H_3M)$, $LDH_5(M_4)$의 순으로 분리된다. 사춘기 이후에는 사람 정소에 존재하는 구성 소단위가 상이한 $LDH_C(LDH_X)$가 LDH_3 및 LDH_4 사이에 위치하며 LDH_C는 분단위가 4개의 C 또는 X로 되어 있다.

LDH의 활성도는 수은 이온과 p-chloromercuribenzoate과 같은 thiol 군에 의하여 저해 작용을 일으키며, cysteine 또는 glutathione의 첨가는 역반응을 저해하고 borate 및 lactate와 경쟁적 저해를 하며 oxaloacetate는 pyruvate와 경쟁적 저해를 한다. 또한 기질인 pyruvate 및 lactate도 과량인 경우에는 효소 활성을 저해하여 특히 pyruvate가 더 영향을 주고 있다. 기질에 의한 저해는 M형보다 H형이 더 커서 LDH_1 및 LDH_2가 저해를 더 받는다. 그러나 기질 저해 작용은 pH 증가로 감소되며 EDTA는 Zn^{++}을 결합시켜 효소의 활성을 저해하는 것으로 보인다.

표 7-12. 각 장기 중의 LDH의 분포

	총 활 성 도	동위 효소 분포 (%)				
		LDH_1	LDH_2	LDH_3	LDH_4	LDH_5
심근	160,000~240,000u/g	35~70	28~45	2~16	0~13	0~5
간	260,000u/g	0~8	2~10	3~33	6~27	30~85
골격근	133,000u/g	1~10	4~18	8~38	9~36	40~97
신장	250,000~300,000u/g	28	34	21	11	6
비장	108,800u/g	6~10	11~15	35~40	20~28	5~20
폐	73,600u/g	10	20	30	25	15
혈청	200~680u(WL)/mL	25~31	38~45	17~22	6~8	3~6

· LDH의 분포

LDH는 거의 모든 조직 및 세포에 매우 높은 농도로 분포되어 있으며 혈구 및 혈청에도 정상적으로 존재한다. 표에 나타난 바와 같이 혈청 농도에 비하면 500배 이상 있으며 이들 조직의 손상이 생길 경우 혈청 중에 그 조직 유형의 동위 효소들이 침투되어 증가하게 된다.

심근 및 간 조직의 추출액과 혈청을 cellulose acetate막에 의하여 전기영동을 하면 특징 있는 유형을 관찰할 수 있다.

· LDH의 안정성

정제된 효소를 물에 용해시키면 매우 불안정하게 되지만 농황산 암모늄 용액 또는 다른 단백질 존재 하에서는 비교적 안정하다. LDH의 동위 효소들은 온도에 대하여도 각각 안정성의 예민도가 달라 LDH_4 및 LDH_5는 영하에서도 불안정하여 −20℃에서 하루 저녁의 방치로 활성도가 없어진다. 따라서 그의 활성도를 유지시키기 위하여서는 NAD 또는 glutathion을 첨가하면 방지할 수 있다. 혈청 중에서는 알부민 중의 glutathion을 첨가하면 방지할 수 있으며 혈청 중에서는 알부민 중의 sulfohydryl compound와 다른 단백질 등이 M이 많이 있는 동위 효소 즉 LDH_4 및 LDH_5의 불활성화를 지연시켜 주고 있다. 때문에 혈청 검체를 실온에서 2~3일간 방치하여도 활성도의 큰 변화는 별로 없다. 그러나 장시간 보관 시에는 NAD(10mg/mL)나 glutathion을 첨가하여 냉동시켜야 M형의 LDH 보존이 가능하다.

열에 대한 영향도 있어 45℃ 이상에서는 열변성에 따른 활성도가 급격히 떨어져 특히 LDH_4 및 LDH_5의 활성도가 떨어진다. 57℃ 에서 30분간 검체를 방치하면 LDH_5의 활성은 아주 없어지고 반대로 65℃ 30분간에서도 LDH_1은 안정하다.

(1) 측정법

본 효소의 활성도 측정 방법에는 정반응 및 역반응계를 선택적으로 이용한다. 정반응계를 이용할 경우는 lactate에 의한 기질 저해가 pyruvate보다 덜한 점이 유리하다. NAD에 의한 내인성 LDH 저해도 NADH에 비하여 덜 받고 반응의 직선성도 역반응계보다 더 좋은 경향이 있다. 그러나 역반응계에 있어서 이용되는 제품화된 NADH는 실제로 LDH 저해제로써는 관계치 않으며 반응 속도가 더 빠르고 이에 소요되는 분석 단가가 싼 것 등이 이점으로 지적되고 있다.

① Cabaud-Wröblewski법(비색법)

효소 반응은 역반응계를 이용하여 pyruvate를 기질로 하여 온도 37℃, pH 7.8~8.0에서 LDH를 반응시키면 pyruvate가 lactate로 변화한 후 남는 pyruvate를 2,4-Dinitrophenyl-hy-drazine과 반응시키고 알칼리로 하면 적갈색이 되어 505nm에서 비색 정량한다.

② Formazan 생성 비색법

이 측정법은 효소의 정반응계를 이용하는 것이다. 기질로 L-lactate 및 coenzyme NAD에 LDH를 반응시켜 생성되는 NADH의 양을 NADH와 색소 사이에 중간 전자 전달체로 PMS(phenazine methosulfate) 존재 하에 tetrazolium을 환원시켜 자색의 formazan을 생성시킨다. 이 색도를 550nm에서 비색 정량한다.

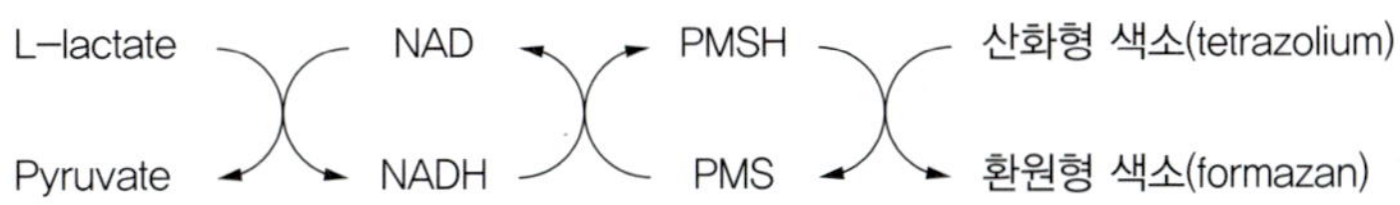

그림 7-23. Formagan 생성법 반응

③ NADH 소모율 측정법(Kinetic method)

이 방법은 역반응계를 이용하여 온도 25℃, pH 7.4에서 반응을 진행시켰을 때 미리 첨가된 NADH가 NAD로 산화되는 비율을 광도계 파장 340nm에서 흡수도 감소율을 측정한다.

정상치

Wröblewski법(UV)	200~680U/mL
Cabaud-Wröblewski법	200~500U/mL
Zimmermann	80~250μU/mL

Hill 변법(UV) 17~33U/mL

King 225~525U/mL

(2) 임상적 의의

심근경색과 같은 경우에는 정상보다 보통 5~6배 정도 상승하며 10배 정도까지 상승하는 때도 있다. 이때는 보통 발병 후 48~72시간 사이에 혈청 LDH 값이 상승하여 10~14일간 상승치가 유지된다. 심기능부전 및 간울혈을 수반한 심낭염인 경우도 중등도의 상승이 있고 심한 shock나 산소 결핍증인 때도 상승한다.

간질환의 경우도 상승하여 독성으로 인한 황달과 전염성 단핵증인 때는 4,000단위까지도 올라가며 바이러스성 간염인 때도 상승한다. 간경화 및 폐쇄성 황달인 때는 정상 또는 800단위 정도까지도 상승하며 그 외에도 신질환 및 여러 종류의 암에서도 혈청 LDH 값이 상승하고 악성 빈혈인 경우는 매우 증가한다.

· LDH와 HBDH(a-Hydroxy butyric acid dehydrogenase)

LDH는 pyruvate를 기질로 사용하였을 때보다도 a-ketobutyrate를 기질로 하였을 때가 더 활성적으로 나타나므로 HBDH의 활성을 측정하여 LDH/HBDH의 비율을 측정 계산하면 정상인 경우에는 그 비율이 1.2~1.6이 된다. 간질환에서 1.6~2.5로 증가하고 심근경색에서는 감소하여 그 비율이 0.8~1.2로 되어 간질환 및 심질환의 구별에 도움이 된다.

(3) LDH 측정법

① 분광광도계법

시 약

① 인산완충액 0.1M, pH 7.4 : 무수 K_2HPO_4 13.95g과 무수 KH_2PO_4 2.7g을 증류수에 녹여 총량이 1L가 되게 하여 냉장고에 보관한다.

② Sodium pyruvate, 1.0mg/1.0mL : sodium pyruvate가 인산완충액 매 mL당 1.0mg이 함유되게 용해한다. 냉장고에 보관하면 1~2주간 안정하며, 냉동하면 최소 2개월은 안정하므로 매일 필요량만큼 시험관에 분주하여 냉동한 후 사용하면 편리하다. 이 농도는 9.1μmol/mL이다.

③ NADH용액: NADH sodium염(90~95% 순도)을 인산완충액에 녹여 매 mL당 2.5mg(3.3 mol/mL)이 함유되도록 한다. 이것은 매일 조제하여 사용하여야 하며, 냉동하면 1주간은 안정하다.

④ Dichromate 맹검(보존용) : $K_2Cr_2O_7$ 150mg을 증류수에 녹이고 농황산 3~4방울을 떨어뜨려 총량이 500mL가 되게 하고 필요시 1:4 혹은 1:7로 희석 사용한다.

조 작

UV narrow band의 파장을 낼 수 있는 분광광도계로 순환식 항온조가 부착된 것이 좋으며, Henry 등은 32℃에서 분석할 것을 권장하고 있으나, 그렇지 못하면 반응 전후의 평균 온도를 산출하고 온도보정 계수로 32℃에 해당하게 보정한다.

① 1cm의 사각 큐벳에 완충액 2.5mL NADH 용액 0.2mL 및 혈청 0.1mL를 넣어 섞은 후 32℃ 항온조에 20~30분간 방치한다. 이 과정은 혈청 중에 내인적인 pyruvate 및 keto산의 존재로 인한 NADH의 산화를 종식시키기 위한 것이다.

② Dichromate 맹검으로 340nm에서 흡수도를 측정한다. 이때 흡수도는 0.45~0.60이 되도록 dichromate 맹검을 선택한다.

③ 미리 32℃로 가온된 pyruvate 용액 0.2mL를 가하여 섞고, 즉시 매분 5~8분간에 걸쳐 흡수도를 측정하여 구한다. 흡수도의 감소는 균일하게 되어야 하며, 만약 갑자기 흡수도의 감소가 일어나지 않는다면 NADH의 소모로 인한 것이므로 혈청을 0.05mL 또는 희석하여 다시 시행해야 한다.

계 산

32℃에서 LDH의 Wröblewski 단위

ΔA/분 ×1.0/V ×1,000 ×TF = units/mL

V = 사용 혈청량(mL)

TF = 온도보정계수

ΔA/분 = 분당 흡수도 변화

표 7-13. 온도보정계수

온도 (℃)	25	27	29	30	32	35	37	40
보정계수(TF)	1.67	1.44	1.25	1.16	1.00	0.81	0.70	0.57

정상치

혈청 남자 : 235~440 WL unit/mL

여자 : 210~425 WL unit/mL Henry 등

200~430 WL unit/mL Tietz(평균)

참고 ① 맹검은 dichromate 용액을 쓰는 것이 편리하나 증류수를 사용해도 좋다.
② Preincubation 과정을 생략해도 좋다는 생각과 시간을 10분간 써야 한다는 각기 다른 주장이 있다.
③ 용혈 혈청을 사용해서는 안 되며(적혈구는 혈청보다 150배 이상 있음), 채혈 후 2시간 이내에 분리하는 것이 좋다.
④ 항응고제로 oxalate는 사용하지 못하며, heparin은 사용해도 좋다.

② 비색법(Colorimetric method : Cabaud–Wröblewski법)

시 약

① 기질액 : pyrvic acid 0.2g과 K_2HPO_4 10.0g을 증류수에 녹여 총량이 1L가 되게 하여 냉장고에 보관하면 2주간은 안정하다.

② NADH 용액 : $NADH_2$(nicotinamide adenine dinucleotide reduced form) 10mg을 증류수 1mL에 정확히 녹인다.

③ 정색 시약 : 2,4-dinitrophenylhydrazine 99mg을 1N HCl에 녹여 총량이 500mL가 되게 한다.

④ 0.4N NaOH : NaOH 16mg을 증류수에 녹여 총량이 1L가 되게 한다. 이것은 포화 NaOH 용액 또는 높은 농도의 용액을 희석하여 농도를 맞춘 후 사용하는 것이 바람직하다.

조 작

① 혈청을 1 : 6으로 희석한다.

② 기질 1mL와 $NADH_2$ 용액 0.2mL를 시험관에 넣고 37℃ 항온조에서 5분간 가온한다.

③ 희석 혈청 0.1mL를 가하여 혼합하고 37℃ 항온조에서 정확히 30분간 가온한다.

④ 시간이 되면 꺼내어 정색 시약 1mL를 넣고 실온에서 20분간 방치한다.

⑤ 0.4N NaOH 10mL를 넣고 5~30분 이내에 505nm에서 증류수를 맹검으로 흡수도를 구한다.

표준선

① 6개의 시험관을 준비하여 다음과 같이 내용액을 넣는다.

② 각 시험관에 정색 시약 1mL씩 넣고 섞은 후 20분간 실온에 방치한다.

③ 시간이 되면 0.4N NaOH 10mL씩 각각 넣어 섞은 후 5~30분 사이에 증류수를 맹검으로 505nm에서 각각 흡수도(A)를 구한다.

④ 방안지에 종축을 흡수도, 횡축을 단위로 하는 표준선을 그린다.

표 7-14.

시험관	기질액(mL)	H_2O(mL)	해당단위
1	1.0	0.1	0
2	0.8	0.3	280
3	0.6	0.5	640
4	0.4	0.7	1,040
5	0.2	0.9	1,530
6	0.1	1.0	2,000

정상치

200~450units

6) Creatine kinase

Creatine kinase는 ATP에 의하여 creatine을 인산화(phosphorylation)시키는 반응을 촉매하는 효소이다. 반응식에서와 같이 pH 9일 때는 인산화가 되는 반응식이 진행되며 pH 6.7일 때는 creatine 및 ATP를 형성하는 역반응이 진행되는 가역반응계를 촉매한다. 이 같은 반응의 진행은 pH에 의해 좌우되며, 중성에서는 ATP가 creatine phosphate 위치의 것보다 인산화가 우위에 있어 역반응이 진행되어 ATP형성 반응 쪽으로 진행되며 이것은 정반응보다 2~6배의 빠른 속도로 진행된다.

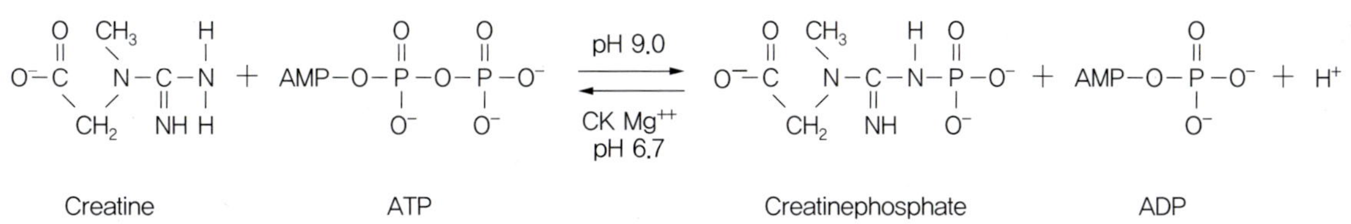

그림 7-24. Creatine kinase 반응

Mg^{++} 이온은 ADP 및 ATP의 관계하는 모든 kinase에는 꼭 필요한 활성제 이온으로 최적 농도의 폭이 매우 좁아 과잉 농도의 경우는 오히려 저해 작용을 일으킨다. 또한 금속이온들로는 Mn^{++}, Ca^{++}, Zn^{++} 및 Cu^{++} 등이 효소 활성을 저해하며 그 외에도 과잉의 ADP 및 citrate, fluoride, nitrate, acetate, iodine 등도 저해 작용을 한다.

혈청 중의 효소(CK)는 비교적 불안정한데 이는 효소의 작용 부위에 −SH가 산화되어 그의 활성을 잃기 때문이다. 이는 sulfohydryl 합성물인 N-acetylcysteine, thioglycerol 및 dithiothreitol(Cleblands reagent) 등으로 이들을 효소와 함께 가온하면 부가적으로 활성을 재생시킬 수 있다. 따라서 혈액 검체를 채취한 후에 이들 시약의 첨가는 활성도 보존에 효과적이라 할 수 있다.

CK의 활성도는 표 7-15와 같이 횡문근, 뇌 및 심조직 중에 아주 높으며 간, 혈구 중에서는 거의 없다. CK는 분자량 40,000 정도를 갖는 두 개의 소단위들로 구성되어 있는 이량체(Dimer)로 그 단위는 유전적 구조가 다른 뇌 또는 B형과 근육 또는 M형으로 되어 있으며 효소의 활성형으로 되어 있다. 다만 2개의 기본 단위의 구성 쌍에 따라 CK_1(BB), CK_2(MB) 및 CK_3(MM)의 3개의 동위 효소가 있으며 이들은 전기영동시켰을 경우 이동 속도가 양극 쪽으로 CK_1, CK_2 및 CK_3의 순서로 분리된다. CK_1은 pre-albumin 영역에서 발견되고, CK_2는 α_2-globulin 영역에서, CK_3는 γ-globulin 영역에서 위치하게 된다.

표 7-15. 인체 조직에서 CK 동위 효소의 분포

조직	CK 활성도(u/g)	CK_3(%)	CK_2(%)	CK_1(%)
골격근	2,500	98.9	1.1	0.06
뇌	555	0	2.7	97.3
심장	473	78.7	20.0	1.3
위	190	4.3		95.7
소장	112	1.2	0	98.8
결장	138	2.1	0	97.8
혈장	267	1.2	0	983.8
신장	32	2.8	0	97.2
방광	145	6.6	0	93.4
전립선	114	6	0	94
간	0.6	0	0	100
태반		0	0	100
갑상선		4~26	0~1	73~96

Creatine phos-phate는 근육 중에 중요한 인산화합물로 ATP보다 8배 정도 존재한다. 근육 수축 시에 ATP가 소모되어 ADP를 형성하며 CK는 creatine phosphate를 이용하여 ADP의 인산화를 촉매하여 ATP를 형성한다.

CK는 조직 특이성을 가지고 있어 이 효소의 활성 변화는 급성 심근경색 및 초기 심근질환과 뇌질환 등에 진단적 가치가 있고 특히 심근경색의 경우는 CK의 활성도 증가가 LDH 및 AST보다도 먼저 일어난다.

(1) 측정법

측정법에 이용되는 반응은 정반응보다 역반응의 진행이 빠르기 때문에 역반응이 더 많이 활용되며 생성된 creatine 또는 ATP를 측정하는 것이 보통이다.

고전적인 법으로 Nutal Wedin법은 Creatine 기질과 조효소 ATP를 CPK가 촉매하여 ADP 및 creatinephosphate를 형성하고 생성된 ADP는 phosphoenolpyruvate 공존 하에 PK 촉매로 pyruvate 및 ATP가 된다. 생성된 pyruvate는 2,4-dinitrophenylhydrazine과의 반응으로 hydrazon을 형성시킨 후 알칼리로 하여 적갈색이 생성되면 440nm에서 비색 측정하는 방법이 있다. 근래에는

NADPH의 변화를 340nm에서 비색정량하는 방법이 많이 이용된다.

① Sigma법

기질로 phosphocreatine과 조효소로 ADP를 이용한다. pH를 7.5로 Mg-tris 완충용액으로 맞추고 효소(혈구)와 37℃에서 30분 반응한 후 생성된 creatine을 a-naphthol 및 diacetyl로 발색 비색정량한다.

$$\text{Phosphocreatine} + \text{ADP} \xrightarrow[\text{pH 7.5}]{\text{CK}} \text{Creatine} + \text{ATP}$$

$$\text{Creatine} + \alpha\text{-naphthol} + \text{Diacetyl} \longrightarrow \text{Colored complex}$$

그림 7-25. Sigma법 반응

② NADPH의 UV 흡수법(Rosalki 변법)

역반응계를 이용하여 생성되는 ATP와 Glucose와 함께 Hexokinase에 의하여 ADP 및 glucose-6-phosphate를 생성시키고 Glucose-6-phosphate에 NADP와 glucose-6-phosphate dehydrogenase 효소로 NADP를 환원시켜 생성되는 NADPH의 양을 340nm에서 흡수도 상승률을 측정한다.

$$\text{CrP} + \text{ADP} \xrightarrow{\text{CK}} \text{Creatine} + \text{ATP}$$

$$\text{ATP} + \text{Glucose} \xrightarrow{\text{HK}} \text{ADP} + \text{Glucose-6-phosphate}$$

$$\text{Glucose-6-phosphate} + \text{NADP} \xrightarrow{\text{G-6-PD}} \text{6-phosphogluconate} + \text{NADPH} + H^+$$

그림 7-26. Rosalki법 반응

정상치

NADPH 18~86IU/L

Nuttal-Wedin법 6~43IU/L male

6~25IU/L female

(2) 임상적 의의

혈청치의 활성도는 모든 형의 muscular dystrophy에서 증가하며 특히 Duchenne type(진행성 척수성 근위축)의 경우에는 정상의 50배 정도까지 상승한다.

또한 심근경색인 때도 상승되며(주로 CK_3), 중추신경계 질환에도 증가되고 갑상선과는 반비례의 관계에 있다.

7) Ceruloplasmin

이 효소는 청색을 띤 혈장 a_2-globulin 분획에 포함된 구리와 결합된 단백으로 분자량 151,000 정도이다. 그 중 0.355%의 동을 함유하고 있다. 효소 분자당 8원자의 동이 결합되어 있으며 혈구 중의 94~95%의 동이 이 효소에 결합되어 있으며 나머지는 albumin에 결합되어 있고 아주 미량은 Cu^{++}의 이온으로 존재하고 있다. Sialic acid의 잔기를 가지고 있어 당단백질로 된 금속 효소이며 p-phenylene diamine을 산화시켜 자색을 띤 화합물로 변화시키는 반응을 촉매한다. 따라서 이 효소로서의 성격은 산화효소이며 어떤 기질이 산화가 될 적에는 수소의 수용체로 산소를 가지고 있어야 한다.

Ceruloplasmin의 경우 다음과 같이 진행되며 생성물은 물이 되고 ascorbic acid는 수소의 공여체로 작용하고 그 외에 기질로 기여하는 것들로는 Benzidine, N,N-dimethyl-p-phenylenedi-amine cathecholamine 등이 있으며 실제 생체 내에서는 이들 대사물을 산화시키지는 못하지만 Fe^{+++}로 진행 반응을 촉매한다.

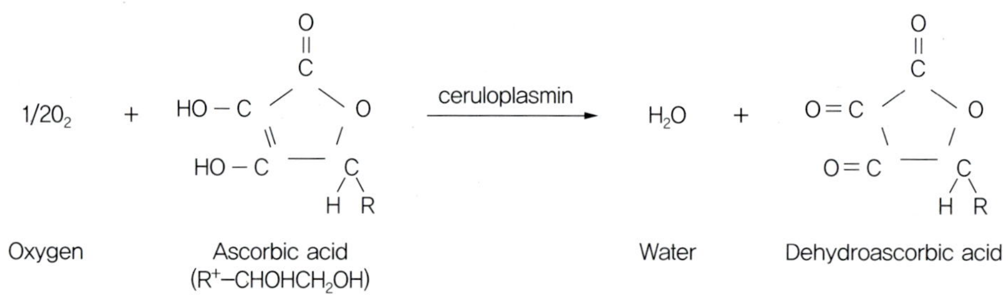

그림 7-27. Ceruloplasmin 기능

Ceruloplasmin은 인체 내의 동을 운반하는 중요한 운반체이며 혈청 중에는 평균 31mg/dL로 존재하고 여자가 남자보다 20% 정도 높으며 몇 예에서 동 함량과 ceruloplasmin과의 양적관계는 표 7-17과 같다.

표 7-17. 연령과 질병에 따른 Ceruloplasmin과 Copper 농도

	Ceruloplasmin(mg/dL)	Copper(μg/dL)
newborn(health)	7(2~13)	16(12~ 26)
2years	43(31~54)	140(95~186)
10years	34(22~45)	117(72~162)
Young adult	31(21~41)	109(69~150)
Adults	33(25~43)	114(89~147)
Pregnancy at term	55(39~89)	216(118~302)
Infectious disease	68(60~83)	
Nephrosis	30(12~54)	
Wilson's disease	9(2~19)	

(1) 임상적 의의

이 효소는 임상적으로 류마티스 관절염, 낭창, 경화 및 심근경색 이후에 증가하며 Hodgkin씨 병(임파계질환)과 전이성 암 및 간염에서도 증가한다. 그러나 Wilson씨 병이나 심한 간질환과 신장증에서는 감소를 보이고 특히 Wilson씨병(진행성렌즈핵 변형증)에서는 혈청동과 cerulo-plasmin이 함께 감소한다.

8) Glucose-6-phosphate Dehydrogenase(G-6-PD)

G-6-PD는 β-D-Glucose-6-phosphate로부터 수소를 NADP인 조효소로 전이를 촉매하는 효소로 가역 반응을 한다. 반응 생성물은 6-phosphogluconolactone과 환원된 조효소로 NADPH로 다음과 같다.

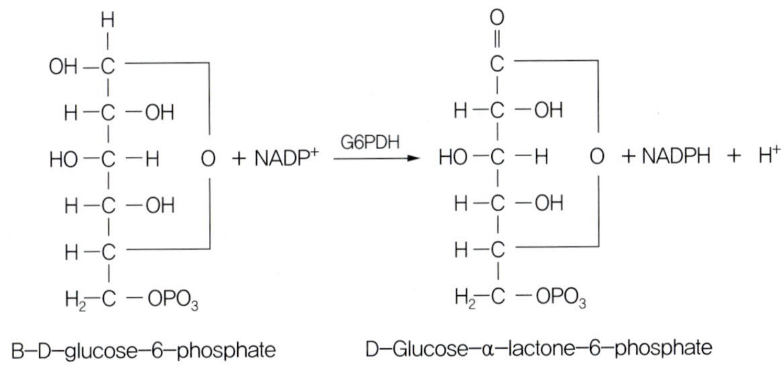

그림 7-28. G6PDH 기능

G-6-PD는 정제된 것을 반응에 이용하면 상기와 같이 lactone까지 반응이 일어나지만 조직 중에는 lactonase가 존재하여 곧바로 lactone을 가수 분해하여 6-phosphogluconate까지 진행되어 6-phosphogluconate dehydrogenase(6-PGD)의 기질이 된다. 이 6-PGD의 효소도 수소 전이 효소로 NADP인 조효소로 수소를 전이하여 산화된 생성물인 Ribulose-5-phosphate를 형성한다.

G-6-PD는 실제로 젖먹이 동물 세포 중에 있으며 정상적으로 부신 및 지방 조직에 높은 농도로 존재한다. 수유 중에 우유에도 높은 농도를 발견할 수 있으며, 그 중 혈구 중에 있는 것이 임상적 의의가 크며 혈청 및 근육 중에는 적은 양이 존재한다.

정상 적혈구 중의 효소는 분자량이 110,000 정도로 두 개의 소단위로 구성되어 있는 이량체(Dimer)의 효소로 Glucose-6-phosphate의 β anomer에 더 반응을 잘한다.

Glucose-6-phosphate가 G-6-PD에 의하여 산화되는 첫 단계를 pentose phosphate shunt라 부르며 glucose 이용의 10%가 이 반응에 의하여 나머지가 EMPcycle 및 Krebs cycle에 의한다.

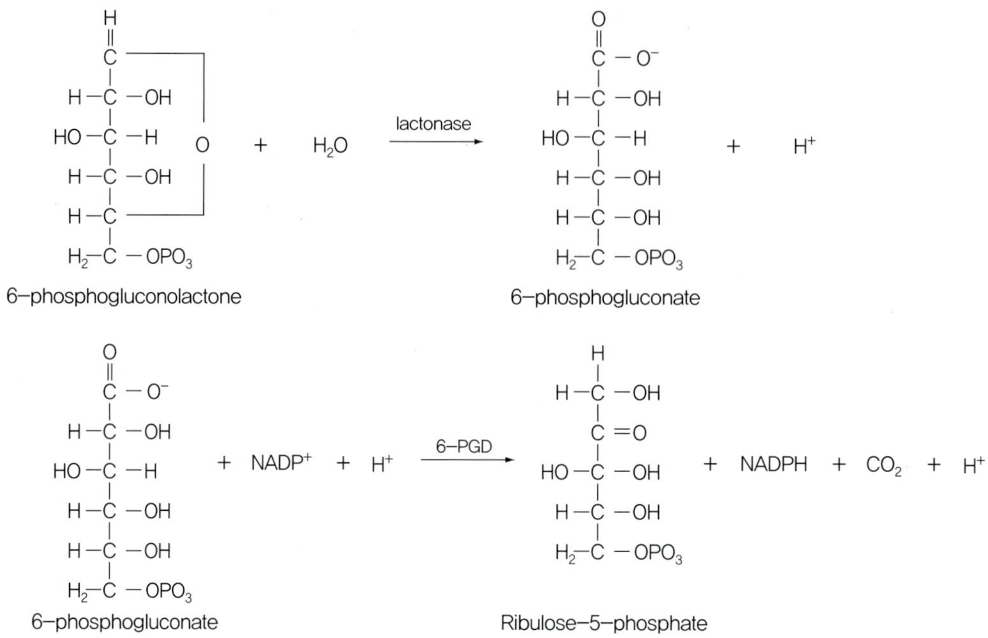

그림 7-29. Kinetic법의 반응원리

(1) 측정법

Kinetic법으로 G-6-PD를 β-D-glucose-6-phosphate를 기질로 $NADP^+$를 조효소로 반응시킨 후 생성된 NADPH의 양을 광도계의 파장 340nm에서 흡수도 증가를 측정하여 산정한다.

(2) 임상적 의의

혈청 중의 G-6-PD의 활성도는 30℃에서 3.0u/L 이상이며 적혈구 내에서는 120~280u/10^{12} cell이다. 특히 세포 내의 활성도는 노화세포 내보다 신선한 혈구 내 활성도가 높아 성인보다 신생아 세포 내 활성도는 50% 정도가 더 높다.

혈청 내의 활성도 증가는 폐 또는 심근경색에서 볼 수 있으며 치료하지 않고 있는 악성빈혈에서도 정상의 3배 정도 상승한다. Werlhof disease[thrombocytopenic purpura : (혈소판 감소 자반증)]에서는 조금 증가하며 그 외 갑상선기능항진, 바이러스 간염 및 골수성 백혈병의 경우에도 증가한다.

9) 5'–nucleotidase(5–Ribonucleotide phosphohydrolase)

5'-nucleotidase(5'-NTP)는 phosphatase로 nucleoside 5-phosphate인 adenosine 5-phosphate와 같은 ester에만 반응하는 효소로 반응 후에 무기인을 유리한다. 이 효소는 인체 여러 조직에 널리 분포되어 있고 세포의 원형질막에서 발견되며 pH 6.6~7.0 사이에서 최적 pH를 갖고 있다.

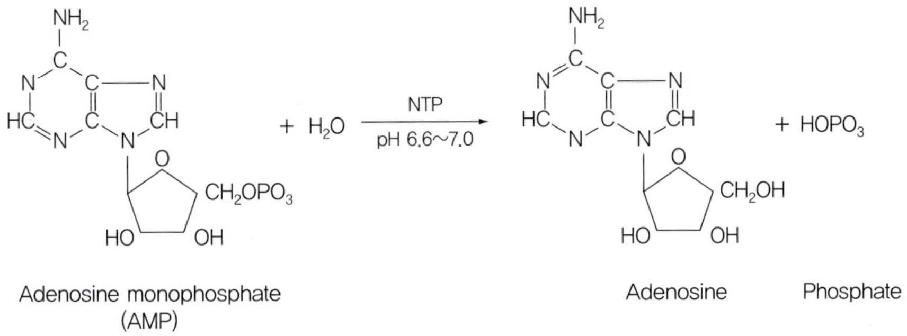

그림 7–30. 5'–nucleotidase 기능

(1) 측정법

· Campbell method

pH 7.5 및 온도 37℃에서 기질인 adenosine 5'-monophosphate와 혈청(효소)을 nickel 이온 없이 30분간 반응시킨 후 유리된 무기인을 측정하면 alkalinephosphatase 및 5-nucleotidase를 합한 활성도가 된다. 다시 nickel 이온 존재 하에 활성도를 측정하면 alkalinephosphatase의 활성도가 되고 두 활성도의 차는 5'-nucleotidase의 활성도가 된다.

(2) 임상적 의의

정상치는 2~17U/L이며 아이들은 좀 낮은 것으로 알려져 있으며 담도계 질환으로 담도 폐쇄 등과 같은 경우에는 정상인의 혈청치보다 2~6배 정도 상승하며 malignant infiltration 담도경화 등에서 상승한다. 초기 전염성 간염과 같이 실질 세포의 파괴가 생기는 경우에는 정상 또는 조금 증가한다. 이때는 5'-nucleotidase 및 alkaline -phosphatase 양자가 다 같이 행동한다. 특히 만성 간질환인 경우에는 ALP보다 NTP가 혈청 중 더 오래 지속한다. 골격계 병변에서는 뚜렷한 변동치를 보기가 드물다.

10) Gamma Glutamyl Transpeptidase(GGT)

GGT는 peptide로부터 Glutamyl 잔기를 다른 peptides 또는 amino acid로 전이하는 효소이다. 신장, 간, 췌장 등에 매우 높은 농도로 분포되어 있으며 최적 pH는 8.0~8.5이고 oxalate citrate 및 fluoride 등은 약한 저해제이다.

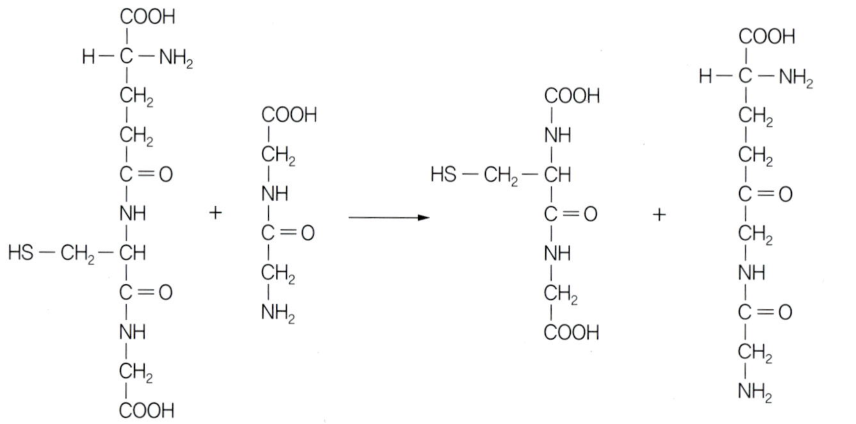

그림 7-31. GGT의 기능

(1) 측정법

Gammaglutamyl-p-nitroanilide를 기질로 하고 glutamyl 수용체로 glycylglycine으로 하여 효소와 반응시킨 후 유리되는 p-nitroaniline(5-amino-2-nitrobenzoate)의 황색도를 405nm에서 흡수도 측정으로 활성도를 구한다(Szasz법).

(2) 임상적 의의

정상치로는 12~38IU/L(male), 9~31IU/L(female)이다. 담도계 질환으로 담석 및 폐쇄성 황달인 때 많이 증가하고 급성간염인 때도 중등도의 상승을 보이며 만성 간염인 경우에도 상승하고 간경변으로의 이행기에 높게 증가한다. 알코올성 간장애 시에도 상승하며 전이성 간암에도 높은 값을 나타낸다.

8장

간기능검사

간장은 약 1.5kg의 무게를 나타내는 인체의 복강 내 장기 중 가장 큰 장기이다. 간에는 물질의 합성을 주로 하는 endothelial cell, 지방의 저장 및 분해 등의 기능이 있는 fat-storing cell, 대사물질을 간정맥으로 분비하는 기능을 갖고 있는 hepatocyte, 그리고 해독기능을 주로 하는 Kupffer cell 등이 존재한다. 간은 당질대사, 단백질 대사, 지질합성 및 운반, 물질의 저장, 담즙 생성, 해독작용과 대사물질의 배설 등 중요한 기능이 있는 장기이다.

간장은 혈액응고에 관여하는 prothrombin 및 fibrinogen 등 대부분의 응고 인자의 합성, 철분의 대사, 지방 소화에 관여하는 담즙의 생산 및 지방 용해성 vitamin(A, D, E, K)과 수용성인 vitamin B_{12}의 흡수 및 저장, 그리고 carotene으로부터 vitamin A의 전환 등의 많은 일을 하고 있다. 그러므로 간장에 질환이 있으면 항상성(homeostasis)을 유지하는 데 큰 영향을 받게 된다.

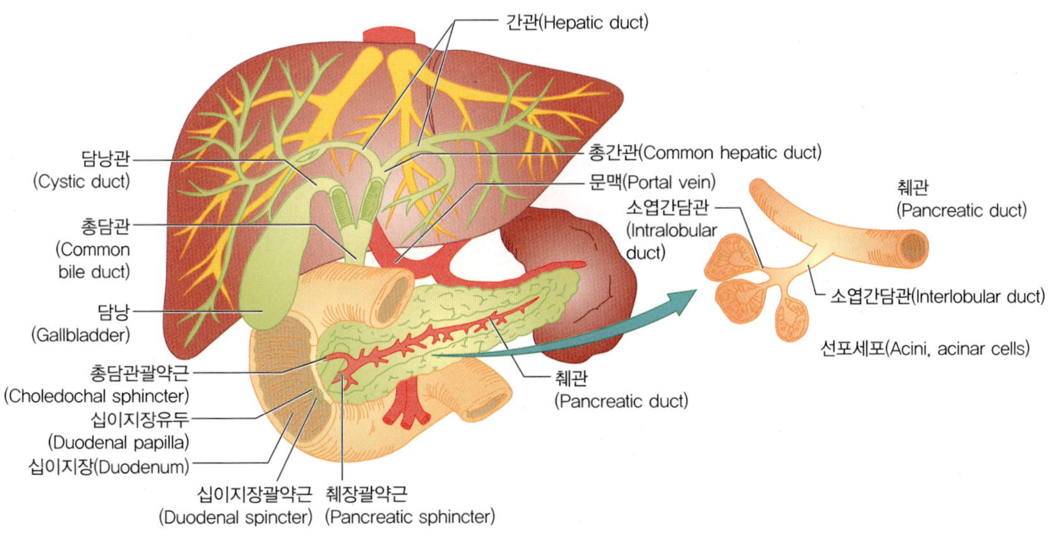

그림 8-1. 간장

다행히도 간장은 보상(compensation)기능이 대단히 크다. 어떤 포유류의 경우에는 거의 를 절제하여도 그 기능에 큰 영향을 미치지 않는다. 그러나 간장에 어떤 질환이 발병하게 되면 질병에 따라 간기능 검사(liver function test, LFT) 성적에 이상치를 나타낸다. 그러나 간 기능검사에서 심한 이상치를 나타내는 것도 있지만 항목마다 전부 이상치를 나타내는 내는 것은 아니므로 한 항목만 가지고 판단하기에는 어려움이 있어서 여러 항목을 함께 종합해서 검사하는 것이 바람직하다.

1. 단백대사기능

간장에서는 γ-globulin을 제외한 대부분의 단백질이 합성된다. Infant는 간에서 hemoglobin을 합성할 수 있다. 간에서 합성되는 단백질은 영양소(nutrient), 혈압 조절인자(blood pressure control), 물질운반체(transporter)로서의 기능을 갖고 있으며 enzyme, hormone 등을 합성하여 생리활성 물질로 작용한다. Albumin은 간에서 합성되고 총 혈장 단백농도의 50~60%나 되며 3~5g/dL이 존재한다. Albumin은 영양원이나 혈압 조절인자로 작용하는 것 외에도 unconjugated bilirubin, Ca^{2+}, free fatty acid, drug, 그리고 steroid 등을 운반하는 기능이 있기 때문에 간질환 진단에는 albumin 분석이 다양하게 활용된다. 그리고 albumin 이외에도 globuin은 간장과 세망내피계에서 생성되어 간기능이 떨어지면 albumin이 감소하고 globuin의 증가로 A/G ratio값이 감소한다.

간에서는 급성 전염성 질환 환자에서 상승하는 C-reactive protein과 같은 acute phase reaction protein이 합성되고, 영양불량(malnourished disease) 환자 진단에 활용되는 transthyrethin이 합성된다. Transthyrethin은 prealbumin의 일종이다.

간은 ALT나 AST와 같은 효소 반응에 의해서 transamination 기능을 갖고 탈 아미노 반응에 의해서 생성된 암모니아를 제거하는 deamination 기능을 갖는다. 탈 아민 반응에 의해서 생성된 암모니아는 Ornithine cycle(요소합성회로)에 의해서 urea 생성에 사용되고, 만약에 간에 질환(간성 혼수, hepatic coma 등)이 있으면 ornithine cycle이 정상적으로 수행되지 않기 때문에 혈중에 암모니아가 상승되고 혼수상태에 빠질 수 있다. 따라서 혈액 중의 암모니아를 분석하는 것은 간 질환 진단에 유용하다.

표 8-1. 간에서 합성하는 주요 단백

전기영동분획	단백질 종류	농도(g/L)	기 능
Prealbumin	Transthyrethin	0.1~0.4	Retinol binding protein이나 T_4와 결합
Albumin	Albumin	40~50	Ca^{+2}, T_4, bilirubin, fatty acid와 결합
a_1 globulin	Antitrypsin	2~4	Pleolytic enzyme inhibitor
	HDL	3~8	각 조직에서 간으로 cholesterol 운반
	Retinol binding protein	0.03~0.06	Retinol 운반
a_2 globulin	Thyroxin binding globulin	0.01~0.02	Thyroxine 운반
	Haptoglobin	1~3	파괴된 적혈구로부터 hemoglobin운반
	VLDL	1.5~2.0	Cholesterol, Triglycerid운반
	Ceruloplasmin	0.2~0.6	Copper운반, Peroxidase와 같은 기능
	Prothrombin	0.1	Proenzyme of thrombin
	Angiotensinogen	–	Angiotensin I의 precusor
	Erythropoietin	〈 0.05	적혈구 생성 hormone
β globulin	LDL	4~10	Cholesterol 등 lipid 운반
	Plasminogen	0.3	Fibrinolysin의 precusor
	Fibrinogen	3	Coagulation factor I
	Complement(C4)	0.5~1.8	Lysis of foreign cells
	Transferrin	2~4	Iron transporter

2. 당질대사기능

당질대사의 가장 큰 기능은 과량의 glucose를 glycogen으로 저장하는 glycogenesis와 혈당량이 부족하면 glycogen을 분해하여 glucose로 전환하는 glycogenolysis 기능이다.

이는 간과 신장에 glucose-6-phosphatase가 존재하기 때문에 glucose-6-phosphate를 glucose로 전환할 수 있다. 또한, 간에서는 lactic acid나 amino acid들을 이용하여 glucose를 신생합성하는 glyconeogenesis 기능이 있다.

3. 지질대사기능

간은 많은 양의 탄수화물을 흡수하게 되면 과량의 탄수화물을 Acetyl CoA로 전환하고, cytoplasmic enzyme system에 의해서 palmitic acid와 같은 지방산으로 전환하여 저장하게 된다. 이때, NADPH와 ATP 등을 이용하게 된다. 간의 조직에서 생성된 지방산은 다시 Acetyl CoA로 전환되며,

TCA 회로에 의해서 산화되어 에너지원으로 사용하고, 탄산가스와 물을 생성한다. 만약에 당의 농도가 상승하면 Acetyl CoA는 acetoacetate, β-hydroxybutyrate, acetone 같은 케톤체로 전환된다.

간은 음식으로 섭취한 지질들을 저장하고, 저장된 지질을 triglyceride가 많이 함유되어 있는 저비중 지질단백(VLDL)으로 분비하며, 유리형 콜레스테롤을 LCAT(lecithin cholesterol acyltransferase)에 의해서 Cholesterol ester로 전환하는 기능과 phospholipid를 합성하는 기능도 있다.

간에서 합성한 콜레스테롤은 대사되어 cholylglycine, deoxycholylglycine, lithocholylg-lycine, chenodeoxycholylglycine 등과 같은 bile acid의 성분이 된다.

4. 저장기능

간은 철, 글리코겐, 아미노산, 지질 및 비타민 등 여러 가지 물질을 저장하고 신체 각 조직에서 필요하면 공급하게 된다. 간은 아포페리틴이라는 단백을 합성하고 철 이온을 결합하여 저장하며, 이 단백질들을 페리틴 또는 헤모시더린이라고 한다.

5. Bile생성기능

빌리루빈(bilirubin)은 적혈구가 간 또는 비장의 세망내피계(reticuloendothelial system)에서 파괴된 후, 유리된 헤모글로빈으로부터 유래한 porphyrin이 산화, 환원 반응에 의해 고리가 열려서 생성된 tetrapyrrole 화합물이다. 정상인의 적혈구는 수명이 약 120일이다. 세망내피계에서 생성된 빌리루빈을 간접빌리루빈(indirect bilirubin)이라 하고, 알부민과 결합하여 간세포(hepatocyte)로 이동된다.

간으로 이동된 간접빌리루빈은 간세포에 존재하는 UDP-glucuronyl transferase에 의해서 UDP-glucuronate가 포합하여 결합되고 albumin은 유리된다. 이 빌리루빈을 직접빌리루빈(direct bilirubin) 또는 포(결)합빌리루빈(conjugated bilirubin)이라 한다. 혈액 내의 빌리루빈을 정량적으로 분석하는 것은 황달(jaundice)진단에 유용한 지표가 된다.

6. 대사종산물 배설 및 해독기능

간에서 대사 종산물이나 체외에서 흡수된 독극물들의 처리는 두 가지 기전에 의한다.

Bilirubin이 albumin과 결합하고 철이 hemoglobin과 결합되는 것과 같이 독성물질이 대사물질인 단백과 결합함으로써 inactivation되는 기전이고 다른 하나는 독극물이나 대사산물을 화학적으로 다른 화합물로 전환하여 배설하는 기전이다.

체내에서 생성된 ammonia를 urea로 전환하여 배설하는 것은 좋은 예이다. 간에서 대사산물이나 독성 물질의 inactivation이나 해독기능(detoxification)은 간세포 내에 존재하는 microsome에서 반응이 일어난다.

독성 물질들이 oxidation, reduction, hydrolysis, hydroxylation, carboxylation, demethylation 되어 해독되는 것은 cytochrome P-450이라는 효소가 크게 기여한다. 또한 다른 해독 기전은 glycine, glucuronic acid, sulfuric acid, glutamine, acetate, cysteine, glutathion 등과 conjugation되거나 sulfate나 carbohydrate와 compound되어 배설 제거한다.

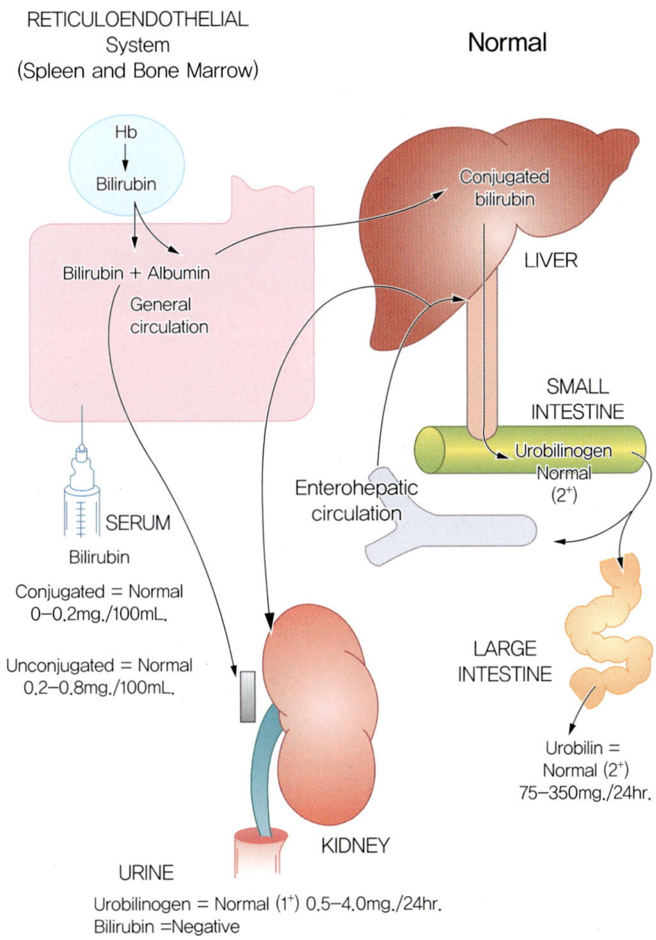

그림 8-2. 빌리루빈의 대사 경로

7. 간기능검사(Liver function test, LFT)의 종류

간기능 검사는 간질환을 진단하기 위하여 실시하는 검사들을 의미한다.

① Serum total protein, albumin, A/G ratio

② Serum protein electrophoresis

③ NPN과 BUN의 비

④ Blood ammonia, CSF glutamine

⑤ Flocculation test(TTT, ZTT, CCF)

⑥ Enzyme(AST, ALT, ALP, LDH, γ-GT, 5'-Nucleotidase, Cholinesterase, Aldolase, ICD, MDH, G-6-PD, OCT, LAP)

⑦ Fibrinogen

⑧ Bilirubin, urobilinogen, serum bile acid

⑨ BSP(Bromosulfophthalein), ICG(Indocyanine green) 검사

⑩ Cholesterol, Phospholipid

⑪ Glucose tolerance test(GTT), Galactose tolerance test

기타 많은 검사들이 간 질환 진단에 활용된다.

8. Bilirubin의 배설기전과 측정의의

간에서 생성된 대사산물은 대부분이 담즙으로 분비된다. 그 중요성분은 담즙색소, 담즙산, 지질 등이다. 특히 혈액 bilirubin이나 요 blirubin의 양적 변화의 관찰은 간기능 검사에서 매우 중요한 항목이다.

간, 비장, 골수 등의 세망내피세포에서 적혈구가 파괴되어 나오는 hemoglobin으로부터 만들어진 간접빌리루빈은 정맥혈액에 의하여 간에 이동되어 직접빌리루빈이 되고 담즙과 함께 간, 담도를 통하여 장으로 이동된다.

장으로 이동된 직접빌리루빈은 장내세균에 의해 우로빌리노겐(urobilinogen)이 되고 대부분은 대변과 함께 체외로 배설되며(50~300mg/day), 일부분은 다시 흡수되어 요와 함께 체외로 배설된다(4mg/day). 대변(stool)과 함께 배설되는 우로빌리노겐을 sterco-bilinogen이라 하고, 요(urine)와 함께 배설되는 것을 urobilinogen이라 한다. 체외로 배설된 urobilinogen은 산화되어 urobilin이 된다.

적혈구의 붕괴속도나 conjugation 능력 및 이에 관여하고 있는 효소의 촉매작용 등이 정상인 경우에는 간접빌리루빈(불용성)과 직접빌리루빈(가용성)의 혈중농도가 낮다(총 빌리루빈은 대개 1mg/dL이다).

그러나 빌리루빈의 생성과 conjugation, 배설 등의 순환에 장애가 있다면 혈중에 각종 빌리루빈이 축적되어 황달(jaundice) 증상이 나타난다.

또한 세망내피계 이외에서 적혈구의 파괴가 증가하는 용혈성 질환 등에서는 간접빌리루빈이 현저하게 증가한다.

또한 간세포의 담즙물체나 담도폐쇄 등으로 인하여 장관으로의 담즙 배설이 장애를 받게 되면 직접빌리루빈이 혈액 중으로 역류한다.

이때, 혈중 직접빌리루빈은 diglucuronide bilirubin보다는 monoglucuronide bilirubin이 더 많아지게 된다.

따라서 혈중 직접빌리루빈의 농도가 높아지면 혈장 알부민과 비가역적으로 공유결합을 하여 bileprotein을 형성한다.

순환 혈액 중에 있는 bileprotein은 간으로의 순환에 제한을 받기 때문에 알부민의 붕괴와 더불어 소실되거나 직접빌리루빈이 장시간 혈액 중에 존재하는 만큼 Biliprotein은 증가하게 된다. 즉 혈액 중에 여러 가지 빌리루빈이 존재하게 된다.

급성간염의 회복기에는 총 빌리루빈 농도의 40% 정도가, 간경변에서는 20~40%, 담즙성 간경변에서는 70% 정도의 비율로 증가하며, 폐쇄성 황달에서는 폐쇄기간이 길수록 bileprotein의 비율도 증가하게 된다.

혈액 빌리루빈 중 간접빌리루빈은 albumin과 결합되어 있기 때문에 혈중 농도가 상승되더라도 요로 배설되지 않는다. 직접빌리루빈은 간에서 albumin이 유리되고 glucuronic acid와 포합되어 있기 때문에 혈액 농도가 신역치(threshold, 3~4mg/dL) 이상으로 상승되면 요 중에 directed bilirubin이 배설된다. 뿐만 아니라 간접빌리루빈이 상승되면 간에서 직접빌리루빈이 많이 생성되고, 장으로는 직접 빌리루빈이 다량 배출되기 때문에 urobilinogen이 다량 생성되어 요와 함께 배출되므로 그 농도가 상승된다.

이와 같은 빌리루빈의 대사 경로에 이상이 발생하면 혈액과 요에 bilirubin의 종류 및 농도와 urobilinogen의 농도가 달라진다. 이를 혈액과 요 중 Bilirubin과 그 유도체의 농도를 분석하는 것은 황달의 원인과 종류의 감별 및 정도를 알아내는 데 도움이 된다. 황달의 종류는 다음 세 가지로 구분할 수 있다.

9. 황달(Jaundice)

1) Prehepatic(hemolytic) jaundice

혈중에서 적혈구의 파괴가 심하게 일어나는 용혈성 황달로, 각종 용혈성 질환에 의하여 적혈구가 심하게 파괴되거나 간에서 혈류가 울체되어 있으면 용혈에 의해 다량의 간접빌리루빈이 생성된다. 간에서 활발히 direct bilirubin으로 포합 반응이 일어나더라도 혈중의 간접빌리루빈을 완전히 처리하지 못하므로 혈중에 남아 있게 된다. 간접빌리루빈은 신장에서 여과되지 않아 요 중에는 나타나지 않는다. 담즙으로 배설된 많은 양의 bilirubin은 장에서 urobilinogen으로 환원되어 혈중으로 재흡수되고, 혈중 urobilinogen 양이 상승하기 때문에 요 중에 배설된다.

Hemolytic jaundice인 경우에는 serum indirect bilirubin과 urine urobilingen이 증가한다.

2) Hepatic(hepatocellular) jaundice

간염 등에서는 간세포가 손상되어 간기능 저하로 인하여 나타나는 간성(간세포성) 황달을 말한다. 또한 간에서 직접빌리루빈이 정상적으로 합성되어도 담즙 중에는 조금만 배설되고, 나머지는 혈류 중에 들어가서 직접빌리루빈의 혈중 농도가 증가되며 요 중에는 빌리루빈도 나타난다.

한편, 장내로 들어간 bilirubin은 urobilinogen이 되어 혈중으로 흡수되는데, 이것이 간세포의 기능이 저하되어 그대로 혈중에 증가되면 요 중에 다량으로 배설된다. 대개 간세포성 황달인 경우에는 요 중에 urobilinogen과 bilirubin이 다 같이 검출된다.

3) Posthepatic(obstructive) jaundice

간의 담관에 암, 염증, 결석, 기생충 등이 있거나 또는 선천적 기형 등이 원인이 되어 담관이 폐쇄되면 담즙이 십이지장으로 배설되지 못하고, 간내 모세관에 고이게 된다. 이런 경우를 간후성 (폐쇄성) 황달이라 한다. 이 중 일부분은 세포의 간격을 통하여 혈액 중으로 역류하고, 혈중 직접빌리루빈이 증가되며 이것이 신장을 거쳐 요 중에 배설되어 빌리루빈이 검출된다.

한편, 담즙이 십이지장으로 배설되지 못하므로 장내에는 urobilinogen이 생성되지 못해, 요 중 urobilinogen은 감소 또는 소실된다.

10. Bilirubin 측정법

혈액 중에는 여러 가지 종류의 빌리루빈과 그 유도체들이 존재하며, 이들을 측정하는 방법도 그 특성에 따라 다양하다.

특히, 신생아 황달의 경우에 혈장 알부민과 결합하지 않은 비포합형 빌리루빈의 존재가 황달과의 관계에서 문제가 되므로 광선요법 등으로 이의 구조를 변환시키는 것도 중요하다.

또한 빌리루빈은 산화나 빛 등에 의해 쉽게 파괴되는 매우 불안정한 색소물질로 정성, 정량적인 분석에 어려움이 있다.

Bilirubin의 분석은 column chromatography법, HPLC법, bilirubinometry, 그리고 Malloy- Evelyn법, Jendrassik and Grof법 등이 있다. 또한, 최근에 많이 이용되는 bilirubin oxidase법, Reflectance meter ADVIA 2400, ABL 700 series, 7170 series 등의 자동분석기를 이용하는 방법이 있다.

ABL 700 시리즈는 software의 개선으로 빌리루빈의 수치를 정량 분석할 수 있다. 특히, 단 35

μL의 전혈만으로 빌리루빈과 산소농도 측정 파라미터를 모두 측정할 수 있으며 혈액가스, 전해질, 대사물질, 산소 농도와 함께 빌리루빈을 측정하는 데 단 95μL의 전혈만으로 충분하기 때문에 혈액량이 적은 조산아의 검사에도 이용될 수 있다. 따라서 신생아 집중 치료실(IUC)에서도 사용이 가능하다.

신생아의 혈액 속에서는 수명이 짧은 태아 헤모글로빈과 성인 헤모글로빈이 교체되면서 적혈구가 파괴된다. 그러므로 신생아 황달은 정상적인 것이지만 빌리루빈의 농도가 너무 높으면 뇌에 손상을 입힐 수도 있다. 따라서 빌리루빈은 모든 신생아의 표준 파라미터이며, 조산아들이 신생아 중환자실에 있을 때 유심히 관찰하는 사항이다. 빌리루빈 수치가 높을 때의 치료법은 위에서 설명한 바와 같이 광선 요법을 주로 이용한다.

치료를 결정하는 빌리루빈의 한계치는 나라마다 다양하다. 미국의 소아학회는 아래와 같은 수치를 권고하고 있다. 그러므로 빌리루빈 측정은 억제 치료를 시작해야 하는지를 결정할 때와 치료 과정을 모니터할 때 이용된다.

표 8-2. Bilirubin limits before therapeutic intervention, as recommended by the American Academy of Pediatrics

Age hours	Consider phototherapy	Phototherapy	Exchange transfusion If phototherapy fails	Exchange transfusion and phototherapy
〈 24	–	–	–	–
25~48	170(10)	260(15)	340(20)	430(25)
49~72	260(15)	310(18)	430(25)	510(30)
〉 72	290(17)	340(20)	430(25)	510(30)

표 8-3. 황달의 종류와 bilirubin, urobilinogen의 농도 변화

검체	Blood		Urine		Feces	
검사별	Bilirubin	Urobilinogen	Bilirubin	Urobilionogen	Bilirubin	Urobilionogen
Obstructive Jaundice	++(direct)	–	++	–	–	–
Hepatic Jaundice	++(direct) ++(indirect)	++	++	++	–	++
Hemolytic Jaundice	++(indirect)	++	–	++	–	++

+ 증가 – 감소

표 8-4. 혈청 빌리루빈의 종류

<table>
<tr><th colspan="2" rowspan="2">항목</th><th rowspan="2">불용성 빌리루빈</th><th colspan="2">가용성 빌리루빈
(Glucronic acid와 conjugated)</th><th rowspan="2">알부민 공유결합형
deltabilirubin</th></tr>
<tr><th>di-conjugated</th><th>Mono-conjugation</th></tr>
<tr><td colspan="2">알부민 결합</td><td>가역적(강하게)</td><td>가역적
(약하게)</td><td>가역적
(약간 약하게)</td><td>비가역</td></tr>
<tr><td colspan="2">Diazo 반응</td><td>간접형</td><td>직접형
즉시반응</td><td>직접형
지연반응</td><td>직접형
약간 지연반응</td></tr>
<tr><td rowspan="2">용해성
용해성</td><td>물</td><td>−</td><td>++</td><td>+</td><td>+</td></tr>
<tr><td>butanol</td><td>++</td><td>+</td><td>−</td><td>−
(알부민은 불용)</td></tr>
<tr><td colspan="2">생성부위/
분비부위</td><td>세망내피계/
혈류계</td><td>간실질세포/
담즙</td><td>명확하지 않음</td><td>아마도 혈류 중에서 비효소적으로 생성</td></tr>
<tr><td colspan="2">요중배설</td><td>−</td><td>++</td><td>+</td><td>−</td></tr>
<tr><td colspan="2">임상적의의
(증가)</td><td>용혈성질환
신생아황달
Gilbert 증후군
Crigler-Najjar 증후군</td><td colspan="2">간염(급성, 만성, virus성, 약물성)
간경변증, Weil병, Rotor 증후군,
급만성 간내담관폐쇄
간외 담관폐쇄
Dubin-Johnson 증후군</td><td>기본적으로
좌측과 일치</td></tr>
</table>

1) Malloy-Evelyn법

원 리

Bilirubin은 diazo 시약과 반응하여 적자색의 azobilirubin을 생성한다. glucuronic acid와 conjugation된 포합형 bilirubin은 수용성인 bilirubin이고, unconjugated bilirubin은 비수용성 bilirubin이기 때문에, 전자는 diazo 시약과 직접 반응하고 후자는 methanol과 같은 coupling시약을 가하여 단백과 결합된 것을 유리함으로써 반응한다. 수용성 bilirubin은 diazo시약과 직접 반응하기 때문에 direct bilirubin이라 하고 지용성 bilirubin은 methanol로 처리함으로써 반응하기 때문에 indirect bilirubin이라 한다.

시 약

① Diazo blank

15mL 농염산을 증류수로 희석하여 1,000mL로 만든다.

② Diazo 시약

10ml의 Diazo A와 0.3ml의 Diazo B를 섞어서 사용한다. 혼합 후, 20분 이내에 사용해야 한다.

Diazo A) 1g의 sulfanilic acid를 1 liter 정량 플라스크에 넣고, 15mL의 농염산을 가하여 녹이고 증류수로 희석하여 1,000mL로 만든다.

Diazo B) 0.5g의 sodium nitrite를 증류수로 녹이고 100mL 되게 희석한다. 냉장고에 보관해야 하며, 매주 새로 만들어 사용한다.

③ Bilirubin 표준액

20.0mg의 unconjugated bilirubin을 100ml 정량 플라스크에 취하고, chloroform으로 녹이고 눈금까지 chloroform으로 희석한 후, 필히 빛을 차단하여 보관한다.

약 2개월간 안정하다. dimethylsulfoxide(DMSO)를 사용할 수도 있다.

④ Methyl alcohol, absolute

조 작

① 2개의 cuvette에 B, T로 표시하고 혈청을 10배로 희석하여 4.0mL씩 취한다.

② B관에 1mL의 Diazo blank를 가하고, T관에 diazo 시약 1mL를 가하여 섞은 후, 정확히 1분 만에 파장 540nm에서 B관을 blank로 T의 흡수도를 읽는다(1분, direct bilirubin).

③ 계속해서 각 관에 methanol 5mL씩을 가하여 섞고, 30분간 방치한다.

④ 30분 후, 다시 T관의 흡수도를 읽는다(Total bilirubin).

계 산

Total bilirubin : Calibration curve에서 구한다.

Direct bilirubin(1분 반응 direct bilirubin) : Calibration curve에서 찾아 $\frac{1}{2}$배 한다.

Total bilirubin-Direct bilirubin=Indirect bilirubin

① Calibration curve의 작성

Bilirubin 표준액 4.0mL를 100mL 정량 플라스크에 취하고 눈금까지 methanol로 희석하여 다음과 같이 실시한다.

시험관 번호	1	2	3	4	5	6
표준액(mL)	0	1	2	3	4	5
Methanol(mL)	9	8	7	6	5	4
Bilirubin(mg/dL)	0	2	4	6	8	10

1mL의 새로 만든 diazo 시약을 가하여 섞어서 30분간 방치한 다음, 제1시험관을 blank로 파장 540nm에서 흡수도를 읽어서 graph를 작성한다.

참고 ① 본법에서 direct bilirubin은 1min, reacting bilirubin이다. 이를 prompt bilirubin이라고도 한다. 경우에 따라서는 total direct bilirubin을 측정하는 경우도 있다. Prompt bilirubin을 측정하고 계속하여 15분 방치한 다음 측정하면 된다. 이를 delayde direct bilirubin이라고 한다.

② Crystaline bilirubin을 표준액으로 사용하는 것은 측정조건에 따라 차가 심하다고 한다. 미국 병리학회 등에서는 표준 bilirubin 혈청을 사용할 것을 추천하고 있다. 이렇게 함으로써 병원 간의 오차를 줄이고 있다.

③ 용혈 혈청은 정확한 성적을 얻을 수 없으며, 비색할 때 비색관의 기포를 제거하여야 한다.

2) Jendrassik and Grof법

원 리

혈청 중 total bilirubin 측정은 unconjugate bilirubin의 diazo 반응을 촉진하기 위하여 coupling 시약인 caffeine-sodium benzoate 혼합시약과 diazo mixture를 가하여 반응시킨다. NaOH와 sodium tartrate의 혼합시약인 Fehling II 시약을 가하여 diazo 반응의 pH를 alkali로 함으로써 blue color 반응(alkali azobilirubin)을 600nm에서 비색 정량한다.

Direct bilirubin은 검체에 diazo mixture를 가하여 1분 동안 반응한 후, ascorbic acid를 가하여 diazo 시약의 기능을 파괴하여 반응을 정지시키고, Fehling II 시약을 가하여 pH를 alkali화 한다. Caffeine-sodium benzoate는 bilirubin과 diazotized sulfanilic acid와의 결합을 촉진시키는 역할을 한다. Ascorbic acid는 diazo 반응을 정지시키고 여분의 diazo 시약의 기능을 파괴시킨다. 강알칼리성 tartrate 용액(Fehling II 시약)은 purple azobilirubin 발색을 blue azobilirubin으로 변화시켜 600nm 파장에서 높은 흡수율을 나타낸다.

Azobilirubin 발색은 glucuronide bilirubin일 때는 1분 만에 발색되며, total bilirubin에서는 10분 만에 완전 발색된다. Ascorbic acid와 tartrate 용액을 넣으면 발색이 30분간만 안정성이 있다. 혈청 중 bilirubin 색소 이외의 황색, 적색 및 갈색은 600nm에서 비색함으로써 제거할 수 있는 이점이 있다. 또한, flow cell 비색이나 autoanaly-zer에 적합한 방법으로 생각된다.

시 약

① HCl, 0.05M/L

② Caffeine reagent

Caffeine 50g, sodium benzoate 75g 및 125g의 sodium acetate($CH_3COONa \cdot 3H_2O$)를 50~60℃의 증류수 500mL에 녹인다. 냉각되면 EDTA-Na_2 1g을 녹이고, 증류수를 추가하여 1,000mL로 만든다. 이 시약은 실온에서 6개월 이상 안정성이 있다.

③ Reagent A

15mL의 conc. HCl를 증류수 약 500mL에 희석한 용액에 5.0g의 sulfanilic acid를 용해하고, 증류수를 추가하여 1,000mL로 만든다.

④ Reagent B

500mg의 sodium nitrite($NaNO_2$)를 증류수에 녹여 100mL로 만든다. 냉장고에 보관하면 2주일간 안정하다.

⑤ Diazo reagent

Reagent A 10.0mL과 reagent B 0.25mL를 섞어 30분 이내에 사용한다.

⑥ Ascorbic acid, 4g/dL

200mg의 ascorbic acid를 5mL의 증류수에 녹인다. 냉장 보관하며 제조일 내에 사용한다.

⑦ Fehling II reagent

100g의 NaOH와 350g의 sodium tartrate($Na_2C_4H_4O_6 \cdot 2H_2O$)를 증류수 500mL에 녹이고 냉각되면 1,000mL까지 증류수를 채워 희석한다. 실온에서 6개월간 안정성이 있다.

⑧ 표준시약(bilirubin 20mg/dL)

Unconjugated bilirubin를 Malloy-Evelyn법과 같이 용해하거나 20mg/dL의 Bilirubin 농도를 나타내는 표준혈청을 사용한다.

조 작

직접 빌리루빈 측정(Conjugated bilirubin)

① 0.05M/L HCl 1.0mL를 cuvette에 넣고 C표지를 한다. 또한 1.0mL의 caffeine 시약을 cuvette에 넣고 B표지를 한다.

② C, B관에 100μL의 혈청을 넣는다. 이어 150μL의 증류수를 각 관에 넣는다.

③ B관에는 250μL의 sulfanilic acid를 넣고 혼합한다.

④ C관에는 250μL의 새로 만든 diazo reagent를 넣고 혼합한다.

⑤ 정확히 1분 후 50μL의 ascorbic acid액을 C와 B관에 넣어 혼합하고 곧 0.5mL의 Fehling II 시약을 넣고 혼합한다.

⑥ B관을 대조로 하여 C관의 흡수도를 600nm에서 읽는다.

참고 Diazo reagent를 넣고 5~10분간 기다렸다가 ascorbic acid를 가하는 방법도 있다.

3) 총 빌리루빈 측정(Total bilirubin)

① T cuvette에 1.0mL의 caffeine reagent를 넣는다(Total).

② 검체 혈청 100μL를 T관에 넣고 이어 증류수 150μL를 넣고 혼합한다.

③ 이어 250μL의 새로 만든 diazo reagent를 넣고 혼합한다.

④ 10분 후 0.5mL의 Fehling II 시약을 넣고 혼합한다.

⑤ B cuvette를 맹검으로 하여(직접빌리루빈에서 준비한 것) T cuvette의 흡수도를 읽는다.

참고 혈청 빌리루빈이 정상치 내로 예상되면 혈청 100μL 대신 250μL의 혈청을 넣어, 측정한다. 그렇게 되면 직접 빌리루빈에서 250μL의 검체가 사용된다.

(1) Calibration Curve

① Bilirubin standard는 가능하면 미리 농도를 알고 있는 control elevated serum을 사용하는 것이 이상적이다.

예 20mg/dL bilirubin serum인 경우에는 조작과 같이 실시하여 흡수도를 알아서 계산에 이용한다.

② 원료인 pure bilirubin은 The Office of Standard Reference Materials, National Bureau of

Standards에서 구할 수 있다.

4) Bilirubin oxidase법

Bilirubin이 460nm를 흡수하는 성질을 이용한 방법으로 검체에 bilirubin oxidase를 가하면 bilirubin은 biliverdin으로 산화하면서 흡수도는 감소된다.

5) Reflectance meter법

검체의 bilirubun에 dyphylline triton X-100과 diazonium salt를 가하면 azodye가 생성되는 원리를 이용한다.

11. 황달지수(Icterus Index)

원 리

혈청이 띠고 있는 노란색의 색도를, 표준액인 0.0157g % potassium dichromate 용액의 황색도를 1unit로 하여 비교한다.

노란색은 주로 hemobilirubin이나 cholebilirubin의 존재에 기인한다. 색깔의 농도는 bili-rubin량에 직접 비례하지 않는다. Hemobilirubin과 cholebilirubin은 동량인데 후자가 더 짙은 색깔을 낸다. Icterus index 시험은 Van den Vergh 시험과 반드시 일치하지는 않는다.

시 약

① Sodium citrate, 5%

50g의 sodium citrate를 1liter 용량 플라스크에 넣고 증류수로 1liter 되게 녹인다.

② Potassium dichromate, Stock standard 1%

1g의 potassium dichromate를 칭량하여 약 70mL의 증류수가 들어있는 100mL의 용량 플라스크에 넣어 녹이고 여기에 5방울의 농황산을 넣고 눈금까지 증류수로 채운다. 잘 혼합한 후 갈색병에 저장한다.

③ Working standard, 0.1%

Stock standard 10mL를 100mL 용량 플라스크에 취하고 눈금까지 희석한다.

조 작

Meulengraht method

① 시험관을 3개 준비하여 T, S_1. S_2로 표시하고, T에 혈청 1mL 및 표준액을 S_1에 1mL, S_2에 2mL 넣고 총 양이 10mL가 되도록 sodium citrate로 희석한다.

② 파장 420nm에서 물을 맹검으로 하여 흡수도를 구한다.

계 산

Std 1 $\frac{A_T}{As_1} \times 10 =$ Icterus index units

Std 2 $\frac{A_T}{As_2} \times 20 =$ Icterus index units

혹은 표준곡선에서 unit를 구한다.

표준선의 작성

표 8-5.

Icterus index(unit)	Sodium citrate(mL)	Working std.(mL)
5	9.5	0.5
10	9.0	1.0
15	8.5	1.5
20	8.0	2.0
30	7.0	3.0
50	5.0	5.0

증류수를 blank로 하여 파장 420nm에서 흡수도나 투과율을 구하여 표준선을 그린다.

참고
① 결과가 20 unit 이상일 때는 혈청을 희석하여 검사하고 결과에 희석배수를 곱해준다.
② 용혈된 혈청은 사용할 수 없다.
③ 공복 시 혈청을 사용해야 한다.
④ Serum carotene 농도가 높으면 unit가 약간 높아지는 수가 있다.

12. 면상반응(flocculation)을 이용한 간 기능검사

혈청에 Thymol(thymol turbidity test, TTT), Zinc sulfate(Zinc sulfate turbidity test, ZTT), Cephalin cholesterol antigen(cephalin flocculation test, CCF) 그리고 mercuric chloride나 Gold chloride와 같은 시약을 가하면 혈청 내의 globulin과 반응하여 혼탁을 일으키거나 발색되는 성질을 이용한 검사들이다. 혼탁도는 albumin과 globulin의 농도비(A/G ratio)가 감소하면 증가한다. Albumin이나 α-globulin은 혼탁을 억제하나, 그러나 근래에는 정확도나 특이도, 예민도 및 간 질환에 대한 임상적인 유용성이 낮아 거의 이용되지 않는다. γ-globulin과 β-globulin 그리고 phospholipid는 혼탁을 촉진하는 것으로 알려져 있다.

그러나 근래에는 정확도, 특이도, 예민도는 물론 간 질환의 의학정보로서의 유용성이 낮아 거의 이용되지 않는다.

1) Thymol turbidity(Shank-Hoagland법)

원 리

Thymol 완충액에서 정상인의 혈청은 경도의 혼탁을 일으킨다. 그러나 간기능장애자의 혈청은 혼탁 내지 침전현상을 일으킨다. 이러한 혼탁의 원인은 밝혀지지 않았으나, 아마도 β, γ- globulin의 증가와 albumin의 감소에서 오는 것으로 생각된다.

시 약

① Thymol 포화 완충액, pH 7.55

2liter 플라스크에 1,100mL의 증류수를 넣어 약 5분간 끓인다. 약 95℃로 식히고 thymol 3g, barbital 3.09g 및 sodium barbital 1.69g을 넣고 5분간 진탕한다.

실온이 되도록 식힌 다음 thymol의 결정 소량을 넣어 과량의 thymol이 결정이 되어 맑은 액체가 될 때까지 진탕하고 밤새 방치했다가 여과한다. pH를 7.55로 수정하고, 마개를 잘 하여 두고 사용한다.

② 0.0962N Barium chloride

1.173g의 $BaCl_2 \cdot 2H_2O$를 칭량하여 증류수로 녹여 100mL로 만든다.

③ 0.2N Sulfuric acid

6mL의 conc. H_2SO_4를 증류수로 희석하여 1,000mL로 만든다. 0.2N 용액이 되도록 보정하여야 한다.

조 작

① 0.1mL의 혈청을 시험관에 취하고 6.0mL의 thymol 완충액을 가하여 섞어서 30분간 방치한다.

② Thymol 완충액을 blank로 하여 파장 660nm에서 흡수도를 구한다.

③ 미리 그려놓은 표준선에서 결과(unit)를 찾는다.

표준선의 작성

Thymol 표준액을 만드는 데 이용하는 시약 및 초자기구는 10℃를 유지하도록 해야 하고, 희석도 10℃인 water bath에서 해야 한다.

① 100mL 정량 플라스크에 5.0mL의 0.0962N $BaCl_2$ 용액을 취하고 10℃가 되도록 방치한 다음, 10℃를 유지하는 0.2N H_2SO_4를 가하여 눈금까지 채운 후 잘 섞는다.

② 아래와 같이 시험관을 준비하고 실시한다.

표 8–6.

시험관 번호	$BaSO_4$(mL)	H_2SO_4(mL)	Unit
B	0.0	10.00	0
1	1.35	8.65	5
2	2.70	7.30	10
3	4.05	5.95	15
4	5.40	4.60	20
5	6.75	3.25	25
6	8.10	1.90	30
7	9.45	0.55	35

B를 100% T에 맞추고 파장 660nm에서 각각의 흡수도를 구하여 표준선을 작성한다.

참고 Tris–thymol 완충액, pH 7.55.

2liter 삼각 플라스크에 1,000mL의 증류수를 끓이고, 약 90℃로 식히면 1.21g의 Tris와 3 g의 thymol을 가하여 흔들어 녹이고, 식은 다음 소량의 thymol을 넣고 맑아질 때가지 진탕하여 밤새 방치한다.

여과하여 7.3mL의 1N HCl을 가하여 pH를 7.55로 맞추어 사용한다.

주의사항

① 지질도 혼탁을 일으키므로 공복 시의 혈청을 사용한다.

② 사용하는 시약은 품질이 좋은 것을 사용해야 한다.

③ Maclagan 1unit는 S.H.(Shank-Hoagland) unit로 2unit에 해당한다.

2) Zinc sulfate turbidity test(Kunkel법)

pH 7.6인 황산아연 barbital 완충액에 혈청을 가하면 γ-globulin에 의해서 혼탁된다.

조 작

① 0.1mL 혈청에 6mL zinc sulfate가해서 잘 섞은 다음 30분간 방치한 후 zinc sulfate를 Blank로 해서 660nm에서 흡수도를 구한다.

② 결과는 Shank Hoagland의 thymol turbidity 표준곡선에서 산출한다. 성적은 Kunkel unit로 표시한다.

3) Cephalin Cholesterol Flocculation(CCF)

일반적으로 교질액(膠質液) 속에서 혈청 albumin은 교질의 보호작용을 하여 교질액의 침전을 억제하는 쪽으로 작용하며, 반면 혈청 globulin은 albumin이 감소된 상태에서 교질액과 작용 염석되어 침전되는 쪽으로 작용한다. Cephalin-cholesterol 시약의 교질 용액 중에서도 이와 같은 작용이 일어난다. 병적으로 혈청 단백의 양적 및 질적 변화가 생겨 albumin이 감소되고, γ-globulin 또는 abnormal globulin이 증가하면 침전을 일으키게 된다.

혈청과 cephalin-cholesterol emulsion을 혼합한 반응액을 24~48시간을 실온에서 반응시킨 후 판정한다.

판 정

Positive − 완전하게 침전하고 상층이 맑은 것(4^+),
완전한 침전은 아니나 상층이 비교적 맑은 것(3^+)

Weakly positive − 일부 침전하고 상층이 좀 혼탁된 것(2^+)

Doubtfull − 약간의 침전이 있고 상층이 혼탁된 것(1^+)

Negative − 침전이 전혀 없고 균일한 혼탁이 된 것(−)

참고

① 광선에 의해 성적에 큰 영향을 받는다. 심한 정도는 주황색 형광등, 백열전등의 순서이다.

② 실내의 온도는 22~28℃가 적당하다. 일반적으로 기온의 저하는 더 양성률로 기울어지고 기온의 상승은 음성 쪽으로 반응이 나타난다.

③ 초자기구에 묻은 중금속 또는 산 등은 양성 쪽으로 성적에 많은 영향을 나타낸다.

④ 정상 혈청은 24시간에(1^+), 내지 48시간까지는(2^+) 정도이다.

⑤ 이 반응은 thymol turbidity보다 질병 초기에 양성 반응이 잘 나타나는 반면에, thymol turbidity는 오래 동안 양성률을 나타내며, 폐쇄성 황달에서는 음성인 경우가 많다. 일반적으로 간실질성 장애에 예민한 반응이다.

⑥ 비동화한 혈청은 사용할 수 없다.

⑦ Emulsion을 만들 때 너무 오래 동안 가열하거나, 너무 농축(30cc 이하)시키면 위양성 반응이 나타날 수 있다.

13. Bromsulphalein Test(BSP, bromosulfophthalein)

원 리

BSP 주사액은 산성에서 무색, 알칼리성에서 적자색을 나타내며, 안정한 일종의 색소이다. 정맥주사를 하면 간의 색소 배설기능에 의하여 대부분의 색소가 간세포에서 신속히 담즙으로 배설된다. 그러나 간세포의 장애가 있을 때는 배설기능이 저하되어 혈류에 정체하게 된다. 따라서 주사 후, 일정시간 혈액 내에 저류되는 색소를 정량함으로써 간 기능을 알 수 있는 색소 진단 검사법이다.

시 약

① BSP 주사액(50mg/mL)

② N/10 가성소다 NaOH

Sodium hydroxide(NaOH) 4g을 증류수로 녹여 1,000mL로 만든다.

③ N/10 HCl

Conc. HCl 8.6mL를 물로 희석하여 1,000mL로 만든다.

조 작

① 환자는 공복상태(적어도 10시간 이상)라야 하며, 체중을 측정하고 다음 공식에 의해 얻은 mL를 주사하면, kg당 5mg의 색소를 주사하는 것이 된다.

$$\text{주사소요량(mL)} = \frac{\text{체중(kg)}}{10}$$

② 멸균 주사기로 정확한 액의 주사약을 취하여 약 1분간에 걸쳐 서서히 정맥주사한다. 주사 후 정확히 45분 후에 주사한 반대측 팔에서 8~10mL의 혈액을 채취하여 혈청을 분리한다.

③ 시험관 두 개를 준비하고 control 및 test로 표시하고, 각각 1.0mL의 혈청을 취한다. 여기에 증류수 2.0mL씩 넣는다.

④ T시험관에는 N/10 NaOH 3.0mL를 가하고, C(control)에는 N/10 HCl 3.0mL를 가하여 혼합하여 파장 575nm에서 C(control)을 100% T에 맞추고, T(test)의 흡수도를 구하여 표준선에서 색소의 잔류량을 구한다.

표준선의 작성

표준액 : BSP 주사약 1.0mL를 정확하게 1,000mL의 용량 플라스크에 취하고 물로 희석하여 혼합한다. 이 용액은 50% 표준액에 상당한다.

표준액을 시험관에 정확하게 0, 0.2, 0.4, 0.6, 0.8, 1.0mL씩 취한 후, 전량이 각각 3.0mL가 되도록 증류수를 넣고 각각 3.0mL의 N/10 NaOH를 가하여 혼합한다. 이 표준액은 각각 0, 10, 20, 30, 40, 및 50%에 해당한다. 첫째 시험관을 100% T에 맞추고 각각의 흡수도를 구하여 그래프 용지에 그려 사용한다.

참고 정상치 0~5% retention

① 황달 환자는 피하는 것이 좋다.
② 정맥주사 때 피하로 새지 않도록 해야 한다.
③ 색소 5mg/kg을 주사하는 대신에 2mg/kg 주사하는 방법도 있다.
2mg/kg을 주사하는 경우에는 주사 후, 30분에 반대쪽에서 채혈해야 하며, 동일한 표준검량선에서 구한 성적을 2.5배하면 된다.
④ 용혈 혈청 및 황달 혈청은 정확도가 낮다.
⑤ 너무 높을 경우에는 희석하여 조작한다.
⑥ BSP 검사를 하거나 PSP 검사를 한 사람은 BSP 또는 PSP 색소 주사를 한 지 24시간이 지난 다음에 재검사를 할 것.
⑦ 100% BSP는 혈청 중 10mg BSP/100mL를 뜻한다.
⑧ 다른 검사용 채혈을 먼저 한 다음에 BSP 또는 PSP 주사를 할 것.
⑨ 주사기 및 채혈용 시험관 등이 알칼리 물질에 오염되지 않도록 조심할 것.
⑩ 최근에는 간에서 100% 배설되는 ICG(indocyaninegreen)를 많이 이용한다.

임상적 의의

표 8-7.

Test	Normal value	When incerased
Icterus index	4 to 6units	Obstructive jaundice Hemolytic jaundice Hepatic jaundice Infectious hepatitis Pernicious anemia
Bilirubin Total Direct(1min) Indirect	 0.2~1.0mg/dL 0~0.2mg/dL 0.2~0.8mg/dL	Same as above
BSP	Less than 5% retention in 45min	Liver disease
CCF	0~1 pos.	Liver disease
Thymol turbidity	Less than 5units(SH)	Infectious hepatitis Liver cirrhosis Cancer
Zinc sulfate turbidity	4~12units	Chronic hepatitis Liver cirrhosis

9장 신기능검사

신장은 피질(cortex)과 수질(medulla)로 되어 있고 신장의 최소 단위는 네프론(nephron)이다. 네프론은 보우만씨 주머니(Bouman's capsule)로 둘러싸인 사구체(glomerulus), 세뇨관, 헨레고리(Henle loop)로 되어있다. 요는 사구체에서 여과되어 근위곡세뇨관(proximal convoluted tuble)-헨레고리-원위곡세뇨관(distal convoluted tuble)-집합관(collecting duct)을 통과하는 동안에 요의 성분이나 양이 변화한다. 사구체는 신장의 피질에 분포되어 있고, 세뇨관은 수질에 분포되어 있다. 근위곡세뇨관은 사구체에서 나온 직후의 것을 말하며, 원위곡세뇨관은 Henle의 고리 이후의 부분을 말한다. 사구체는 여과기능이 있고 근위곡세뇨관(proximal convoluted tuble)에서는 여과된 대부분의 전해질과 유기물들의 재흡수 기능을 갖는다. 헨레고리에서는 주로, sodium과 chloride의 재흡수 기능으로 세포간질액의 삼투압을 조절한다. 원위곡세뇨관(distal convoluted tuble)에서는 근위곡세뇨관의 재흡수 능력보다는 약하나, 약간의 Na^+나 Cl^-를 재흡수와 부신피질에서 분비하는 aldosterone의 영향으로 Na^+를 재흡수하고 K^+을 분비하며, 뇌하수체 후엽에서 분비하는 항 이뇨호르몬(antidiuretic hormone, ADH, vasopressin)의 영향으로 요량을 조절한다. 또한 ammonia, uric acid를 분비하며 약간의 urea를 재흡수한다. 집합관(collecting duct)에서는 aldosterone에 의하여 Na^+과 Cl^-의 재흡수뿐만 아니라, K^+, ammonia, uric acid 등도 재흡수한다. ADH에 의한 수분의 재흡수 능력은 가장 크다.

신장의 기능 중 가장 중요한 것은 인체 내 불필요한 성분을 체외로 배설하는 것이다. 이 노폐물을 배설시키면서 체내의 거의 모든 혈장 성분과 혈장량을 동시에 조절함으로써 세포의 환경을 일정하게 유지시켜준다.

① 요 생성 기능

② 체액과 전해질의 균형 조절 기능

③ 산·염기 균형 조절 기능

④ 대사 노폐물 제거 기능

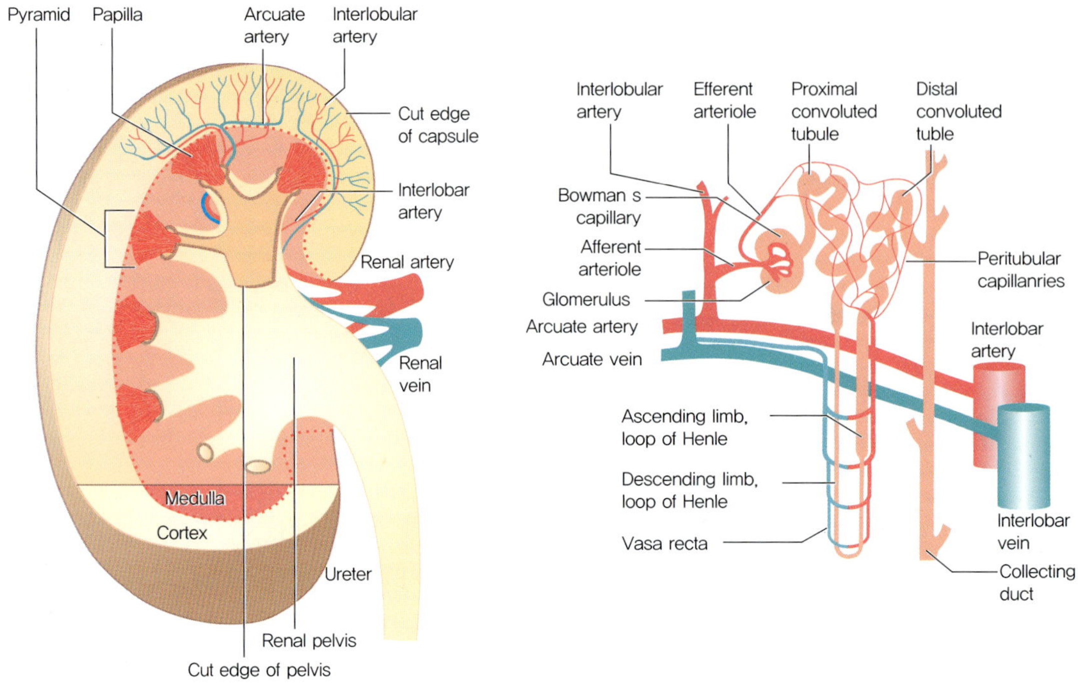

그림 9-1. 신장과 네프론

⑤ 호르몬 분비기능

⑥ 단백질의 농도 조절 기능이 있다.

1. 요 생성기능

요는 사구체(glomeruli)에서 여과된다. 사구체에서 여과된 요는 수분과 전해질이 대부분이고 요소, 당, 단백 및 기타 물질들이 첨가된다.

정상인의 경우 사구체를 통과하는 혈액량은 1,000~1,100mL/min.이고, 혈장량은 600~800mL/min. 정도이다. 사구체에서 여과되는 여액의 양은 대략 매분 100~130mL의 혈장성분이 단백과 분리 여과되고, 하루에 약 160~180L로 방광까지 도달되는 동안 매분 1~2mL의 적은 양으로 농축되어 하루 1~1.5L의 요가 배출된다. 이는 사구체에서 여과된 양의 99% 이상이 재흡수(reabsoption)되고 1%이하만 실제 요로 배설된다. 이와 같이 농축되는 것은 수분이 99% 이상, Na^+ 99% 이상, K^+ 90% 이상, Cl^- 95% 이상, 포도당 및 중탄산염은 거의 전부, 요산은 약 90%, 요소는 약 40%가 세뇨관 상피 세포에서 재흡수되기 때문이다. Creatinine은 사구체에서 대부분이 여과되지만 세뇨관에서도 일부분이 분비된다.

사구체에서 요가 여과되는 것은 혈액 내의 유체압력 차에 의한다. 여과에 대하여 양(+)압으로 작용하는 사구체에 유입하는 혈압이 약 75mmmHg 정도인데 반하여 음(−)압으로 작용하는 혈장

단백질로 인한 삼투압이 30mmHg 정도이고 간질액압(interstitial pressure)과 신세뇨관 유압(tubular flow)에 반대하는 압력이 약 20mmHg이므로 양압 75mmHg과 반대로 작용하는 음압 50mmHg의 차가 양압이 25mmHg 정도로 크다. 이는 실제의 여과 압력이 된다. 사구체 수입소동맥의 혈압이 75mmHg인 것은 다른 조직의 모세동맥 혈압 25~30mmHg보다 상당히 높은 것이 특징이다.

표 9-1. 신장의 여과량과 배설량 그리고 재흡수율

요성분	일일여과량	일일배설량	재흡수율(%)
Water	180L	1.5L	99.2
Sodium	24,000mM	100mM	99.6
Chloride	20,000mM	100mM	99.5
Biocarbonate	5,000mM	3mM	99.9
Potassium	700mM	50mM	92.9
Glucose	180g	0	100
Albumin	360mg	18mg	95.0

2. 체액과 전해질의 균형 조절기능

요의 삼투압이 약 1,200mOsm/kg으로 증가되면 요 배설량이 증가되고, 삼투압이 약 50mOsm/kg까지 감소하면 요 배설량이 감소된다.

전해질의 농도 조절은 renin-angiotensin-aldosterone에 의한 sodium 조절과 K^{+}, Mg^{+2}, P^{-2}, Ca^{+2} 등의 excretion과 reabsorption에 의하여 혈중 농도를 조절한다.

3. 산 · 염기 평형 조절 기능

체액의 pH 조절은 carbonate buffer system, phosphate buffer system 그리고 protein buffer system과 같은 acid-base buffer system은 lung, kidney와 같은 장기에 의해서 수행된다.

근위곡세뇨관, 원위곡세뇨관 그리고 집합관 세포에서는 H^{+} 이온을 생성하는 양을 조절함으로써 체액의 pH를 조절한다. 정상적인 식사를 하는 사람은 하루에 50~100mM의 H^{+}를 생성한다. H^{+}의 생성은 물과 탄산가스가 carbonic anhydrase(CA)에 의하여 탄산이 생성되고 생성된 탄산으로부터 H^{+}과 HCO_3^{-}가 되는 과정에서 생성된다.

이렇게 생성된 중탄산 이온은 혈액이 acidosis가 되면 혈액 내로 이동된다. 물과 탄산가스는 사구체에서 여과된 중탄산 이온과 H^{+}와 결합한 탄산으로부터 생성한다. 신장의 역치(threshold)는 25~28mM이므로 혈장 내의 중탄산 이온농도가 이보다 낮으면 중탄산 이온은 재흡수된다.

$$H_2O + CO_2 \xleftrightarrow{CA} H_2CO_3 \longleftrightarrow H^+ + HCO_3^-$$

또한 H^+ 이온은 Na_2HPO_4와 반응하여 Na^+를 생성하고, 생성된 Na^+는 중탄산 이온과 결합하여 재흡수된다.

$$\text{Glutamine} \xrightarrow{\text{Glutaminase}} \text{glutamic acid} + NH_3$$

$$NH_3 + H^+ + NaCl \longrightarrow NH_4Cl + Na^+$$

사구체에서 ammonia는 여과되지 않으나 요에 ammonia가 존재하는 것은 세뇨관을 구성하고 있는 세포 내에서 glutaminase에 의해 glutamine의 탈아민 작용으로 생성된 ammonia(NH_3)가 H^+와 반응하여 ammonium(NH_4^+) 이온이 생성되어 요로 배설되기 때문이다.

$$Na_2HPO_4 + H^+ \longleftrightarrow NaH_2PO_4 + Na^+$$

4. 대사 노폐물 제거기능

단백질 대사로 인하여 생성된 질소화물인 urea, creatinine, uric acid 등의 물질들을 배설한다.

5. 호르몬 분비기능

신장에서는 vitamin D의 대사를 조절하는 1,25-dihydroxy cholecalciferol을 생성 분비하고, Na^+와 water 양을 조절하는 renin, 그리고 적혈구 생성에 영향을 미치는 erythropoietin을 분비한다.

6. 단백질 농도 조절기능

정상 성인의 1일 여과혈장량은 약 180L이고, 단백질의 양은 70g/L이다. 여과된 대부분의 단백질은 근위곡세뇨관에서 재흡수되나, 1일 100mg 이하의 단백이 배설된다. 또한 원위곡세뇨관이나 집합관에서 uromucoid나 Tamm-horsfall 점액성단백(mucoprotein)이 정상적으로도 40mg/day 정도가 배설될 수도 있다.

7. 신기능검사(Kidney function test)

신장질환이 발병하면 신기능이 감소하고 혈장의 creatinine이나 요소질소(urea nitrogen)와 같은 노폐물의 양이 증가되며, 사구체의 여과기능이 나빠지고 요의 양이나 비중이 비정상으로 된다. 요에 배설되는 유, 무기질의 양이 증가하거나 cast와 같은 것들이 출현하게 된다. 이 외에도 사구체 자체에는 병변이 없어도 신혈류량의 감소, 혈압 저하, 혈압 삼투압의 저하, 보우만 낭의 내압 증가 등이 사구체 투과압을 저하시키는 원인이 되어 사구체 여과기능을 저하시킨다.

한쪽 신장에는 nephron이 약 100만 개 정도가 있어서 상당한 양의 nephron에 손상이 있어도 그 예비능이 대략, 60~75% 가량이 되기 때문에 신기능이 잘 유지되어 생명에는 큰 지장이 없다.

그러나 신 전체에 걸친 병변이 있거나, 신조직의 2/3 이상의 손상이 있으면, 현저한 이상치를 나타내게 된다.

표 9–2. 신장 기능 검사 종류

기능	특이적 검사	검사종류
Glomerular filtration	Inulin clearance	Creatinine clearance Urea clearance Plasma urea level
Renal plasma flow	PAH measurement	PSP excretion
Proximal tubular function	Excretory PAH Tm Reabsorption glucose Tm	PSP excretion
Distal tubular function	Concentration, dilution Electrolyte balance Acid–base balance Ammonia forming ability	
Severe tubule damage and/or anuria	(Back diffusion)	Urea clearance Plasma urea level

표 9-3. 뇨의 정상치

Substance or Test	Values	Specimen
Addis count	Casts(hyaline) : 0~4,300 Leukocytes : Up to 2.25 in million Red cells : Up to 425,000	12 hour 12 hour 12 hour
Albumin	10~100mg	24 hour
Amino acids as N	Free : 50~200mg Total : 150~600mg	24 hour 24 hour
Ammonium	10~105mM	24 hour
Calcium	50~400mg 2.5~20mM	24 hour
Chloride as NaCl	5~20g(85~340mM) Average : 10g(170mM)	24 hour
Creatine	Male : 0~50mg Female : 0~150mg Children : Children 2 to 3 yr : 80mg/kg	24 hour 24 hour 24 hour
Creatinine	Male : 20~28mg/kg(average 24) Female : 15~21mg/kg(average 18) Children(2 to 3 year) : 12.0mg/kg	24 hour 24 hour 24 hour
Nitrogen	Total : 7~20g(average 10) Urea N : 5~15g(average 7.5)	24 hour 24 hour
pH	4.4~7.7(average 6.0)	Fresh random
Phosphates	0.5~2.2g(average 1.0)	24 hour
Potassium	25~100mM	24 hour
Protein	10~100mg	24 hour
Sodium	80~290mM	24 hour
Solids, total	50~75g	24 hour
Specific gravity	1,008~1,030(average 1,018) 1,012~1,025 500~800mOsm/kg	Random 24 hour 24 hour
Titratable acidity	150~400mL of 0.1N acid(average 300mL)	24 hour
Sulfates	Inorganic 0.25~1.25g Total 0.36~1.44g	24 hour 24 hour
Urea	10~35g(average 15g)	24 hour
Uric acid	0.3~0.7g	24 hour
Urobilinogen	0.2~4.0mg(average 1.0mg)	24 hour
Volume	Normal range 1,200~2,000mL Extreme range 600~3,600mL Average 1,400mL	24 hour

1) 청정시험(Clearance test)

청정시험은 사구체의 여과기능을 확인하는 좋은 검사이다.

Clearance test란 혈액 중에 존재하는 어떤 물질이 신장에서 단위시간에 여과, 재흡수 및 분비에 의해, 그 물질이 혈액 중에서 맑고 깨끗하게 되는 혈액량 또는 혈장량을 단위시간당 mL 또는 L로 나타낸 값이다.

청정치를 사구체 여과율(glomerular filtration rate)이라고 한다. 청정시험에 사용할 물질 중 가장 적합한 것은 체내에서 산화, 분해가 안 되며, 사구체를 잘 통과하고, 세뇨관에서 재흡수가 안 되는 물질이 가장 좋다. 여과 후 재흡수나 재분비가 되지 않기 때문에 청정시험에 가장 좋은 물질은 inulin, mannitol, sodium thiosulfate 등이나 인공적으로 투여해야 하는 불편함이 있다. 따라서 비교적 여과 후 거의 재흡수나 재분비가 없는 ceratinine이 비교적 적합한 청정 시험 물질로 선택된다. 이런 물질의 배설량(농도)은 혈장 중의 농도와 같으므로 신혈장류량(RPF : renal plasma flow)과 거의 같다.

$$\text{Clearance} = \frac{\text{요중농도(mg/dL)} \times \text{배설요량(mL)}}{\text{액(또는혈장)농도(mg/dL)}} = \frac{U \times V}{B \text{ 또는 } P}$$

그러나 urea에 있어서는 요량 2mL/min 미만일 때와 요량 2mL/min 이상일 경우에는, 재흡수율이 달라서 계산식을 달리 하여야 한다. 요량 2mL/min 미만일 경우의 청정치는 배설량의 평방근에 비례한다. 2mL/min 이상 배설할 때에는 maximum clearance라 하고, 2mL/min 미만일 때는 standard clearance라 한다.

전혈로 측정할 때는 그 물질의 분포가 적혈구와 혈장에 고루 분포되는 물질일 때 이용되며, 혈장으로 측정할 경우에는 적혈구에 분포가 없고, 혈장에 주로 존재할 때 이용된다.

계 산

2mL/min 이상일 때

$$Cm = \frac{UV}{B} \left(\text{또는 } \frac{UV}{P}\right)$$

U = 요 중 농도(mg/dL)

v = 1분간 요 배설량(mL)

2mL/min 미만일 때

$$Cs = \frac{U\sqrt{V}}{B} \left(\text{또는 } \frac{U\sqrt{V}}{P}\right)$$

B = 전 혈중 농도(mg/dL)

P = 혈장 중 농도(mg/dL)

2) Renal plasma flow(RPF) and Renal blood flow(RBF)

Sodium p-aminohippurate 또는 diodrast 등은 사구체에서 여과되지만, 주로 근위세뇨관에서 배설되며, 체내에서 산화 분해되는 일이 없이 거의 완전히 요 중으로 배설된다.

그러나 이때의 혈중 농도가 5mg/dL 이하이면 단 1회에 확실하게 배제된다. 그러므로 이 clearance가 최고치를 나타내며, 신혈장류량(renal plasma flow, RPF) 또는 신혈류량(renal blood flow, RBF)치를 나타낸다고 할 수 있다. 1분간에 신장을 흐르는 신혈장류량(RPF)과 혈장 중의 농도(P)를 곱한 값은 1분간 요량(Vml)과 이 물질의 요 중 농도(U)를 곱한 값과 같다.

$$RPF \times P = U \times V,\ 즉\ RPF = \frac{UV}{P} 가\ 된다.$$

이때, Hct치를 측정하면 RPF에서 RBF를 구할 수 있다.

$$RBF(mL/min) = RPF \times \frac{100}{100-Hct}$$

(1) PAH Clearance(Sodium para-amino hippurate clearance) test

원 리

PAH 중 amino기는 diazo화되고 N-(1-naphthyl)-ethylene diamine과 결합하여 적자색을 나타낸다. 이 발색을 540nm에서 비색 정량한다.

시 약

① 15% Trichloroacetic acid 수용액

② 2N Hydrochloric acid

③ 0.2g/dL Sodium nitrite 수용액
측정 때마다 새로 조제하여 쓴다.

④ 0.5g/dL Ammonium sulfamate 수용액
냉장고에서 2주일간 안정성이 있다. 25g/dL urea로 대신 써도 된다.

⑤ 0.1g/dL N-(1-naphthyl)-ethylene diamine 수용액(coupling reagent)
냉장고에 보관하면 수주일간은 안정성이 있다.

⑥ 10% PAH 정맥주사액(상품화된 것이 있다.)

⑦ PAH stock 표준액
PAH 100mg을 화학저울로 칭량한 후, 증류수에 녹여 100mL로 만든다.

⑧ PAH working 표준액
PAH 보존 표준액 5mL를 증류수로 희석하여 100mL로 만든다.

조작 1

검체 채취법

① 맹검(blank)으로 사용할 뇨를 받는다.

② 검사 시작 30분 전에 물 300~500mL를 먹인다.

③ PAH를 주사하기 전, 미리 5mL의 혈액을 채취하여 이 중 수산염 병에 받아서 혈장 맹검(BU_0) 및 측정에 쓴다.

④ 10% PAH 주사약 12mL를 서서히 정맥주사한다.

⑤ 주사 후 25분이 경과되면 소변을 받아서 버리고 시간을 정확히 기록한다.

⑥ 배뇨 후, 10분 및 20분에 주사를 하지 않은 쪽의 팔에서 5mL를 채혈하여 항응고제가 담긴 병에 받는다(BU_1, BU_2).

⑦ 30분(배뇨 후)만에 소변을 catheter를 이용, 채뇨한 후, 정확한 시간(배뇨 조작시간 포함)을 기록하고 매분간의 요량을 계산한다.

조작 2

함량측정

① 혈장 1mL, 증류수 7mL, 15% TCA 2mL를 넣고 잘 혼합하여 여과한다(BU_0, BU_1, BU_2를 각각 조작한다).

② 요를 일부 취하여 1,000배(500~2,000배)로 희석한다.

③ 혈장 제단백액 5mL 및 희석뇨 5mL를 취하고 맹검으로 주사 전의 혈장과 요도 똑같이 처리한다.

④ 2N HCl 1mL와 0.2% $NaNO_2$ 0.5mL씩을 각각 넣고 잘 혼합한 후 3분간 둔다(Diazo 화).

⑤ 0.5mL의 ammonium sulfamate를 각 시험관에 넣어 혼합하고 10분 동안 방치한 후, 여분의 $NaNO_2$가 분해되도록 한다.

⑥ 각 시험관에 coupling reagent 0.3mL씩을 넣어 흔들고 15분간 방치한다.
발색 정도가 짙으면 증류수로 똑같이 희석하여도 좋다.

표준검량선의 작성

표준검량선은 조작할 때마다 새로 하는 것이 안전하다.

PAH 희석 표준액 3mL를 50mL 정량 플라스크에 1.0, 2.0, 4.0, 6.0mL씩 넣는다. 여기에 증류수를 눈금까지 채워 희석한 후, 그 중 5mL를 취하여 조작 3 이하와 똑같이 처리하면 각각 1.0, 2.0, 4.0, 6.0mg/dL 농도의 PAH 함량이 발색된다.

이것을 그래프에서 표준검량선을 그린다.

계 산

① $RPF = \frac{UV}{P}$

V=1분간 요량(mL)

U=요 중 PAH 농도(mg/dL)

P=혈장 중 PAH 농도(mg/dL)

② $RBF = \frac{UV}{P} \times \frac{100}{100 - Ht}$ 또는,

$= RPF \times \frac{100}{100 - Ht}$

정상치

RPF : 500~600mL/min(최소 350mL/min, 최고 660mL/min)

RBF : 남 1,100mL/min, 여 900mL/min

임상적 의의

RPF의 감소

① 심박출량 감소, 혈압 저하, 울혈성 심부전, 심근경색, 쇽

② 신동맥의 양 및 질적 질환, 신경화증, 사구체신염, 결절성 동맥염

③ 신소엽 간동맥의 혈관수축에 의한 저항 증대, 본태성 고혈압

④ 작용 네프론의 감소, 신 발육부전, 낭포신, 신우신염, 신결핵, 신종양

3) Glomerular Function Test and Glomerular Filtration Rate (GFR)

Inulin, mannitol, sodium thiosulfate, creatinine 등은 사구체에서 여과되며 세뇨관에서는 배설 또는 흡수되는 일이 없이 요 중으로 배설된다. Inulin는 약간의 부작용이 있어서 불편하다.

일반적으로 이용되는 것은 creatinine clearance test 또는 urea clearance test가 이용된다. Urea clearance test에서는 urea가 세뇨관에서 재흡수되어 정확하지는 못하지만 GFR과 거의 비슷하여 많이 이용된다. creatinine, creatine 대사에 이상이 있는 사람이나 어린이에게는 적합하지 못한 것이 단점이다.

(1) Creatinine Clearance test

조 작

검체 채취

① 300~500mL의 물을 먹는다. 아침식사는 평상시대로 해도 된다.

② 약 50분 후 배뇨한다. 이때 정확한 시간을 기록한다.

③ 30분 후 채혈하여 혈청을 분리한다(Blood sample 1, BU_1).

④ 시작 후 60분에 소변 전부를 받는다(Urine sample 1, UU_1).

⑤ 시작 후 90분에 2차 채혈을 하여 혈청을 분리한다(Blood sample 2, BU_2).

⑥ 시작 후 120분에 2차로 소변을 받는다(Urine sample 2, UU_2).

⑦ 요량을 각각 정확히 측정하고 매분간의 배설량(V, mL)을 측정한다.

⑧ BU_1, BU_2, UU_1, UU_2의 creatinine량을 측정한다. 이때 검체를 두 번 받는 것은 정확을 기하기 위해서 중복하는 것인데, 한 시간 후 한 번씩 검체를 채취해도 좋다. 혈청 및 요의 각 측정치의 평균을 구한다.

계 산

$$C\ creat. = \frac{UV}{P} \times \frac{1.73}{A}$$

$$24hrs\ C\ creat. = \frac{U}{S} \times 24hrs\ \text{요량(L)} \times \frac{1.73}{A}$$

U = 요 중 농도(mg/dL)

V = 1분간 요량(mL)

S = 혈청 중 농도(mg/dL)

A = 체표면적(m^2)

정상치

100ml/min(70~130ml/min)

(2) 24hrs Endogenous Creatinine Clearance Test

신기능장애가 아주 심해서 creatinine clearance Test를 하기 곤란할 때에는 이 방법이 이용된다. 환자에게 부담이 없고 GFR을 잘 나타낸다.

조 작

검체 채취

① 아침 6시에 배뇨시킨 후 이것은 버린다.

② 이후 다음날 아침 6시까지 배설되는 요는 전부 받는다(방부제로 toluene이나 acetic acid를 첨가).

③ 채혈은 점심식사 전에 행한다.

④ 혈청 및 요의 creatinine 농도를 측정한다.

계 산

$$24hrs\ C\ creat. = \frac{U}{P} \times 24\text{시간요량(L)}$$

정상치

남 120(L/day)(88~155L/day)

여 95(L/day)(82~112L/day)

신장의 크기는 체표면적에 비례한다. 따라서 배뇨량이나 clearance도 비례하기 때문에 표준형인 정상치와 비교하기 위해서는 체표면적에 대한 보정을 하여야 한다.

여기서 사용하는 체표면적 1.73m^2는 서양 사람의 평균 체표면적이므로 측정성적은 서양 사람들의 정상치와 비교하여야 한다. 한국인의 평균 체표면적은 1.48m^2이다.

(3) Urea Clearance Test

Urea clearance 시험은 신질환의 조기진단에 이용된다. Urea clearance라 함은 신기능에 의해서 1분간에 요 중으로 배설되는 요소를 함유하는 혈액량을 ml로 나타낸다.

혈액으로부터 요소의 배설률은 요 배설량에 따라서 다르다. 매분 요 배설량이 2mL 이상일 때는 사구체에서 여과된 요소의 약 40%는 재흡수되고, 요 배설량이 이보다 적을 경우에는 요소의 재흡수율은 증가되고, 배설량은 감소된다.

요 배설량이 0.4mL/min일 때, 요소의 재흡수는 최대에 이르고, 사구체를 여과한 요소의 약 30%만이 배설된다.

요소 배설량은 요 배설량이 2mL/min 이상일 때, 혈액 중 요소 농도에 비례하며, 요배설량이 2mL/min 이하일 때는 요량의 평방근에 비례한다는 데 근거를 두고 maximum(Cm) 및 standard clearance(Cs)로 결과를 나타낸다.

조 작

검사 당일에는 일상적인 식사를 취하게 하고 coffee 등의 이뇨성 물질을 금하도록 하며, 아침과 점심 사이에 하는 것이 좋다. 환자의 방광을 완전히 비우고 그 정확한 시각을 기록하는 동시에 한 컵의 물을 마시게 한다.

① 1시간 후에 소변을 전부 받고 시간을 정확히 기록한다.

② 다시 물 한 컵을 마시게 하고 혈액을 채혈한다. 1시간 후(처음부터 2시간) 소변을 전부 받고 정확한 시간을 기록한다. 소변을 전부 받아야 하며, 소변을 받는 시간도 정확하여야만, 1분간에 배설되는 요량을 계산할 수 있다.

①, ②의 요 및 혈액의 요소를 정량한다.

계 산

요 배설량에 따라 다음과 같이 계산한다.

*** 요량이 2mL/min 이상일 때, - clearance maximum, Cm**

$$Cm = \frac{UV}{B}(mL/min)$$

*** 요량이 2mL/min 이하일 때, - clearance standard, Cs**

$$Cm = \frac{U \times \sqrt{V}}{B}(mL/min)$$

U=요 중 요소질소(mg/dL), V=요량(mL/min), B=혈중 요소질소(mg/dL)

정상인에서 Cm=75mL/min, Cs=54mL/min이므로, clearance치를 평균 체표면적 1.73m^2로 보정하고, 정상 평균치의 백분율(%)로 표현한다.

$$Cm(\%) = \frac{UV}{P} \times \frac{100}{75} \times \frac{1.73}{A}, \quad Cs(\%) = \frac{U\sqrt{V}}{P} \times \frac{100}{54} \times \frac{1.73}{A}$$

정상치

70~130%

참고 ① 요 중에는 ammonia가 배설되므로 제거하여야 한다. 즉 요 약 5mL에 permutit 1g을 가하여 5분간 흔들고 상청을 이용한다.

② Oxime 방법으로 분석하면 요소와 직접 반응하므로 ammonia를 제거할 필요가 없다.

4) Tubular Function Test

사구체에서 여과된 가성 요 중에는 포도당, 아미노산, 전해질 등이 많이 있다. 포도당이나 아미노산 등은 거의 전부가 근위곡세뇨관에서 재흡수되며, 나머지 전해질 또는 수분 등은 원위곡세뇨관에서 재흡수된다.

세뇨관의 기능은 주로 재흡수기능이 된다. 또한 세뇨관에서 분비가 되는데 여러 가지 이물질(PAH, PSP)이 배설되기도 한다.

세뇨관의 기능은 사구체와 서로 밀접한 관계를 가지며, 또한 내분비기관과도 서로 연관을 갖고 있어서 단순히 처리할 수가 없다. 일반적으로, 세뇨관 기능검사로 이용되고 있는 것은 PSP 배설시험, PAH clearance 시험, concentration test 혹은 PAH의 tubular excretory mass(Tm-PAH)의 측정 등이 이용된다. Tm-PAH 시험은 PAH를 어느 한도 이상 부하시켜, 단시간 내에 배설할 수 있는 PAH의 극한량을 구하고, 여기에서 PAH의 GFR을 공제하여 주면 세뇨관만의 기능을 알 수 있게 되는 측정법이다. 그러나 이것은 연구목적 이외는 일반적으로 많이 이용되지 않고 있다.

(1) Phenolsulfonphthalein(PSP) test

원 리

PSP 주사액은 체내에서 무해한 색소로 정맥 주사를 하면 혈류 중으로부터 신장으로 배설된다.

그러나 신기능에 이상이 있으면(근위곡세뇨관) 배설기능이 저하되어 혈류에 남게 된다. 따라서 주사 후 일정 시간의 간격을 두고, 소변에 배설되는 색소를 정량함으로써 신장의 배설 기능을 알 수 있다.

시 약

① PSP 주사액, 6.0mg/mL

② 10g/dL Sodium hydroxide
NaOH 10g을 증류수에 녹여 100mL로 만든다.

조 작

① 피검자는 금식 또는 일상적인 식사를 하고 차나 커피 등과 같은 음식을 금하게 한 다음, 소변을 완전히 배뇨하고, 물 두 컵 정도(300~400mL)를 마시게 한다.

② 20~30분 후 PSP 주사액 1.0mL를 멸균된 주사기로 정맥주사를 한다.

③ 주사 후 15분, 30분, 60분, 120분에 소변을 각각 따로 받아서 표시를 한다. 요량이 40mL 이상의 배설량이 되는 것이 좋다.

④ 각각의 소변량을 측정하고, 10% NaOH 10mL를 가하여 물로 1,000mL까지 희석한 후, 여과하거나 원침시킨다.

⑤ 파장 550nm에서 D.W를 control로 하여 100% T에 맞추고 각 "실험치"(15분치, 30분치, 60분치, 120분치)의 흡수도를 구하여 표준곡선에서 색소의 배설 %를 구한다.

표준검량선의 작성

표준액 : PSP 주사약 1.0mL를 정확하게 1,000mL의 정량 플라스크에 취하고, 10% NaOH 10.0mL를 가하여 증류수로 희석하고 섞는다. 이 용액은 100% 배설 표준액에 상당한다.

표준액을 다음 표와 같이 정확하게 조작한다.

표 9-4.

시험관 번호	표준액(mL)	증류수(mL)	PSP배설량(%)
1	0	10	Control(0%)
2	1	9	10%
3	2	8	20%
4	3	7	30%
5	4	6	40%
6	5	5	50%

파장 550nm에서 첫째 시험관을 100%T에 맞추고, 각각의 흡수도를 구하여 그래프 용지에 그려서 사용한다.

정상치

15분치 25~35%

30분치 35~50%

60분치 50~60%

120분치 65~80%

참고
① 주사량 및 시간을 꼭 지켜야 좋은 성적을 기대할 수 있다.
② 소변을 받을 때에는 전부 받아야 한다. 필요한 경우엔 catheter를 사용해야 한다.
③ 요량이 40mL 이하이면 성적이 불확실하다.
④ 담즙성 요는 비색을 방해하므로 Schlesinger 법으로 처리한 다음 실시한다.
⑤ 최초의 15분치가 25% 이상이면, 신기능이 정상이므로 그 후 시험은 생략해도 무방하다.
⑥ 색소의 배설이 적다고 예측될 때에는 250mL 혹은 500mL 되게 희석하여 측정하고 성적을 1/4, 1/2배 한다.

5) 세뇨관 재흡수 극량시험(Tubular Reabsorptive Mass, Tm)

TmG는 포도당을 세뇨관이 재흡수할 수 있는 능력을 표시하는 세뇨관의 재흡수 능력시험이다. 간단히 말하면, 사구체에서 여과된 가성 요 중의 포도당은 완전히 재흡수되는 것이 상례이나 재흡수 능력에는 한도가 있어서 혈장 중에 포도당 농도가 어느 한도 이상이 되면 소변 중으로 포도당을 배설하게 된다. 즉 단위시간에 세뇨관이 재흡수할 수 있는 포도당의 양은 한도가 있어서 이것을 포도당의 세뇨관 재흡수극량(TmG)이라 한다.

측정방법으로는 혈장 중 포도당 농도를 500mg/dL 이상이 되게 부하시켜 단위시간 중에 여과되는 양에서 요 중으로 배설되는 양을 빼주면 TmG량을 구할 수 있다.

이 성적은 세뇨관의 재흡수능력 및 nephron의 수와 밀접한 관계가 있다.

10장 지질, 지단백, 아포지단백

지질은 화학적으로 가수분해되면 지방산을 유리하거나 지방산이 결합하여 에스테르가 되는 혼합 알코올이다. 지질은 Chloroform, alcohol, ether, buthanol, benzen 등 유기용매에는 잘 녹지만 물에는 불용성이다.

지질은 열량원으로 사용되고, 인지질(phospholipid)이나 당지질(glycolipid)과 같이 생체막의 중요한 구성성분으로 신호전달을 돕는다. 또한 Cholseterol은 androsterone이나 corticoids와 같은 steroid hormone의 원료가 된다. 그리고 arachidonic acid와 같은 지방산으로부터 프로스타글란딘(prostaglandins, PEGs)과 트롬복산들(thromboxanes)을 합성하는 데 원료가 된다. Vitamin A, D, E, K도 지질 유도체로 지용성이다. 혈액 내 지질성분들의 농도 변화는 질병의 병세에 따라 변하며, 다른 합병증을 유발하는 원인이 되기도 한다. 또한 혈액의 지질 농도는 연령, 인종, 지역, 성별 식이 등에 따라 차이가 있다. 생리적으로 중요한 역할을 하는 혈액 내의 지질들은 다음과 같다.

표 10-1. 지질의 종류와 참고치 및 임상적 의의

Lipids	참고치	증가하는 질병	감소하는 질병
Total lipid	400~700mg/dL	Nephrosis, Diabetes, Arthritis, Hypothyroidism	Malabsorption Steatorrhea
Total cholesterol	130~230mg/dL	Obstructive jaundice, Diabetes mellitus, Hypothyroidism, Nephrosis, Celiac disease, Chronic glomerulonephritis	Pernicious anemia, Hyperthyroidism, Severe infections, Epillepsy, Gaucher's disease, Intestinal obstructive
Cholesterol esters	60 to 80% of total cholesterol	Lipoid nephrosis, Amyloid nephrosis, Chronic glomerulonephritis	Degenerative liver disease
Phospholipids	150~250mg/dL	Paralels with cholesterol level	
Triglycerides	50~200mg/dL	Atherosclerotic disease, Coronary heart disease	
NEFA	8~31mg/dL	Diabetes, Hyperthyroidism, Liver disease, Acute myocardial infarction	Hypothyroidism, Insulinoma

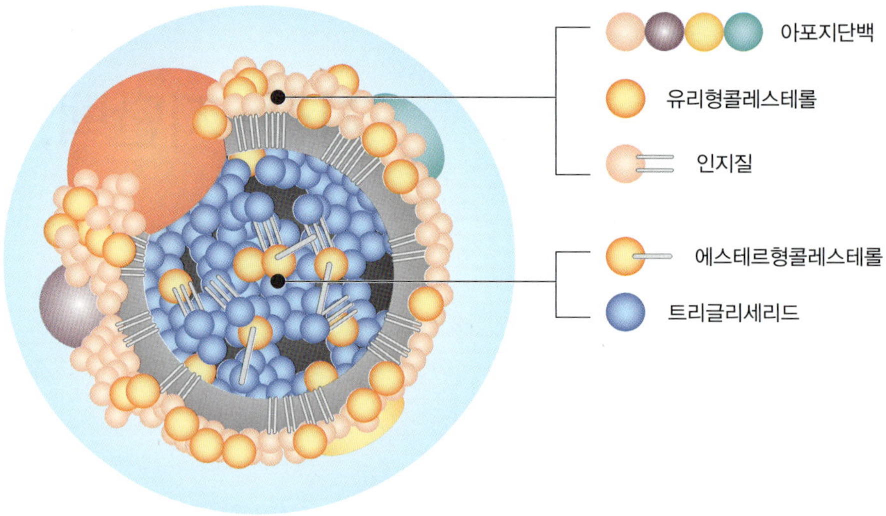

그림 10-1. 지단백의 구조

혈청 지질들 중 가장 많은 비율을 차지하고 있는 지질은 인지질이다. 혈청 인지질의 대부분은 lecithin(150~230mg/dL)이며 sphingomyelin은 총 인지질의 5~20%(10~30mg/dL)이고 cephalin은 미량(0~20 mg/dL) 존재한다.

Phospholipids는 지질과 인(P)의 혼합물이며, 인지질 분자량의 4%(1/25)가 phosphorous(P)이므로 lipidphosphorus의 양에 25배를 하여 phos-pholipid의 양을 측정 계산한다. 중성지방은 90~95%가 palmitic acid, oleic acid, linoleic acid의 triglyceride이며 심근경색 때 심하게 많아진다. 총 cholesterol의 20~40%가 free형이고 60~80%가 ester형이며 모두 동맥경화, 심근경색증, 관상동맥 질환 등의 진단에 활용된다.

혈액 지질들은 protein과 결합하여 지단백(lipoprotein)으로 존재하기 때문에 혈액에 잘 혼합되어 있다. 지단백에 결합되어 있는 지질들의 농도는 지단백에 따라 각각 다르고 지질을 함유하고 있는 아포지단백(apolipoprotein)의 종류도 다르기 때문에 초고속 원심침전기를 이용하여 10만 G로 18시간 이상 원침하면 혈액지단백은 다섯 분획으로 분리된다.

근래에는 검사실에서 지단백 전기영동(lipoprotein electrophoresis)법에 의하여 분리한 지단백의 농도와 각 분획에 존재하는 cholesterol의 농도를 정량하여 임상에 활용하고 있다.

또한 apolipoprotein의 다양성을 중합효소 연쇄반응(polymerase chain reaction, PCR)법에 의하여 비교함으로써 질병 진단에의 유용성이 확대되고 있다.

표 10-2. 지단백의 초원심분획과 전기영동분획의 지질성분비율

지질분획	비중	Apoliporotein (%)	Phospholipids (%)	Cholesterol (%)	Triglyceride (%)	영동분획의 위치
유미질	〈0.95	2	7	5	86	origine
극저비중(VLDL)	0.95~1.006	8	18	19	55	preβ
중저비중(IDL)	1.006~1.019	19	19	38	24	between preβandβ
저비중(LDL)	1.019~1.063	22	22	48	6	β
고비중(HDL2)	1.063~1.210	40	33	22	5	α
고비중(HDL3)	1.063~1.210	55	25	17	3	α

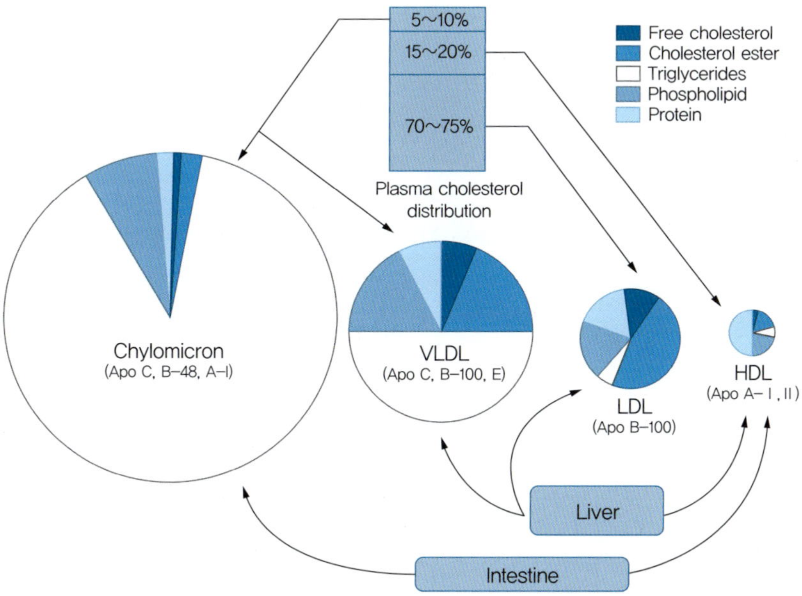

그림 10-2. Lipoprotein의 대사

1. 아포지단백(Apolipoprotein)

아포지단백은 지질성분과 단백성분이 결합되어 있는 지단백 중 단백성분을 말한다.

각 지단백을 구성하고 있는 아포지단백의 종류는 다양하다. LDL은 apo B-100이라는 아포지단백으로만 되어있고, HDL은 주로 apo A-I으로 되어 있다. Apo C-I, C-II, C-III와 E는 LDL를 제외한 대부분의 지단백의 성분이다. 아포지단백들의 기능은 지단백의 대사를 촉매하는 효소들을 활성화하고 지단백들의 형태를 유지하는데 기여하며, 세포벽에 존재하는 특이적인 지단백 수용체를 통하

여 세포 내로 지단백의 흡수를 촉진한다.

표 10-3. 지단백을 구성하고 있는 주요 아포지단백의 종류

지단백	Chylomicron	VLDL	IDL	LDL	HDL	LP(a)
주요 아포지단백	AI, B-48, CI, CII, CIII	B-100, CI, CII, CIII, E	B-100, E	B-100	AI, AII	B-100

표 10-4. 아포지단백의 기능

아포지단백	기능
Apo A-I	LCAT의 cofactor
Apo A-II	LCAT의 inhibitor 또는 hepatic triglyceride lipase의 activator로 작용하는 것으로 추측됨
Apo A-IV	LCAT 활성화 혈액에서 간 세포로 cholesterol의 이동에 영향 인자로 예상
apo B-100	간단백으로부터 LDL 수용체로 TG의 분비
Apo B-48	장에서 TG의 분비
Apo C-I	LCAT 활성화
Apo C-II	LPL의 cofactor
Apo C-III	LPL과 apo C-II의 inhibitor, LCAT의 activator
Apo E	Chylomicron과 IDL의 흡수를 촉진한다. 유전자 apo E로부터 E2, E3, E4 등 3 종류의 apo E 단백질이 표현된다.
Apo(a)	전기영동에서 VLDL에 포함되는 지단백 Apo(a)의 구성성분이 되며 인지질과 cholest-erolester와 주로 결합한다.

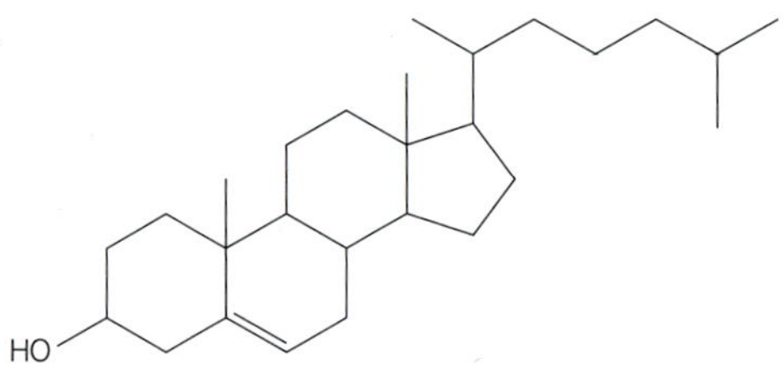

Cholesterol

그림 10-3. Cholesterol의 구조

2. Cholesterol

Cholesterol은 steroid핵을 갖는 alcohol로 탄소 27개로 구성된 cyclopentanoperhydro penanthrene(sterane)을 기본구조로 하여 C_3에 hydroxy bond(−OH)를 가진 것이 유리형 콜레스테롤(free cholesterol)이고, −OH에 지방산 R.COOH가 ester 결합한 것이 에스테르형 콜레스테롤(esterified cholesterol)이다. 혈장에 존재하는 총 콜레스테롤 130~230mg% 중 에스테르형 콜레스테롤이 60~80%이고, 유리형 콜레스테롤이 20~40%이다.

Plasma 중에서는 apolipoprotein과 결합하여 lipoprotein을 형성하고 있다.

생체 내 콜레스테롤은 음식에 의하여 섭취하는 외인성 cholesterol보다 체내에서 합성된 내인성 cholesterol의 양이 많다. 내인성 콜레스테롤은 약 90%가 간에서 합성되고 장이나 기타 체 세포에서도 합성된다. 우리 몸 전체에는 140g 정도의 cholesterol이 세망내 내피계에 섭취되어 있다가 필요에 따라 내인성 cholesterol로 다시 혈중으로 나온다.

소장을 통하여 섭취되는 외인성 콜레스테롤은 그 중 20% 정도에 지나지 않으므로 섭취 후 곧 혈중농도를 상승시키지는 못한다. 합성은 부신피질, 피부, 근육, 장, 동맥 등 거의 모든 조직에서 합성되고 있지만, 그 중심은 간장이다.

하루에 합성되는 양은 1~1.5g이라고 하며 탄소수 3의 acetyl-CoA와 acetoacetyl-CoA가 β-hydroxy-β-methylglutaryl-CoA(HMG-CoA) synthetase에 의하여 HMG-CoA가 되고 여러 합성과정을 거쳐 squalene-lanosterol-zymosterol-desmosterol-cholesterol 순으로 합성된다.

에스테르형 콜레스테롤의 합성은 세포 내에서 합성되는 경로와 혈장에서 합성되는 경로가 있다. 세포 내에서의 합성은 주로 간장세포 내에서 합성되고 intestine, adrenal cortex, 그리고 동맥혈관벽에서도 합성된다. 간장에서 콜레스테롤의 에스테르화는 Acetyl-CoA synthetase라는 효소에 의하여 지방산과 thio coenzyme A(CoASH)로부터 Acyl-CoA가 합성되고 Acylcholesterol acyltransferase(ACAT)에 의하여 Acyl-CoA로부터 fatty acid를 cholesterol에 전이하여 ester화한다.

혈장 내에서는 lecithin cholesterol acyltransferase(LCAT)에 의하여 lecithin으로부터 fatty acid을 cholesterol로 전이하여 ester화한다. 콜레스테롤에 전이되어 콜레스테롤 에스테르를 합성하는 지방산은 주로 linoleic acid이다. 혈장에 존재하는 콜레스테롤 에스테르의 70% 이상이 LCAT에 의하여 합성된 것이다. LCAT는 간장에서 합성되어 혈액으로 분비되며 apo A-I에 의하여 활성화된다.

(1) 간세포 내에서 콜레스테롤 에스테르화

$$\text{Fatty acid} + \text{CoA-SH} \xrightarrow[\text{ATP} \curvearrowright \text{PPi} + \text{AMP}]{\text{Acyl-CoA synthetase}} \text{Acyl-CoA}$$

$$\text{Acyl-CoA} + \text{cholesterol} \xrightarrow{\text{ACAT}} \text{Cholesterol ester} + \text{CoA-SH}$$

(2) 혈장에서 콜레스테롤의 에스테르화

$$\text{Lecithin} + \text{cholesterol} \xrightarrow{\text{LCAT}} \text{Cholesterol ester} + \text{lysolecithin}$$

체내에서 cholesterol로부터 유래되는 물질은 글리코콜산(glycocholate)과 타우로콜산(taurocholate) 같은 담즙산과 프로게스타겐(progestagene), 글루코코르티코이드(glucocoticoid), 미네랄로코르티코이드(mineralocorticoid), 안드로겐(androgen), 에스트로겐(estrogen) 등과 같은 steroid 호르몬들 그리고 프레비타민 D(previtamin D) 등이 있다.

임상적으로 cholesterol의 증가는 동맥경화증의 원인이 된다. 1910년 Windaus가 동맥병소에서 콜레스테롤을 발견한 후 대동맥, 관상동맥, 뇌혈관에 콜레스테롤이 축적되는 것이 확인되었다. 1938년 Thanhauser와 Muller는 심관상동맥질환(coronary heart disease)과 고콜레스테롤혈증(hypercholesterolemia) 같은 질환이 혈중 콜레스테롤의 농도와 관계가 있다는 연구 결과가 보고되면서 cholesterol 농도와 동맥경화증 발병률은 상승곡선을 나타내는 것으로 확인되었다. 혈청 콜레스테롤 농도가 200mg/dL일 때, 동맥경화증 발병률을 1.0이라 하면 혈청 cholesterol의 농도가 250mg/dL이면 2.0이 되고 300mg/dL이면 4.0으로 상승된다.

동물성 지질이 많이 함유된 식사를 장기간 계속하여 섭취하면, 고 cholesterol 혈증을 일으키며 동맥경화, 관상동맥경화증 그리고 고혈압 등의 원인이 된다. 음식 중의 cholesterol은 소장에서 흡수되어 chylomicron으로 되어 간장으로 운반되고 곧바로 free cholesterol이 된다. Free cholesterol은 혈장과 적혈구 사이의 평형을 유지시킨다.

혈중의 성장 호르몬, 지질동원 호르몬, adrenalin, noradrenalin, hydrocortison, testosterol의 분비가 증가하면 혈중 총 콜레스테롤양이 증가하고, ACTH, thyroxin, insulin, glucagon, estrogen에 의해 총 콜레스테롤양은 감소된다.

3. Cholesterol의 분석법

1) Total cholesterol 분석법

총 Cholesterol 분석법은 Cholesterol esterase, cholesterol oxidase 그리고 peroxidase 등의 효소를 이용하여 분석하는 효소법, Liebermann Burchard reaction을 이용한 Zurkowski법 등, Kiliani reaction을 이용한 Zak-Henly법 등, 그리고 OPA법 등이 있으며, CDC에서는 1952년에 Abell 등에 의하여 개발한 방법의 변법을 reference법으로 추천하였다. 얼마 전만 하더라도 Zurkowski법이나 Zak-Henly법을 많은 검사실에서 사용하였으나 강산들을 사용하는 위험성과 발색의 어려움 그리고 분석 시간이 장시간 요구되기 때문에 최근에는 1974년 Allain 등이 개발한 효소법을 많이 사용하고 있다.

(1) 효소법

원 리

A.

$$\text{Cholesterol ester} \xrightarrow{\text{Cholesterol esterase}} \text{Cholesterol} + \text{fatty acid}$$

$$\text{Cholesterol} + O_2 \xrightarrow{\text{Cholesterol oxidase}} \text{Cholest-4-ene-3-one} + H_2O_2$$

$$H_2O_2 + \text{4-aminoantipyrine} + \text{phenol} \xrightarrow{\text{Peroxidase}} \text{Quinoneimine dye} + 2H_2O$$

B.

$$\text{Cholesterol ester} \xrightarrow{\text{Cholesterol esterase}} \text{Cholesterol} + \text{fatty acid}$$

$$\text{Cholesterol} + O_2 + \text{m-PMS} + \text{NBT} \xrightarrow{\text{Cholesterol oxidase}} \text{Cholest-4-ene-3-one} + H_2O_2 + \text{NBTH}_2$$

NBT formazan을 560nm에서 비색 정량한다.

m-PMS : m-phenazine methosulfate, NBT : nitroblue tetrazolium

C.

$$\text{Cholesterol ester} \xrightarrow{\text{Cholesterol esterase}} \text{Cholesterol} + \text{fatty acid}$$

$$\text{Cholesterol} + O_2 \xrightarrow{\text{Cholesterol oxidase}} \text{Cholest-4-ene-3-one} + H_2O_2$$

$$H_2O_2 + \text{methanol} \xrightarrow{\text{catalase}} \text{formaldehyde} + H_2O$$

$$\text{formaldehyde} + \text{acetylacetone} + \text{ammonia} \longrightarrow \text{3,5-diacetyl-1,4-dihydrolutidine}$$

황색을 410nm에서 흡수도를 측정하여 분석한다.

D.

$$\text{Cholesterol ester} \xrightarrow{\text{Cholesterol esterase}} \text{Cholesterol} + \text{fatty acid}$$

$$\text{Cholesterol} + O_2 \xrightarrow{\text{Cholesterol oxidase}} \text{Cholest-4-ene-3-one} + H_2O_2$$

$$H_2O_2 + \text{ethanol} \xrightarrow{\text{catalase}} \text{acetaldehyde} + H_2O$$

$$\text{acetaldehyde} + \text{NADP} \xrightarrow{\text{Aldehyde dehydrogenase}} \text{Acetate} + \text{NADPH} + H^+$$

340nm에서 흡수도의 변화를 측정하여 분석한다.

E.

$$\text{Cholesterol ester} \xrightarrow{\text{Cholesterol esterase}} \text{Cholesterol} + \text{fatty acid}$$

$$\text{Cholesterol} + NAD^+ \xrightarrow{\text{Cholesterol dehydrogenase}} \text{Cholesta-5,7-diene-3-one} + NADH_2$$

340nm에서 흡수도의 변화를 측정하여 분석한다.

(2) Allain et al의 효소법

원 리

$$\text{Cholesterol ester} \xrightarrow{\text{Choresterol esterase}} \text{Cholesterol} + \text{fatty acid}$$

$$\text{Cholesterol} + O_2 \xrightarrow{\text{Choresterol oxidase}} \text{Cholest-4-ene-3-one} + H_2O_2$$

$$H_2O_2 + \text{4-aminoantipyrine} + \text{phenol} \xrightarrow{\text{Peroxidase}} \text{Quinone imine dye} + 2H_2O$$

혈청 내의 cholesterol ester는 cholesterol esterase(cholesterol ester hydrolase)에 의하여 hydrolysis 되어 fatty acid가 유리되고 free cholesterol이 된다. free cholesterol(cholesterol ester로부터 유리한 free cholesterol과 이미 혈청에 존재하는 free cholesterol)과 산소(O_2) 존재하에서 cholesterol oxidase에 의하여 H_2O_2가 발생한다. 발생한 H_2O_2로부터 peroxidase에 의하여 생성된 발생기 산소([O])는 강력한 산화력이 있기 때문에 4-aminoantipyrine과 phenol로부터 적색 계통의 Quinone imine dye를 생성한다. 이 유색용액을 500nm에서 비색 정량한다.

시 약

표 10-5.

Phosphate buffer(pH, 6.7±0.1)	0.05M/L
Sodium chlorate	11.6mM/L
4-Aminoantipyrine	1.6mM/L
Phenol	21.2mM/L
Peroxidase(horse radish)	≥4.0U/mL
Cholesterol oxidase(bacterial)	≥0.15U/mL
Cholesterol esterase(mammalian)	≥0.06U/mL

동결 건조된 이 시약은 2~6℃에 보관해야 하며 일단 증류수에 용해시키면 실온(25℃)에서 7시간, 냉장고(2~6℃)에서 36시간 안정하다. 용해된 시약 기질액이 파장 500nm에서 흡수도 0.200 이상이 되면 사용할 수 없다. 증류수에 용해시킬 때도 거품이 생기도록 진탕해서는 안 된다. 위의 시약들은 end point method나 kinetic method에 사용할 수 있다.

End point method에 의하여 분석을 용이하도록 판매되는 kit에는 효소시약(Cholesterol esterase, Cholesterol oxidase, Peroxidase, 4-aminoantipyrine), Phosphate buffer(pH, 6.7, Phenol), 그리고 표준시약(Cholesterol 300mg/dL isopropyl alcohol) 이 있다.

(3) End point method(kit를 이용하는 법)

시 약

건조된 효소시약 1병에 완충액 1병을 가하여 용해한다. 혼합한 효소발색시약은 2~8℃에 보존해야 하며 1개월 내에 사용해야 한다.

방 법

① 검체 시험관(T, Test)에 혈청 0.02mL, 표준 시험관(S, Standard)에 표준시약 0.02mL, 그리고 맹검(B, Blank)에 증류수를 0.02mL를 넣는다.
② 효소발색시약을 각 시험관(T, S, B)에 3mL을 넣는다.
③ 혼합 후 37℃ 항온수조에서 5분 동안 반응한다.
④ 60분 이내에 맹검을 대조로 500nm에서 비색 정량 분석한다.

계 산

$$\frac{A_T}{A_S} \times 300 = \qquad \text{cholesterol(mg/dL)}$$

(cholesterol standard 시약의 농도는 300mg/dL이다.)

(4) Kinetic method

방 법

① 동결 건조된 시약 기질을 지시대로 합당한 증류수를 넣어 거품이 생기지 않도록 용해시킨다. 과격한 진탕은 피할 것.
② 3mL의 시약 기질을 1.0cm cuvette에 넣고 37℃로 가온한다.
③ 시약 기질의 흡수도를 증류수를 대조로 하여 파장 500nm에서 구한다(A_1).
④ 여기에 30μL의 검체 혈청을 넣고 전도 혼합한다(37℃에서).
⑤ 정확히 10분 후 흡수도를 측정한다.(A_F)
⑥ 이 때 흡수도의 차($\Delta A = A_F - A_1$)가 0.8 이상이면 검체를 배로 희석하여 실시하고 구한 흡수도에 희석배수를 곱한다.
⑦ 검체가 icteric하거나 lipemic하면 0.9% NaCl 3mL에 30μL의 검체를 넣고 0.9% NaCl 액을 맹검으로 하여 검체의 흡수도를 구한다.(A_B)

$\Delta A = A_F - A_1 - A_B$

Quinone imine의 발색은 37℃에서 30분간 안정하다.

계 산

(표준검량선에 의한 방법)

① 측정기기의 성능이 흡수도 0.001을 측정할 수 있는 예민도를 갖고 광로 1.0cm이고 분광폭이 2nm 정도의 측정기기가 있으면 표준검량선은 필요치 않다.

② 상기의 기준에 적당치 않은 경우에는 표준검량선을 그린다.

a. 50.0mg의 pure cholesterol을 칭량하여 isopropanol에 용해시켜 전체 양을 10mL로 만든다. 이것은 500mg/dL의 농도에 해당한다.

b. 다음과 같이 조작한다.

표 10-6.

500mg/dL 표준액	Isopropanol(mL)	농도(mg/dL)
0.5	2.0	100
1.0	1.5	200
1.5	1.0	300
2.0	0.5	400

c. 상기 액으로 조작과 같이 실시하여 ΔA를 구하고 표준검량선을 그린다.

계 산

$$\frac{\Delta A \times 3.03 \times 10^3 \times 386.6 \times 10^2}{6.89 \times 10^3 \times L.P. \times 0.03 \times 10^3} = \qquad \text{mg/dL}$$

참고 $\Delta A = A_F - A_1$

만일 A_B를 측정했으면

$\Delta A = A_F - A_B$

단, 3.03 = 총량

10^3 = g을 mg으로 환산한 것

386.6 = cholesterol의 분자량

10^2 = mL를 100mL로 환산한 것

6.89×10^3 = quinone imine 색소의 500nm에서의 분자 흡광계수

L.P. = 광로 cm

0.03 = 검체량

10^3 = mL를 liter로 환산한 것

광로 1.0cm, 검체 총량 3.03으로 고정하면

$\Delta A \times 567$ = mg/dL

정상치

남 138~294mg/dL, 여 134~270mg/dL

Total Cholesterol

Desirable : 〈 200 mg/dL

Borderline high : 200~239 mg/dL

High : 〉 240 mg/dL

2) 유리형 콜레스테롤과 에스테르형 콜레스테롤의 분리 분석법

총 콜레스테롤을 분석하고 digitonine을 가하면 유리형 콜레스테롤은 불용성인 digitonide cholesterol이 되어 에스테르형 콜레스테롤과 분리 분석할 수 있다.

(1) 효소법

총 콜레스테롤은 cholesterol esterase, cholesterol oxidase, peroxidase 등을 사용하는 효소법을 이용하여 분석하고 유리형 콜레스테롤은 사용 효소시약에 cholesterol esterase를 첨가하지 않은 시약을 사용하여 분석한다.

(2) 총 콜레스테롤과 cholesterol ester 분석법(Bloor method)

총 Cholesterol은 alcohol-ether에 의하여 추출하고, 추출액에 직접 발색시약을 가하여 총 콜레스테롤을 비색 정량하고 에스테르형 콜레스테롤은 추출액에 digitonine을 가하면 free cholesterol이 불용성 digitonide cholesterol이 되기 때문에 cholesterol ester를 potro-leum ether로 분리하여 정량할 수 있다. 이 방법은 acetic anhydride 및 sulfuric acid와 작용하여 청록색을 발색하는 Liebermann-Burchard reaction에 의하여 분석한다.

(3) 총 콜레스테롤과 유리형 콜레스테롤분석법(Zak–Henly법)

원 리

혈청 내 총 Cholesterol을 acetone-alcohol(1 : 1의 비율로 희석한다)로 추출한 여액에 ferric chloride 시약과 농 황산을 가하여 발색된 적갈색을 파장 570nm에서 비색 정량하고 유리형 콜레스테롤은 추출액에 digitonine을 가하면 불용성인 digitonide cholesterol이 되고, cholesterol ester는 acetone으로 제거한다. 분리된 free cholesterol에 ferric chloride시약과 농 황산을 가하여 발색 분석한다. 이 반응은 Kiliani reaction을 이용한다.

4. HDL-Cholesterol

High-density-lipoprotein(HDL) 중에 포함되어 있는 cholesterol을 HDL-Cholesterol(HDL-C)이라고 한다. 혈청 cholesterol의 상승은 관상동맥성 심질환의 위험인자(risk factor)로 일찍부터 알려졌으며, HDL-C의 증감은 그의 위험 예방과 밀접한 관계가 있는 것으로 알려졌다. LDL이나 VLDL로 운반되어 혈관벽이나 말초조직에 축적된 유리형 cholesterol을 받아들여 HDL-C의 형태가 되고 LCAT(lecithin cholesterol acyltrans-ferase)의 작용에 의해 ester형 cholesterol가 되어 간장으로 운반한다. 즉 HDL은 LDL-수용체와 경합하여 LDL이 세포 내로 들어가는 것을 막고, cho-lesterol의 침착이나 축적을 억제하여 항동맥경화작용을 하고 있다.

임상적으로 HDL-C치의 감소는 관상동맥성 심질환 발생률과 다른 지질들의 농도보다 높은 상관을 갖는 것으로 알려졌다.

HDL-Cholesterol을 측정하려면 먼저 지단백 중에서 HDL을 분리하여야 한다. 분리법으로는 초원심법, gel 여과법, 전기영동법, 면역화학법, 침전법 그리고 효소법이 있다.

혈청에다가 음이온과 2가 양이온을 첨가하면 LDL, VLDL 등의 지단백과 복합체를 이루어 침전되는 성질이 있기 때문에 dextran-Mg^{2+}, phosphotungstate-Mg^{2+}, heparin-Mn^{2+} 또는 heparin-Ca^{2+} 등의 침전제를 사용하여 HDL를 분리한다. 미국 Lipid Research Clinic에서는 heparin-Mn^{2+} 법을 표준법으로 채택하고 있으나, 우리나라에서는 dextran sulfate와 magnesium fulfate의 혼합시약이나 phosphotungstic acid와 magnesium chloride의 혼합시약을 사용하고 있다. 최근에는, Choles-terol esterase와 cholesterol oxidase 등을 사용하여 분석하는 효소법이 개발되어 사용하고 있다.

1) Phosphotungstate-Mg^{2+}법

원 리

혈청에 침전제를 가하면 LDL 및 VLDL은 phosphotungstate 및 Mg^{2+} 이온과 결합 침전한다. 원침한 후 상청에 남아 있는 HDL-cholesterol을 cholesterol 측정 방법에 따라 정량한다.

시 약

① Phosphotungstic acid 용액(4.8g%)

4.8g의 phosphotungstic acid를 약 80mL의 물에 녹이고, 1N NaOH를 사용하여 pH 6.0으로 조정한 후 100mL가 되도록 증류수를 가한다.

② 3M magnesium chloride

61.1g의 magnesium chloride·$6H_2O$를 물로 녹여 100mL가 되도록 한다.

③ 침전시약

① 시약 5ml와 ② 시약 1mL를 섞어 사용한다. 냉장보관한다.

계 산

① 혈청 0.5mL를 시험관에 취하고 침전시약 0.05mL를 가하고 잘 혼합한 후 30분간 방치한다.

② 3,000rpm으로 15분간 원침한 후 상청을 분리한다.

③ Cholesterol 측정법에 따라 효소법, Libermann-Burchard reaction이나, Kiliani reaction을 이용하는 방법과 동일하게 검사한다.

계 산

HDL-cholesterol = 측정치 × 1.1(희석배수)

시 약

남 45±11mg/dL, 여 50±10mg/dL

2) 직접 효소법(Sugiuchi 등, 1995)

침전제를 사용하여 HDL-cholesterol를 분리한 후 Cholesterol esterase와 cholesterol oxidase 그리고 peroxidase 등의 효소반응 시약을 이용하여 분석하는 효소법이 많은 검사실에서 이용하고 있으나 자동분석기에는 HDL-cholesterol를 분리하는 과정이 없는 직접 효소법을 사용한다.

시 약

Cholesterol esterase와 cholesterol oxidase를 화학적으로 특별 처리한 후 dextran sulfate, cyclodextrin citrate 등의 혼합 시약을 혈청에 가하면 dextran sulfate-cyclodextrin citrate와 복합체를 이루는 LDL, VLDL, chylomicron에 존재하는 cholesterol에 효소반응이 지연되고 HDL- cholesterol에는 신속하게 반응하기 때문에 분리 분석할 수 있다.

시 약

[시약 I]

LDL, VLDL, chylomicron과 복합 결합시약으로 ascorbic acid oxidase, sodium dextran sulfate, cyclodextrin citrate, sodium N-(2-hydroxy-3-sulfopropyl)-3,5-dimethoxy alanine, mag-nesium sulfate 등이 pH, 7.0인 phosphate buffer에 용해되어 있다.

[시약 II]

효소시약으로 cholesterol esterase, cholesterol oxidase, peroxidase, 4-aminoantipyrine 등의 시약이 pH, 7.0의 phosphate buffer에 용해되어 있다.

표준 혈청(50mg/dL)

방 법

혈청 4μL에 시약 I을 300μL 가한 후, 37℃에 넣고 5분 내에 600nm에서 비색하고 5분이 되면 시약 II를 가한다. 10분이 되면 파장 600nm에서 비색 정량한다. 표준 혈청도 동일하게 동시에 실시하여 비교 분석한다.

참고사항

① Triglyceride의 농도가 800mg/dL 이상이거나, cholesterol이 500mg/dL 이상인 혈청은 5% albumin 용액이나 생리식염수로 희석하여 분석한다.

② HDL cholesterol 농도가 100mg/dL까지 직선을 나타낸다.

참고치

Low	〈 40 mg/dL
High	〉 60 mg/dL

5. LDL-cholesterol

혈장 지단백질 중 가장 높은 옹도를 유지하는 LDL은 간장에서 말초조직으로의 콜레스테롤의 운반에 중요한 역할을 하고 있다. LDL Cholesterol의 상승은 고지혈증이나 동맥경화증을 유발하는 요인이 될 수 있다. LDL Cholesterol의 분리 분석은 일반적으로 Friedewald 계산식에 의해 측정되어 왔으나 혈청 내 chlylomicron의 농도 변화와 트리글리세리드의 변동에 의하여 재현성과 정확성에 영향을 미치는 것으로 알려졌기 때문에 중성지방의 영향을 받지 않고 직접적으로 LDL Cholesterol을 정량할 수 있는 효소법이 개발되었다.

검체의 LDL cholesterol 분석법은 Friedewald 계산식에 의한 간접법, National Cholesterol Education Program(NCEP)가 추천한 hemical precipitation법, immunosepsration법 그리고 Homogenous법이 알려졌다. Friedewald 계산법은 [LDL cholesterol]=[Total cholesterol]-[HDL cholesterol]-[VLDL cholesterl]에 의하여 계산한 방법이다. HDL cholesterol과 triglyceride를 분석하고 VLDL cholesterol은 [Triglyceride]/5에 의하여 계산된다. Chemical precipitation법은 heparin, polyvinylsulfate, dextran sulfate와 같은 LDL 침전제를 이용하여 LDL를 침전 분리하고 효소법으로 분석하는 방법이다. Immunoseparation법은 검체 내에 존재하는 지단백질들은 각각 다른 apolipoprotein을 갖는 특성이 있다. 즉 LDL은 apolipoprotein은 apo B-100, VLDL은 apo E, HDL은 apo AI를 가진다. 검체에 polyclonal antbodies(anti apo E와 anti apo AI혼합 항체)를 가하고 원침하여 VLDL과 HDL 침전 제거하고 상층액에 존재하는 LDLcholesterol를 효소법으로 분석한다.

1) Friedewald 계산식에 의한 간접법

혈청 total cholesterol은 거의 LDL cholesterol, VLDL cholesterol, HDL cholesterol의 총합이라 할 수 있기 때문에 아래와 같은 Friedewald 계산식에 의하여 LDL cholesterol 양을 계산할 수 있다.

[LDL cholesterol] = [Total cholesterol] - [HDL cholesterol] - [Triglyceride]/5

[Triglyceride]/5는 VLDL cholesterol 농도를 계산하는 factor이다. 모든 농도의 단위는 mg/dL로 나타낸다. 만약 LDL cholesterol의 농도 단위를 mmol/L로 나타내려면 [Triglyceride]/5 대신 [Triglyceride]/2.22를 사용한다.

Friedewald 계산식에 의한 간접법에 의한 간접법은 triglyceride 농도가 400mg/dL(4.52 momol/L) 이상일 때는 LDL cholesterol의 농도가 정확히 계산되지 않는다. 뿐만 아니라 chylomicron 농도가 높은 유미혈청(chylous serum) 중 환자의 검체나 식후 채혈한 검체 그리고 type III 지단백혈증 환자의 검체는 [triglyceride]/5를 사용하지 않는다.

2) 효소법에 의한 직접법(Homogenous법)

검체의 HDL cholesterol과 VLDL cholesterol의 효소반응을 억제하기 위하여 특별한 시약을 가하고 LDL cholesterol만 효소 반응하도록 개발한 방법이다.

원 리

검체에 존재하는 LDL cholesterol의 cholesterol esterase와 cholesterol oxidase 효소 반응을 억제하고 HDL, VLDL cholesterol은 이들 효소와 반응하여 생성된 과산화수소(H_2O_2)를 catalase에 의하여 제거한 후 catalase를 불활성화시키고 LDL cholesterol이 효소들과 반응하면 LDL cholesterol 농도와 비례하게 과산화수소가 생성되고 여기에 peroxidase와 4-aminoantipyrene과 반응하여 청색이 생성되고 1차 600nm에서 비색 정량한다.

표준혈청

[시약 I]

20mmol/L $MgCl_2$

600U/L cholesterol esterase

500U/L cholesterol oxidase,

200U/L catalase,

0.6mmol/L N-(2-hydroxy-3-sulfopropyl)-3,5-dimethoxyaniline, sodium salt

0.24g/L Emulgen 66(polyoxyethylene compound)

0.6g/L Emulgen 90

Good's buffer(100 mmol/L PIPES, pH 7.0). Emulgen 66 and Emulgen 90

[시약 II]

2,000U/L peroxidase

4mmol/L 4-aminoantipyrene

1g/L sodium azide(catalase 활성저해)

20mL/L Triton X-100

Good's buffer

표준혈청

50mg/dL

방 법

혈청 4μL에 시약 I을 300μL 가한 후, 37℃에 넣고 5분 내에 600nm에서 비색하고 5분이 되면 시약 II를 가한다. 5분이 되면 파장 600nm에서 비색 정량한다. 표준 혈청도 동일하게 동시에 실시하여 비교 분석한다.

주의사항

Hemoglobin의 농도가 10g/dL 이상이면 LDL cholesyerol 농도가 높게 나타내는 경향이 있고, bilirubin 농도가 25.8mg/dL 이상이면 감소하는 경향이 있다.

성인참고치

Optimal : 〈 100mg/dL

Near optimal : 100~129mg/dL

Borderline high : 130~159mg/dL

High : 160~189mg/dL

Very high : ≥ 190mg/dL

6. 중성지방(Triglycerides, Triacylglycerols)

중성지방(neutral fat)은 glycerol에 1, 2, 또는 3분자의 지방산이(fatty acid R·COOH) ester 결합한 것으로써 각각 monoglyceride(MG), diglyceride(DG), triglyceride(TG)라고 부른다. Glycerol에 결합되는 지방산은 oleic acid가 가장 많고 palmitic acid, linoleic acid 그리고 비교적 적은 양의 stearic acid가 있다. 혈청 중에는 90%가 TG의 형태로 존재하기 때문에 혈청 중성지방은 곧 TG란 뜻으로 사용하고 있다. Glyceride를 산 또는 lipase로 가수분해하면 glycerol과 3분자의 지방산

으로 가수분해된다.

혈액의 TG 양은 식사에 의하여 섭취되는 외인성 TG와 인체 내에서 합성되는 내인성 TG에 의하여 조절된다.

식사로 섭취된 외인성 TG는 장관 중에서 lipase의 작용으로 부분적으로 monoglyceride와 지방산으로 분리되어 micelle 형태로 장관 점막에 이르면 다시 triglyceride가 되어 대부분은 chylomicron과 초저비중 lipoprotein(VLDL)이 된다. Chylomicron은 장관에서 흡수되어 림프관, 흉관을 경유하여 혈중으로 이동되고 간장, 지방조직, 말초조직에서 대사 또는 저장된다. 내인성 지방조직 중에 저장된 지방은 주 에너지원인 당질이 부족하면 glycerol과 지방산으로 분해되어 일부분은 에너지원으로 소비되지만 대부분은 다시 TG 합성에 이용되고, lipoprotein으로 혈중에 방출된 TG가 내인성 TG다. 혈액 중 TG치는 식사에 의해 영향을 많이 받는다. 이는 섭취하는 지질의 대부분은 TG(50~60g/일)이므로 식후에는 TG치가 상승한다. 그 외 혈액 내 TG 양의 변화는 장관에서의 흡수 기능, 간장, 지방조직이나 말초조직에서의 저장 기능 그리고 지방조직에서의 유리지방산의 방출 능력에 의하여 다양하게 변화한다.

혈액중의 TG는 chylomoicron이나 VLDL과 같은 lipoprotein 중에 다량으로 함유되어 있다.

고지혈증 환자의 혈액 중에서 TG 양이 증가하는 이유는 섭취한 외인성 TG의 처리능력 저하로 인하며 말초조직에서의 처리능력 저하로 내인성 TG의 주요 증가원인이라고 할 수 있다. 동맥경화증이나 심장 관상동맥 질환에서 혈청 TG치의 증가는 cholesterol치보다도 양호한 지표가 된다. 또한 본태성 지질대사이상, nephrosis 증후군, 내분비질환이나 간질환에서도 TG치의 변동이 일어나며, 이외에도 인중독, chloroform 중독, 폐쇄성 황달, 췌염에서도 상승한다. 당뇨병에서도 이상 고치를 나타내는 경우가 있으나 중증의 간실질장애, Addison병, Basedow씨병, 만성 신부전이나 심부전에서도 저하되는 것으로 알려졌다.

1) 분석법

CDC에서는 extraction-saponification-oxidation-color development의 과정에 의하여 분석하는 간접법을 reference method으로 권장하였다. 즉 먼저 chloroform을 혈청에 가하여 TG를 추출한 후, phospholipids를 추출액으로부터 제거하기 위하여 silicic acid(zeolite)로 처리한다. 추출액에 KOH를 가하면 TG로부터 fatty acid와 glycerol이 유리된다. 이때 fatty acid는 비누화(sa-ponification)한다. 유리된 glycerol에 periodate를 가하면 glycerol은 산화(oxidation)되어 for-maldehyde가 된다. Formaldehyde에 chromotropic acid를 가하면 적색물질(4,5-Dihydroxy- 2,7- naphthalene disulfonic acid)이 생성되는 방법이 Van Handel법이다. 그러나 이와 같은 간접법들은 분석 시간이 많이 소요되고 분석 과정이 복잡하기 때문에 lipoprotein lipase를 이용하는 효소법이 많이 활용되고 있다.

(1) 효소법(Enzyme method)

Triglyceride에 lipoprotein lipase(LPL)가 반응하면 가수분해되어 생성된 glycerol에 여러 가지 효소들을 가하여 반응 산물을 비색 정량하는 방법이다. 주로 파장 340nm에서 NADH→ NAD에 의하여 흡광도 감소 정도를 측정하는 법, NADH가 NAD로 산화되면서 NBT를 환원하여 생성된 violet color의 NBT formazan를 비색 정량하는 법, 그리고 생성된 H_2O_2와 4-aminoantipyrin과 phenol이나 ESPT와 같은 phenol 유도체를 가하고 peroxidase를 반응시키면 생성된 pink 색인 quinoid 색소를 비색 정량하는 방법이 대부분이다.

① 효소-UV 법(Bucolo and David, 1973)

원 리

Triglyceride는 lipoprotein lipase에 의해 glycerol과 free fatty acid로 가수분해된다.

$$\text{Triglyceride} \xrightarrow{\text{Lipase}} \text{Glycerol} + \text{Free fatty acid}$$

여기서 생성된 glycerol은 ATP존재하에 glycerokinase(GK)에 의해 glycerol-1-phosphate와 ADP로 된다.

$$\text{Glycerol} + \text{ATP} \xrightarrow{\text{GK}} \text{Glycerol-1-phosphate} + \text{ADP}$$

생성된 ADP와 시약 중 phosphoenol pyruvate에 pyruvate kinase(PK)가 반응하면 pury-vate와 ATP가 생긴다.

$$\text{Phosphoenol pyruvate} + \text{ADP} \xrightarrow{\text{PK}} \text{Pyruvate} + \text{ATP}$$

생성된 pyruvate와 NADH 혼합액에 lactate dehydrogenase(LDH)를 가하면 산화 환원 반응에 의하여 lactate와 NAD가 된다.

$$\text{Pyruvate} + \text{NADH} \xrightarrow{\text{LDH}} \text{Lactate} + \text{NAD}$$

이와 같이 최종반응에서 파장 340nm에서의 NADH의 흡수도 감소는 triglycerides + free glycerol 양과 비례관계가 성립되므로 정량이 이루어진다.

시 약

시약은 glycerol kinase를 제외한 모든 성분이 한 병에 포함되어 있고 glycerol kinase는 별도로 동결 건조된 kit 상태로 포장되어 있다.

표 10-7. 기질 시약

성분	농도
NADH	0.3mM
Pyruvate kinase	0.8×10^3IU
LDH	0.7×10^3IU
Mg^{2+}	6mM
Lipase	300×10^3IU
α-Chymotrypsin	13×10^3IU
Phosphoenol pyruvate	0.8mM
Bovine serum albumin fraction V(BSA)	1.7g/L
ATP	0.5mM
Buffer(pH 7.1±0.2)	
KH_2PO_4	10mM
K_2HPO_4	63mM

GK 시약

Glycerol kinase ≥ 20 IU/vial

상기 시약은 제품회사의 지시대로 합당한 양의 용매를 넣어 녹여 쓴다. 기질시약은 증류수에 용해시키면 24시간 내(4℃)에 사용하며, GK시약은 냉장고에서 48시간 안정성이 있다. 기질시약의 흡수도는 파장 340nm에서 0.7 이하면 변성되어 있는 것이므로 사용해서는 안 된다.

방 법

사용파장 : 340nm

큐 벳 : 10mm 4각형 큐벳

온도조절 : 37℃, 30℃, 25℃ 중 선택한다.

검 체 량 : 50μL

예비가온 : 37℃ 면 10분, 30℃ 면 15분, 25℃ 면 20분 이상

작용시간 : 20분간(20℃~37℃)

판 독 : 10분 간격으로 세 번 판독

계 산 : ΔA × 875=mg/dL triglycerides

(이때 875는 제품 회사마다 factor가 다를 수 있다)

[주]

$$F = \frac{TV}{SV} \times \frac{A}{10-6\epsilon} \times \frac{MW}{10}$$
$$= \frac{3.075}{0.05} \times \frac{1}{6.22} \times \frac{885}{10} = 875$$

단, TV=Reagent + sample

SV=Sample volume

e=Molar absorptivity of NADH at 340nm= $6.22 \times 10^6 cm^2/mole$

MW=TG의 분자량 885 for triolein

요 약

표 10-8.

	Sample	Blank
기질량 mL 검체	3.0 50μL serum	3.0 50μL H_2O
시약가온	37℃ 에서 10~20분 30℃ 에서 15~30분 25℃ 에서 20~40분	
A_{340}에서 판독 곧 GK 추가	A0 25μL	A0 25μL
가 온		정확히 10분 가온(20~37℃)
판 독	A10	A10
가 온		정확히 10분 가온(20~37℃)
판 독	A20	A20

② 효소-colorimeter법(Nagele 등, 1984)

원 리

Triglycerides는 lipoprotein lipase에 의해 glycerol과 free fatty acid로 가수분해된다.

$$\text{Triglyceride} \xrightarrow{\text{Lipase}} \text{Glycerol} + \text{Free fatty acid}$$

여기서 생성된 glycerol은 ATP존재하에 glycerokinase(GK)에 의해 glycerol-3-phosphate와 ADP로 된다.

$$\text{Glycerol} + \text{ATP} \xrightarrow{\text{GK}} \text{Glycerol-3-phosphate} + \text{ADP}$$

생성된 Glycerol-3-phosphate와 O_2 존재하에 L-alpha-glycerol phosphate oxidase(GPO)가 반응하면 Dihydroxyacetone phosphate와 H_2O_2가 생성한다.

$$\text{Glycerol-3-phosphate} + O_2 \xrightarrow{\text{GPO}} \text{Dihydroxyacetone phosphate} + H_2O_2$$

생성된 H_2O_2와 4-aminoantipyrine, 그리고 N-Ethyl-N-sulfopropyl-m-toluidine(ESPT)의 혼합액에 Peroxidase가 반응하면 Quinoid에 의한 유색 용액의 농도는 TG 농도와 비례하기 때문에 파장 550nm에서 비색 정량한다.

$$H_2O_2 + \text{4-aminoantipyrine} + \text{ESPT} \xrightarrow{\text{Peroxidase}} \text{Quinoid dye}$$

또는 생성된 H_2O_2와 4-chlorophenol, 4-aminophenazone 그리고 pot. hexacyano-ferrate(II)의 혼합액에 Peroxidase가 반응하면 4-p-Benzoquinone monoiminophenazone과 pot. hexacyano-ferrate(III) 그리고 HCl과 H_2O가 생기는 반응을 이용한다.

$$H_2O_2 + \text{4-chlorophenol} + \text{4-aminophenazone} + \text{pot. hexacyanoferrate(II)} \xrightarrow{\text{Peroxidase}}$$
$$\text{4-p-Benzoquinone monoiminophenazone} + \text{pot. hexacyanoferrate(III)} + HCl + H_2O$$

방 법

[효소시약]

Lipoprotein lipase	10,800U/vial
Glycerol kinase	5.4U/vial
Peroxidase	135,000U/vial
L-alpha-glycerol phosphate oxidase	160U/vial

[효소용해액]

N,N-bis(2-hydroxyethyl)-aminomethan sulfonate buffer 0.427g/dL

N-Ethyl-N-sulfopropyl-m-toluidine

[사용 효소시약]

효소시약을 효소용해액으로 용해한다. 냉장고에 보존하면 2주, 실온에 보존하면 48시간 내에 사용하여야 한다.

[표준시약(300mg/dL)]

Glycerin 0.3g/dL

방 법

검체 시험관(T)에 혈청 0.02mL, 표준 시험관(S)에 표준 시약 0.02mL, Blank 시험관(B)에 증류수 0.02mL를 가한 후 사용 효소시약을 각 시험관에 3mL를 가하고 37℃에서 10분 동안 반응시킨다. 60분 내에 파장 550nm에서 비색한다.

계 산

$$\frac{A_T}{A_S} \times 300\text{mg/dL} = \qquad \text{mg/dL}$$

참고 Phenol 유도체로 ESPT, 4-chlorophenol 이외 ESPAS(N-Ethyl-(3-sulfopropyl)-m-anicidine, sodium N-Ethyl- N-(2-hydroxy-3-sulfopropyl-m-toluidine, 3,5-Dichloro-2-hydroxybezene sulfonic acid(DHBS), 2-(3,5-dime-thoxy-4-hydroxyphenyl)-4,5-bis(4-dimethyl aminophenyl) imida-zole(leuco dye) 등을 이용하는 방법이 있다. 또한 3,5-dimethoxy-N-ethyl-N-(2-hydroxy-3-sulfopropyl)-aniline sodium salt를 사용하여 청색 축합 물질을 파장 610nm에서 비색 정량하는 방법도 있다.

③ 효소-Colorimeter법-II

원 리

Triglyceride는 lipoprotein lipase에 의해 glycerol과 free fatty acid로 가수분해된다.

Triglyceride ⟶ Glycerol + Free fatty acid

여기서 생성된 glycerol은 ATP존재하에 glycerokinase(GK)에 의해 glycerol-3-phosphate와 ADP로 된다.

$$\text{Glycerol} + \text{ATP} \xrightarrow{\text{GK}} \text{Glycerol-1-phosphate} + \text{ADP}$$

생성된 Glycerol-3-phosphate와 O_2 존재하에 L-alpha-glycerol phosphate oxidase(GPO)가 반응하면 Dihydroxyacetone phosphate와 H_2O_2가 생성한다.

$$\text{Glycerol-3-phosphate} + \text{NAD}^+ \xrightarrow{\text{GPD}} \text{Dihydroxyacetone phosphate} + \text{NADH}$$

생성된 NADH와 산화형 nitrotetrazolium blue(NBT)에 Diaphorase가 반응하면 violet color의 환원형 NBT(NBT formazan)가 생성된다.

$$\text{NADH} + \text{2-p-iodophenyl-3-p-nitrophenyl tetrazolium(oxidized form, NBT)} \xrightarrow{\text{Diaphorase}}$$
$$\text{2-p-iodophenyl-3-p-nitrophenyl tetrazolium(reduced form, NBT formazan)} + \text{NAD}^+$$

생성된 NBT formazan dye의 농도는 TG의 농도와 비례한다.

시 약

① LPL, GDH, diaphorase, NAD 분말 효소
② NTB 및 효소 용해제
③ HCl용액(효소 활성 정지 시약)을 사용할 때 농도를 알맞게 희석하여 사용한다.
④ Standard control혈청

⑤ 제품회사의 지시대로 효소 용해제로 분말효소를 용해시켜 기한 내에 사용한다.

방 법

① Test(T), standard(S), blank(B)관에 효소액 0.5mL를 넣는다.

② T 시험관에 검체 0.02mL, S 시험관에 표준혈청 0.02mL, 그리고 B관에 증류수 0.02mL를 넣는다.

③ 37℃에 20분간 가온시킨다.

④ 시간이 되면 효소 정지제, HCl을 5.0mL씩 넣는다.

⑤ 실온에 5분 방치 후, 90분 이내에 blank를 대조로 하고 파장 560nm에서 T 및 S의 흡수도를 구한다.

계 산

$$\frac{A_T}{A_S} \times \text{표준TG 농도} = \qquad \text{mg/dL}$$

주 의

① 시험관은 깨끗해야 한다. 특히, 지방 성분의 분석 시에는 더욱 유의해야 한다.

② Blank 관에는 증류수 0.02mL를 넣거나 안 넣어도 상관없다.

③ TG량은 triolein mg/dL 상당량이다.

④ 시약은 항상 냉장고에 보관하고 유효기간 내에 사용하여야 한다.

⑤ TG는 식사와 깊은 연관이 있으므로 아침 공복 시 채혈하여야 한다. 혈청은 동결시켜 두면 1주간은 안정하다.

(2) Acetylacetone법(Kessler 등, 1966)

원 리

Isoprophyl alcohol로 추출하고 zeolite로 phospholipid를 흡착제거한 후, KOH로 검화시키고 생성된 glycerol을 periodate로 산화시키면 formaldehyde가 된다. 여기에서 생성된 formaldehyde는 acetylacetone과 ammonia의 존재하에 황색 물질이 생기는 Hantzsch반응이 일어난다. 이 황색 물질인 3,5-diacetyl-1,4-dihydrolutidine의 농도를 파장 410nm에서 비색 정량한다.

$$\text{Triglyceride} \xrightarrow{\text{검화}} \text{Glycerine}$$

$$\text{Glycerine} \xrightarrow{\text{산화}} \text{Formaldehyde}$$

$$\text{Formaldehyde} + \text{Acetyl acetone} + \text{Ammonia} \longrightarrow \text{3,5-diacetyl-1,4-dihydrolutidine}$$

(yellow color)

시 약

① Isopropanol anhydrous
② 흡착제(activated alumina, Zeolite, $CuSO_4$, $Ca(OH)_2$
③ 검화액(1N KOH)
④ 산화액(m-periodate, $NaIO_4$ 125mg/50mL acetic acid액 NH_3)
⑤ 발색액(acetyl acetone, ammonium acetate, isopropanol anhydrous)
⑥ 표준액(triolein 300mg/100mL isopropanol anhydrous)

방 법

① 혈청 0.1mL과 isoprophyl alcohol 3.0mL를 섞는다.
② 흡착제 약 0.7g을 넣어 5분마다 5초씩 흔든다. 3,000rpm에서 15분 동안 원침한다.
③ 검체 시험관에 상청 1.0mL를 취한다. 맹검으로 isoprophyl alcohol을 취한다. 표준검량선용으로 표준액을 0.1, 0.2, 0.3, 0.4, 0.5mL씩 취하고 전량이 1mL가 되도록 isopropyl alcohol을 추가하다.
④ 각 관에 검화액 0.1mL씩을 넣고 37℃에서 15분 방치.
⑤ 각 관에 산화액 1.0mL씩을 넣고 혼합한 다음 37℃에서 20분 가온.
⑥ 각 관에 발색액 2.0mL씩을 넣어 혼합하고 37℃에서 40분 발색, 이후 유수로 냉각. 맹검을 대조로 파장 410nm에서 각 관을 비색, 표준검량선을 작성하고 검체의 농도를 측정한다.

참고
1. CDC에서 reference method으로 추천한 방법을 변형시킨 Van Handel법은 chloroform으로 혈청 중의 TG를 추출(extraction)하고 zeolite로 phospholipid를 흡착제거한 TG에 KOH를 가하여 검화한 다음 유리된 glycerol를 petroleum ether로 추출한다. 추출된 glycerol에 metaperiodate를 가하여 산화하면 for-maldehyde가 된다. Formaldehyde에 chromotropic acid를 가하여 생성된 적색물질을 파장 570nm에서 비색 정량하는 방법이 있으나 지금은 거의 사용하지 않는다.
2. Isopronanol이나 chloroform으로 혈청으로부터 TG를 추출하면 추출액에는 phospholipid나 sugar 성분들이 존재하여 TG 분석에 영향을 미치기 때문에 zeolite로 phosphlipid나 sugar 성분들을 흡착 제거하여야 한다. 그러나 Nonnane-isopronanol를 사용하여 TG를 추출하면 인지질이나 당 성분들까지도 제거할 수 있다. TRI-25법은 Nonnane-isopropyl alcohol로 TG를 추출한 후 Acetyl acetone법과 유사하게 분석하는 방법이다.

7. 인지질(Phospholipids)

인지질(Phospholipid)이란 분자 내에 fatty acid, glycerol 그리고 인산이 함유된 지질을 phospholipid(PL)라고 한다. 인지질은 비극성부위와 극성부위를 가지고 있기 때문에 물질의 수송, 세포분열, 막결합성 효소의 활성 제어 등, 생체막에서 생리적인 중요한 역할을 하고 있다.

식사 중의 인지질은 phospholipase에 의하여 지방산과 glycerolphosphoryl choline으로 가수분해하여 흡수된다. 혈청 중 phospholipid의 대분은 lecithine이다. 인체 내에서 인지질의 합성은 choline, serine, ethanolamine 등의 질소화합물과 glycerol 및 palmitic acid 등과 같은 지방산을 재료로 하여 간에서 대부분 생합성된다. 합성된 phospholipid는 lipoprotein을 이루어 혈중에 존재하거나 담즙 중으로 배설된다.

혈청 인지질치의 임상적인 활용은 지질 성분과 유사한 변동을 나타내기 때문에 임상에서는 많이 분석되지 않는다. 인지질은 간장에서 생합성되고 대사되므로 간기능 장애 때에 저하를 나타내고, 생합성 후 담즙 중으로 방출되므로 폐쇄성 황달인 경우에는 특히 lecithine의 증가를 볼 수 있다. 또한 간장에서는 고비중 lipoprotein을 기질로 하여 ACAT에 의해 cholesterol의 ester화가 이루어진다. 따라서 간실질 장애나 가족성 ACAT결손증인 경우는 ester형 cholesterol의 저하와 더불어 상대적인 lecithine의 증가와 lysolecithine의 저하가 있다.

표 10-9. 혈청 인지질의 조성

인지질	%
Lecithine(phosphatidyl choline)	67
Sphingomyelin	19
Lysolecithine	8
Cephalin	5
others	1

1) 분석법

인지질 분자는 분자량의 1/25이 인(phosphorous)이다. 따라서 인지질 분자로부터 인을 분리하고 유리한 후 무기인 분석법으로 인을 분석한 후 25배하여 인지질을 정량하는 방법과 pho-spholipase를 이용하는 효소법이 있다.

(1) Phosphorous method(Benginski 등의 변법, 1972)

원 리

혈청 중 인지질을 Alcohol-ether로 추출하고 황산과 과산화수소를 가하여 phosphate를 유리한다. TCA로 제단백한 후 여액에 1,2,4-aminonaphthol sulfonic acid와 molybdate를 가하여 발색된 청색의 phosphomolybdenum blue를 파장 660nm에서 비색 정량하는 Fiske- Subbarow법을 활용한다. 이 방법은 인지질과 인지질에 결합한 지질인의 비가 25:1에 기인하여 분석된 지질인에 25를 곱하면 인지질의 농도를 구할 수 있다.

계 산

$$\frac{A_T}{A_S} \times 0.04 \times \frac{100}{0.4} = \quad \text{mg\% lipid P}$$

Phospholipids=Lipid phosphorus × 25

(2) Phospholipids 효소법

원 리

본 법은 phospholipids 중 lecithin, spingomyelin, lysolecithin에 특이한 효소를 이용하는 방법으로 인지질의 약 95%를 측정하는 셈이 된다.

$$\text{Phospholipids} \xrightarrow{\text{Phospholipase-D}} \text{Choline} + \text{분해산물}$$

$$\text{Choline} \xrightarrow{\text{Choline oxidase}} H_2O_2 + \text{Betaine}$$

$$H_2O_2 + \text{Phenol} + \text{4-aminoantipyrine} \xrightarrow{\text{Peroxidase}} \text{Quinone dye} + 4H_2O$$

시 약

① 효소시약 ···································· 35mL용 5개
Phospholipase D ································ 0.5U/mL
Choline oxidase ································ 1.0U/mL
Peroxidase ································ 1.5×10^3U/mL
4-aminoantipyrine- ································ 0.4mM/L
② 효소시약 용해액 ································ 100ml용 2개
Tris-HCL ································ 100mM/L
Phenol ································ 15mM/L
③ 표준액 ································ 5ml용 1개
Choline chloride(3.87mM, 54mg/dL)으로 인지질 300mg/dL 상당한다.

방 법

효소시약 I vial을 효소시약 용해액 1 vial로 완전하게 용해하여 갈색 병에 옮긴다. 약 1주일간 냉장고에서 안정하다.

시험관 B, S, T 3개에 효소시약 3.0mL 씩을 취하고 S관에 표준액 20μL를 가하여 섞어서 37℃ 15분간 반응시킨다. 60분 이내에 파장 500nm에서 B관을 대조로 흡수도를 읽는다.

계 산

$$\frac{A_T}{A_S} \times 300\text{mg/dL} = \quad \text{인지질(mg/dL)}$$

본법은 인지질 1,000mg/dL까지 직선성을 나타나기 때문에 검량선을 작성하여 이용하여도 좋다.

참고치 : 150~250mg/dL

8. Total Lipid

Total lipid의 대부분은 cholesterol, triglyceride, Phospholipid이고 free fatty acid가 미량 포함되기 때문에 최근 임상에서는 총 지질(total lipid)의 분석을 하지 않는다. 그러나 옛 방법으로 총 지질 분석에 활용되었던 방법은 phenol-sodium chloride와 지질이 반응하여 생성된 혼탁도를 이용하는 Kunkel(1948)법, 추출한 지질을 Potassium dichromate로 산화시켜 분석하는 법(Bragdon, 1951), Chloroform-methanol로 지질을 추출하여 건조한 후 무게를 측정하는 Weighing법(Sperry, 1955), 그리고 근래에 사용했던 Sulfophospho Vanillin법 등이 있다.

1) Sulfo-Phospho-Vanillin 법

원 리

혈청 지질에 sulfuric acid를 가하고 가열한 후 phosphoric acid와 vanillin 혼합 시약을 가하면 적색으로 발색하고 이를 파장 540nm에서 비색 정량한다.

시 약

① Conc. Sulfuric acid

② Vanillin, 0.6%

③ Conc. Phosphoric acid

④ Phospho-vanillin 시약

2 liter 삼각플라스크에 0.6% vanillin 용액 200mL를 넣고 계속 흔들면서 800mL의 농인산을 가한다. 갈색병에 넣어 보존한다. 약 6주간 안정성이 있다.

⑤ 표준액

1,000g의 olive oil을 100mL 정량 플라스크에 넣고 무수 alcohol로 녹이고 희석하여 눈금까지 채운다. 200, 400, 600, 800mg/100mL 되게 무수 alcohol로 희석한다.

방 법

① 혈청 0.1mL를 시험관에 넣고 2.0mL의 농황산을 가하여 섞어서 10분간 끓는 물에 둔 다음

식힌다.

② 시험관 2개에 B, T 표시를 하고 B에 0.1mL의 농황산, T에 끓인 혼합액 0.1mL를 넣고 각 시험관에 5.0mL의 phospho-vanillin 시약을 가하여 잘 섞어서 37℃ 15분간 방치한다.

③ 5분간 식힌 후 파장 540nm에서 T의 흡수도를 읽는다.

④ 미리 준비한 표준선에서 농도를 구한다.

표준선의 작성

각 농도의 표준액을 사용하여 본 시험과 똑같이 실시한다.

1g/100mL 농도까지는 직선적이다.

참고치 : 400~700mg/dL

9. 유리지방산(Free fatty acid)

지방산(fatty acid)은 4~24개의 탄소(C) 원자를 갖는 긴 사슬 유기산으로 한 개의 카르복실기(−COOH)와 비극성의 긴 탄소원자 꼬리를 가지고 있다. 탄소 수는 짝수 개이며 14~20개를 갖는 지방산이 많이 존재한다. 탄소 사슬이 수소로 포화되어서 2중결합이 없는 것을 포화지방산이라 하고 2중결합(−CH = CH−)을 가지고 있는 것을 불포화 지방산이라 한다.

포화지방산 상온에서 고체상태이며, Palmitic acid(C_{16}), Stearic acid(C_{18}) 등이 있고,

불포화지방산은 상온에서 액체 상태이며,

2중결합 1개 Palmitoleic acid(C_{16}), Oleic acid(C_{18})

2중결합 2개 Linoleic acid(C_{18})

2중결합 3개 Linolenic acid(C_{18})

2중결합 4개 Arachidonic acid(C_{20}) 등이 있다.

유리지방산(Free fatty acid, FFA)은 C_{10} 이상의 것을 대상으로 하고 있다. FFA는 ester화되어 지질성분으로 되어 있는 것에 반해서 비에스터형 지방산(non-esterified fatty acid, NEFA 또는 unesterified fatty acid, UEFA)이라고 한다. FFA는 주로 albumin과 결합되어 정상 혈장 중에 존재한다. 혈청 중 유리지방산의 농도는 다른 지질에 비하여 그 대사활성이 크며 혈중에서의 반감기는 1~2분 정도이다. FFA는 lipoprotein lipase(LPL) 또는 hormonesensitive lipase(HSL)에 의하여 중성지방이 가수분해되면서 생성된다. HSL에 의하여 지방조직 중의 TG가 가수분해되어 생성된 유리지방산은 혈중에 방출하고 근(筋)이나 간장으로 이동된다. Ephineprine, norepinephrine, ACTH, growth hormone, 갑상선자극 hormone, glucagon 등은 TG의 가수분해를 촉진하며, 한편 insulin, prostaglandin은 억제한다.

혈중 FFA의 정상치는 0.2~0.6mmol/L인데 운동, 노동, 혈당, 흥분이나 그 밖에 정신적 stress 등

adrenalin 분비에 영향을 끼치는 인자로 변동된다. 식사의 영향을 강하게 받으며 당부하 시에는 혈당치의 상승과 반대로 저하된다.

표 10-10. 정상 사람 혈장 중 유리지방산 분포(탄소 수: 2중결합 수)

혈장 중 유리지방산		비 율 (%)*
Palmitic acid	(16 : 0)	25.7
Stearic acid	(18 : 0)	13.5
Mystric acid	(14 : 0)	2.3
Oleic acid	(18 : 1)	26.9
Linoleic acid	(18 : 2)	19.8
Palmitoleic acid	(16 : 1)	8.5
Arachidonic acid	(20 : 4)	3.3

※ Gas chromatography에 의한 측정 성적

임상적 응용으로는 당대사의 이상을 초래하는 질환(갑상선 기능부전, 중증간장애 등)의 진단에 유용하다. 혈청 지방산 농도가 상승하는 질환으로서 당뇨병, 중증간장애, 비만증, 갑상선기능항진증, 갈색세포종, Cushing 증후군, 급성 심근경색, 관상동맥부전, 급성 췌염, 기아, 임신후기 등이 알려져 있다. 한편 insulinoma, 갑상선 기능저하, 뇌하수체 기능 저하인 경우는 낮은 치를 나타낸다.

1) 분석법

유리지방산의 분석법은 적정법, 비색법 등이 있다. 적정법은 Isopropanol과 heptane의 혼합시약으로 fatty acid를 추출한 후, thymol blue 지시약을 가하고 0.018N NaOH로 적정하여 분석하는 법(Trout 등, 1960)이 개발되었고, 그 후 Itaya(1965)와 Anstol(1965) 등이 유사한 방법으로 지방산을 분석하였다. 비색법은 검체에 구리(Cu)를 가하여 유리지방산과 염을 만들고 chloroform으로 추출한 후 diethylditriocarbonate를 가하면 추출된 구리(Cu)와 반응하여 발색한 유색용액을 비색하는 법(Duncombe, 1963)이 개발되었다. 지방산에 phenol red(Mosinger 등, 1965)나 methyl red(Masion 등, 1967)를 가하여 발색 비색하는 법이 개발되었고 이와 같은 지시약을 사용하여 분석하는 법을 Autoanalyzer에 처음으로 사용하였다(Baird 등, 1967). 그러나 근래에는 효소법을 사용하고 있다.

(1) ACS-ACOD method

원 리

혈청 중 유리지방산(Free fatty acid, FFA)과 CoA, ATP 존재하에 Acyl coenzyme A synthetase(ACS)를 가하면 Acyl-CoA가 생성한다. 생성한 Acyl-CoA에 Acyl coenzyme A oxidase, ACOD)를 가하면 과산화수소(H_2O_2)가 생기고 4-aminoantipyrine(4-AA), N-ethyl- N-(methylsulfonamidoethyl)-m-toluidine(EMST), Peroxidase(POD)을 가하면 자색의 Quinone

물질이 생성되고 파장 555nm에서 비색 정량한다.

FFA+Adenosine-5'-triphosphate disodium salt(ATP)+CoA ACS, Mg^{+2} ⟶
AcylCoA+Adenosine-5'-monophosphate(AMP)+Pyrophosphoric acid

AcylCoA+O_2 ACOD ⟶ 2,3-trans-enoyl-CoA+H_2O_2

$2H_2O_2$+4-AAP+EMST+POD ⟶ Quinone+$2H_2O$

시 약

[효소시약 I]

ACS 9.5U, CoA lithium salt 3.8mg, ATP 19mg, 4-AA 9.8mg/16mL 용해액(potassium dihydrogen phosphate 108.8mg)

[효소시약 II]

ACOD 192U, POD 128U, ATP 58mg/32mL 용해액(EMST 22.4mg, N-ethylmaleimide, NEM 4.32mg)

[표준시약]

Oleic acid 1,000mmol/L

방 법

검체시험관(T), 표준시험관(S), 맹검(B)을 준비하고 T에 혈청 50μL, S에 표준시약 50μL, B에 증류수 50μL를 가하고 각 시험관에 1mL의 효소시액 I을 넣고 37℃에서 5분 동안 가온한 후 효소시약 II를 각 시험관에 2mL를 넣고 37℃에서 5분 동안 가온한 후 60분 이내에 파장 555 nm에서 비색 정량한다.

계 산

$$\frac{A_T}{A_S} \times 1{,}000\ \text{mmol/L} = \quad \text{유리지방산(mmol/L)}$$

참고 식사, 운동, 스트레스 등에 영향을 받기 때문에 공복 시(식후 12~14시간 후)에 채혈하여야 한다. 검체를 실온에 방치하면 증가한다. 냉장고나 냉동 보존하면 24시간 동안 안정하다. Heparin 치료 환자는 lipo-protein lipase의 할성 때문에 증가한다.

정상치

8~25mg/dL [mg/dL × 0.0354 = mmol/L]

10. 지단백 전기영동(Lipoprotein electrophoresis)

혈액 중의 지단백은 단백과 지질이 결합되어 있는 단백을 의미한다. 지단백의 분류는 한외원침이나 전기영동법에 의하여 분석이 가능하다. 검사실에서는 전기영동한 지단백의 분획을 정량하여 질병 진단에 활용한다.

정상인의 혈청지단백 전기영동상에는 양극에서부터 a-lipoprotein(HDL), pre-β-lipoprotein (VLDL), β-lipoprotein(LDL)의 3분획이 나타나고 환자에 따라 혈청을 도포한 위치에 chy-lomicron이 출현하여 4종류로 분획되는 경우가 있다.

원 리

지질을 결합하고 있는 단백들의 종류가 다르고 단백질은 이온성이기 때문에 pH 8.6 ~8.8에서 (−) charge로 대전된다.

단백질의 종류와 대전도가 다르기 때문에 (−)극에서 (+)극 쪽으로 이동되는 영동도차가 생기게 되어 지단백이 분획된다. 임상에서는 cellulose acetate 막 또는 agarose gel을 지지체로 하여 전기영동하고, 고정한 다음 Fat red 7B 또는 Oil red O 등으로 염색하여 densitometer의 파장 525nm에서 검색한다. 여기서는 Hellena법에 관하여 소개한다.

검체의 준비

3~4주 동안 투약을 중지하는 것이 좋다.

식후 12~14시간 이상 경과된 공복 상태의 환자로부터 채혈하여 혈청을 분리한다.

Heparin 투여한 혈장은 β-lipoprotein의 이동도 증가를 초래할 수 있다. 신선한 혈청이 좋다. 냉장고 온도에서 4일 동안은 안정하나 그 이상의 시간이 경과되면 혈청 중의 LPL이나 ACAT에 의하여 preβ-lipoprotein의 이동도에 영향을 미친다.

냉동 보존하면 지단백의 지질과 단백의 분리 현상으로 변성이 일어난다.

시 약

① Barbital 완충액, pH 8.6

HR buffer한 봉지를 1,000mL의 증류수에 용해 사용하면 편리하다.

② Oil red O 용액

Oil red O 1.0g을 500mL methanol에 가온 용해하고 상청을 사용한다.

③ 1.0N 수산화나트륨 용액

④ 염색액

사용 직전에 oil red O 용액 30mL와 수산화나트륨 용액 7mL를 섞어 사용한다.

방 법

Lipoprotein 분리용 cellulose acetate 막을 사용하여 혈청단백분획 시와 동일하게 영동한다. 즉 cellulose acetate 막을 완충액에 15분간 담갔다가 과잉의 완충액은 여과지로 제거하고 applicator로 2~3회 반복하여 신속하게 막의 1/3 지점에 application하고 210V에서 15분 영동한다. 영동 후 1시간 염색하고 수돗물에서 몇 초 동안 수세하여 탈지면으로 막에 묻은 침전물을 조심해서 제거한다. 염색한 plate는 물이 들어 있는 비닐봉지에 보존한다.
염색은 15~30분만 해도 충분하다. 1시간 하면 염색이 짙게 된다. 고지혈증에서는 applicator로 1회 application해도 충분하다.

검 색

Densitometer에서 파장 520nm의 filter를 선택한 후 cellulose acetate 막이 젖어 있는 상태에서 또는 비닐봉지를 acetate 막과 밀착시켜서 검색한다.

계 산

분획별로 적분치를 구하고 백분율로 보고한다. 총 지질 농도를 측정하여 분획별 mg/dL 농도로 표기하는 것이 좋다.

참고 ① Cellulose acetate 막을 사용했을 때 배경은 pink색을 띤다.
② 약 1% agarose gel을 이용하면 분리능도 좋고, 배경도 깨끗하며 영구 보존할 수 있다. 용매는 영동용 완충액을 이용하고 agarose가 굳기 전에 slide glass당 2mL씩 분주, 고정하여 사용한다.
③ Cellulose acetate나 agarose의 종류에 따라 분리능이 다르므로 성적에도 차이가 생긴다. 그러므로 일정한 지지체를 사용하는 것이 좋으며 일정한 참고치를 활용하는 것이 바람직하다.

표 10-11.

	mg/dL	%
Total lipids	400~800	
a-lipoprotein	80~310	20~38
Pre-β-lipoprotein	20~180	0~22
β-lipoprotein	160~400	40~50
Post-β-lipoprotein	0~50	0~7
Chylomicrons	negligible	0

표 10-12. Hyperlipoproteinemia의 종류와 성분의 변화

Phenotypes	증가하는 LP	성상	Cholesterol	Triglycerids	Chylomicrons	β-LP	Pre-β-LP
Normal	N	Clear	N	N	N	N	N
I	Chylomicron	Creamy	↑	↑↑↑	↑↑	N	↓~N
II-a	β	Clear	↑↑↑	N	N	↑~↑↑	↓~↑
II-b	β, pre-β	Clear	↑↑	↑↑	N	↑~↑↑	↑
III	Floating β	Clear milky	↑↑	↑	N	↑~↑↑	↑↑
IV	pre-β	Clear milky	N~↑	↑↑	N	↓~↑↑	↑↑
V	pre-β, chylomicron	Creamy	↑	↑↑↑	↑~↑↑↑	N~↑↑	↑~↑↑

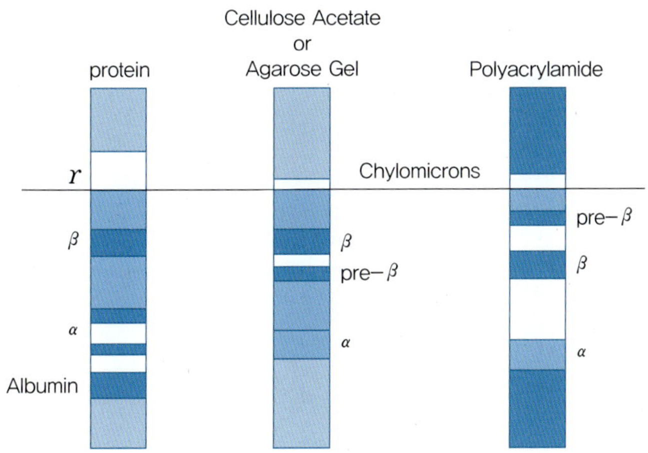

그림 10-4. 지단백전기영동상

11. 아포지단백질(Apolipoprotein) 분석

아포지단백질의 종류는 A(apo A-I, apo A-II, apo A-IV, and apo A-V), B(apo B48 and apo B100), C(apo C-I, apo C-II, apo C-III, and apo C-IV), D, E, H 등이 있다. 아포지단백질의 분석법은 radial immunodiffusion(RID), radioimmunoassay(RIA), enzyme-linked immunoassay(ELISA), nephelometric immunoassay(NIA), and turbidimetric immunoassay(TIA) 등이 있다. 아포지단백질의 검사 목적은 지혈증의 진단, 병태감별, 경과관찰, 허혈성 질환의 예측, 선천성 아포리포단백 이상증의 확정진단 그리고 지질대사 질환을 진단하기 위하여 검사한다.

1) Apolipoprotein A1

Apolipoprotein A1은 HDL에 존재하는 지단백질의 하나다. HDL cholesterol의 용해도를 높이

고 lecithin cholesterol acyltransferase(LCAT)의 활성을 촉진한다. 동맥경화증(atherosclerosic disorders) 환자에서 감소하기 때문에 atherosclerosic disorders 진단에 유용하다. 뿐만 아니라 지질의 대사기능을 관찰하는 데 유용하게 활용된다. 분석방법은 Laser nephelometry and turbidimetric immunoassay methods 등이 많이 사용된다.

성인 참고치

남 : 104~202mg/dL

여 : 108~225mg/dL

2) Apolipoprotein B

Apolipoprotein B는 VLDL과 LDL의 주요 아포지단백질이다. Apo B는 LDL에 존재하는 cholesterol의 용해도를 촉진하여 동맥에 많은 양의 cholesterol을 운반한다. 따라서 LDL이 상승하면 동맥경화와 같은 심혈관 질환이 유발할 수 있다.

성인 참고치

남자 : 66~133mg/dL

여자 : 60~117mg/dL

3) Apolipoprotein E

Apo E는 혈액 내에 과량의 cholesterol을 간으로 운반하는 데 중요한 아포지단백질이다. 때문에 Apo E 분석은 of cholesterol과 triglycerides의 균형(homeostasis)을 이해하기 위한다. 또 Apo E는 지단백질대사, 심혈관질환, 치매(Alzheimer's disease), 노화 등 많은 생물학적 질환과 밀접한 관계가 있는 것으로 알려졌다.

혈장 Apo E 농도는 성, 연령, 생활 습관 등에 영향을 받으며 고지혈증에 매우 증가하는 것으로 알려졌다.

성인 참고치

2.7~4.5mg/dL

4) Lipoprotein(α) (Lp(α))

1963년 Kare Ingmar Berg에 의하여 발견된 lipoprotein subclass로 관상동맥성 심장병(coronary heart disease), 동맥경화증(atherosclerotic diseases)이나 뇌졸중(stroke)의 위험인지로 알려졌다.

성인 참고치

Desirable : 〈 14mg/dL (〈 35nmol/l)

Borderline risk : 14~30mg/dL (35~75nmol/l)

High risk : 31~50mg/dL (75~125nmol/l)

Very high risk : 〉 50mg/dL (〉 125nmol/l)

5) 분석법

(1) Turbidimetric immunoassay method(TIA)

검체에 존재하는 apolipoprotein은 시약에 존재하는 anti apolipoprotein과 반응하면 혼탁이 일어난다. 혼탁의 농도는 아포지단백질의 농도와 비례한다. 생성된 혼탁 정도를 700 nm 또는 340 nm에서 비색 정량한다. 파장의 선택은 분석 시약의 종류에 따라 다르다.

(2) Enzyme linked immunoassay(ELISA) method

검체에 존재하는 apolipoprotein은 HRP(horse red cell posphatase)가 결합된 antiapolipoprotein과 결합 반응시킨 후 과량의 항체를 제거하고 TMB(3,3',5,5' - tetramethylbenzidine) 기질 완충액을 가하면 발색이 되고 450nm에서 비색 정량한다.

TMB(3,3',5,5' - tetramethylbenzidine) 기질 완충액

0.005% TMB

0.006% H_2O_2

0.01M Acetate Buffer (pH3.3)

0.05% Sodium Nitroprusside

11장 호르몬과 비타민

1907년에 Starling과 Bayliss가 십이지장 점막에서 만들어진 물질이 혈액 중에 들어가 대순환계를 거쳐 췌장으로 가서 췌장액의 분비를 촉진한다는 것을 발견하여 분비한다는 의미로 Secretin(세크레틴)이라 불리었다. 이와 같이 혈액을 매체로 다른 기관의 활동을 조절하는 물질을 총칭하여 호르몬이라 하자고 하였다. 호르몬은 그리스어로 "자극하다"(hormao)는 뜻을 가진 말로 내분비세포나 분화된 세포조직에서 생체 내의 자극에 의한 신경전달, 뇌하수체 호르몬의 되먹임(feedback) 정보, 직·간접의 영양정보에 응답하여 생산되어 체액으로 방출된다. 혈류에 의해 표적기관세포에 정보를 전달하여 세포나 조직의 성장, 심장박동, 혈압, 신장기능 등 각 기관의 기능발현과 이차성징, 월경, 임신, 유즙분비 등 성성숙과 생식현상의 시기조정과 위장관의 운동, 소화효소의 분비 등 소화기능 발현, 췌장이나 신장에서 체액성분조절, 대사속도조절 등과 같은 개체에 대한 항상성의 유지, 성장, 분화, 출산 등을 위한 생리적 변화를 가져오는 조절물질이다. 현재 수 백 여 종류가 존재하며 그 중 45종이 뇌 속에서 확인되고 있다. 내분비선에서 분비하는 호르몬을 선호르몬, 위나 장관에서 분화하는 세포나 세포집에서 방출되는 호르몬을 소화관 호르몬이라 한다.

1. 호르몬의 정의

호르몬은 인체에서 화학적 신호전달자로 작용하며 다른 물질과 반응하여 생화학적 변화를 나타내고, 생화학적 진행과정에 특성을 갖고 있으며 그것에는 3단계로 구분 설명할 수 있다.

(1) 각 호르몬은 특정 세포나 조직(선 : gland 등)에서 생성되어 장기와 장기 간, 세포와 세포 간 및 세포 내의 세포소기관 간의 정보전달물질을 함유하고 있다.호르몬은 화학적 조성에 따라 구별된다.

① polypeptide와 그 유도체 : 뇌하수체, 부갑상선, 위·장관 호르몬 등

② 방향족 아미노산과 그 유도체 : 부신수질, 갑상선 호르몬 등

③ steroid와 그 유도체 : 부신피질, 성선 호르몬 등

(2) 분비된 호르몬은 직접 혈액으로 분비되어 작용부위(표적기관, target organ)로 이동된다.
(3) 각 호르몬은 특정부위나 표적세포성에서 특성 있는 생화학적 변화를 일으키게 된다.

호르몬, 이동성 단백질 및 전 과정에 관여하는 모든 것을 내분비계(Endocrine system)라 한다.

호르몬의 특징은,

- 특정장기의 세포나 조직에서 직접 또는 방출인자들에 의해 자극을 받아 생성되어 직접 혈액으로 분비된다.
- 호르몬은 그 효능을 발현하는 표적기관의 활동성을 극미량(저분자 호르몬 : 10^{-5}~10^{-8}M, polypeptide 호르몬 : 10^{-9}~10^{-11}M)으로 조절하는 유기화합물이다.
- 척추 동물문은 그 종이 다르더라도 같은 계통의 내분비선에서 분비되는 호르몬은 그 효능이 같기 때문에 소화, 성장, 치료, 복구 및 유전자 조작 등의 사용에는 세심한 주의를 하여야 한다.
- 이종 동물 간에 주입을 하더라도 항원이 형성되지 않아 이에 대응하는 항체를 만들지 않는다.
- 비타민이나 효소보다는 열에 강하므로 체온 정도에서는 파괴되거나 분해되지 않고 그 효능이 소멸되지도 않는다.
- 생물체 내에서 내분비선 간의 복합적인 조절은 물론 교감, 부교감 및 자율신경계와 효소 등과도 유기적인 조절물질로서 항상성 유지에 관여하고 있다.

2. 호르몬의 분류

호르몬의 분류는 화학적인 구조나 생화학적인 유사성에 따른 분류와 생성되어 분비되는 조직의 근원에 따른 분류가 있다. 구조가 유사한 호르몬이라도 생화학 결과에는 차이가 있을 수는 있으나 서로 밀접한 관련이 있다. 이러한 변화의 과정은 세포 내에서 유사하며, 같은 조직에서 분비된 호르몬이라도 전혀 다른 작용을 나타낼 수도 있다.

1) 조직 근원에 따른 분류

각각의 호르몬은 표 11-1에서와 같이 특정조직에서 생성되어 분비되며 이들은 각각 서로 다른 작용을 할 수도 서로 같은 작용을 나타낼 수도 있다.

표 11—1. 조직근원에 따른 분류

내분비선의 기원	호르몬 명	중요 작용
시상하부 (뇌하수체후엽에 저장) (Median eminence)	Thyropin 방출인자(TRF) Gonadotropin 방출인자(LH/FSH—RF) Somatostatin 또는 somatropin 방출 저해인자(SRIF) Corticotropin 방출인자(CRF) Vasopressin(항이뇨호르몬, ADH) Oxytocin Vasotoin 멜라닌세포 자극 호르몬	뇌하수체 TSH 유리 뇌하수체 FSH 및 LH의 유리 뇌하수체 성장호르몬의 유리 억제 ACTH의 유리 혈관수축, 콩팥의 수분 재흡수 자궁수축 및 유즙 분비를 자극 수분평형 유지(비포유류) 색소과립의 분산
뇌하수체 전엽	Somatotropin 또는 성장호르몬(STH or GH) Thyrotropin(TSH) Adrenocorticotropin hormone(ACTH) Prolactin, mammotropin(luteotropin) Lipotropin(지방이동인자)	신체 기관 및 뼈의 성장 갑상선의 크기와 기능 부신피질의 크기와 기능 Graafian follicle의 성장 정자 생산(LH와 함께) FSH와 같이 배란을 시키며, 간질세포에 Testosterone과 progesterone을 생산 유선의 성장, 유즙 분비, 황체작용 지방조직에서의 지방의 유지 및 산화
부갑상선	Parathyoid hormone	혈중 칼슘의 증가, 콩팥에서 인산염의 배설
부갑상선 및 갑상선	Calcitonin	혈중 칼슘치를 낮춤
갑상선	Thyroxine(T_4) Triiodothyronine(T_3)	성장, 성숙, 대사율, metamorphosis
췌장소도 β세포 α세포	 Insulin Glucagon	저혈당인자, 당질, 지방 및 단백질의 조절 간 glycogenesis 간 glycogenolysis
부신수질	Epinephrone Norepinephrine	간 및 근육의 glycogenolysis
부신피질	Cortisol Aldosterone Adernal androgens	당질대사 무기질대사 Androgenic activitry(특히여성)
송과선	Indoles, serotonin, 및 melatonin	생물학적 리듬과 뇌기능에 대한 작용 MSH에 반대작용
난소	Estrogen Progesterone Relaxin	Estrous cycle, 여성 성징 자궁의 secretory phase(estrogen과 함께), 유선 출산 시 Symphysis pubis를 완화
고환	Testosterone과 androgen	남성 성장과 정자 생산

표 11—1. 조직근원에 따른 분류

내분비선의 기원	호르몬 명	중요 작용
태반	태반 lactogenic hormone Chorionic gonadetropin estrogen, progesterone	성장 호르몬—prolactin 활성 임신 10주 최고치, testosterone 분비 촉진
콩팥	Renin	혈중 전구단백질을 가수분해하여 angiotensin
진위선, 성선	Prostaglandin	합성의 막 부위에서 여러 작용
위장관	Gastrin Secretin Cholecystokinin	벽세포 분비를 자극 췌장액을 자극 담낭의 수축
뇌	Endorphins: B—endorphin, enkephalin)	모르핀 수용체에 결합하는 내인성 Peptide

2) 구조에 따른 분류

동일한 기본구조에 따른 분류는 표 11—2와 같으며 같은 구조를 갖고 있는 호르몬은 세포 내에서 같은 생화학적인 변화를 유도하나 경우에 따라서는 아주 상이한 변화도 일으킨다.

표 11—2. 구조에 따른 분류

구조	호르몬의 종류
Peptide	Insulin, parathyroid Hormone, LH, FSH, TSH, TRH, ACTH, Prolactin, growth Hormone, calcitonin, Glueagon
Steroid	Cortisol, progesterone, Estradiol, testosterone, aldosterone
Amino acid	Epinephrin, norepinephrin, T_4, T_3
Fatty acid	Prostaglandins

스테로이드 호르몬

스테로이드는 난소, 고환, 태반, 부신피질에서 정교하게 만들어진다. 구조적으로 볼 때, 이들은 cyclopentanoperhydrophenanthrene nucleus를 가지고 있다. 이것은 4개의 링 즉 A, B, C, D를 가지며 탄소번호는 다음과 같다.

스테로이드의 activity는 side chain의 수와 위치 및 산소치환기와 관계가 있는데 탄소의 수에 의해 스테로이드 호르몬은 세 가지 범주로 나눈다.

18 carbon: estrogens(여성호르몬, 18 methyl 기)

19 carbon: androgens(남성호르몬, 18, 19 methyl 기)

21 carbon: corticosteroid와 progestins(항체호르몬의 국제명)

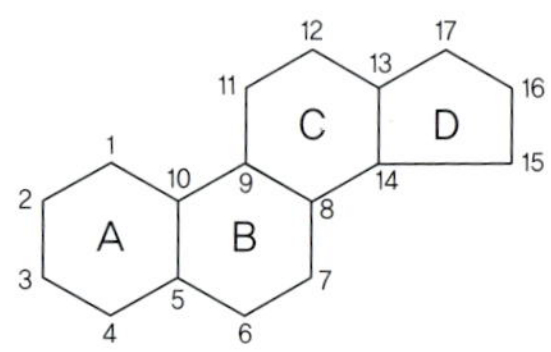

그림 11—1. Sterane 핵

세 가지 중요하고 양이 많은 에스트로겐은 estrone, estra—diol—17—β와 estriol이다.

이들은 화학적으로 phenolic A링이고 C—17에 hydroxy, keto group을 가지고 있다. 이들은 여성의 성기관과 제2차 성징의 발생과 유지에 관계가 있다. 여성의 난소는 임신 때를 제외하고 에스트로겐의 주요 형성 장소이다.

안드로겐 중 중요한 두 가지는 testosterone과 dehydroepiandrosterone이다. 테스토스테론은 남자의 고환에서 주로 분비되고 남자의 2차 성징과 유지의 일을 한다. 디하이드로에피안드로스테론은 adrenal gland에서 분비되고 테스토스테론을 전구물질로 생각되어진다. 에스트로겐과 같이 안드로겐은 C—17에 OH나 keto group을 가지며 C—10에 여분의 CH_3를 가져서 18탄소 대신에 19탄소원자를 갖는다. Aldosterone, cortisol과 corticosterone들은 3가지 중요한 corticosteroid들이다. 이 모든 세 가지는 부신에서 분비된다. 알도스테론은 모든 mineralcorticoid activity의 적어도 95%를 담당하는데 여기에는 나트륨과 칼륨치의 조절이 포함된다. 코티솔은 모든 glucocorticoid (혈당증가) activity의 약 90% 정도를 감당하고 있으며 corticosterone이 위의 양쪽 activity를 조금씩 차지하고 있다. 화학적으로 corticosteroid는 C—17에 $COCH_2OH$의 side chain이 특징이고, pregnancy hormone의 일종이다. 또한 corticosteroid와 testosterone의 precursor의 하나이다. 임산부에서는 주로 태반에서 분비되는 한편 임신하지 않는 여성에서는 주로 난소에서 분비된다. 이것은 임신을 위한 uterus의 준비와 지속적인 임신 조건을 유지하게 해준다. 흔히 스테로이드 호르몬은 adrenal, pituitary 등의 정상 여부를 검색하는 경우에도 이용된다.

표 11—3. 스테로이드 호르몬의 생성장기와 호르몬 및 대사산물과의 관계

내분비장기	호르몬의 종류	중요한 화합물	중요한 요 중 대사산물	탄소수
부신피질	당질코티코이드 (글루코코티코이드) 당질코티코이드 (미네랄코티코이드) 부신성안드로겐 (호르몬 작용 없음)	코르티솔 알도스테론 디하이드로에피안드로 스테론(DHEA)	17—OHCS (일부 17—KS) 알도스테론 테트라하이드로 알도스테론 17—KS	21 (19) 21 19
고환	남성호르몬	테스토스테론	17—KS	19
난소	난포호르몬 (에스트로겐) 항체호르몬	에스트라디올 프로게스테론	요중에스트로겐 (에스토론, 에스트리올) 프레그난디올	18 21
태아·태반	태반성에스트론	에스트리올	요중에스트로겐 (에스트리올)	18

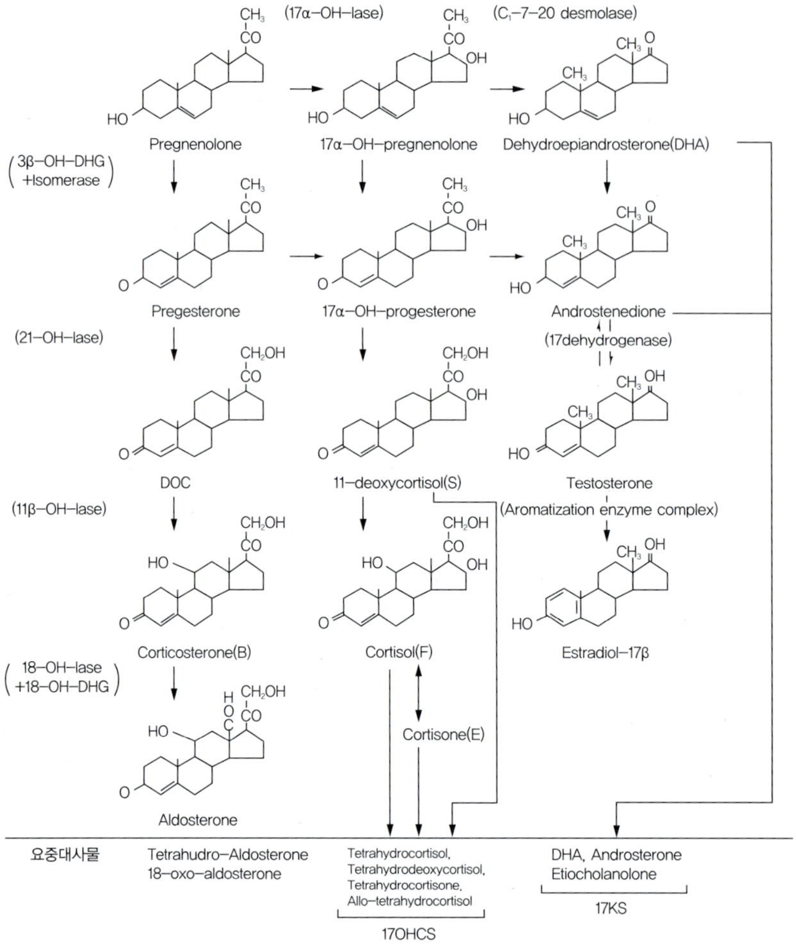

그림 11-2. 부신피질 스테로이드의 주요한 합성경로와 요 중 대사물

3. Hormone 분석법

호르몬들의 분석은 호르몬의 특성에 따라 분석 방법을 선택할 수 있다. 지용성인 스테로이드 호르몬이나 대사물은 전통적인 비색법이나 HPLC법을 이용하여 분석한다. 성호르몬의 대사물인 17-ketosteroid(17-KS)의 분석을 위하여 검체로부터 유기용매를 이용하여 추출한 17-KS를 Zimmermann reaction을 이용하여 유색을 생성하여 비색 정량하는 방법이 비색법(colorimetric method)이다. 부신 피질에서 분비하는 corticoid hormone의 대사물인 17-hydoxy corticosteroid(17-OHCS)를 Porter-silber 반응에 의한 분석법, catecholamine의 대사물인 vanilmandelic acid(VMA)를 분석하는 방법들도 비색법이다. 이 방법은 분석과정이 복잡하고 정확도와 정밀도 관리에 어려운 문제점이 있기 때문에 이런 문제점을 해결하기 위하여 HPLC법이나 면역 분석법이 개발되었다.

1) 비색법(Colorimetric method)

비색법은 검체에 존재하는 분석 물질만 선택된 시약과 특이적으로 반응하여 생성된 유속용액의 농도를 비색하여 얻은 흡수도(absorbance)는 유색용액의 농도와 비례한다는 Lambert−Beer 법칙에 의하여 검체의 물질 농도를 정량하는 방법이다. 유색용액의 농도는 물질의 농도와 비례하기 때문에 물질의 농도 역시 흡수도와 비례한다는 데서 유래하였다. 17−KS, 17−OHCS, VMA, 5−Hydroxyindoleacetic Acid (5−HIAA)의 분석법이 개발되었다.

2) 고속액체크로마토구래피법(High performance liquid chromatography, HPLC)

고속액체크로마토구래피법은 검체를 전처리한 후 검체 주입구에 주입하고 이동상인 80% methanol buffer를 고압으로 주입하면서 칼럼에 분무하면 칼럼 내에 존재하는 정지상에 의하여 분석하는 물질들이 분리하게 된다. 이동상에 혼합된 분석 물질들은 화학적 물질적 특성에 의하여 칼럼 내에서 분리되고 검출기(detector)에서 검출기 특성에 따라 정량되면 컴퓨터 프로그램에 의하여 자동으로 scanning 되고 정량되어 기록된다. 물질의 특성에 따라 detector를 선택하여야한다. 일반적으로 많이 사용되는 detector의 종류는 전기화학적 검출기(Electrochemical Detector), UV/Vis Detector , 형광 검출기(Fluorescence Detector) 등이다. 전기화학적 검출기(Electrochemical Detector)를 사용한 HPLC를 HPLC/ECD법, UV/Vis detector를 사용한 HPLC를 HPLC/UV−Vis법, 형광 검출기(Fluorescence Detector)를 사용한 HPLC를 HPLC/Flu법이라 칭할 수 있다.

3) Chemiluminescence immunoassay(CLIA)

화학발광체를 이용한 물질 분석법은 일반적으로 단백질이나 펩타이드 호르몬들을 분석하는 데 이용한다. 이 방법은 분석하는 호르몬 황원을 염소(goat)에 주입하여 생성된 항체를 분리하고 염소 항체에 알칼리성 인산효소 등을 부착시킨다. 반응관 또는 비색관 내에 검체 내의 분석 물질과 표지된 항체(labeled goat antibody)와 반응시키고 과량의 항체를 제거한 후 화학 발광시약이 결합된 기질을 가하면 화학 반응이 일어나고 발광하게 된다. 일반적으로 형광을 발광한다. 이때 많이 사용되는 발광 시약은 luminol and acridinium salts 등이다. 기질은 주로 luminolphosphate가 많이 사용된다.

4) Chemiluminescent microparticle immunoassay(CMIA)

CMIA법은 분석하는 물질의 염소 항체를 paramagnetic microparticles에 부착한 microparticles와 검체를 혼합하면 항원 항체 반응에 의하여 검체 내의 분석 물질이 분리된다. 여기에 acridinium이나 luminol을 부착한 분석물질로 제작한 항체를 가하면 화학 반응(chemiluminescent reaction)이 일어나고 분석 물질의 농도에 따라 빛의 세기가 달라진다.

5) Enzyme Linked Immunosorbent Assay(ELISA)

ELISA법은 분석 물질에 대한 항체를 제작하고 horseradish peroxidase(HRP)를 부착한 것과 검체를 혼합하면 항원 항체 반응이 일어나고 과량의 horseradish peroxidase(HRP)가 결합된 항체를 세척 제거하고 Chromogenic Solution(TMB $-$ H_2O_2)을 가하면 발색되어 clorimeter로 비색 정량할 수 있다.

6) Electrochemiluminescence immunoassay(ECLIA)

ECLIA법은 분석 물질의 항체에 biotin을 부착한 것과 ruthenium, osmium, rhenium 중 하나를 부착한 항체 그리고 검체를 혼합하면 샌드위치 결합(sandwich complex)이 이루어진다. 여기에 streptavidin–coated microparticles을 가하면 biotin과 streptavidin이 결합 반응한다. electrode에 magnetic capture가 있는 분석 cell에서 반응액을 흡입 제거하고, 결합되지 않은 substancessms phosphate–tripropylamine buffer(pH 6.8)를 이용하여 세척 제거한 후 electrode에 전압을 가하면 chemiluminescent emission이 발생하고 이 빛의 양을 photomultiplier로 분석한다. 빛의 강도는 물질의 농도와 비례한다.

7) Radioimmunoassay(RIA)

RIA법은 분석 물질의 항체에 ^{125}I 또는 ^{131}I와 같은 방사선 동위원소를 부착한 항체와 검체를 혼합하면 검체 내의 물질과 방사선 동위원소를 부착한 항체가 항원 항체 반응이 이루어지고 과량의 방사선 동위원소가 부착된 항체를 세척 제거하면 항원 항체 반응한 것만 분리할 수 있다. 이 항원 항체 반응물의 방사선량을 방사선 계측기로 측량하면 물질의 농도를 정량할 수 있다.

4. 호르몬 분석

1) 부신피질자극호르몬(adrenocorticotropic hormone, ACTH)

부신피질자극호르몬은 뇌하수체 전엽에서 분비되는 호르몬이다.

ACTH는 시상하부에서 분비하는 부신피질자극호르몬 방출호르몬(Corticotropinreleasing hormone, CRH)의 자극에 의하여 분비가 조절되고 부신피질호르몬 분비를 촉진한다. 따라서 ACTH의 검사는 시상하부 기능, 뇌하수체기능 그리고 부신피질기능 장애를 진단에 활용된다. 부신기능저하증에서는 cortisol은 낮고 ACTH는 상승하는 경우와 cortisol과 ACTH 모두 낮은 경우가 있다.

(1) 검사법 : Electrochemiluminescence immunoassay(ECLIA)

(2) 검체 : EDTA Plasma(동결 보존한다.)

(3) 참고치 : 5.00~60.00pg/mL

(4) 임상적 의의

① 상승하는 질환

Addison병, Cushing병, ACTH 생산 종양

② 감소하는 질환

뇌하수체기능부전증, Cyshing병, steroid 장기투여

(5) 참고사항

시상하부기능, 뇌하수체기능 그리고 부신피질기능 장애를 보다 정확하게 검사하기 위하여 CRH 투여 전과 투여 1시간 후에 혈장 ACTH를 측정하는 방법이 유용하다. ACTH 분석 결과가 CRH 투여 전보다 상승하면 시상하부의 병변, 변하지 않으면 뇌하수체의 병변, 이미 상승되어 있는 ACTH가 더 상승되면 부신의 기능저하증이다.

2) 코르티코스테론(Corticosterone)

부신피질에서 부신피질자극호르몬에 의해 생산되는 코르티코스테론은 glucocorticoid와 mineralocorticoid이다. 그러므로 부신피질 기능 진단에 유용하다.

(1) 검사법 : Radioimmunoassay(RIA)

(2) 검체 : Serum(냉동 보존한다.)

(3) 참고치 : 0.9~3.9ng/mL(여자), 3.2~7.6ng/mL(남자)

(4) 임상적 의의

① 상승하는 질환

부신종양, 이소성 ACTH 생산종양, 17α-hydroxylase 결손증

② 감소하는 질환

ACTH 분비 저하 뇌하수체 장애, 부신기능 장애, 부신피질 hormone제제 투여

3) 코르티솔(Cortisol)

코티솔은 부신피질에서 생산되는 호르몬으로 뇌하수체에서 생산되는 부신피질자극호르몬에 의해 자극된다. 코티솔은 단백질, 당, 지질 대사, 혈압을 유지, 면역 기능을 조절하는 호르몬이다.

(1) 검사법 : Chemiluminescence immunoassay(CLIA)

(2) 검체 : Serum(냉장 보존한다.), 요, 타액

(3) 참고치 : 6.20~19.40μg/dL(아침), 2.30~11.90μg/dL(밤)

(4) 임상적 의의

① 상승하는 질환

Cushing 증후군, 갑상선기능항진증, 본태성 고혈압

② 감소하는 질환

원발성부신피질기능저하증, Addison병, 11-β Hydroxylase, 17-α Hydroxylase 결손증

(5) 참고사항

열, 추위, 감염, 외상, 스트레스, 운동, 비만, 등에 농도 변화가 있다. 이른 아침에 증가하여 아침에 높고 저녁에 떨어지는 일내 변동 물질이다.

코르티솔이 상승하면 혈압의 상승, 혈당의 상승, 비만, 근육약화, 골다공증이 유발될 수 있다.

코르티솔이 감소하면 체중감소, 근육 약화, 피로, 저혈압 등의 증상이 유발될 수 있다.

4) 알도스테론(Aldosterone)

Aldosterone은 원위세뇨관에서 Na^+, OH^- 재흡수와 K^+, H^+ 분비를 촉진하고 체액량과 전해질 농도를 유지하는 기능을 갖는다. 따라서 aldosterone 검사는 체액량, 전해질 농도 유지 상태와 고혈압의 원인을 이해하는 데 유용하다.

(1) 검사법 : Radioimmunoassay(RIA)

(2) 검체 : Serum(냉장 보존한다.)

(3) 참고치 : 10.00~105.00pg/mL(어른), 300.00~1900.00pg/mL(신생아)

(4) 임상적 의의

① 상승하는 질환

원발성Aldosterone증, 속발성Aldosterone증, 이소성Aldosterone 생성종양, 17α-Hydroxylase 결손증

② 감소하는 질환

aldosterone 저하증, Addison병, 21 및 11β-Hydroxylase 결손증

(5) 참고사항

- 체위에 따라 농도차가 있다(선 자세 〉 앉은 자세).
- 연령차가 있다(어린이 〉 어른).
- 채혈시간, 체위, 안정시간, 성주기, 식사 등에 결과가 다르다.
- 농도가 증가하는 약물은 경구피임약, estrogen 제제, spironolacton, thiazide 등이고 농도가 저하되는 약물은 angiotensin II 길항제, ACE 저해제, 감초 등이 있다.

5) 항이뇨호르몬(Anti Diuretic Hormone, ADH)

항이뇨호르몬은 뇌하수체 중엽에서 분비하는 vasopressin이다. 신장의 nephrone에서 수분 재흡수를 자극하고 이뇨작용을 억제하는 호르몬이다. 농도가 높으면 말초혈관을 강력히 수축한다. Renin, Angiotensin, Aldosterone계와 함께 혈장 삼투압 및 순환혈액량의 항상성 유지에 중요한 역할을 한다.

(1) 검사법 : Radioimmunoassay(RIA)

(2) 검체 : EDTA plasma(동결 보존한다.)

(3) 참고치 : ≤ 6.70pg/mL

(4) 임상적 의의

① 상승하는 질환

ADH 분비이상 증후군, dehydration, Nephrosis 증후군, 뇌하수체 전엽 기능저하증 Addison병

② 감소하는 질환

뇨붕증(Diabetes insipidus), 사르코이도시스(Sarcoidosis), 뇌종양

(5) 참고사항

— 혈압저하, 빈맥, 스트레스, 구토기에는 상승한다.

— 흡연은 분비를 촉진한다.

— 혈소판 내에 다량으로 존재하여 혈소판 파괴에 의해 다량 방출된다. 그렇기 때문에 EDTA 혈장을 사용하는 것이 좋다.

— 신속히 혈장분리 후 동결 보존한다.

— 음주는 분비를 억제한다.

6) 에피네프린(Epinephrine)과 노르에피네프린(Norepinephrine)

에피네프린은 부신과 교감신경 말단에서 분비하는 호르몬이다. 생리적으로 심장박동을 증가시키고 혈액 방출량을 증가시키며 혈관벽 수축을 증가시키는 작용 때문에 농도가 높아지면 혈압의 상승을 초래한다.

노르에피네프린은 에피네프린의 전구체로 부신수질과 크롬친화성 조직으로부터 분비된다. 노르에피네프린은 각성, 희로애락의 감정, 진통, 학습과 기억, 혈관조절, 호르몬계 조절, 체온유지 등에 영향을 미친다.

(1) 검사법 : HPLC/ECD법(High performance liquid chromatography/Electrochemical Detector)

(2) 검체 : EDTA plasma(동결 보존한다.)

(3) 참고치 : 에피네피린 〈 50.0pg/mL, 노르에피네피린 110.0~410.0pg/mL

(4) 임상적 의의

① 상승하는 질환

갈색 세포종(chromium 친화성 세포종), 스트레스

(5) 참고사항

— 체위에 따라 농도차가 있다(선 자세 : 에피네피린 〈 90.0pg/mL, 노르에피네피린 125.0~700.0pg/mL).

— 에피네피린은 교감신경 흥분제, 혈관수축제, 혈압상승제로 사용된다.

7) 도파민(Dopamine)

도파민은 학습능력과 기억력을 향상시키고 정신기능과 창조성을 향상시키는 신경전달물질로 마음이 행복하고 즐거울 때 다량 분비되는 것으로 알려졌으며 중뇌의 흑질에서 생성된다.

도파민의 분비가 과다하면 조울증이나 정신 분열증(schizophrenia)을 일으키며, 도파민의 분비가 감소하면 우울증(clinical depression)을 일으키는 것으로 알려졌다.

(1) 검사법 : HPLC/ECD법(High performance liquid chromatography/Electrochemical Detector)

(2) 검체 : EDTA plasma(동결 보존한다.)

(3) 참고치 : 〈 87.0pg/mL

(4) 임상적 의의

① 상승하는 질환

사이코패스(Pysycho pass), 정신분열증(schizophrenia)

② 감소하는 질환

파킨슨병(Parkinson's disease), 우울증(clinical depression)

8) 바닐만델산(Vanillylmandelic acid, VMA)

VMA는 Catecholamine 중 Norepinephrine, Epinephrine의 최종 대사산물로 요 중에 배설되고 Catecholamine의 분비량을 직접 반영한다. 갈색세포종양과 신경아세포종양을 의심할 때 검사한다.

(1) 검사법 : HPLC법(High performance liquid chromatography)

(2) 검체 : EDTA plasma(냉장 보존한다.), urine(6N HCl)

(3) 참고치 : 1.20~6.52mg/day urine, 3.3~8.6ng/mL plasma

(4) 임상적 의의

① 상승하는 질환

갈색세포종, 신경아세포종, 선천성 심질환, 뇌혈관 장애

② 감소하는 질환

Shy—Drager 증후군, 가족성 자율 신경 실조증, 페닐케톤뇨증, 뇌종양

(5) 참고사항

— 주간에는 높고 야간에는 낮은 일내 변동을 보인다.

— 연령차가 있다(소아 〈 성인).

— 계절 차가 있다(겨울 〉 여름).

— 커피, salicyclic acid 제제, 바닐라 추출물 등의 섭취는 증가한다.

9) 난포자극호르몬(Follicle stimulating hormone, FSH)

FSH는 황체형성호르몬(luteinizing hormone, LH)과 함께 남성의 고환을 자극하고, 여성의 난포를 자극하여 성호르몬의 분비를 촉진한다. 하수체 성선자극 호르몬의 생성 및 분비 기능 검사와 성선기능 장애의 원인을 평가하는 데 유용한 검사다.

(1) 검사법 : Electrochemiluminescence immunoassay(ECLIA)

(2) 검체 : Serum(냉장 보존한다.)

(3) 참고치 : 남자 — 1.50~12.40mIU/mL

여자 — 1.70~7.70mIU/mL(황체기), 3.50~12.50mIU/mL(여포기), 4.70~21.50mIU/mL(배란기), 25.80~134.80mIU/mL(폐경기)

(4) 임상적 의의

① 상승하는 질환

원발성 고환 부전증, Klinefelter 증후군, Tuner 증후군, 진성반음양(True Hermaphroditism)

② 감소하는 질환

범하수체 기능저하증(Panhypopituitarism), Kallmann 증후군, Prolactinoma, 뇌하수체 종양

(5) 참고사항

— 성별, 연령별, 월경 주기, 심장박동에 따라 차이가 있다.

— 출생 1개월에 최고치가 되고 사춘기에 최저치가 된다.

10) 황체형성호르몬(Luteinizing hormone, LH)

뇌하수체에서 생성되는 황체형성호르몬은 여성의 월경주기를 조절하며 배란을 촉진시킨다. 황체형성호르몬과 에스타라디올은 길항적으로 생성을 조절한다. 난자의 생성이 없는 폐경기에는 황체형성호르몬의 농도가 상승한다. 남성의 황체형성호르몬은 고환에 존재하는 라이디히세포 (Leydig cell)를 자극하여 테스토스테론을 생성하게 한다. 황체형성호르몬 검사는 불임증 진단을 위하여 여포자극 호르몬, 테스토스테론, 에스트라디올과 프로게스테론들과 함께 분석한다. 황체형성호르몬은 불규칙한 월경, 시상하부 질환, 난소나 고환 질환의 진단에 유용하다.

(1) 검사법 : Electrochemiluminescence immunoassay(ECLIA)

(2) 검체 : Serum(냉장 보존한다.)

(3) 참고치 : 남자 — 1.70~8.60mIU/mL,

여자 — 1.00~11.40mIU/mL(황체기), 2.40~12.60mIU/mL(여포기),
7.70~58.50mIU/mL(폐경기), 14.00~95.60mIU/mL(배란기)

(4) 임상적 의의

① 상승하는 질환

원발성 고환 부전증, Leydig 증후군, Tuner 증후군, 다낭포성 난소증후군

② 감소하는 질환

범하수체 기능저하증, Kallmann 증후군, 시상하부성병변

(5) 참고사항

— 임신, 경구피임제 복용은 LH 농도가 감소한다.

— 심장박동, 성별, 연령, 월경주기에 의한 농도차가 있다.

— 생후 1개월 사이에 최대치로 되고 사춘기에 낮은 농도를 나타낸다.

11) 프로락틴(Prolactin)

프로락틴은 뇌하수체 전엽의 산호성세포에서 분비되는 유즙분비자극 호르몬으로 유선의 발육, 유즙분비, 황체자극, 전립선과 정낭의 발육을 촉진시키는 역할을 한다. 프로락틴의 검사는 여성의 유즙누출 환자나 무월경 환자에서 prolactin 혈증을 진단하고, 남성의 성기능저하를 나타내는 prolactin 혈증을 진단하는 유용한 검사다.

(1) 검사법 : Electrochemiluminescence immunoassay(ECLIA)

(2) 검체 : Serum(냉장 보존한다.)

(3) 참고치 : 4.04~15.20ng/mL(남자), 4.79~23.30ng/mL(여자)

(4) 임상적 의의

① 상승하는 질환

유즙분비 뇌하수체종양(prolactinoma), 원발성 갑상선 기능저하증, 시상하부성 장애

② 감소하는 질환

시한증후군(Sheehan's syndrome), 비기능성 하수체종양

(5) 참고사항

— 프로락틴 농도가 30ng/mL 이상을 나타내면 hypothalamuspituitary에 의한 hyerprolactinemia를 의심한다. 단 임신이나 수유기에는 높은 결과를 나타낼 수 있다.

— 임신한 여성의 경우 임신하지 않은 여성의 10배 정도의 프로락틴의 농도가 높다.

12) 사람 융모성 고나도트로핀(Human chorionic gonadotropin, hCG)

hCG는 당단백질 호르몬의 일종으로 임신 시 태반의 영양막 세포에서 만들어진다. 사람 융모성 생식선자극호르몬이라고도 불린다. 황체의 퇴화를 억제하여 황체호르몬이 황체로부터 계속 분비되도록 하여 임신이 지속될 수 있도록 한다. 착상 이후부터 2개월 정도까지 급격히 분비되다가 3개월 이후부터는 낮은 농도로 유지된다. 임신 진단 검사에 이용된다.

(1) 검사법 : Electrochemiluminescence immunoassay(ECLIA)

(2) 검체 : Serum(냉장 보존한다.)

(3) 참고치 : 〈 5.30mIU/mL(임신 전 여성), 217.0~7,138.0mIU/mL(임신 3주 여성)

(4) 임상적 의의

① 상승하는 질환

융모성 종양, 고환 종양, 이소성 생성종양

② 감소하는 질환

자궁외 임신, 유산 (abortion)

(5) 참고사항

— 임신이 되면 상승하여 9.50~750.0mIU/mL(2주), 217.0~7,138.0mIU/mL(3주)에 이른다.

— 전혈상태에 오래 두면 농도가 감소하기 때문에 신속한 혈청 분리가 필요하다.

13) 에스트로겐(Estrogen)

에스트로겐은 에스트론(estrone), 에스트라디올(estradiol), 에스트리올(estriol)의 19개의 탄소로 이루어진 화합물을 총칭한다. 에스트로겐은 남성과 여성 모두에서 분비되는 호르몬으로, 특히 여성의 2차 성징에 있어서 매우 중요한 호르몬으로 작용한다. 여성의 2차 성징 특징인 가슴 발달과 생리 주기에 큰 영향을 미친다. 남성은 성숙된 정자 형성과 생식계(reproductive system) 발달에 중요한 작용을 한다. 에스트로겐의 검사는 임신의 상태, 유산, 임신중독, 자궁내 태아 사망 등을 관찰하는 유용한 검사다. 유산, 임신중독, 자궁내 태아 사망, 포기상태(Cystic mole) 등에서는 농도가 감소하고 다태아 임신에서는 증가하는 것으로 알려졌다.

(1) 검사법 : Radioimmunoassay(RIA)

(2) 검체 : Serum(냉장 또는 냉동 보존한다.)

(3) 참고치 : 〈 40pg/mL(남자), 40~115pg/mL(여자)

(4) 임상적 의의

① 상승하는 질환

다태임신, 선천성 부신과형성

② 감소하는 질환

유산, 임신중독증, 무뇌아 임신, 자궁내 태아 사망

(5) 참고사항

— 성별차가 있다(여자 〉 남자).

— 월경 주기에 따라 농도차가 있다.

— 사춘기를 기점으로 농도차가 있다. 사춘기에 가장 높다.

— 전혈상태에 오래 두면 농도가 감소하기 때문에 신속한 혈청 분리가 필요하다.

14) 프로게스테론(Progesterone)

프로게스테론은 난소에서 분비되는 호르몬이다. 배란 직전에 분비가 시작되어 배란이 일어난 후에 급속히 증가하여 월경주기 후반부 2주 동안 가장 많이 분비되는 여성 생식 호르몬이다. 프로게스테론은 수정된 배아와 태아를 성장시키는 역할을 담당한다.

(1) 검사법 : Electrochemiluminescence immunoassay(ECLIA)

(2) 검체 : Serum(냉장 또는 냉동 보존한다.)

(3) 참고치 : 0.20~1.40ng/mL(남자), 0.20~1.50ng/mL(여자)

(4) 임상적 의의

① 상승하는 질환

선천성 부신과형성증, ovaluation, Breast Malignancy, Thromboembolism

② 감소하는 질환

Premenstrual syndrome, depression, ovarian cysts

(5) 참고사항

— 성별차가 있다(여자 〉 남자).

— 월경 주기에 따라 농도차가 있다. 황체기에 최고(1.70~27.00ng/mL)에 달한다.

15) 테스토스테론(Testosterone)

남성의 고환에서 분비되는 테스토스테론은 태생기 초기에 미분화 성선을 남성형으로 분화 유도하고 2차 성징 발육을 촉진하는 호르몬이다. 여성은 난소와 부신에서 분비한다. 따라서 주로 사춘기 남성의 2차 성징 발육 상태와 남성 고환기능을 평가하기 위하여 검사한다.

(1) 검사법 : Electrochemiluminescence immunoassay(ECLIA)

(2) 검체 : Serum(냉장 보존한다.)

(3) 참고치 : 2.80~8.00ng/mL(남자), 0.06~0.82ng/mL(여자)

(4) 임상적 의의

① 상승하는 질환

Cushing 증후군, 부신 암종, 다모증, 고환종양, 난소종양

② 감소하는 질환

클라인펠터(Klinefelter) 증후군, 뇌하수체 기능 저하증, 생식선부전증

(5) 참고사항

— 성별차가 있다(남자 〉 여자).

— 연령차가 있다(성인 〉 어린이).

— 일내 변동이 있다(아침 〉 저녁).

16) 성장호르몬(Growth hormone, GH)

(1) 검사법 : Chemiluminescence immunoassay(CLIA)

(2) 검체 : Serum(냉장 보존한다.)

(3) 참고치 : ≤ 3.00ng/mL(성인 남자), ≤ 8.00ng/mL(성인 여자)

(4) 임상적 의의

① 상승하는 질환

말단거대증(Acromegaly), 신경성 식욕부진증, 급성 Porphyrin 증

② 감소하는 질환

하수체성 소인증(pituitary dwarfism), 뇌하수체기능저하증, 갑상선 기능저하증

(5) 참고사항

– 연령차가 있다(어린이 〉 어른).

– 식후 혈중 GH 농도는 감소한다.

– Stress, 심한 운동은 혈중 GH 농도를 증가시킨다.

– GH 농도를 증가시키는 약물은 L-DOPA, prostaglandin 등이고 저하하는 약물은 chlorpromazine이다

17) 소마토메딘(Somatomedin C, Sm–C)

소마토메딘은 insulin like growth factor(IGF)로 여러 기관에서 생성되며 GH의 분비를 촉진하여 성장 촉진시킨다. 혈중 Sm-C 농도를 측정하는 것은 GH 분비 상태를 파악함으로써 뇌하수체성 소인증 그리고 말단비대증을 진단하고 치료효과를 판정하는 데 유용한 검사다.

(1) 검사법 : Radioimmunoassay(RIA)

(2) 검체 : Serum(냉장 보존한다.)

(3) 참고치 : 15~19세 – 360~885ng/mL(남자), 342~760ng/mL(여자)

(4) 임상적 의의

① 상승하는 질환

말단비대증, 거인증, 갑상선기능항진증, 임신

② 감소하는 질환

뇌하수체성소인증, 영양장애, 갑상선기능저하증

(5) 참고사항

– 연령차가 있다. 15~19세 때 가장 높은 농도를 나타낸다.

18) 인슐린(Insulin)

췌장 β세포에서 분비하는 인슐린은 탄수화물 대사, glycogen 저장, 지방산 합성, amino산 흡수 그리고 단백합성을 각기 증가시키는 호르몬이다. 당뇨병의 감별 평가, 원인 이해 그리고 저혈당의 평가와 인슐린 분비 기능 검사에 유용하게 활용한다.

(1) 검사법 : Chemiluminescent microparticle immunoassay(CMIA)
(2) 검체 : Serum(냉장 보존한다.)
(3) 참고치 : 2.00~25.00μU/mL
(4) 임상적 의의
　① 상승하는 질환
　　당뇨병, insulinoma, insulin 혈증
　② 감소하는 질환
　　당뇨병(IDDM), 췌장질환, 갈색세포종
(5) 참고사항
　– 식사나 stress에 따라 농도가 변동한다.
　– 채혈은 공복 시에 채혈한다.

19) C-펩타이드(C-peptide)

C-peptide란 insulin의 전구물질인 proinsulin을 연결하는 peptide로 인슐린 농도와 비례한다. 따라서 인슐린의 분비량을 평가하는 데 유용한 검사다.

(1) 검사법 : Chemiluminescent microparticle immunoassay(CMIA)
(2) 검체 : Serum(냉장 보존한다.)
(3) 참고치 : 0.78~5.19ng/mL
(4) 임상적 의의
　① 상승하는 질환
　　Insulinoma, 인슐린 자기면역증후군
　② 감소하는 질환
　　당뇨병(IDDM), 췌장암, 담석, 하수체기능저하증
(5) 참고사항
　– 일내 변동이 있다(주간 〉 야간).

20) Human B-type natriuretic peptide(HBNP)

BNP는 심장에서 합성 분비되는 호르몬으로 좌심실기능을 평가하는 지표로서 심부전의 진단과 치료 및 예후 등의 관찰에 이용된다. BNP의 전구체는 proBNP다. 심근 세포에서 합성된 proBNP는 BNP와 NT-proBNP(N-terminal pro-B-type natriuretic peptide)로 분리된다. NT-proBNP 역시 심부전과 같은 심장 질환에 매우 특징적인 연관성을 보이는 강력한 화학적 marker이다. BNP의 반감기는 20분 정도이고 NT-proBNP의 반감기는 1~2시간 정도이기 때문에 혈액 내에 농도가 높고 운동에 의한 변동도 적은 것으로 보고되었으며 혈장이나 혈청 내에서 BNP의 농도에 비해 NT-proBNP의 농도가 더욱 안정적인 것으로 밝혀졌다.

(1) 검사법 : Chemiluminescent microparticle immunoassay(CMIA)

(2) 검체 : EDTA plasma(동결 보존한다.)

(3) 참고치 : 〈 45pg/mL(남자), ≤ 73.00pg/mL(여자)

(4) 임상적 의의

① 상승하는 질환

심부전증

(5) 참고사항

— 연령차가 있다(어린이 〈 성인).

— 성별차가 있다(남자 〈 여자).

— NT-proBNP는 HBNP보다 혈중에 4~10배 정도 높은 수치를 나타낸다.

21) 렙틴(Leptin)

렙틴은 지방세포(adipocyte)에서 분비되는 물질로 식욕을 억제하고 에너지 대사 그리고 체중 조절에 관여한다. 렙틴은 체지방량과 밀접한 상관관계가 있으며 비만 성인과 소아에 정상 이상의 높은 농도를 나타낸다.

(1) 검사법 : Chemiluminescent microparticle immunoassay(CMIA)

(2) 검체 : Serum(냉장 보존한다.)

(3) 참고치 : 1 and 5ng/dL(남자), 7 and 13ng/dL(여자)

(4) 임상적 의의

① 상승하는 질환

비만(obesity), 급성염증성질환, 과식, 고혈압 (hypertension), 심혈관질환

(5) 참고사항

— 성별차가 있다(여자 〉 남자).

— 비만 치료제로 사용된다.

22) 레닌(Renin)

Renin은 주로 신장의 방사구체 세포에서 생산된다. Renin은 간에서 만들어진 angiotensin I과 angiotensin II에 의하여 활성화된다. 이 renin-angiotensin계는 체액 및 혈압을 유지하는 system이다. 따라서 renin을 분석하는 것은 2차성 고혈압증 진단, 전해질 대사이상증 진단, 심근경색의 예후판정 등에 유용하다.

(1) 검사법 : Radioimmunoassay(RIA)

(2) 검체 : EDTA plasma(냉장 보존한다.)

(3) 참고치 : 0.2~3.3ng/mL/hour

(4) 임상적 의의

① 상승하는 질환

Addison's disease, Cirrhosis, Congestive heart failure, Dehydration, High blood pressure

② 감소하는 질환

ADH therapy, Hyperaldosteronism, Sodium-retaining steroid therapy

(5) 참고사항

— 체위차가 있기 때문에 약 30분 이상 누운 자세에서 채혈한다(선 자세 〉 누운 자세).

— 성주기를 가진 여성은 난포기의 채혈이 바람직하다.

— 연령, 성별, 성주기, 식염 섭취량, 자세, 일내 변동에 농도차가 있다.

— 이뇨제나 혈압강화제 투여는 농도가 상승하는 요인이 된다.

23) 칼시토닌(Calcitonin)

칼시토닌은 갑상선(thyroid)에 있는 아포방(parafollicular) 세포(C 세포)에서 분비하는 호르몬으로 뼈형성에 필요한 Ca 농도를 조절하는 호르몬이다. 칼시토닌의 검사는 갑상선 수양암의 진단 지표와 골다공증 원인을 파악하는 유용한 검사다.

(1) 검사법 : Radioimmunoassay(RIA)

(2) 검체 : Serum(냉장 보존한다.)

(3) 참고치 : ≤ 5pg/mL(여자), ≤ 12pg/mL(남자)

(4) 임상적 의의

① 상승하는 질환

갑상선 수양암, 만성 신부전, 원발성 부갑상선기능항진증

② 감소하는 질환

저칼슘혈증(hypocalcemia), 갑상선 적출(thyroidectomy), 골다공증(osteoporosis)

(5) 참고사항

— 성별차가 있다(남자 〉 여자).
— 연령차가 있다(어린이 〉 성인). 특히 여성의 연령이 증가할수록 농도 감소율이 크다.

24) 오스테오칼신(Osteocalcin)

오스테오칼신은 뼈의 골모세포에서 합성되는 호르몬성 단백질로 합성은 비타민 K와 비타민 D3에 의하여 촉진되고 활성은 성호르몬에 의하여 촉진되는 것으로 알려졌다. 혈중 농도가 상승하면 골대사가 항진되기 때문에 골대사 marker로 사용하는 ALP나 요 중 hydroxyproline보다 더 정확한 지표로 알려졌다.

(1) 검사법 : Electrochemiluminescence immunoassay(ECLIA)
(2) 검체 : Serum(냉장 보존한다.)
(3) 참고치 : 10.00~46.00ng/mL(남자), 7.00~43.00ng/mL(여자)
(4) 임상적 의의
① 상승하는 질환
부갑상선기능항진증, 만성신부전, 골조소증, 악성고칼슘혈증
② 감소하는 질환
부갑상선기능저하증, 갑상선기능저하증, Cushing 증후군
(5) 참고사항
— 성별차가 있다(남자 〉 여자).
— 연령차가 있다(어린이 〉 성인). 특히 여성의 연령이 증가할수록 농도 감소율이 크다.

25) 부갑상선호르몬(Parathyroid hormone, PTH)

부갑상선에서 분비하는 호르몬으로 비타민 D와 함께 혈중 Ca 농도를 증가시키는 역할을 한다. 따라서 부갑상선기능 진단, 고칼슘혈증이나 저칼슘혈증의 진단 그리고 골대사이상의 진단에 유용하게 활용한다.

(1) 검사법 : Electrochemiluminescence immunoassay(ECLIA)
(2) 검체 : Serum(동결 보존한다.)
(3) 참고치 : 180~560pg/mL
(4) 임상적 의의
① 상승하는 질환
부갑상선기능항진증, Vitamin D 결손증, 만성신부전
② 감소하는 질환
부갑상선기능저하증, Vitamin D 중독, 악성 골종양, 고칼슘혈증

(5) 참고사항

— 성별차가 있다(남자 〉 여자).

— 연령차가 있다(어린이 〉 성인). 특히 여성의 연령이 증가할수록 농도 감소율이 크다.

— 채혈 후 시간이 지연되면 감소한다.

26) 트리요오드트로닌(Triiodothyronine, T_3 과 유리형 T_3, Free T_3)

트리요오드트로닌는 갑상선에서 분비하는 호르몬의 하나로 약 70~80%는 조직에서 T_4로부터 유래 한다. 갑상선호르몬들은 대사기능을 촉진하는 호르몬이다. 갑상선호르몬들이 혈액에 이동할 때는 대부분 TBG과 결합하여 이동되고 0.3~0.4%의 T_3는 유리상태로 이동한다. 갑상선기능을 이해하기 위하여 갑상선호르몬들을 분석한다.

(1) 검사법 : Electrochemiluminescence immunoassay(ECLIA)

(2) 검체 : Serum(냉장 보존한다.)

(3) 참고치 : 0.63~2.00ng/mL(T_3), 2.00~4.40pg/mL(free T_3)

(4) 임상적 의의

① 상승하는 질환

갑상선기능항진증, 혈중 TBG 증가, iodine 결핍증

② 감소하는 질환

갑상선기능저하증, 혈중 TBG 감소, 고Iodine 혈증

(5) 참고사항

— 연령차가 있다(어린이 〉 성인).

27) Tetraiodothyronine(T_4) and Free T_4

갑상선호르몬의 하나로 갑상선에서 분비하는 호르몬의 95% 이상이 T_4이다. 역시 대부분 TBG와 결합하여 혈액에 운반되며 0.03%의 T_4 유리형이 존재한다. 갑상선 기능검사에 유용하다.

(1) 검사법 : Electrochemiluminescence immunoassay(ECLIA)

(2) 검체 : Serum(냉장 보존한다.)

(3) 참고치 : 5.10~14.10μg/dL(T_4), 0.74~1.80ng/dL(Free T_4)

(4) 임상적 의의

① 상승하는 질환

갑상선기능항진증

② 감소하는 질환

갑상선기능저하증

(5) 참고사항

— 연령차가 있다(어린이 〉 성인).

28) T_3 섭취율(T_3—Uptake)

갑상선호르몬은 혈액에서 약 70%는 thyroxine-binding globulin(TBG)과 결합하고 약 10~15%는 transthyretin(TTR)에 결합하여 운반된다. Transthyretin을 thyroxine-binding prealbumin(TBPA)라고 한다. T_3 uptake 검사는 혈액에 존재하는 갑상선호르몬을 결합하지 않은 결합단백질의 비율을 검사하는 것이다. 혈청에 일정량의 ^{125}I-T_3를 가하고 갑상선 hormone에 의해 포화되지 않은 TBP(thyroxine binding protein)을 포화시킨 후 포화시키고 남은 유리 ^{125}I-T_3를 RIA법으로 측정하는 방법이 있고, 포화시키기 전과 포화시킨 후의 T_3 양을 ECLIA법으로 분석하는 법이 있다.

(1) 검사법 : Electrochemiluminescence immunoassay(ECLIA)

(2) 검체 : Serum(냉장 보존한다.)

(3) 참고치 : 24.00~35.00 %

(4) 임상적 의의

① 상승하는 질환

갑상선기능항진증, 선천성 TBG 결손증, androgen 치료, 중증 간질환

② 감소하는 질환

갑상성기능저하증, 유전성 TBG 증가증, 임신, estrogen치료

(5) 참고사항

— 성별차가 있다(남자 〉 여자).

— 연령차가 있다(어린이 〈 성인). 특히 60대 이상에서 유의성 있게 상승한다.

29) 갑상선 결합 글로불린(Thyroid-binding globulin, TBG)

TBG는 갑상선에서 합성 분비되는 단백질로 혈중에 T_3, T_4의 주요 결합단백이다. 갑상선기능과 갑상선호르몬의 활성 상태를 이해하기 위하여 검사한다. T_3, T_4, 유리 T_3, 유리 T_4,와 함께 분석하면 갑상선기능 질환을 보다 정확하게 진단할 수 있다.

(1) 검사법 : Radioimmunoassay(RIA)

(2) 검체 : Serum(냉장 보존한다.)

(3) 참고치 : 11.30~28.90μg/mL

(4) 임상적 의의

① 상승하는 질환

Hyperthyroidism, Nephrotic syndrome, Chronic renal failure, Malnutrition, Cushing syndrome

② 감소하는 질환

hypothyroidism, liver disease, pregnancy

(5) 참고사항

— 연령차가 있다. 사춘기에 가장 높고 어린이나 노인에 높다.

— 임산부에 높다. 임신 2개월 후부터 높은 농도를 나타낸다.

30) 티로글로불린(Thyroglobulin)과 티로글로불린 항체(Thyroglobulin Ab)

갑상선의 follicular cells에서 생성되는 단백질로 갑상선 과산화효소에 의해 요오드화하여 T_3, T_4로 변형된다. Thyroglobulin 검사는 Thyroglobulin antibody 검사와 함께 자가면역성 갑상선 질환의 진단에 유용하다. Hashimoto 질환과 Graves 질환 등에서 상승하는 것으로 알려졌다.

(1) 검사법 : Electrochemiluminescence immunoassay(ECLIA)

(2) 검체 : Serum(냉장 보존한다.)

(3) 참고치 : 1.40~78.00ng/mL(thyroglobulin), ≤ 115.00IU/mL(thyroglobulin Ab)

(4) 임상적 의의

① 상승하는 질환

Basedow's병, Hashimoto 질환, Graves질환, 갑상선종, 전신성 홍반성 낭창(SLE)

② 감소하는 질환

Thyroid cancer, hypothyroid goiter, impaired thyroid disease

(5) 참고사항

— 임신주기에 따라 결과가 다르다. 임산부는 결과가 낮은 치를 나타낸다.

— 보상태가 나쁘면 결과가 상승한다.

31) 갑상선자극호르몬(Thyroid stimulating hormone, TSH)

뇌하수체 전엽에서 분비되는 갑상선자극호르몬은 시상하부의 TSH releasing hormone(TRH)과 갑상선 hormone의 혈중 농도에 의한 feedback되어 농도를 조절한다. TRH는 TSH의 분비를 촉진하고, TSH는 갑상선 hormone인 T_3, T_4의 생성, 분비를 촉진한다. 갑상선에서 분비되는 T_3, T_4의 혈중 농도가 상승되면 뇌하수체의 TSH 분비세포의 기능을 억제하여 TSH 분비를 감소시키고, 시상하부에 작용하여 TRH 분비를 억제한다. 그러므로 혈중 TSH 검사는 시상하부, 뇌하수체, 갑상선계의 조절기전에 대한 질환을 이해하기 위한 유용한 검사다.

(1) 검사법 : Electrochemiluminescence immunoassay(ECLIA)

(2) 검체 : Serum(냉장 보존한다.)

(3) 참고치 : 0.27~5.07μIU/mL

(4) 임상적 의의

① 상승하는 질환

TSH 생산 세포 종양, 원발성 갑상선기능저하증, TSH 부적합 분비 증후군, 레페토프(Refetoff) 증후군, Iodine 결핍

② 감소하는 질환

갑상선기능항진증, 뇌하수체성 갑상선기능저하증, 시상하부성 갑상선 기능저하증

(5) 참고사항

— 연령차가 있다(어린이 〉 어른).

— 혈중 TSH가 증가하고 FT_4가 감소된 경우는 원발성 갑상선기능저하증을 의심한다.

32) 17—ketosteroids

17—ketosteroid(17—KS)는 단일한 것들이 아니고 steroid 핵 중 탄소원자 17에 ketone(C = O)이 있는 탄소원자 19개의 steroid를 총칭하는 것으로, 요 중에 주된 것은 dehydroepiandrosterone, androsterone 및 etiocholanolone 등이며, 그 구조는 다음과 같다.

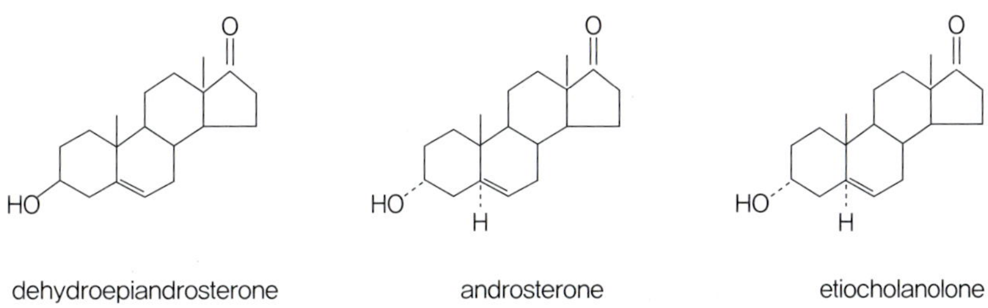

그림 11-3.

이들은 부신과 고환에서 분비되는 androgens의 대사체로 남자의 경우는 1/3 정도가 고환에서 분비되는 testosterone의 대사체이며, 2/3는 부신에서 분비되는 steroid로부터 유래된다. 여자의 경우는 부신에서 분비되는 것이 주가 되어 여자보다 남자의 분비가 많으며, 이들 대사체의 농도는 생식선과 부신기능의 평가에 이용된다.

(1) 측정법(Zimmermann reaction)

원 리

17-ketosteroids는 glucuronic acid 및 sulfuric acid와 결합되어 수용성으로 배설되므로 산으로 이들의 결합을 분해하고 추출하여 다음과 같은 zimmermann 반응을 이용하여 측정한다.

Zimmermann 반응: 17-ketosteroid와 m-dinitrobenzene을 alcoholic alkali에서 반응시키면 reddish-purple의 색을 띤다. 이 착색물질을 파장 520nm에서 비색 정량한다.

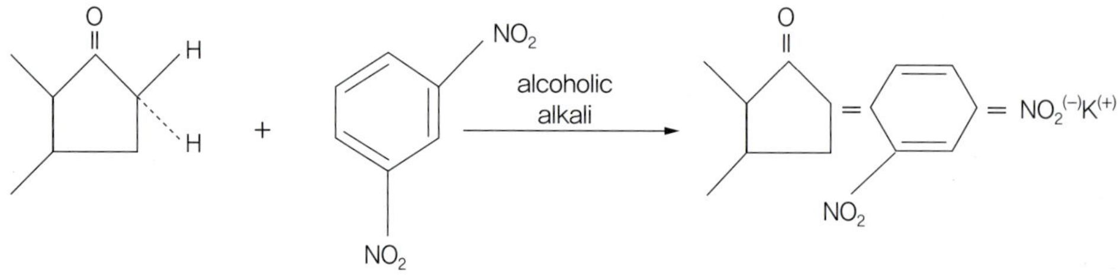

그림 11-4.

시 약

① 정제된 ethanol : 2L의 무수 ethanol에 2g의 2,4-dinitrophenylhydrazine hydrochloride와 0.5mL의 농염산을 가하여 혼합하고 48시간 동안 방치한 후, 재증류까지 하여 사용한다.

② Ethanol 70% : 정제된 ethanol 700mL를 증류수로 희석하여 총량이 1L 되게 한다.

③ ethylene dichloride : 재증류까지 하여 사용한다.

④ KOH(A.R. 급) : 포화용액

⑤ KOH-ethanol 용액 : 포화 KOH 1용과 정제 ethanol 4용과 섞어서 원침하여 상층액을 사용한다.

⑥ m-dinitrobenzene 1.16% : 정제된 ethanol로 m-dinitrobenzene도 정제하여 농도에 맞도록 한다.

⑦ Dehydroepiandrosterone(DHEA) 표준 100μg/mL : DHEA 10mg을 정제된 ethanol 100 mL에 녹인다.

조 작

※ 요의 pH를 조사하여 산성화시켜 인산침전물을 녹인다(가수분해 및 추출과 세척).

① 요 8mL를 35mL용 마개가 있는 원침관에 넣고 빙초산 3mL와 농염산 3mL을 가한다.

② 마개를 하고 100℃ 끓는 물에 넣어 10분간 가온한 후, 흐르는 수돗물에서 냉각시킨다.

③ Ethylene dichloride 10mL 가해 진탕기에 넣고 15분간 진탕한다.

④ 2,000 rpm에서 2분간 원침하고 요층을 제거한다.

⑤ NaOH 조각(25~30 pellets)을 가하고 진탕기에서 15분간 진탕한다. 다시 10% NaOH용액으로 세척하고 증류수로 2회 반복 세척한 후 Whatman No.1 여지로 여과한다.

⑥ 여액 2.5mL를 (요 2mL에 해당) 시험관에 넣고 50~55℃ 항온조에서 완전히 증발건조시킨다(증발 시는 시험관에 질소가스를 충진하고 시행한다)(발색과 흡수도 측정).

⑦ Zimmermann 반응

a. 맹검시험관, 검체관, 표준관(50μg DHEA)에 m-dinitrobenzene 0.2mL를 가한다.

b. alcoholic KOH 0.2mL를 가하고 섞는다.

c. 시험관들을 암소 25℃ 항온조에 30분간 방치한다.

d. 각 시험관에 70% ethanol 5mL씩을 가하고 섞는다.

⑧ 맹검관에 대하여 검체관과 표준관의 흡수도를 480, 520과 560nm에서 구한다.

계 산

표준 및 검체의 흡수도 보정을 다음과 같이 한다.

$$보정흡수도 = (A520) - \frac{(A480 + A560)}{2}$$

$$\frac{검체\ 보정\ 흡수도}{표준\ 보정\ 흡수도} \times 0.05 \times \frac{24시간뇨(mL)}{2} = \qquad mg/24시간뇨$$

정상치

남자 성인 : 8~20mg/24시간뇨

여자 성인 : 6~15mg/24시간뇨

33) 17-hydroxycorticosteroide

17-hydroxycorticosteroid(17-OHCS)는 steroid핵의 탄소원자 17번에 OH기가 있는 corticosteroid의 총칭이며, 부신피질에서 분비되는 corticosteroids이다. 생물학적 활성이 있는 것으로는 cortisol, cortisone, 17-hydroxy-11-deoxycorticosterone(11-deoxycortisol), corticosterone, dehydrocorticosterone, deoxycorticosterone 등이 있으며, 요 중에는 glucuronic acid와 결합된 결합형과 유리형의 17-OHCS가 배설된다. 임상적으로는 Cushing's 증후군, 갑상선의 기능항진증 등에서 증가하며, adrenal carcinoma의 경우는 상당히 증가한다.

(1) 측정법(Reddy-Jenkins-Thorns method)

원 리

17-OHCS를 n-butanol로 추출하고 alkali로 세척하여 요 중의 색소를 제거한 후 농황산 중에서 phenylhydrazine과 반응시켜 phenylhydrazone으로(porter-silber 반응) 되면 황색의 물질이 된다. 이를 파장 410mm에서 비색 정량한다.

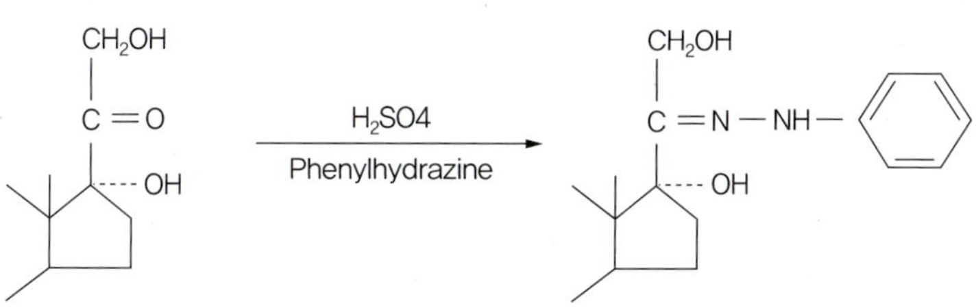

그림 11-5.

시 약

① n-butanol(hormone 측정용)

② 무수 Na_2SO_4

③ NaOH

④ H_2SO_4

⑤ 20.5N H_2SO_4 : 1L의 용량 플라스크에 증류수 300~400mL를 취하고 농황산 560ml를 넣어 희석하여 총량이 1L 되게 증류수로 채우고, 적정하여 정확한 농도가 되도록 한다.

⑥ Phenylhydrazine 황산 시약 : phenylhydrazine HCl 65mg을 20.5N H_2SO_4 100mL에 녹여 1주야를 빙실에 보존한 다음 사용한다. 3주간 사용할 수 있다.

⑦ 표준액(50μg/mL) : cortisol 또는 tetrahydrocortisol 5.0mg을 n-butanol 용액에 녹여 총량이 100mL 되게 한다.

조 작

① 추출조작 : 요의 총량이 1,000mL 이하인 때는 증류수로 1,000mL가 되게 가하여 혼합하고 pH가 1이 되게 20.5N H_2SO_4으로 맞춘다. 요 10mL를 마개가 달린 20mL용 원침침전관에 취하여 소량의 무수황산소오다를 넣고 n-butanol 5.0mL를 가하여 3분 이상 세게 진탕한다. 원심분리를 1,500rpm에서 10분간하여 butanol층을 separatory funnel(50mL 용량)에 옮긴다. 다시 n-butanol을 요에 가하고 추출한 후 butanol을 합친다.

② 세척조작 : $\frac{N}{10}$ NaOH 2.0mL를 separatory funnel에 넣고 15초간 진탕하고 NaOH층을 버린다(2회 반복). $\frac{N}{100}$ H_2SO_4 4.0mL를 가해 진탕 세척하고 황산층을 버리고 무수황산소오다 약 3g을 가하여 탈수시킨 후 여과지로 여과하면 추출액 6~8mL를 얻을 수 있다.

③ 발색조작 : 시험관 6개에 검체, 검체맹검, 표준, 표준맹검, 시약, 시약맹검으로 하여 다음과 같이 조작한다. 가볍게 혼합하고 60℃에서 30분간 가온한 후 흐르는 물에 3분간 냉각하여 증류수를 맹검으로 파장 410nm에서 각각의 흡수도를 읽는다.

표 11-4.

	검체맹검	검 체	표준맹검	표 준	시약맹검	발 색 시 약 맹 검
추울액	1mL	1mL				
표준액			1mL	1mL		
butanol					1mL	1mL
20.5N H_2SO_4	4mL		4mL		4mL	
phenylhydrazine－H_2SO_4 시약		4mL		4mL		4mL

검체－검체맹검 = a　　발색시약맹검－시약맹검 = b　　표준－표준맹검 = c

계 산

$$\frac{a-b}{c-b} \times 0.05 \times 24\text{시간뇨량(mL)} = \qquad \text{mg/day 17-OHCS}$$

정상치

남자 : 3~10mg/day

여자 : 3~8mg/day

참고 ① Butanol은 hormone 분석용이어야 한다.

② Phenylhydreazine HCl은 정제 사용한다.

정제법:비이커에 특급 ethanol 100mL를 넣고 온욕에 넣어 따뜻하게 하고 pheny–lhydrazine–HCl 10g을 넣어 녹인다. 실온 냉각 후 빙실에 1시간 이상 방치하면 결정이 생기므로 여과한다(2~3회 반복).

③ 검체는 빨리 분석되어야 하며, 요를 받을 때는 가급적 낮은 온도에 보관하며 시행하도록 하고 보존 시는 냉동하면 좋다.

34) Vanylmandelic acid(VMA)

VMA는 3-methoxy-4-hydroxymandelic acid이며 방향족 아민인 catecholamine의 대사물이다. Catecholamines는 benzene 각에 OH기가 2개 있는 아민으로 epinephrine(adrenaline), norepinephrin(noradrenaline)과 dopamine [β (3,-4-dihyd-roxyphenyl) ethylamine] 등은 대표적인 생성물들이다.

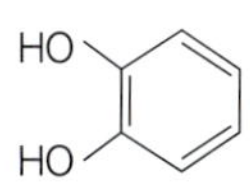

Catechol (dihydroxybenzene)

그림 11-5.

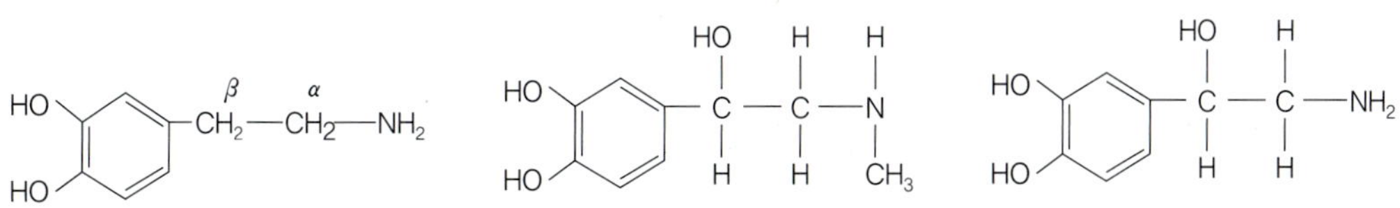

dopamine

epinephrine (adrenaline)

norepinephrine (noradrenaline)

그림 11-7.

이들 중 dopamine과 norepinephrine이라는 β-carbon 위치에 OH기가 있는 것이 norepinephrine이며, epinephrine은 amino group에 methyl기가 치환된 2차 아민이다. 체내에서는 부신수질에 의하여 생성되는 중요 물질이 epinephrine이며, 교감신경계에 의하여 norepinephrine이 유리된다. Catecholamine의 대사이상에 의한 질환으로는 갈색세포종과 가족성 자율신경 실조증 등이 있다. 이때는 adrenaline, noradrenaline의 대사산물로 vanilmandelic acid(VMA)가 요 중에 배설된다. 이런 점에서 요 중 VMA의 측정의의는 이들 아민(catecholamine)이 생성되는 하나의 지표로 유용성이 있으며 많이 이용된다.

(1) 측정법(Colorimetric method)

원 리

VMA는 산성화된 요에서 ethyl acetate로 추출하여 다시 potassium carbonate 용액으로 재추출한다. Postassium carbonate 추출액 중의 VMA를 sodium metaperiodate로 산화시키면 vanillin으로 산화된다. vanillin을 toluene으로 다시 추출하여 파장 360nm에서 비색 정량한다.

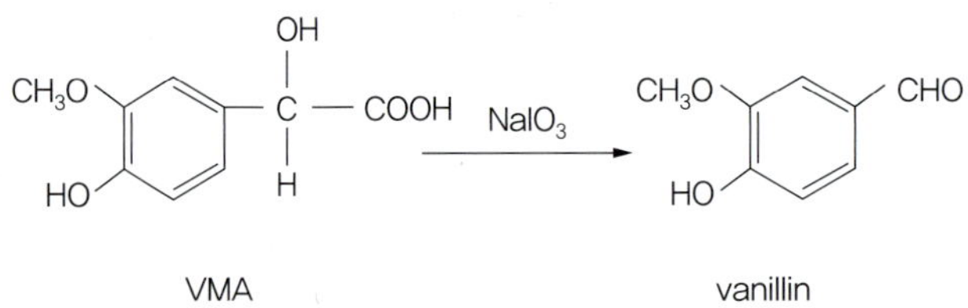

그림 11-8.

시 약

① 6N HCl

② NaCl

③ Ethylacetate

④ Potassium carbonate, 1M : potassium carbonate 138g을 증류수에 녹여 총량을 1L로 한다.

⑤ Sodium metaperiodate, 2%

⑥ Sodium metabisulfite, 10%

⑦ Acetic acid, 5N : 빙초산 286mL를 증류수로 희석하여 총량 1L로 한다.

⑧ Phosphate buffer, 1M, pH 7.5

⑨ Toluene

⑩ 표준액 1mg/mL : VMA 100mg을 0.01N HCl용액에 녹여 총량이 100mL가 되게 한다.

조 작

① 요의 사용량은 24시간뇨량의 0.2%에 해당되는 양을 취하고 표준액은 50μL(VMA 50μg)를 사용한다.

② 이온 제거 증류수로 각각 5.5mL 되게 희석하고 6N HCl 0.5mL씩 가한다.

③ NaCl 약 3g씩 가하여 포화시키고 ethylacetate 30mL를 가하고 5분간 진탕한 후 1,500 rpm

에서 10분간 원침한다.

④ Ethyl acetate 층을 25mL 취하고 1M potassium carbonate 4.0mL를 가하고 3분간 진탕 후 1,500 rpm에서 10분간 원침한다.

⑤ 하층의 potassium carbonate층 3.0mL를 취하고 2% sodium metaperiodate 용액 0.1 mL를 가하고 50℃에서 30분간 가온한다.

⑥ 실온으로 냉각시키고 10% sodium metabisulfite 0.1mL를 가하고 5N acetic acid 0.6 mL를 가하여 혼합한다.

⑦ 1M 인산완충액 0.6mL를 가하여 혼합하고 toluene 20mL를 가하여 3분간 진탕한다.

⑧ Toluene층 15mL를 취하고 1M potassium carbonate 4mL를 가하고 3분간 진탕한다.

⑨ Potassium cardonate층을 1M potassium carbonate 용액을 맹검으로 360nm해서 흡수도를 구한다.

계 산

$$\frac{A_T}{A_S} \times 25 = \quad \text{mg/day}$$

정상치

2.5~9.5mg/24시간뇨

참고 요검체 채취 시는 미리 6N HCl 10mL를 용기에 넣고 채취한다.

표 11-5. 호르몬의 임상적 의의와 참고치

항목	임상적 의의	측정법	검체	보존	참고치
ACTH	↑Addison병, Cushing 증후군 등 ↓시상하부, 뇌하수체 결손증 등	IRMA, RIA등	EDTA plasma	냉동	10~60pg/mL
ADH	↑ADH 분비 이상증후군 등 ↓ 요붕증	RIA 등	EDTA plasma	냉동	≤ 6.7pg/mL
FSH	↑만소성 무월경, Turner-kline felter 증후군 등 ↓뇌하수체 기능저하증, 사춘기지연, Sheehan 증후군 등	RIA 등	혈청	냉장	M:1.5~5.84mIU/mL F:2.53~8.00
GH	↑말단비대증, 뇌하수체성 거인증 등 ↓뇌하수체 기능저하증, 뇌하수체성 소인증 등	IRMA, CLIA 등	random urine	냉동	성별, 연령에 따라 변동 폭이 크다.
LH	↑Turner 증후군, 고환·난소의기능장애 등 ↓뇌하수체 기능저하증, klinefelter 증후군 등	IRMA 등	혈청	냉장	M:1.08~8.34mIU/mL F:1.00~18.54
Oxytocin	↑유산, 이상임신, 종양 등 ↓뇌하수체 전엽기능 저하증 등	RIA 등/plasma	혈장	냉동	preg:2~200μu/mL nonpreg:〈 5
Prolactin	↑유즙누출증, 시상하부성장애, 프로락틴 분비선 종양 등 ↓Sheehan 증후군, 비기능성 뇌하수체 종양	IRMA 등/ S or	혈청	냉장	≤ 25ng/mL
Somatomedin-C	↑말단비대증, 거인증 등 ↓뇌하수체 기능저하증, 사춘기지연 등	IRMA 등	EDTA plasma	냉동	성별, 연령에 따라 변동 폭이 크다.
Free α-subunit	↑뇌하수체 종양, Gonadotropinoma 등	RIA 등	혈청	냉장	0~0.9mIU/mL
T_3 uptake	↑갑상선기능항진증, TBG 감소증 등 ↓갑상선저하증, TBG 증가증 등	RIA, EIA 등	혈청	냉장	30~40%
T_3 (TriIothyronine)	↑Basedow's병, Plummer's병,T_3 Toxicosis 등 ↓갑상선기능저하증, 갑상선염, TBG 증가증 등	CMIA, EIA 등	혈청	냉장	60~160ng/mL
T_4 (Thyroxin)	↑갑상선기능항진증, TBG 감소증 등 ↓갑상선기능저하증, TBG 증가증, 간질환 등	CMIA, EIA 등	혈청	냉장	4.87~11.72μg/mL
TSH	↑TSH 생성종양, 원발성 갑상선기능저하증 등 ↓Basedow's병, Plummer's병 등	CMIA, EIA 등	혈청	냉장	0.35~4.95μIU/mL
Free T_4	↑갑상선기능항진증,아급성 갑상선염 초기 등 ↓갑상선기능저하증	CMIA, EIA 등	혈청	냉장	0.7~1.48ng/dL
Free T_3	↑갑상선기능항진증,무통성 갑상선염 초기 등 ↓갑상선기능저하증	CMIA, EIA 등	혈청	냉장	1.7~3.7pg/mL

표 11-5. 호르몬의 임상적 의의와 참고치

항목	임상적 의의	측정법	검체	보존	참고치
〈갑상선기능검사〉					
T_3 Neonatal serum	↑선천성 갑상선기능이상 등	CMIA 등	혈청	냉장	Newborn 65~275ng/dL
T_4 Neonatal serum	↑선천성 갑상선기능이상 등	CMIA 등	혈청	냉장	Newborn 11.5~24.0μg/dL
TSH Neonatal serum	↑선천성 갑상선기능이상 등	CMIA 등	혈청	냉장	Newborn 〈 20μIU/mL
TBG(Thyroxine)	↑유전성 TBG 증가증, 임신, 급성간염 등	RIA, EIA 등	혈청	냉장	Infante 15.6~43.2mg/L
binding globulin	↑유전성 TBG 감소증, 갑상선기능항진증, 중증간질환 등				
ATMA (canti-Thyroidmicrosomal antibody)	↑갑상선 종양, Hashimoto병, Graves 병 등	RIA, EIA 등	혈청	냉장	≤ 3.0u/mL
Thyroglobulin Antigen	↑갑상선 분화암, 갑상선종, Graves 병 등 ↓수술 후 재발 또는 전이여부 확인	IRMA 등	혈청	냉장	≤ 50ng/mL
TSH-γ-Ab	↑Graves병, 급성갑상선염	RIA 등	혈청	냉장	≤ 15%
TSH stimulating-antibody	↑Basedow's병,Euthyroid Graves병	RIA 등	혈청	냉동	≤ 131%
Anti TSB Ab (TSH Blocking Ab)	↑Basedow's병,Euthyroid Graves병	RIA 등	혈청	냉동	≤ 45.6%
〈부갑상선 기능검사〉					
Calcitonin	↑갑상선 수양암,이소성 Calcitonin 생성 등 ↓종양, 갑상선 적출, 만성신부전증, 저칼슘혈증 등	IRMA 등	혈청	냉동	≤ 30pg/mL
Osteocalein	↑골다공증, 부갑상선기능항진증, vit-k 결핍증 등	IRMA 등	혈청	냉동	연령에 따라변동 폭이 크다.
PTH-C	↑부갑상선기능항진증, vit-D 결손증, 만성신부전 등	IRMA 등	혈청	냉동	〉 1.3ng/mL
PTH-intact	↓부갑상선기능저하증,골전이종양 등	IRMA 등	혈청 EDTA 혈장	냉동	8~76pg/mL
PTH related peptide	↑악성 종양에 의한 고칼슘혈증 등	IRMA 등	EDTA 혈청	냉동	≤ 1.1pM/L
Calcitonin	↑갑상선 수양암,이소성 Calcitonin 생성 등 ↓종양, 갑상선 적출, 만성신부전증, 저칼슘혈증 등	IRMA 등	혈청	냉동	≤ 30pg/mL
Osteocalein	↑골다공증, 부갑상선기능항진증, vit-k 결핍증 등	IRMA 등	혈청	냉동	연령에 따라변동 폭이 크다.

표 11-5. 호르몬의 임상적 의의와 참고치

항목	임상적 의의	측정법	검체	보존	참고치
	〈부갑상선 기능검사〉				
PTH-C	↑부갑상선기능항진증, vit-D 결손증, 만성신부전 등	IRMA 등	혈청	냉동	〉1.3ng/mL
PTH-intact	↓부갑상선기능저하증,골전이종양 등	IRMA 등	혈청 EDTA 혈장	냉동	8~76pg/mL
PTH related peptide	↑악성 종양에 의한 고칼슘혈증 등	IRMA 등	EDTA 혈청	냉동	≤ 1.1pM/L
	〈췌장^소하관 기능검사〉				
C-peptide	↑Insulinoma, 인슐린 자가 면역증후군 등 ↓당뇨병, 췌장암, 뇌하수체 기능저하증 등	RIA 등 24hus Urine	혈청 24 시간뇨	냉동	1.1~3.5ng/mL 23~140μg/day
Gastrin	↑Zollinger-Ellison 증후군,악성 빈혈, 위염 등	RIA 등	혈청	냉동	≤ 90pg/mL
Glucagon	↑Glucagonoma, Cushing 증후군,급성 췌장염 등 ↓췌장 적출 시, 특발성 Glucagon 결손증 등	RIA 등	EDTA 혈장	냉동	60~200pg/mL
	〈갑상선기능검사〉				
Insulin	↑당뇨병, 비만, 간질환, 갑상선 질환, Insulinoma 등 ↓저혈당, Aldosterome증 등	RIA 등	혈청	냉동	2.1~30.8μIU/mL
Insulin-Ab	Insulin 자가면역 증후군,인슐린 치료에 의한항체생성				≤ 5.4%
Insulin Receptor Ab	Insulin 수용체 이상증	RIA	혈청	냉동	Negative
Pepsinogen	↑위축성 위염	RIA	혈청	냉동	0~70ng/mL
Proinsulin	↑고인슐린 혈증, 췌장 β세포 종양 및 분비기능이상 등	RIA	혈청	냉장	6.4~9.4pM/L
Secretin	↑Zollinger-Ellison 증후군,십이지장 궤양 등	RIA	혈청	냉동	60~120pg/mL
Trpsin	↑급성췌장염, 담도암, 담석증, 간경변 등	RIA	혈청	냉장	110~460ng/mL
VIP (vasoactive intestinal polypeptide)	↑WDHA(watery diarrhea hypokalemia achlorhydrial) 증후군, 간·신부전 등	RIA	혈청	냉동	≤ 100pg/mL
	〈부신수질 기능검사〉				
5-HIAA	carcinoid 종양, 송과체종양 등	colorimetry EIA EIA	단회뇨 24 시간뇨	냉동 냉동 냉동	random urine 정성:Negative 24hrs urine/6NHcl 정량:≤10mg/day 정량:1.8~6.1ng/mL

표 11-5. 호르몬의 임상적 의의와 참고치

항목	임상적 의의	측정법	검체	보존	참고치
〈부신수질 기능검사〉					
Catecholamine (3분획)	↑갈색세포종, 교관신경아세포종, 분해성 고혈압 등	HPLC/ Total dopamine epinephrine norepinephrine Total dopamine	24 시간뇨 24시간뇨 EDTA plasma EDTA plasma	냉동 냉동 냉동	epinephrine 0~40μg/ day norepinephrine epinephrine 0~80μg/ day 65~400μg/day 0~120μg/mL 100~410μg/mL 0~200μg/mL
5-HIAA	carcinoid 종양, 송과체종양 등	colorimetry EIA EIA	단회뇨 24 시간뇨	냉동 냉동 냉동	random urine 정성:Negative 24hrs urine/6NHcl 정량:≤10mg/day 정량:1.8~6.1ng/mL
Catecholamine (3분획)	↑갈색세포종, 교관신경아세포종, 분해성 고혈압 등	HPLC/ Total dopamine epinephrine norepinephrine Total dopamine	24 시간뇨 24시간뇨 EDTA plasma EDTA plasma	냉동 냉동 냉동	epinephrine 0~40μg/ day norepinephrine epinephrine 0~80μg/ day 65~400μg/day 0~120μg/mL 100~410μg/mL 0~200μg/mL
HVA(Homo Vanillic acid)	↑신경아세포종, 크롬친화성 세포종, 악성후색종 등 ↓Parkinson 증후군, Alzheimer 증후군, Down 증후군 등	HPLC HPLC	24hrs urine/ 6NHcl EDTA-plasma	냉동	≤ 8.3mg/day 4.4~15.1ng/mL
L-Dopa	↑신경아세포종, Cathecolamine 생산 종양 등	HPLC	EDTA-plasma	냉동	1.2~2.2ng/mL
Metanephrine	↑갈색세포종, 교감신경아세포종,뇌종양 등	HPLC	24hrs urine/ 6NHcl		52~341μg/day Nor-Metanephrine 88~444μg/day
Total Metanephrine	↑갈색세포종, 교감신경아세포종,뇌종양 등	HPLC	24 시간뇨	냉동	40~785μg/day
MHPG (3-methoxy-4-hydroxyphenylethylene glycol)	↑조울증, 정신분열증,Tourent 증후군, stress 등 ↓자폐증, Alzheimer 증후군,자폐증 등	HPLC HPLC	24hrs urine/ 6NHcl EDTA-plasma	냉동 냉동	0.2~1.8ng/day 7~20ng/mL

표 11-5. 호르몬의 임상적 의의와 참고치

항목	임상적 의의	측정법	검체	보존	참고치
〈부신수질 기능검사〉					
Serotonin	↑carcinoid 증후군, Damping 증후군, 편두통 등	HPLC	EDTA-whole Blood	냉동	≤ 620ng/mL
VMA 정성	↑갈색세포종, 교감신경아세포종,신경절신경종 등	colorimetry	random urine	냉동	Negative
VMA 정량	↓자율신경실조증, 신부전 등	HPLC	24hrs urine/6NHcl	냉동	2~12ng/day
〈부신피질 기능검사〉					
11-Deoxycorticosterone	↑17α-hydroxylase 결손증,Cushing 증후군	RIA	혈청	냉장	M:0.08~0.28ng/mL F:0.03~033ng/mL
11-Deoxy cortisol	↑Cushing 증후군,11α-hydroxylase 결손증, ↓부신피질기능저하증,Addison병	RIA	혈청	냉동	M:0.04~116ng/mL F:0.11~0.60ng/mL
11-Hydroxy corticosteroid	↑Cushing 증후군,갑상선기능항진증, 비만 ↓뇌하수체기능저하증,Addison병, 간경변	형광법	혈청	냉동	7.3~23.0μg/dL
17-Ketosteroid	↑Cushing 증후군,부신암, 고혈압, 비만 ↓뇌하수체기능저하증,Addison병, Turner 증후군	비색법	24 시간뇨	냉장	M:10~36mg/day F:7~20mg/day

표 11-6. 호르몬의 종류와 작용 및 분비 이상

계통	내분비선		호르몬	중요한 작용	분비 이상
단백질계통	뇌하수체	전엽	성장 호르몬(STH)- Polypepide	세포의 물질대사를 높이고 성장과 발육을 촉진	(+) 거인증, 말단 비대증 (−) 난장이
			갑상선자극 호르몬(TSH)- Polypeptide	갑상선의 발육과 티록신의 분비를 촉진	
			dbtjswkrmr ghfmahs (LTH, prolacin) - Polypepitde	젖의 분비를 촉진	
			생식자극 호르몬 - Polypeptide 여포자극 호르몬(FSH) 황체형성 호르몬(LH)	정소·난소의 성숙을 촉진 여성호르몬의 분비를 촉진 황체의 발달과 여성호르몬의 분비를 촉진	
			부신피질자극 호르몬(ACTH) - Polypeptide(아미노산, 39)	부신 피질의 발육과 코르티코이드 분비를 촉진	
		중엽	흑색소포자극 호르몬 - Polypeptide(인테르메딘)(아미노산, 13-22)	어류, 양서류, 파충류의 세포의 흑색 색소 과립의 확산을 촉진	
		후엽	pitressin - Polypeptide 바소프레신(ADH)(아미노산, 8)	모세혈관을 수축하여 혈압을 상승시킴 세뇨관의 수분 재흡수를 촉진	(−) 요붕증 요량증가
			자궁 수축 호르몬(아미노산, 8)	자궁의 민무늬근의 수축을 촉진	
	갑상선		티록신-요오드를함유한 아미노산 (tetraiodothyroine)	물질대사(호흡)를 촉진 갑상샘 자극 호르몬의 분비를 억제 양서류에서는 변태 조류에서는 환로 촉진	(+) 바세도우병 (−) 크레티즘병 점액수종
	부갑상선 (상피소체)		Parathormone - Polypeptide (아미노산, 83)	혈액 속의 칼슘과 인의 양을 조절	(−) 태타니· 발육의 부진
	이자 (랑게한스섬)		인슐린(β세포) - Polypeptide (아미노산, 51)	혈당량의 감소를 촉진(혈액 속 포도당의 클리코겐사를 촉진)	(−) 인슐린의 의존성 당뇨병
			글루카곤(a세포) - Polypeptide (아미노산, 29)	혈당량의 증대를 촉진	아드레날린과 협조 혈당상승
	부신	수질	Catecholamine - Polypeptide 아드레날린 (에피내플린) 노 아드레날린(노 에피내플린)	혈당량의 증가를 촉진(간 속의 글리코겐의 분해를 촉진) 교감신경이 지배하는 기관의 작용을 촉진	(+) 아드레날린성 당뇨병
스테로이드계통		피질	코르티코이드 - 무기질 코르티코이드	무기 이온 양의 조절(나트륨의 배출, 억제나 칼륨의 배출 촉진) 세포 내의 수분량과 무과성을 조절	(+) 스트레스 (−) 애디슨병
			코르티코이드 - 당질 코르티코이드	혈당량의 증가를 촉진(단백질·지방으로부터의 당화를 촉진) 부신피질 자극 호르몬의 분비 억제	(+) 고혈당 (−) 류마티즘
	생식선	정소	남성호르몬(안드로스테론)	수컷의 성 활동의 발현을 촉진 수컷의 2차 성징의 발현을 촉진 생식샘자극 호르몬의 분비 억제	(−) 정소 위축· 성장소실
		난소 - 여포	여성호르몬(발정 호르몬:에스트론)	암컷의 성 활동의 발현을 촉진 암컷의 2차 성징의 발현을 촉진 생식샘자극 호르몬의 분비 억제	(−) 난소 위축· 성장소실 성주기 이상
		난소 - 황체	황체호르몬(프로게스테론)	배란을 억제하여 임신을 지속시킴, 젖샘의 발육 촉진	(−) 불임

5. 비타민

비타민은 인체의 구성 성분이거나 에너지원은 아니지만, 생명현상에서 대사에 관여하는 효소들의 활성제나 보효소로서 활약하며, 생체 내에서 합성하는 물질들의 영양원으로도 활용되기 때문에 비타민은 생명유지에 꼭 필요한 미량의 필수 영양소이다. 비타민은 체내에서의 물질생산에 아주 중요한 역할을 하며, 음식물과 함께 섭취하는 것이 바람직하다.

1) 수용성 비타민

수용성 비타민의 대부분은(B_1, B_2, B_6, niacin, pantothenic acid, biotin, folic acid) 효소활성을 돕는 보효소로서 생물학적인 기능을 갖는다.

(1) Thiamine pyrophosphate(TTP)

TTP는 비타민 B1(thiamine or thiamin)의 활성형으로서 호기적 해당 반응에 중요한 효소인 pyruvate dehydrogenase 복합체와 α-ketoglutarate dehydrogenase와 같이 탈 탄산 반응을 촉매하는 효소의 보효소이다.

비타민 B_1의 결핍은 건반사 소실, 피로감, 심장비대, 중추신경계 장애 등의 증상을 나타내는 각기병(beriberi disease)을 초래한다. 또한, pyruvate의 호기적 대사장애로 lactate 발효가 일어나 산독증(acidosis)를 유발하기도 한다.

(2) 비타민 B_2(riboflavin)

인체 내에서 riboflavin은 flavin adenine dinucleotide(FAD)와 flavin mononucleotide(FMN)로 전환되어 TCA cycle과 전자전달계에 관여하는 탈수소효소(dehydrogenase)들의 보효소가 된다. 비타민의 B_2의 결핍은 구강내염증, 설염, 지루성 피부염과 홍색설(magenta colored tongue) 등의 원인이 된다.

비타민 B_2가 많이 함유된 음식은 우유, 간장, 군김, 마른 표고버섯, 뱀장어, 달걀 등이 있다.

(3) 비타민 B_6(pyridoxine)

비타민 B_6는 천연적으로 동물에서 유래한 pyridoxal, pyridoxamine과 식물에서 유래한 pyridoxine 등이 있으며, pyridoxal의 인산염인 pyridoxal phosphate는 α-amino acid와 α-keto acid 간에 amino group($-NH_2$)을 전이하는 효소인, AST와 ALT의 보효소이다. 이 비타민의 결핍은 헤모글리빈의 감소, 소구성 적혈구 빈혈(microcytic anemia) 등을 초래하지만 일반적으로 부족 현상은 드물다. 결핵 치료제인 INAH나 estrogen 치료로 인하여 B_6의 결핍을 초래할 수 있다. 1일 필요량은 성인의 경우 2~2.2mg 정도이고, 유아는 2.5mg 정도이며, 혹자는 단백질 1g 섭취에 대하여 20 μg의 B_6가 필요하다고 한다.

(4) Niacin(nicotinic acid)

나이아신은 니코틴산과 그의 amide형인 니코틴산 아미드(nicotin amide)의 총칭이다. 니코틴산 아미드는 LDH나 malate dehydrogenase와 같은 대부분 탈수소효소의 보효소인 NAD나 NADP의 구성성분이다. 나이아신 결핍증은 pellagra(거친피부라는 뜻)로 알려졌다. 햇빛에 노출되면 피부 발적, 수포형성, 색소침착 등을 보이며, 소화기 질환, 두통, 현기증, 지각 이상의 신경증상을 호소한다. 이런 증상은 옥수수를 주식으로 하는 지역 주민들에 많이 발생하였다. 옥수수에 있는 단백질인 pellagrazein에는 tryptophan이 없기 때문에 nicotinic acid 합성량이 저하되어 나이아신의 1일 필요량에 미달되기 때문에 pellagra를 앓게 된다. 인체 내에서는 60mg의 tryptophan에서 약 1mg의 나이아신을 합성하고, 1일 나이아신의 필요량은 성인, 14mg, 소아, 10mg, 영 · 유아, 5mg 정도이다. 나이아신은 간장, 어육, 콩, 녹황색 야채에 풍부하다.

(5) Pantothenic acid

이 비타민은 acetyl CoA, succinyl CoA 등의 구성 성분이다. 식품들에는 이 비타민이 널리 분포되어 있기 때문에 사람에 있어서 결핍되는 예는 거의 없다. 다만, pantothenic acid를 저해하는 thiopanic acid를 투여하는 경우는 결핍증상을 나타낸다. 이 비타민은 지방산 대사에 관여하는 효소반응에 관여하고 있기 때문에 결핍이 되면, cholesterol 감소, corticotropin의 반응이상, 발육불량 등을 나타낸다.

(6) Biotin

Biotin은 carboxylation을 촉매하는 carboxylase의 보효소이다. Pyruvate로부터 oxaloacetate 합성반응에 관여하는 pyruvate carboxylase의 prosthetic group이다. 이때, 효소에 결합한 biotin은 −COOH를 운반하는 역할을 한다. Biotin이 결핍되면 탈모증, 소아의 지루성 피부염을 초래하며 생달걀을 다량 섭취하면 난백에 존재하는 avidin이 biotin과 결합하여 biotin의 작용을 저해하기 때문에 결핍 증상이 나타난다. 1일 필요량은 영 · 유아는 5μg, 성인, 100~500μg이며, 효모, 간장 콩 등에 많이 존재한다.

(7) Folic acid(folacin)

이 물질은 효모와 시금치에서 추출한 물질로서 악성빈혈(perincious anemia), 거대적 아구성 빈혈(megaloblastic anemia), sprue 등의 치료 효과가 있는 물질로 알려졌다.

엽산(folic acid)은 음식물 중에 glutamate의 화합물로 존재한다. 이 물질은 장점막에 존재하는 glutamyl carboxy peptidase에 의하여 단일 glutamate 화합물로 분해되어야 장에서 흡수된다. 흡수된 이 물질은 환원되어 tetrahydrofolate가 되고, 이 물질은 메틸기($-CH_3$), 메틸렌기($-CH_2^-$), 포르밀기(−CHO)와 같은 1 탄소 단위의 이동을 촉매하는 효소들의 보효소가 된다.

Phenylketonuria증의 원인은 phenylalanin-tyrosin 반응을 촉매하는 효소인 페날알라닌 수산화효소의 보효소인 tetrahydrobiopterin의 결핍 때문이며, 이 물질도 folic acid의 대사산물이다. 엽산은 dihydrofolate reductase에 의하여 tetrahydrofolate로 환원되고, choline, serine, glycine, purine, methionine 등의 합성에 carbon source로 활용된다(그림 11-9).

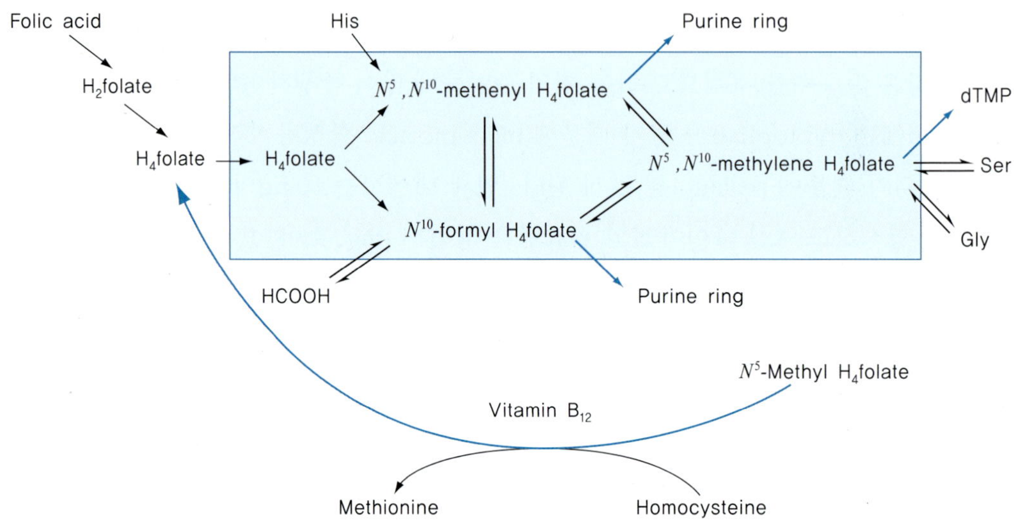

그림 11-9 . 엽산과 비타민 B_{12}의 역할

엽산의 결핍은 DNA 합성의 저해와 거대적 아구성 빈혈의 원인이 된다. 최근에는 난소암의 세포에 folate receptor의 생성이 증가하는 것이 밝혀져, 난소암 연구에 관심을 갖는 물질이다. 엽산은 간장, 효소, 시금치 등에 많이 함유하고 있으며, 1일 소요량은 영 · 유아, 5μg, 성인, 100μg, 임산부나 수유부는 300~400μg이 필요하다.

(8) Vitamin B_{12}(cyanocobalamin)

보효소로서 B_{12}는 adenosylcobalamin(Ado-B_{12})과 methylcobalamin(CH_3-B_{12})이 있다.

Ado-B_{12}는 methylmalonyl CoA를 succinyl CoA로 전환시키는 methylmalony CoA mutase의 보효소이며, CH_3-B_{12}는 methyl tetrafolate로부터 메틸기($-CH_3$)를 homocysteine에 옮겨 methionine을 합성하는데 촉매하는 효소인 methyltetrahydrofolate homocysteine methyltransferase의 보효소이다. Methylcobalamin에 의하여 methyltetrahydrofolate로부터 tetrahydrofolate를 생성되기 때문에 B_{12}의 결핍은 folate의 결핍을 악화시킨다.

B_{12}의 결핍은 음식에 의한 원인이 아니고, 위점막에서 분비하는 당단백이 B_{12} 흡수의 인자이기 때문에 이 인자의 부족이 원인이 된다. 장에서 당단백(intrinsic factor)과 결합하여 흡수된 B_{12}는 lysosome에서 유리되고, 혈액에 존재하는 transcobalamin I(α-globulin, MW 121,000)과 transcobalamin II(β-globulin, MW 35,000)과 결합하여 간장으로 운반된다. B_{12}의 결핍은 대구성 적아구성 빈혈(macroerythroblastic anemia)을 초래하고, intrinsic factor의 결핍은 악성빈혈의 원인이 되

기도 한다. B_{12}는 간장, 신장, 심장, 난황 등에 많이 존재하고, 하루 소요량은 3μg이다.

(9) 비타민 C(ascorbic acid)

오렌지, 양배추, 부신에서 분리한 heauronic acid를 ascorbic acid라 하였다. 비타민 C는 효소의 부가군이나 보효소로 작용하지 않으나 환원제로서 생물학적 활성을 갖는다. 비타민 C를 필요로 하는 대표적 반응은 dopamine과 norepinephrine 합성, 지방산 산화에 필요한 carnitine 합성, collagen에 있는 proline의 hydroxylation, cholesterol로부터 cholic acid 합성반응 등이다. 또한, 장에서 Fe^{3+}를 Fe^{2+}로 환원시키기 때문에 철의 흡수를 촉진시킨다. Ascorbate는 중배엽(mesoderm)에서 분화된 조직인 모세혈관, 골격, 치아와 결체조직의 구조와 기능에 필요한 기초가 되는 물질 형성에 필요하기 때문에 비타민 C의 결핍은 모세혈관의 탄력성 저하, 출혈성 부종, 외상치유장애, 연골발육부전을 호소하는 괴혈병(scurvy)을 유발하고 연약한 치아, 관절통과 호흡곤란 등을 호소하는 것은 collagen의 장애에 기인한다. 비타민 C가 많이 함유한 음식은 귤, 감, 딸기, 녹색 채소 등이며, 1일 약 60~100mg 정도의 섭취를 권장하지만, 1일 10mg 이상만 흡수하면 결핍 증상은 방지할 수 있다.

이노시톨(inositol)

동물의 지방간에 대한 예방 치료의 효과가 있고, 위장운동을 정상적으로 유지시키는 작용이 있다. 개 · 쥐의 체내에 이노시톨이 결핍되면 무모증이 생기고, 안경 모양의 탈모가 일어난다. 곡물, 그 밖에 동, 식물성 식품에 많이 함유되어 있다.

콜린(choline)

동물에서 콜린이 결핍되면 지방간이 생긴다. 닭의 경우는 성장이 멈추고 보행 기립이 곤란해지며, 실험용 흰쥐는 신장 출혈이 일어난다. 생체 내에는 레시틴(lecithin) 등, 인지질의 성분으로 남아 있고, 또한, 아세틸콜린의 형태로 신경활동에 중요한 역할을 영위하고 있다.

2) 지용성 비타민

장에서의 흡수기전이 지질의 흡수기전과 동일한 비타민을 지용성 비타민이라 한다. 수용성 비타민은 효소의 보효소로서 생물학적 기능을 갖지만, 지용성 비타민(A, D, E, K)은 보효소로서 기능이 잘 밝혀지지 않았다.

(1) 비타민 A

비타민 A의 활성형은 retinol, retinal aldehyde, retinoic acid 등 3종류가 있으며, 식물의 carotenoids로부터 합성된다(그림 11-10).

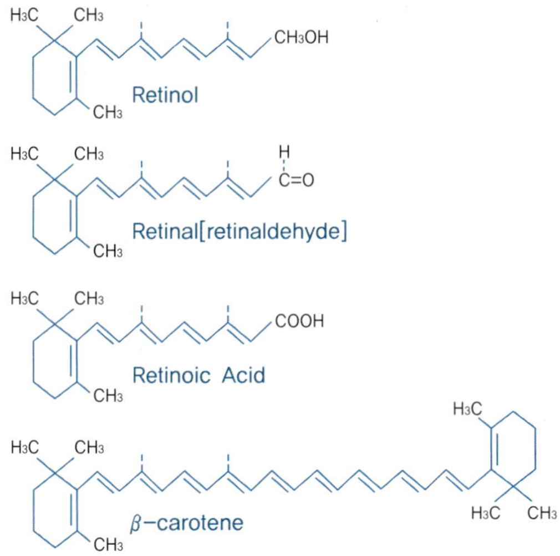

그림 11-10 . 비타민 A와 유사물질

포유동물에는 일반적으로 retinol이 가장 많다. 비타민 A의 전구물질(provitamin)은 isoprene 단위구조를 가진 *β*-carotene이며 장점막에서 *β*-carotene이 retinal로 전환된다. retinal은 retinal dehydro reductase에 의하여 retinol로 전환된다. 비타민 A의 생리적 기능은 visual cycle 대사과정이 가장 중요하다. Carotenoid인 vitamin A aldehyde(retinal)와 분자량이 약 35,000인 glycoprotein(opsin)이 결합한 화합물인 rhodopsin이 빛을 받는 동시에 548nm에서 최대 흡광도를 갖는 중간대사산물 prelumirhodopsin, 또는, bathorhodopsin이 형성되어 간상세포(rod cell)막의 전기극성을 변화시키며 visual cycle에 필요한 에너지 변화를 일으키고 bathorhodopsin은 opsin과 11-cis-Retinal로 유리된다. 11-cis-Retinal은 NADH나 NADPH의 보효소와 retinal reductase에 의하여 transretinal이 되고, 이 물질은 암반응 동안 retinal isomerase에 의하여 cis retinal이 되며, rhodopsin을 재생시킨다(그림 11-11).

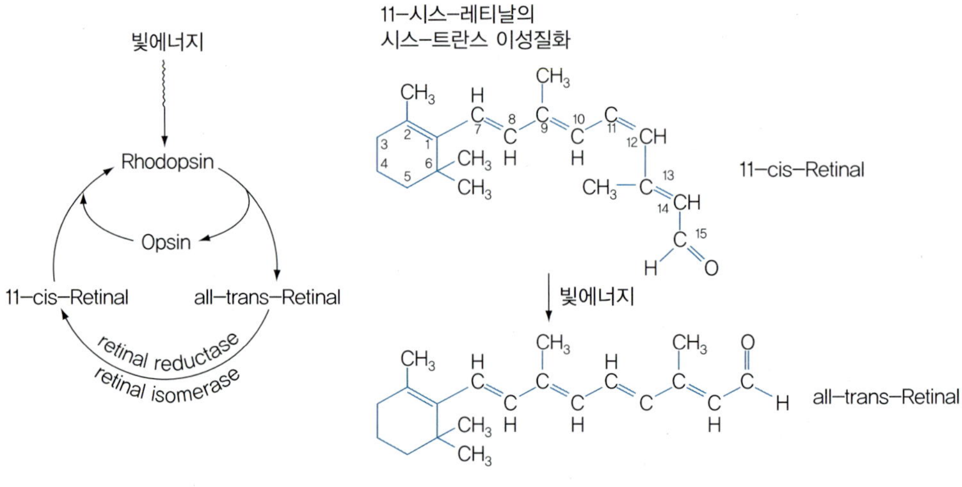

그림 11-11 . 시각회로 및 레티날의 이성질화

Vitamin A의 결핍은 야맹증(night blindness)의 원인이 되며, 안구건조증(xerophthalmia), 각막연화증(keratomalacia) 등을 유발한다. 최근에는 vitamin A의 기능에 대하여 더욱 많은 관심을 가지고 있다(그림 11-12). β-carotene은 강력한 antioxidant로 작용하기 때문에 free radical이나 강력한 oxidants로 인한 암의 발생을 억제하는 중요한 물질로 밝혀졌다. 특히, free radical로 인한 폐암의 방어기전에 중요한 물질이다. Retinol은 체내에서 retinyl phophate로 전환된다. Retinyl phosphate는 세포성장의 조절이나 점액질 분비에 필요한 glycoprotein과 mucopolysaccharide의 합성에 glycosyl donor로 작용하기 때문이다. 또한, retinol과 retinoic acid는 세포질에 존재하는 receptor 단백질에 결합되어 핵내로 이동되고 chromatin에 결합한 후, 세포성장과 분화에 영향을 주는 seroid 호르몬과 유사한 기능을 갖는다(그림 11-12).

1일 소요량은 성인 600~700μg, 소아 400~500μg이며 β-carotene 6μg은 1μg의 retinol을 생성시킨다. Vitamin A의 과잉섭취(2mg/day)는 피하종창, 식욕부진의 원인이 된다. Vitamin A는 고기간, 기름, 알 등에 풍부하며, carotene은 시금치, 당근에 많이 함유되어 있다.

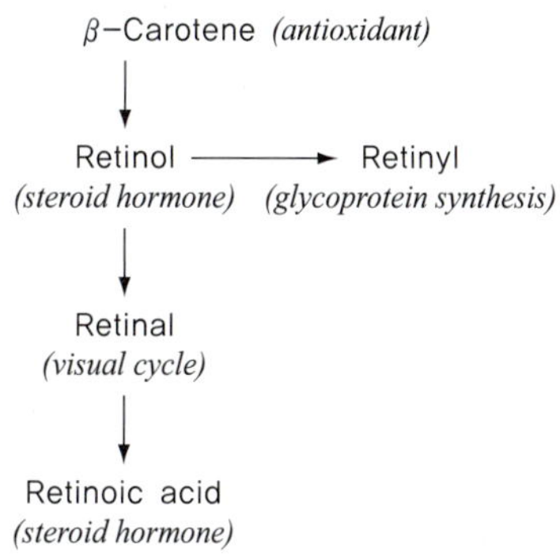

그림 11-12 . 비타민 A의 대사와 기능

(2) 비타민 D(calciferol)

비타민 D는 항구루병 활성을 가진 steroid 화합물이다. 이들 중에 인체에서 합성되는 것은 cholecalciferol(D_3)이며, 식물에 많이 존재하는 calciferol(D_2)은 효모 ergosterol에 광선을 조사하여 제조한다. D_3는 cholesterol 유도체인 7-dehydrocholesterol에 자외선이 조사되면 피부에서 생성된다. D_3는 간장과 신장에서 활성형인 1, 25-dehydroxy cholecalciferol이 되고, 이 활성형 D_3는 소장 점막에서 칼슘 흡수 단백질의 합성, 뼈의 칼슘 침착, 신세뇨관에서 칼슘의 재흡수를 촉진한다. 비타민 D는 부갑강선 호르몬(parathormone), calcitonin과 밀접한 관계를 유지하며 칼슘의 항산성을 유지한다(그림 11-13).

비타민 D의 결핍은 구루병(rickets), 골연화증(osteomalacia)의 원인이 된다. 1일 소요량은 성인 2.5μg, 영 · 유아 10μg이며, 간유에 풍부하고, 과잉 섭취는 연골에 칼슘침착을 초래한다.

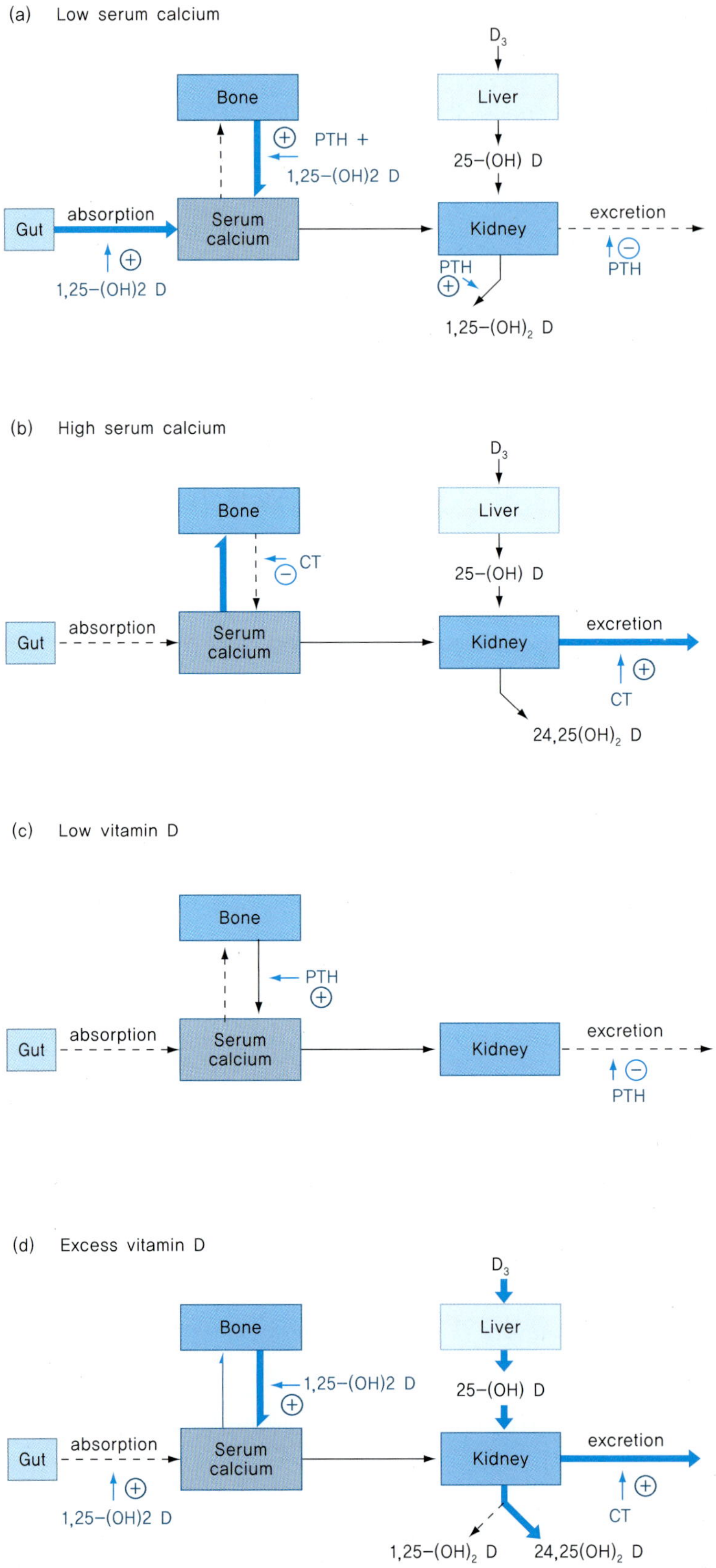

그림 11-13 . 비타민 A의 대사와 기능

(3) 비타민 E(tocopherol)

Tocopherol에는 α, β, γ 3가지 형태가 있으나, β와 γ형은 α형에 비하여 활성이 약하다. α-tocopherol은 항산화제로써 불포화 지방산의 과산화를 방지하고, 세포막 안정화, 정자의 발육에 관여하는 것으로 알려졌다. 쥐에서 vitamin E의 결핍 증상은 불임증, 근육 위축 등을 나타내며 사람은 적혈구의 불안정으로 용혈현상, 간의 변성, 막기능의 변화 등이 있는 것으로 알려졌다. 1일 소요량은 성인 10mg, 소아 5mg이며, 동물성 식품에는 적은 양이 있으나, 식물성 기름에는 풍부하다.

(4) 비타민 K

비타민 K에는 식물에서 유래한 필로퀴논(phylloquinone, K_1), 동물이나 미생물에서 유래한 menaquinone(K_2), menadione(K_3) 등 3종류가 알려졌다. Vitamin K는 혈액응고 인자인 prothrombin 합성에 필수적인 인자이기 때문에 항출혈성 활성을 지닌다. Prothrombin 전구체인 N 말단에 가까운 곳에 있는 글루타민산 잔기에 카르복실라제(carboxylase)의 작용에 의하여 카르복시기가 결합된 카르복시 글루타민산(carboxy glutamate)이 되어 프로트롬빈이 된다. 카르복시 글루타민산은 2개의 Ca^{2+}을 결합할 수 있다.

비타민 K 결핍증은 출혈 경향과 혈액 응고시간(prothrombin time)의 연장, 그리고, 신생아에서는 출혈성질환(두개 내 출혈)을 일으킨다. 그러나 vitamin K는 녹황색 야채에 많이 분포되어 있고, 장내세균에 의해서 합성되기 때문에 부족 현상은 거의 없다.

1일 소요량은 1μg/kg이며 과잉 섭취하면, vitamin K의 독성에 의하여 용혈이나 황달 현상을 나타낸다.

3) 비타민 유사 영양소

비타민과 유사한 영양소인 inositol, choline, lipoic acid, p-aminobenzoic acid, carnitine, ubiquinones, bioflavoids 등이 생물학적 활성을 갖는다.

Inositol은 근육당으로서 세포성장에 필요하며 결핍되면 눈 주위에 탈모 현상이 일어나며 biotin 결핍 시 나타나는 'Spectacled eye' 모양을 나타낸다. 또한, 소화기 계통의 암 환자에서 지방간 형성의 예방효과가 있는 것으로 알려졌다.

Choline은 phosphatidylcholine, sphingomyeline, acetyl choline의 구성성분이며 세포막의 골격형성과 기능유지에 필요한 지방의 운반과 신경기능의 유지에 필수적이다. Choline은 methionine을 함유한 단백질을 섭취하면 정상적으로 합성된다. 저단백식품을 장기간 섭취하면 choline 결핍에 의하여 지방간을 일으키며 심장, 심근, 부신 등에 출혈성 손상을 초래한다.

α-lipoic acid(thioctic acid)는 pyruvate나 keto acid의 oxidative decarboxylation에 보효소 작용을 하며, p-aminobenzoate는 anti-gray hair 인자가 되고 bioflavonoids의 대표적인 물질인 hesperin은 항괴혈병 물질이다. Coenzyme Q(ubiquinones)은 mitochondria의 호흡 전자 전달계에서 기능을 갖는 benzoquinone 유도체로서 vitamin E 결핍증상을 호전시키는 작용을 한다.

12장 약물검사

1. 치료적 약물농도검사(Therapeutic Drug Monitoring, TDM)

TDM은 질병마다 약물의 양이나 종류 등 치료에 필요한 약물의 선택 기준을 마련하고 정확도와 정밀도 및 특이도가 높은 방법을 개발하여 검체의 치료적 약물농도검사에 활용하며 약리학적으로 인체 내에서 약물들의 대사, 제거되는 과정을 밝히고 약물들의 질병치료효과를 나타내는데 필요한 검체 내 유효약물농도를 확인하는 데 있다.

TDM에 있어서 요구되는 사항은 정확한 검체의 채취와 보존, 검체 내 약물의 농도와 적당한 분석 시간, 투여 전후의 환자 상태의 이해, 마지막 투여 시간, 그리고 검체 내 약물들의 존재유무 등이다. 임상에서는 약물 반응론적으로 TDM은 약물이 인체 내에 순환하고 있는 동안의 기능, 흡수과정, 분포, 조직에의 분포, 생물학적으로의 전환 그리고 배설 등의 과정과 원리를 연구함으로써 질병을 치료하는 데 필요한 약물의 양과 최적농도의 유지 및 투여 시간을 결정하여 약물치료의 효과를 극대화할 수 있다. 즉, 중독증상 없이 약물의 질병치료효과를 얻을 수 있는 최적의 약물 검체 농도 측정검사다.

2. 약물의 기전

약물의 약리학적 효과는 약물이 수용체(receptor)에 결합함으로써 수용체의 기능을 조절하거나 약물이 생리화학적으로 수용체가 수행하는 기능을 조절하는 데 영향을 미친다. 약물의 효과와 체내 지속시간은 수용체에 영향을 미치는 약물의 농도에 의존한다. 약물의 활동기작은 약리학적인 효과를 나타내기 위하여 활동 부위에서 일어나는 생화학적, 물리학적 과정이다. 약물반응은 일반적으로 세포에 존재하는 효소, 구조단백질과 운반단백질 등 약물 수용체를 통하여 나타낸다. 인체 내에서 약물의 기능은 ① 거대분자들에 결합하여 막투과성(membrane permeability)과 DNA 전사(trans-cription) 등에 영향을 미침으로써 세포기능을 조절하고 ② 생체에 존재하는 자연 물질과 유사하여 수용체에 경쟁적으로 결합하여 수용체의 기능에 영향을 미치며 ③ 인체에서 필요한 물질들의 합성, 분비, 섭취 그리고 운반 등의 기작을 저해한다. 그리고 ④ 작은 분자들과 결합하여 수용체와 결합함으로써 수용체의 기능에 영향을 미친다. 약물과 수용체의 결합은 이온결합, 수소결합, Van der Waals force 등에 의한다. 약물의 투여효과는 혈장 약물농도, 수용체에 달하는 약물농도, 약리효과 등에 의한다. 인체 내에서 약물의 농도는 약리학적으로 최저 효과농도(minimum effective concentration, MEC)와 최저 독성농도(minimum toxic concentration, MTC) 범위에서 최적 농도를 유지하여야만 최대의 약물 치료효과를 얻을 수 있다.

생체 내의 약물농도는 약물의 투여량, 투여 후 경과 시간, 간이나 신장의 기능, 약물의 반감기(half life), 인종, 성, 체중, 유전적 체질과 내성 등에 의하여 변화하기 때문에 최대 약물의 치료효과를 나타내는 체내 약물농도를 유지하기 위해서는 TDM이 필요하다.

3. 약물의 용량과 효과

약물은 적은 용량을 사용하여 충분한 효과를 나타내게 하는 것이 이상적이다. 그러나 약리효과를 얻기 위해서는 최소한 일정한 용량이상을 투여하여야 하며 이용량을 최소유효량(minimal effective dose, threshold dose)이라고 하며 이보다 적은 용량을 무효량(subminimal dose)이라고 한다. 최소유효량을 증가하여 위험성 없이 투여할 수 있는 최고량을 최대유효량(maximal effective dose)이라고 하며 이를 초과하여 독작용이 나타나는 용량을 중독량(toxic dose)이라고 하고, 용량이 증가되어 죽음에 이르게 될 때 이를 치사량(lethal dose)이라고 한다. 질병치료에 사용하는 약물용량은 최소유효량과 최대유효량의 사이로 이것을 치료용량(therapeutic dose) 또는 투약용량이라고 한다. 이 치료용량의 범위가 넓을수록 위험성이 적은 안전한 약물이다. 중간치사량(50%의 동물을 죽이는 양, LD50)과 중간유효량(ED50)의 비율을 치료지수(therapeutic index)라고 하며 이 치료지수가 클수록 안전한 약물이고, 치료지수가 적을수록 위험성이 높은 약물이다.

약물용량과 약리작용 또는 효과의 관계는 약물의 용량에 따라 그 반응을 측정할 수 있는 값으로 변동되는 경우를 단계적 형(graded type)또는 측정형이라 하고 약물의 반응이 "있다", 또는 "없다"로 나타내는 경우를 실무형(all－or－none type)이라고 한다.

4. 약물의 처리 과정

약물을 투여하면 직·간접으로 흡수(absorption)되고 흡수된 약물은 혈액에 의하여 운반되어 각 조직이나 세포에 분포(distribution)된다. 조직이나 세포에서는 약물의 형태를 변화(biotransformation or metabolism)시켜 약물의 효과를 돕는다. 이와 같은 과정을 거쳐 체외로 배설(excretion)

됨으로써 혈액 내의 약물농도를 조절한다.

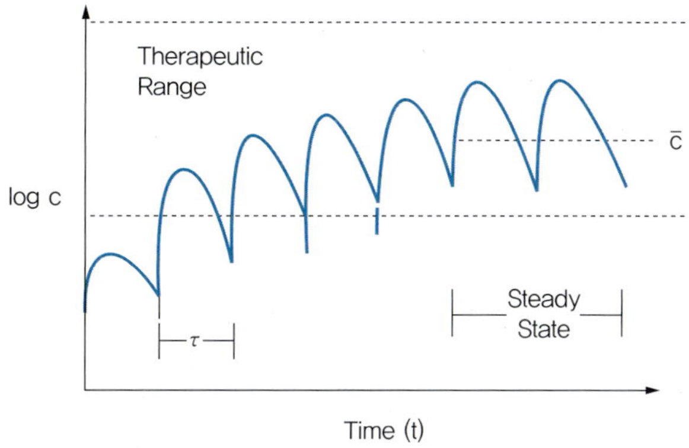

약물 투여 후 농도변화

1) 흡수(Absorption)

생체 내로 약물을 투여하는 방법은 경구투여, 피하주사법, 근육주사법, 혈관주사법 등 여러 가지 방법에 의한다. 경구 투여한 약물이 혈액까지 달하는데 여러 가지 인자들이 혈액 중의 약물농도에 영향을 미친다. 약물의 용해성, 장액에 의한 용해도, 장벽의 흡수도, 약물의 분자형태와 생리적인 환경 등이 흡수에 영향을 미친다. 뿐만 아니라 장운동 저하, 위장관의 질환, 방사선치료, 장내에서 다른 물질과의 결합정도 즉, antiacids, kaolin, scuralfate, cholestyramine, opiates, antiulcer medications 등이 약물흡수에 영향을 미친다.

2) 분포(Distrbution)

혈액 내로 흡수된 약물은 대부분 혈액 내의 단백질과 결합(Protein—bound drug)하거나 유리상태(free drug)로 각 조직이나 장기로 이동된다. 일반적으로 산성 약물은 albumin과 결합되어 운반되고 염기성 약물은 globulin들과 결합되어 운반된다. 특히 α_1—acid glycoprotein(AAG)은 염기성 약물과 결합되는 대표적인 globulin이다. 혈액 내에서 약물의 운반에 영향을 미치는 인자들은 ① 혈액 내의 물질과의 결합, ② 조직의 수용체에 결합, ③ 세포막의 통과, ④ 지질이나 새포질에서 용해도의 정도에 의하여 운반능에 영향을 미치며, ⑤ 분자량과 분자의 구조 ⑥ 약물의 이화학적인 성질 등이다.

3) 세포 내 변형(Biotransformation or Metabolism)

세포나 조직에서 약물의 변형은 산화반응이나 환원 반응 또는 가수분해(hydrolysis)에 의한 수화반응 등 1차반응(phase I)에 이어서 수용성인 형태(water—soluble form)로 전환하기 위하여 glucuronic acid나 sulfuric acid 등과 축합하는 2차반응(phase II)이 일어난다. 일반적으로 약물이 인체에 유용한 효과를 나타내도록 약물의 변형은 간에서 합성 분비되는 cytochrome P450 isoenzyme, mixed function oxidase(MFO) 등 간장효소계에 의하여 일어나기 때문에 간의 기능은 혈액의 약물농도에 크게 영향을 미친다. 뿐만 아니라 성별, 체중, 나이 등을 비롯하여 genetics, diet, 혈액 내의 물질 분포, 복합적으로 투여하는 약물들의 종류 그리고 질병 등에 의하여 세포 내 변형이 달라지고 혈액 농도가 변화한다.

4) 배설(Excretion)

혈액의 약물이나 대사산물은 대부분 신장계(renal route)를 통하여 요로 배설되거나 담도(biliary duct), 장관(intestinal track), 호흡계(pulmonary system), 피부 등으로 배설된다.

따라서 신장의 기능이 저하되면 혈액의 약물농도는 상승한다. 신장의 여과기능 검사인 creatinine clearance rate test는 겐타마이신(gentamycin), 토바마이신(torbamycin), 아미카신(amikacin), 디곡신(digoxin), 반코마이신(vancomycin), 싸이크로스포린(cyclosporine)등의 약물 투여량을 조절하는 데 중요한 검사이다.

5. TDM의 임상적인 유용성

1) 지속적인 약물투여량의 확인

약물 투여는 질병의 치료를 위하여 수행된다. 따라서 질병의 종류 그리고 상태에 따라 어떤 약물의 계속적인 투여의 필요성을 확인하거나 투여를 하여도 특별한 효과가 없는 질병일 경우는 약물 투여를 멈추어야한다. 특히 간질(epilepsy), 천식(asthma), 고혈압(hypertension) 그리고 이식수술 환자 등의 치료에 있어서 치료의 효과를 극대화하기 위하여 지속적인 약물투여가 필요하다. 그러나 환자에 따라 지속적인 투여를 소홀히 할 수가 있다. 이런 경우 TDM에 의하여 확인할 수가 있다.

2) 환자의 생리적이나 체질적으로 약물의 적응도 확인

환자마다 유전적으로 채질이나 생리적 현상이 각각 다르다. 따라서 약물 치료의 효과는 약물 투여 횟수, 시간 등을 조절함으로써 효과가 최고에 달하는 약물 농도를 유지하여야 한다.

3) 적정 약물의 종류와 시간경과에 따른 농도변화의 확인

임신이나 노화(aging) 등 계속적인 변화가 초래되는 환자에 있어서 적당한 약물의 종류나 농도를 확인한다.

4) 최적 치료적 약물농도의 기준 결정

약동학(pharmacokinetics)이나 약력학(pharmacodynamics)적인 최적 치료적 약물의 농도와 기준을 결정할 수 있다.

약물이 체내에서 흡수, 분포, 그리고 이화 및 배설과정(phar−macokinetics)과 생화학적 및 생리학적인 작용기전(pharmacodynamics)을 연구하여 약물의 화학적 구조와 작용기전 그리고 약물 치료효과와 상호관계를 연구하는 데 TDM은 많은 도움이 된다.

6. TDM에 요구되는 사항

약물 농도를 정확하게 측정하려면 ① 정확도가 높고 재현성이 좋으며, 검체의 양이나 turna−round time 등이 적당한 분석 방법을 선택하여야 하고 ② 분석자나 의사는 약물치료나 독성 농도 범위, 분석방법에 관한 사항, 약물효과를 나타내는 농도(action value), 분석에 요구되는 검체량 그리고 채혈관의 특성에 대하여 알고 있어야 하며 ③ 환자의 치료약물의 종류와 특성에 따라 TDM의 계획을 세워야 한다. 일반적으로 안정상태약물농도(steady state concentration)에 검체 계획이 좋다. ④ 검체를 취급하는 데 있어서 검체 채취 시간, 날짜, 마지막 투여 시간, 시험관에서 안정 그리고, 분석 특이도 등을 고려한 검체의 취급법이 요구된다. Penicillin, heparin, aminoglycoside antibiotics 등은 시험관 내에서 불안정하며 용혈은 약물 특이도를 저해하는 요인이 된다. 또 TDM의 임상적 활용도를 높이려면 ⑤ 약물의 조제 내용(drug formulation), 투약 빈도와 양, 혈액 농도, 투약 시간, 채혈 시간, 복합투약한 약물의 종류 등을 report하여야 한다.

또한 측정대상 약물의 TDM에서 고려해야 할 조건은 다음과 같다.

(1) 간, 뇌, 신장, 췌장, 청각, 지각 등의 기능장애를 초래하기 쉬운 약물

(2) 생명이 위독할 때 사용되는 약물

(3) 생물학적 반감기가 길어서 장기간 투여하는 약물

(4) 부작용이 심해서 투약 필요량의 판정이 임상적으로 어려운 약물

(5) 부작용의 징후가 잠재적이어서 임상증상이 파악하기 어려운 약물

(6) 치료의 최적 농도범위가 좁아서 부작용에 대한 발현농도 범위가 치료의 최적 농도범위에 접근하는 약물

(7) 광분해작용 등에 의해 검체 내에서 농도변화가 심한 약물

(8) 특수한 환경에서 이용되는 약물

① 미숙아, 신생아, 영·유아의 치료 약물

② 유전적, 선천적, 후천적으로 약물에 민감한 환자의 치료 약물

③ 처방과 지시 등을 준수하고 있는가를 점검, 확인하는 데 한계가 있는 치료 약물

7. TDM 측정법

치료적 약물농도검사 측정법은 Chromatography법, 즉 Gas chromatography(GC) High performance liquid chromatography(HPLC), Capillary electrophoresis(CE) 및 Mass spectrometry(MS) 등이 많이 활용되었으며, 최근에는 Immuno Assay법, 즉 Radio Immuno Assay(RIA), Immuno Radiometric Assay(IRMA), Enzyme Immuno Assay(EIA), Fluorescence Immuno Assay(FIA) 그리고 Fluorescence polarization immunoassay(FPIA) 등의 방법이 많이 활용되고 있다.

Immuno Assay법의 장점은 microliter(μL) 단위의 검체량으로 분석이 가능할 뿐만 아니라 ng/ml 단위의 농도까지 분석이 가능한 것이다. 또한 immunoassay 방법은 특이도가 높고, 신속히 분석할 수 있으며, 검사가 간단 용이하고, 자동분석기기에 의하여 분석이 용이하고 microvolume으로 분석이 가능하다.

8. 분석 약물의 종류

1) 강심제(Cardioactive drugs)

Amiodarone은 구조적으로 thyroxine과 유사하기 때문에 thyroid hormone receptor와 결합하기 쉽고 이 receptor와 많이 결합할수록 독성이 증가된다. 특히 폐섬유증은 가끔 이 약의 효과를 저해하기 때문에 투약량이나 혈중 농도가 달라질 수 있다.

현삼과의 일종인 Digitalis lanata라는 식물로부터 추출한 물질인 Digoxin은 강심 배당체(Cardiac glycosides)의 일종으로 Na−ATPase 또는 K−ATPase 등의 효소에 결합함으로써 Na의 유출과 K의 유입을 저해하고 심근 내의 Ca 이온 농도를 변화시킴으로써 심근의 수축에 영향을 미친다. Digoxin의 혈장농도가 최고에 달하는 시간은 투여 후 2~3시간이며 조직에 최고에 달하는 시간은 투여 후 6~10시간이기 때문에 약제의 유효 효과가 최고에 달하는 농도를 분석하기 위하여 채혈 시간은 투여 후 8시간 이후가 가장 좋다. Disopyramide, Procainamide, Lidocaine, Quinidine, Propranolol 등은 심근의 β−re−ceptor들의 blocker로 작용하여 심근의 수축능을 변화시킨다. 또한 Propafenone은 β−ad−renergic receptor를 blocking하고 Verapamil은 Ca−channel를 blocking (Ca−channel channel blocker)하며, Flecainide은 sodium channel blocker로 심근의 수축에 영향을 미친다.

측정법으로는 GC, HPLC, RIA, IRMA, EIA, FPIA 등이 주로 이용된다.

표 12-1. 강심제(Cardioactive drugs)

Drug	최저유효농도(mL)	최저유해농도(mL)	평균반감기(h)	평균단백결합률(%)
Amiodarone	1μg	2μg	35days	99
Digoxin	0.8ng	2.0ng	40	25
Disopyramide	2.0μg	5.0μg	8	45~70
Flecainide	0.2μg	1.0μg	14	45
Lidocaine	1.5μg	6.0μg	1.8	70
Mexiletine	0.7μg	2.0μg	19	60
Procainamide	4.0μg	12.0μg	6	20
N-Acetylprocainamide	12.0μg	18.0μg	8	not available
Propaferone	0.2μg	1.0μg	6	90
Propranolol	20ng	100ng	4	90
Quinidine	2.0μg	5.0μg	6	85
Tocainide	6.0μg	15.0μg	14	10
Verapamil	50ng	250ng	4	90

2) 항경련제(Antiepileptic drugs)

발작(seizure)은 뇌신경의 신호전달체계의 불안정에 의하여 일어나는 증후군이며, 발작의 치료제로 사용하는 약을 항경련제(Antiepileptic drugs)라 한다.

Phenobarbital은 synaptic transmission을 저해하고 synspse에 Cl^-의 공급을 억제함으로써 γ-aminobutyric acid-A(GABA-A) receptor의 기능을 저해함으로 경련의 확산을 방지한다. Pheno-barbital이 혈장에 최고에 이르는 시간은 약제 투여 후 4~10시간이 될 때이다. Phenytoin은 synaptic sodium channel의 기능에 영향을 미침으로써 뇌신경의 흥분을 억제한다. 측정법으로는 GC, HPLC, RIA, EIA, FPIA 등이 주로 이용된다.

3) 기관지확장제(Bronchodilator drugs)

β-Adrenergic agonists, Caffeine 그리고 Theophylline은 아드레날린성 평활근(smooth muscle)에 있는 adenosine receptor의 길항작용에 영향을 미침으로써 기관지 천식을 안정시킨다. Theophylline은 Cyclic nucleotide phosphodiesterase를 저해함으로써 독성을 나타낸다. 측정법으로는 GC, HPLC, RIA, EIA, EPIA 등이 주로 이용된다.

표 12-2. 항경련제(Antiepileptic drugs)

Drug	최저유효농도(μg/mL)	최저유해농도(μg/mL)	평균반감기(h)	평균단백결합률(%)
Bromide	750	1500	290	0
Carbamazepine	4	12	18	75
Clonazepam	15ng	60ng	25	85
Ethosuximide	40	100	45	0
Felbamate	40	120	18	25
Cabapetin	2	12	8	0
Lamotrigine	1	8	25	60
Methobarbital	1	5	30	50
Methsuximide	10ng	40ng	3	not abailable
Mormethsuximide	10	40	30	not abailable
Phenobarbital	15	40	85	50
Phenyltoin	10	20	~20	90
Primidone	5	12	10	20
Valproic acid	40	100	16	93

표 12-3. 기관지확장제(Bronchodilator drugs)

Drug	최저유효농도(μg/mL)	최저유해농도(μg/mL)	평균반감기(h)	평균단백결합률(%)
Caffein	3	15	5	35
Theophylline	8	20	7	55

4) 항정신성약제(Antipsychotic drugs)

항정신성약제는 항우울성약제(antidepressants)나 serotonin방출 저해약제들이 포함된다. 이 약제들은 중추신경계에서 adrenaline이나 noradrenaline 등과 같은 catheco−lamine의 흡수를 저해하고 serotonin, muscarinic, histaminic, dopaminic 그리고 β−ad−renergic receptor의 길항작용에 영향을 미침으로써 약물의 효과를 나타낸다. 측정법으로는 비색법, 형광법, GC, HPLC, RIA 등이 이용된다.

표 12-4. 항정신성약제(Antipsychotic drugs)

Drug	최저유효농도(ng/mL)	최저유해농도(ng/mL)	평균반감기(h)	평균단백결합률(%)
Amitriptyline	80	250	21	95
Amoxapine	200	600	8	90
Bupropion	25	100	15	84
Clozapine	100	600	8	97
Doxepin	150	250	17	90
Fluoxetine	90	300	55	95
Haloperidol	1	10	18	65
Imipramine	150	250	12	90
Lithium	0.6mM/L	1.2mM/L	22	0
Maprotiline	200	600	40	not available
Nefazodone	25	2500	3	99
Nortriptyline	50	150	30	92
Olanzapine	10	1000	30	93
Paroxetine	30	70	21	95
Protriptyline	70	260	80	92
Sertraline	not available	300	26	98
Trazadone	800	1600	7	93
Trimipramine	100	300	not available	90
Venlafaxin	?	?	5	27

5) 항생제(Antibiotics)

Kanamycin과 같은 aminoglycosides는 그람음성 호기성 균들의 30S ribosomal subunit에 결합하고 Chloramphenicol은 50S ribosomal subunit에 결합함으로써 bacteria가 mRNA로부터 protein을 번역(translation)할 수 없게 되어 죽게 된다. Sulfonamide는 folic acid 합성에 필요한 p-aminobenzoic acid의 사용을 저해함으로써 bacteria를 죽인다. 측정법으로는 GC, HPLC, MS, RIA, EIA, FPIA 등이 주로 이용된다.

표 12-5. 항생제(Antibiotic drugs)

Drug	최저유효농도(μg/mL)	최저유해농도(μg/mL)	평균반감기(h)	평균단백결합률(%)
Amikacin	25	35	2.5	5
Chloramphenicol	10	25	3	53
Gentamicin	〈5	8	25	5
Kanamycin	25	35	2.1	0
Sulfonamides	75	125	6~10	70~90
Tobramycin	〈5	8	2	〈10
Vancomycin	20	40	6	〈10

6) 면역억제제(Immunosupressant drugs)

장기(organ)나 조직(tissue) 이식(transplant)을 받은 환자는 이식받은 조직에 대한 면역성이 강해지면 항원 항체 반응에 의하여 이식이 실패한다. 따라서 이런 면역을 억제하기 위하여 사용되는 약제가 immunosuppressant이다. Cyclosporine, Sirolimus 그리고 Tacrolimuse 등은 Interleukin과 같은 cytokine들의 합성을 억제하고 Mycophenolic acid는 purine의 대사에 중요한 효소인 inosine monophosphate dehydrogenase를 저해한다.

측정법으로는 RIA, EIA, FPIA, CLA, GC, HPLC 등이 주로 이용된다.

표 12-6. 면역억제제(Immunosupressant drugs)

Drug	최저유효농도(μg/mL)	최저유해농도(μg/mL)	평균반감기(h)	평균단백결합률(%)
Cyclosporin A	100	350	8.4	90
Mycophenolic acid	2μg	12μg	18	97
Sirolimus	10	60	13	not abailable
Tacrolimus	2	40	21	85

7) 항암제(antineoplastic Drugs)

항암제로 사용하는 것들 중 TDM하는 것은 Methotrexate가 대표적이다. Metho—trexate는 dihy—drofolatenreductase를 저해함으로써 pyrimidine nucleotides합성에 필요한 foliate활용을 저해하여 DNA합성을 저해한다. 측정법으로는 비색법, 형광법, RIA, EIA, FPIA, CLA, GC/MS, HPLC 등이 이용된다.

9. 약물분석방법

약물들의 종류에 따라 여러 가지의 분석 방법을 이용하고 있다. Theophilline이 277nm와 310 nm를 흡수하는 성질을 이용하여 분석하는 Ultraviolet spectrophotometer를 옛 방법이 HPLC를 이용하는 방법으로 발달하였고 근래에는 면역분석 방법들이 많이 개발되었다.

1) 크로마토그라피(Chromatography)법

(1) Gas chromatography(GC)

(2) High performance liquid chromatography(HPLC)

2) 면역분석(Immunoassay)법

(1) 방사면역분석법(Radioimmunoassay, RIA)

일정량의 monoclonal antibodt나 polyclonal antibody에 방사선 동위원소를 결합한 분석물질과 검체에 존재하는 분석 물질이 경쟁적으로 결합하는 원리를 이용한다.

(2) 형광편광면역분석법(Fluorescence polarization immunoassay, FPIA)

일정량의 항체에 형광물질이 결합된 약물과 검체 내에 존재하는 약물이 경쟁적으로 결합하는 결과를 분석한다. Fluorescence—bound drug이 antibody와 결합하면 fluorescence polarization이 free drug과 결합되어 있을 때보다 더욱 높아진다.

(3) Fluorometric enzyme immunoassay(FEIA)

효소를 결합한 drug과 검체 내의 drug이 antibody에 경쟁적으로 결합하고, 잔류 conjugate는 washing한 후 항체에 결합된 conjugate의 효소에 의하여 발광된 형광의 양을 정량함으로써 drug을 정량한다.

(4) Enzyme—multiplied immunoassay(EMIT)

효소를 결합한 drug과 검체 내의 drug이 항체에 경쟁적으로 결합하는 면역분석 방법으로 효소를 결합한 drug과 항체가 결합되면 효소활성을 잃게 되고 검체 내의 drug과 항체를 결합한 결합체는 효소활성을 나타낸다.

(5) Cloned enzyme donor immunoassay(CEDIA)

Clone에 의하여 제조한 —galactosidase와 결합한 drug과 검체 내의 drug이 항체와 경쟁적으로 결합하는 면역분석법으로 항체가 결합하면 효소활성을 저해한다.

(6) Labeled prosthetic group assay

분석하는 drug에 glucose oxidase 활성을 저해하는 부가군(prosthetic group)을 결합한 것과 검체 내의 drug이 경쟁적으로 항체와 결합시킨 후 glucose oxidase의 활성을 정량하는 방법이다.

(7) Rate nephelometric inhibition immunoassay(NIIA)

(8) Turbidimetric inhibition immunoassay

(9) Dry—film multilayer immunoassay(DFMI)

10. 약물검사의 실례

1) Digoxin 분석법

Digoxin은 digitalis에서 얻어지는 강심 배당체(cardiac glycoside)군의 하나로 한 분자의 glucose와 한 분자의 acetic acid가 결합된 전단계물질로 존재하며, 가수분해되면 genin(aglycone)과 당으로 분해된다.

$$\text{Digoxin} \longrightarrow \text{digoxigenin} + 3\ \text{digitoxose}$$

Digitalis를 구성하고 있는 당과 genin이 결합하여 배당체가 구성되면 용해도가 변하여 배당체의 흡수, 배설 및 심근에 대한 친화성에 영향을 미친다. Digoxin은 congestive heart failure 환자들의 부정맥(arrhythmias) 등을 치료하는 데 광범위하게 이용된다. 치료범위가 좁으나 일반적으로 효과와 혈중 농도는 간기능과 상관성을 보이므로 효과적인 치료를 위해 혈중 농도를 측정하는 것이 필요하다.

검체준비

일반적으로 혈청을 사용하기 때문에 채혈 후 신속하게 혈청을 분리한 후 혈청을 냉장고나 냉동 보존한다. 250μL 이하의 검체량으로는 분석할 수 없기 때문에 검체량을 확인하여야 한다. 혈청 내의 물질농도에 의하여 영향을 받는 물질들의 종류는 아래와 같다.

① Lipid(TG 2,500mg/dL까지, Cholesterol 500mg/dL까지)

② Hemoglobin(1.0g/dL까지)

③ Total bilirubin(20mg/dL까지) : 10% 이내의 오차가 난다.

④ 특이한 환자집단(patients with renal and/ or hepatic failure, newborn infants and pregnant women)의 환자 혈청에서 위양성 결과가 나오는 경우가 있다.

검사방법

형광 편광 면역법

검사시약

시약의 보존은 2~8℃에서 유효기간까지 보존해야 하며 마개를 연 다음에는 180일간 안정하다.

S(1% Digoxin rabbit antiserum in buffer)

T(0.01% Digoxin fluorescein tracer in buffer)

P(Pretreatment solution, surfactant in buffer)

Precipitation Reagent : 3% 5—sulfosalicylic acid in 50% aqueous methanol

검사방법

TDx 기기의 분석법에 의한다.

(1) 검체의 전처리

Endogenous protein−bound fluorescent compounds의 영향을 최소화시키기 위해서 전처리를 시행한다.

① Calibrators, controls, patient samples을 같은 방법으로 처리한다.

② 검체마다 centrifuge tube를 준비하여 번호를 붙인 후 적당한 rack에 놓는다.

③ Digoxin II 침전시약 200mL를 준비된 centrifuge tubes에 분주한다.

④ 검체 200mL를 상응하는 ③의 centrifuge tubes에 첨가한다.

⑤ Centrifuge tubes의 뚜껑을 닫고, vortex mixer로 3~5초간 mix한다.

⑥ TDx centrifuge를 이용하여 9,500×g에서 3분(90초 이상)간 centrifuge한다.

(2) 검사 수행

① 상층액 250mL 이상을 sample cartridge의 sample well에 따른다.

② 준비된 시약과 cartridge를 loading하여 검사를 수행한다.

정도관리

분석 과정에서 결과의 관리는 control serum으로 Low con.(0.75μg/mL), Medium con.(1.50μg/mL), High con.(3.50μg/mL)를 매일 번갈아 가며 1개씩 분석하면서 관리하고, 시약 Lot. No가 바뀔 때 L, M, H 모두 각각 분석하여 관리한다.

Calibration

Calibration은 calibration acceptable criteria가 −3.00 〈 PERR 〈 +3.00 for all calibrators RMSE ≤ 2.00이므로 모든 control값이 허용범위 안에 들어와야 한다.

Recalibration이 필요한 경우 memory circuit board를 교체했을 때, 새로운 lot의 시약이 공급되어 activation이 필요할 때, calibration criteria를 벗어난 경우, buffer의 Lot No.가 바뀐 경우, dispense component가 교체된 경우 기기 calibration이 수행된 경우에 실시한다.

Calibrator는 L(0.55~0.95μg/mL), M(1.30~1.70μg/mL), H(3.15~3.85μg/mL) 3가지를 이용하여 매일 2가지(normal, abnormal) 이상의 농도(Level)를 시행하며, 8시간을 초과할 때마다 1가지 level의 QC를 시행하여 control chart를 작성한다.

검사결과

(1) 치료적정 범위 : 0.9~2.2ng/mL

(2) 측정범위 : up to 5.0ng/mL

측정범위를 초과한 환자의 검체는 dilution buffer를 이용하여 희석하고, 이 희석된 검체로 다시 검사를 수행한다. 이때, 검체의 최종 보고 농도는 검체의 농도에 희석배수를 곱하여 준다.

검체의 최종보고 농도 = 희석검체의 측정 농도 × 희석배수

검사결과에 영향을 미칠 수 있는 사항

(1) Cross-Reaction을 일으키는 물질

Compound Added	1ng/mL	〉100
Deslanoside	1ng/mL	〉10
Digoxigenin	1ng/mL	〉100
Digoxigenin mono-digitoxoside	1ng/mL	〉100
Digoxigenin bis-digitoxoside	1ng/mL	10.4
Dihydrodigoxigenin	25ng/mL	14.4
Lanatoside C	1ng/mL	91
Digitoxigenin	25ng/mL	6.96
Digitoxigenin mono-digitoxoside	25ng/mL	6.08
Digitoxigenin bis-digitoxoside	25ng/mL	5.44
Digitoxin	25ng/mL	4.32
Dihydrodigitoxigenin	25ng/mL	0.76
Proscillaridin	25ng/mL	2.16
Amrinone	10μg/mL	〈0.1
Canrenone	10μg/mL	〈0.1
Cholesterol	10μg/mL	〈0.1
Cortisol	10μg/mL	〈0.1
DHEA	10μg/mL	〈0.1
DHEAS	10μg/mL	〈0.1
Diltiazem	10μg/mL	〈0.1
Estriol	10μg/mL	〈0.1
Furosemide	10μg/mL	〈0.1
Ouabain	1μg/mL	〈0.1
Prednisolone	10μg/mL	〈0.1
Prednisone	10μg/mL	〈0.1
Progesterone	10μg/mL	〈0.1
11-Hydroxyprogesterone	10μg/mL	〈0.1
17-Hydroxyprogesterone	10μg/mL	〈0.1
Spironolactone	10μg/mL	〈0.1

임상적 의의

Digitalis 식물(Digitalis lanata)에서 얻은 강심 배당체군이 Digitoxin, Ditoxin 및 Digoxin과 같은 약물은 울혈성 심부전에서 심근수축력을 원상태로 회복시키는 작용으로 심실성 빈맥(supraventricular tachycadia) 치료에 사용되나 2ng/mL 이상이면 식욕부진, 메스꺼움, 구토, 설사, 두통, 정신이상 증상을 나타내고 부정맥 및 전도 이상 등 심장 증상도 나타난다.

(1) 증가하는 경우 : 신장 질환, 신생아 및 임신 후기의 임산부, 갑상선 기능 저하증

(2) 감소하는 경우 : 흡수부전증-방사선 치료를 받은 환자는 흡수율이 저하되어 감소된다. 갑상선 기능 항진증

2) Phenobarbital 분석법

검체준비

일반적으로 혈청을 사용하기 때문에 채혈 후 신속하게 혈청을 분리한 후 혈청을 냉장고나 냉동 보존한다. 250μL 이하의 검체량으로는 분석할 수 없기 때문에 검체량을 확인하여야 한다.

혈청 내의 물질 농도에 의하여 영향을 받는 물질들의 종류는 아래와 같다.

물질	농도	결과
Bilirubin	15mg/dL	〈10% error
Cholesterol	317mg/dL	〈 5% error
Total protein	2.4~9.5g/dL	〈 5% error
Triglycerides	1279mg/dL	〈 5% error

검사방법

형광 편광 면역법

혈중 약물과 Tracer(fluorophore)가 부착된 약물은 약물 특이항체와 경쟁적 결합반응을 함으로써 Tracer가 부착된 약물과 결합한 항체가 많으면 많을수록 분자 회전 운동은 적어지며 편광 값은 커지게 된다. 따라서 혈중 약물 농도와 편광 값은 반비례한다. 이 방법의 Sensitivity는 1.10μg/mL 이다.

검사시약

시약의 보존은 2~8℃에서 유효기간까지 보존해야 하며, 마개를 연 다음에는 180일간 안정하다.

S (25% Phenobarbital sheep antiserum in buffer)

T (0.01% Phenobarbital fluorescein tracer in buffer)

P (Pretreatment solution, surfactant in buffer)

시약은 분석을 수행하기 전에 잘 혼합(gentle inversion)하여 사용한다.

방 법

기기분석법에 의한다.

정도관리

분석 과정에서 결과의 관리는 control serum으로 Low con.(15.0μg/mL), Medium con.(30.0μg/mL), High con.(50.0μg/mL)를 매일 번갈아 가며 1개씩 분석하면서 관리하고, 시약 Lot. No가 바뀔 때 L, M, H 모두 각각 분석하여 관리한다.

Calibration

Calibration은 calibration acceptable criteria가 −2.00 〈 PERR 〈 +2.00 for all calibrators RMSE ≤ 1.00이므로 모든 control 값이 허용범위 안에 들어와야 한다. Recalibration이 필요한 경우 memory circuit board를 교체했을 때, 새로운 Lot의 시약이 공급되어 activation이 필요할 때, calibration criteria를 벗어난 경우, buffer의 Lot No.가 바뀐 경우, dispense component가 교체된 경우, 기기 calibration이 수행된 경우에 실시한다. Calibrator는 L(13.5~16.5μg/mL), M(27.0~33.0μg/mL), H(45.0~55.0μg/mL) 3가지를 이용하여 매일 2가지(normal, abnormal) 이상의 농도(Level)를 시행하며, 8시간을 초과할 때마다 1가지 level의 QC를 시행하여 control chart를 작성한다.

검사결과

(1) 치료적정 범위 : 15~40μg/mL

(2) 측정범위 : up to 80.0μg/mL 측정범위를 초과한 환자의 검체는 dilution buffer를 이용하여 희석하고, 이 희석된 검체로 다시 검사를 수행한다. 이때, 검체의 최종 보고 농도는 검체의 농도에 희석배수를 곱하여준다. 검체의 최종보고 농도 = 희석검체의 측정 농도 × 희석배수

검사결과에 영향을 미칠 수 있는 사항

(1) 간섭물질

① Lipid(TG 1,279mg/dL, cholesterol 317mg/dL까지)

② Hemoglobin(0~500mg/dL)

③ Icteric sample(bilirubin 0~15mg/dL) 5% 이하의 오차를 낸다.

(2) Cross—reactivity를 나타내는 물질

Phenbarbital의 주대사 물질인 p—hydroxyphenobarbital(3.3%), amobarbital(1.6%), secobarbital(4.7%), pentobarbital(1.3%), barbital(0.53%), mephobabital(0.13%) 그 밖의 1% 이하의 교차반응을 일으키는 물질은 amitriptyline, carbamazepine, chlorazepate, chlordiazepoxide, chlorpromazine, diazepam, ethosuximide, ethotoin, primidone, pro—methazin 등이 있다.

임상적 의의

혈중 농도와 치료 효과 및 독성효과 간에는 매우 강한 상관성을 보여준다. 혈중 농도가 30~50 μg/mL이면 수면에 빠지고, 70μg/mL 이상이면 혼수가, 80~150μg/mL에서는 사망에 이르는 위험이 크다. 만성 치료를 받는 경우에는 macrocytosis, megaloblastic anemia로 발전할 수 있다. 특히 30~50μg/mL 이상이 되면 중독 증상이 나타나 수면에 빠지고 70μg/mL 이상에서 혼수상태가 되며, 80~150μg/mL 이상이면 사망할 수도 있다.

3) Carbamazepine 분석법

검체준비

일반적으로 혈청을 사용하기 때문에 채혈 후 신속하게 혈청을 분리한 후 혈청을 냉장고나 냉동 보존한다. 150μL 이하의 검체량으로는 분석할 수 없기 때문에 검체량을 확인하여야 한다.

혈청 내의 물질농도에 의하여 영향을 받는 물질들의 종류는 아래와 같다.

Compound	Conc.	결과
Bilirubin	13mg/dL	〈5% error
Cholesterol	492mg/dL	〈5% error
Hemoglobin	0.85g/mL	〈5% error
Total Protein	2.5~10.0g/dL	〈5% error
Triglycerides	531mg/dL	〈5% error

검사방법

형광 편광 면역법

검사시약

시약의 보존은 2~8℃에서 유효기간까지 보존해야 하며, 마개를 연 다음에는 180일간 안정하다.

(1) Reagent Package

(p) Pretretment solution(surfactant)

(s) Carbamazepine antiserum

(t) Carbamazepine-Fluorescein tracer

(2) Dilution buffer(Bovin gamma globulin phosphate buffer)

성분 : 0.1M phosphate buffer, 0.1% sodium azide protein stabilizer

(3) Calibrator

① 0.0μg/mL ② 2.0μg/mL ③ 4.0μg/mL

④ 8.0μg/mL ⑤ 16.0 μg/mL ⑥ 24.0 μg/mL

방 법

각 기기의 분석법에 의한다.

정도관리

분석 과정에서 결과의 관리는 control serum으로 Low con.(3μg/mL), Medium con.(6μg/mL), High con.(16μg/mL)를 매일 번갈아 가며 1개씩 분석하면서 관리하고, 시약 Lot. No가 바뀔 때 L, M, H 모두 각각 분석하여 관리한다.

Calibration

Calibration은 calibration acceptable criteria가 −2.00 ＜ PERR ＜ +2.00 for all calibrators RMSE ≤ 1.00이므로 모든 control값이 허용범위 안에 들어와야 한다.

Recalibration이 필요한 경우 memory circuit board를 교체했을 때, 새로운 lot의 시약이 공급되어 activation이 필요할 때, calibration criteria를 벗어난 경우, buffer의 Lot No.가 바뀐 경우, dispense component가 교체된 경우, 기기 calibration이 수행된 경우에 실시한다.

Calibrator는 L(2.55~3.45μg/mL), M(5.40~6.60μg/mL), H(14.40~17.60μg/mL) 3가지를 이용하여 매일 2가지(normal, abnormal) 이상의 농도(Level)를 시행하며, 8시간을 초과할 때마다 1가지 level의 QC를 시행하여 control chart를 작성한다.

검사결과

(1) 치료적정 범위 : 8~12μg/mL

(2) 측정범위 : up to 20.0μg/mL 측정범위를 초과한 환자의 검체는 dilution buffer를 이용하여 희석하고, 이 희석된 검체로 다시 검사를 수행한다. 이때, 검체의 최종 보고 농도는 검체의 농도에 희석배수를 곱하여준다.

검체의 최종보고 농도 = 희석검체의 측정농도 × 희석배수

검사결과에 영향을 미칠 수 있는 사항

(1) 간섭물질

① Total protein(0~10g/dL)

② Lipid(TG 0~531mg/dL, cholesterol 0~492mg/dL)

③ Hemoglobin(0~0.85g/dL)

④ Icteric sample(Total bilirubin 0~13mg/dL) 등은 5% 이내의 오차를 낸다.

(2) Crossreactivity를 일으키는 물질

① Nortriptyline 12.75%

② Amitriptyline 11.65%

③ Imimpramine 3.52%

④ Phenothiazine 3.62%

⑤ Chlorpromazine 3.62%

임상적 의의

치료 유효농도 범위는 4.0~10.0μg/mL 등 보고자에 따라 차이를 보이기도 한다. Carbamazepine과 관련된 부작용은 상대적으로 적으나, 드물게는 Bone marrow의 작용을 억제하여 aplastic anemia를 유발하기도 한다. 나타날 수 있는 부작용은 15μg/mL 이상이면 시력불선명, 감각이상, 안구진탕, 운동실조, 졸음, 복시 등의 부작용이 있으며 8.5~10.0μg/mL 이상에서는 약 50% 환자는 머리가 무겁고, 운동실조, 복시 어느 것이나 치료 유효 범위 내에서도 부작용이 나타나는 것에 유의할 필요가 있다. 또한 15μg/mL 이상에서는 혈중 농도와 관계없이 백혈구 감소증이나 혈소판 감소증을 보이기도 한다. 상품명이 Tegretol인 Carbamazepine은 발작(seizer)을 치료하는 데 이용되나, 3차신경통의 치료에도 이용된다.

표 12-7. 혈중 약물의 참고치

검사명	참고치	검체 종류 및 양	검사방법
Primidone	5~12μg/mL	S 0.3mL	FPIA(TDx)
Phenobarbital	15~40μg/mL	S 0.3mL	FPIA(TDx)
Carbamazepine	8~12μg/mL	S 0.3mL	FPIA(TDx)
Ethosuximide	40~100μg/mL	S 0.3mL	FPIA(TDx)
Phenyntoin	10~20μg/mL	S 0.3mL	FPIA(TDx)
Valproic acid	50~100μg/mL	S 0.3mL	FPIA(TDx)
Barbiturate(Serum)	2.0μg/mL	S 0.3mL	FPIA(TDx)
Benzodiazepine(Serum)	0.7μg/mL	S 0.5mL	FPIA(TDx)
Digoxin	1~2ng/mL	S 0.5mL	FPIA(TDx)
Theophylline	10~20μg/mL	S 0.3mL	FPIA(TDx)
Gentamicin	5~10μg/mL	S 0.3mL	FPIA(TDx)
Methotrexate	24시간내:〈5μM/L	S 0.3mL	FPIA(TDx)
Salicylate	〈30mg/dL	S 0.3mL	$Fe(No_3)_3$법
Amikacin	15~25μg/mL	S 0.3mL	FPIA(TDx)
Tobramycin	5~12μg/mL	S 0.3mL	FPIA(TDx)
Quinidine	2~5μg/mL	S 0.3mL	
Desipramine	150~300ng/mL	S 3mL	HPLC
Nortriptyline	50~150ng/mL	S 3mL	HPLC
Imipramine	150~250ng/mL	S 3mL	HPLC
Amitriptyline	120~250ng/mL	S 3mL	HPLC
Calcium, serum	8.8~10.5mg/100mL	S 0.5mL	Atomic absorption spectrophotometry
Magnesium, serum	1.5~2.5mEq/L	S 0.1mL	Atomic absorption spectrophotometry
Lithium, serum	0.5~1.0mEq/L	S 0.8mL	Atomic absorption spectrophotometry

13장 표지자(Markers)

1. 종양(腫瘍, tumor)

의학적으로 체내의 세포나 조직 및 장기가 자율성을 가지고 과잉으로 발육한 것 또는 그 상태로 개체의 전체성과는 관계없이 발육하는 것으로써 대개 의의가 없거나 이롭지 않을 뿐더러 정상조직에 대해서 파괴적이다. Neoplasia(new+growth, 신생물)라고 하며, 의미상으로는 새로운 발육(성장)이라 한다. 본래는 우리 몸속에서 새롭게 비정상적으로 자라난 덩어리 즉 모든 종기를 뜻한다.

종양의 크기(넓이), 병변의 복잡함은 병리해부학상으로 염증과 함께 쌍벽을 이룬다. 대개 어떤 장기, 조직, 세포 중에 종기 또는 혹으로 국한성의 결절이 생기는 것이 대부분이지만, 그중에는 장기나 조직의 표면으로부터 돌출하여 폴립상, 유두상, 사마귀상, 수지상 등을 나타내는 것도 있다. 색은 보통 회백색이지만 출혈 등으로 인해 적색, 지방변성으로 인해 황색을 띠거나, 고유색으로 지방색종, 흑색종, 녹색종을 나타내는 것도 있다.

종양의 발육은 항상 종양세포 자체의 분열증식에 의한다. 종양세포와 정상세포가 접촉해 있는 부위라 하더라도 정상세포가 종양세포로 변해 가는 일은 없다. 그러나 그 경계가 불명이고 이행상을 볼 수 있는 경우도 있으나, 이것은 종양이 발생되어 가고 있는 상이며 발육상과는 구별된다.

발육의 형식은 두 가지로 크게 나누며, 종양의 성질이 양성인지 악성인지를 구분하는 실마리로서 임상상 중요시되고 있다. 하나는 팽창성 또는 압배성 발육으로 양성 종양에서 볼 수 있고, 다른 하나는 침윤성 발육으로 악성 종양에서 볼 수 있다. 팽창성 발육은 종양 조직이 하나의 집단으로 주위의 정상조직을 헤쳐내듯이 발육하는 것으로 직접적인 피해를 주는 일은 드물다. 침윤성 발육은 종양 세포가 주위 조직 사이로 침윤하듯이 발육하는 것으로 주위 조직을 파괴하면서 증식하고 발육속도도 빠르다.

한편 종양이 퍼지는 상태도 두 가지로 크게 나눌 수 있다. 즉 연속적으로 퍼지는 것과 불연속적으로 퍼지는 것이 있다. 전자는 원발장소를 중심으로 주위에 연속적으로 퍼지는 것으로 팽창성 발육, 침윤성 발육이 여기에 속한다. 후자는 원발 장소로부터 떨어진 자리에 옮겨진 다음에 발육하는 것으로 대표적인 것이 전이이다. 이 종양의 전이는 악성 종양이 가지는 특징의 하나로 림프행성 또는 혈행성으로 이루어진다. 그 밖에 종양 세포가 체강 내에 떨어져 부착한 다음 한꺼번에 많이 발육하는 파종이나 접촉에 의한 접촉 전이 등이 있다.

1) 종양의 분류

먼저 그 세포나 조직이 성숙한 것인가 미성숙한 것인가 하는 점으로 분류한다면 전자는 양성 종양, 후자는 악성 종양이다. 그 둘을 다시 상피성인가 비상피성인가로 분류한다면, 악성 종양의 경우는 상피성의 것이 암종(癌腫), 비상피성의 것이 육종(肉腫)이다.

표 13-1. 장기별 대상 종양 Marker

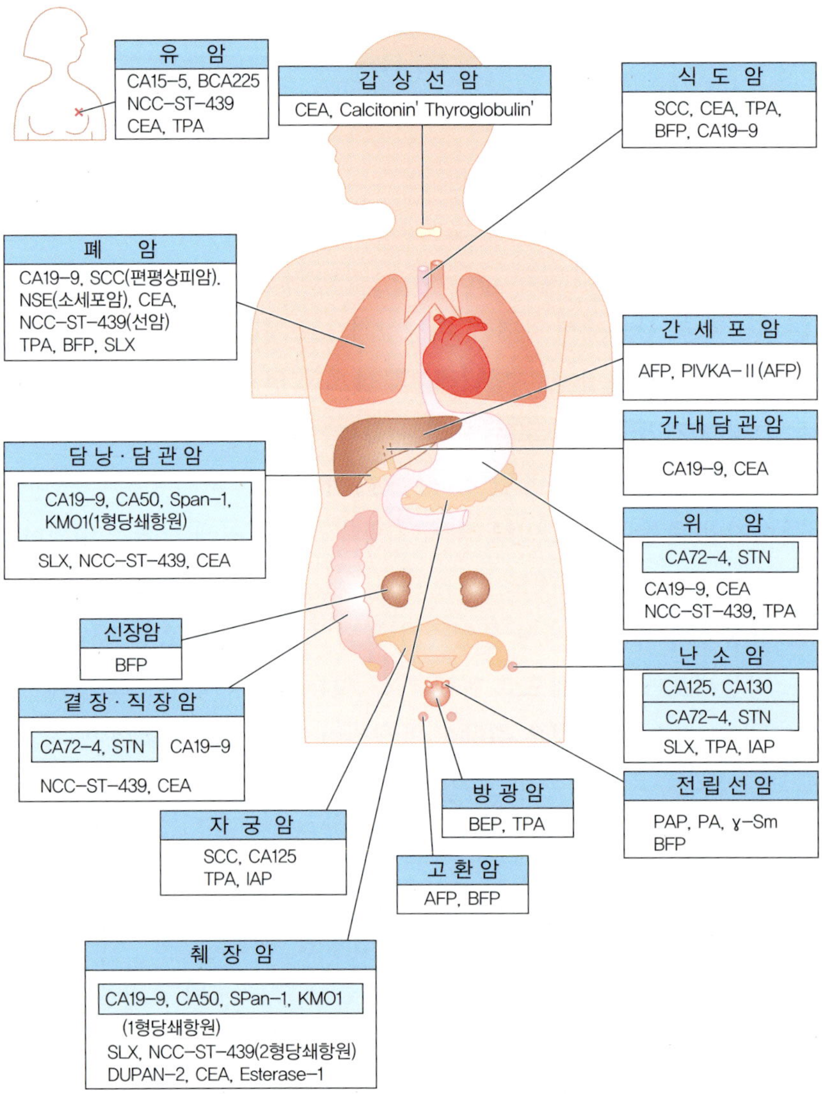

성숙한 상피성 종양에는 유두종, 선종, 낭종이 있고, 성숙한 비상피성 종양에는 섬유종, 점액종, 지방종, 골종, 흑색종, 근종 등이 포함된다. 그리고 미성숙한 상피성 종양에는 단순암, 편평상피암, 원주상피암, 부신종, 간종, 법랑종 등이 있고, 미성숙한 비상피성 종양에는 단순육종, 섬유육종, 점액육종, 지방육종, 골육종, 흑색육종, 근육종 등이 포함된다.

이 밖에도 조혈장기의 종양(골수종, 골수육종, 림프종, 림프육종 등) 및 신경계통의 종양(망막아종, 신경교종, 신경교아종 등)은 특수한 성상을 가진 것으로 별도로 취급되는 경우가 많고, 종양조직 중에 2개 이상의 종류가 있는 혼합 종양(기형종 등)도 독립적으로 취급된다.

2. 종양표지자(Tumor Markers)

종양표지자란 종양이 자라나는 과정에서 유래되는 물질을 말한다. 체내의 정상세포가 종양세포나 조직 및 장기 등과 반응해서 생성된 물질 중 혈액이나 요, 장기의 배설물, 추출물 등에서 발견되거나, 악성 종양(암)세포가 만드는 물질 및 비정상적인 대사로 인하여 유래되는 단백질, 아미노산, 탄수화물, 지방질 등의 유도체를 비롯하여 호르몬, 효소, 혈액응고 및 면역성에 관계된 물질 등의 30여 가지 정도가 종양의 진단과 치료 및 질병의 예후를 판정하는 지표로 임상검사에 사용되고 있는 물질을 종양표지자(Tumor Specific Antigen, Tumor Associated Antigen)라 한다. 또한 종양발생으로 인한 인체 내에서의 반응물질로 비특이적인 경우가 대부분이지만 대개 종양표지자에 포함시킨다.

그 중에서 종양의 형태, 세포 표면 표지자 등은 병리학적으로 접근하므로 본장에서는 주로 체액(혈액, 요, 배설물, 추출물 등)에서 유래되는 가검물을 대상으로 이화학적, 핵의학적, 면역학적, 분자유전학적 등의 분석을 검토하였다. 종양표지자에 대한 임상검사를 이용하여 종양세포의 존재유무, 병기(stage), 종양의 선별, 치료에 대한 반응 추적, 재발여부의 판정, 종양의 특성에 관한 결정, 양성(benign)인지 악성(malignancy)인지의 감별, 병소부위와 발생의 진행도 등의 의학정보를 제공하게 된다.

그러나 많은 종류의 종양표지자는 암과는 상관없이 증가하거나 극미량일 경우가 대부분이기 때문에 정량적으로 정확하게 분석하는 데에는 한계가 있다. 때로는 불확실한 성질을 지니고 있기 때문에 검사 후에 이상이 의심될 때에는 정확한 진단을 위해서 부가적인 정밀 검사가 병행되어야 할 것이다.

종양표지자는 1848년에 영국의 Sir Henry Bence Jones에 의해 다발성 골수종 환자의 요 중에서 Bence Jones Protein의 존재가 보고된 것으로부터 검사가 시작되었다.

그 후 Ablev에 의한 α-Fetoprotein(AFP)의 발견, Gold에 의한 Carcinoembryonic antigen(CEA)의 발견을 거쳐 30여 종 이상의 종양표지자에 대한 검사 종목이 확대되고 있다.

근래에는 Koprowski에 의해 발견된 CA 19-9 등 biotechnology를 이용하여 monoclonal항체, 호

르몬수용체, 효소, 암 유전자 등의 분자 유전학적인 기법과 형광면역 효소 등의 극미량 분석기법 등의 발달로 인하여 종양표지자에 대한 정확성과 특이도가 높은 정량분석법은 물론, 검사 종목이 확대되어 종양 진단의 임상적인 유용성이 높아질 것으로 예측된다.

1) 종양표지자의 특성

종양표지자 중에서는 체내에서 특정 암세포만이 만들 수 있기 때문에 그 이상치가 확인되면 바로 그 특정 장기의 암을 진단할 수 있는 장기 특이성이 높은 경우가 있다.

전립선과 전립선암 특이항원(prostatic specific antigen, PSA), 태반, 배세포와 융모성 생식선 자극 호르몬(humal chorionic gonadotropin, hCG), 신경내분비세포와 신경 특이 에놀라아제(neuron specific enolase, NSE), 부신수질 Chrominium 친화성 세포에서 유래된 갈색세포종 또는 교감신경에서 유래된 신경모세포종에서 VMA(Vanilmandelic acid), 간세포와 알파 태아성 단백(α-Fetoprotein) 등과 같이 체내의 특정 암세포만이 만들 수 있기 때문에 그 이상치가 확인되면 바로 특정 장기의 암 진단이 가능하다.

2) 종양표지자 검사의 유용성

(1) 암 진단과 확진에 대한 보조수단
(2) 개인이나 집단의 조기암 진단을 위한 선별검사(screening test)
(3) 암 발생빈도가 높은 질환과 선천적(유전적인 소인) 또는 후천적인 소인(직업, 연령, 성별, 암 유발인자에의 노출 등)을 갖고 있는 고위험군(high risk group)의 추적검사
(4) 암 유무의 확진과 보조적인 수단
(5) 암 종류의 감별진단 (특정세포, 특정장기)
(6) 암의 치료효과와 경과의 관찰
(7) 암의 병기와 예후의 추정 및 재발 예지의 목적 등에 관한 의학정보를 제공한다.

3) 종양표지자의 조건

(1) 암세포나 조직, 장기의 암종에서 형성되어야 한다.
(2) Carcinogen이나 그 유발물질이 체액에서 측정할 수 있어야 한다.
(3) 건강인이나 양성 질환에서는 나타나지 않아야 한다.
(4) 항암치료의 경과를 반영할 수 있어야 한다.

4) 종양표지자에 대한 양성의 의미

(1)정상적인 사람의 체내에도 종양표지자를 만드는 세포가 소량 존재할 수도 있다.
(2) 조기 암의 경우에 혈중 종양표지자가 정상치를 나타내기도 하나 암이 진행됨에 따라 혈중농도가 높아지면서 양성률이 증가한다.

(3) 일반적으로 진행암이 아니면 종양표지자의 혈중 농도가 항상 증가하지 않으며, 진행암이 되어도 종양표지자는 정상 범위를 유지하기도 한다.

(4) 다수의 건강한 사람의 data를 기초로 산출한 수치를 cut-off라 하며, 그 수치가 cut-off치보다 높아진 경우를 양성이라 할 수 있으며, 추후적인 확인 검사를 병행하여야 한다.

(5) 그 밖에도 혈액 종양의 표면 표지자, 조직, 세포 병리 검사에서 사용되는 세포나 조직표지자, 유전자 이상에 의한 표지자 등이 있으며, 백혈병이나 림프종 등에서 종양세포의 표면 표지자인 백혈구 분화항원에 따라 종양 세포의 상세한 분류와 질환명이 결정된다.

따라서 혈액검체 등에서 종양표지자의 검사만으로 조기암을 진단하는 것은 한계가 있으며, X-선 검사, 내시경 검사, 분자유전자 검사, 단백질 분석, MRI, PET-CT 검사 등의 암 진단 monitoring을 실시하고 있는 암 전문 의료기관에서의 검진을 통하여 확인하는 것이 바람직하다.

5) 종양표지자의 종류

일반적으로는 종양세포로부터 유래되는 항원, 효소, 단백질, 호르몬, 분비물 등을 대상으로 분석하고 있으며, 종양의 병소부위, 경중도와 빈도 및 양성률 등에 따라 종양의 형태와 종목이 다양하다.

최근에는 기초과학의 발전으로 사람의 유전체를 해석하거나 특정 유전자를 추출, 분석, 해석하는 기술이 개발되면서 분자 유전자적인 차원에서 종양표지자에 대한 연구도 암세포뿐만이 아니라 암세포 주변을 구성하고 있는 혈관 등에서 분비되는 물질을 비롯하여 특정 단백질을 분석하는 기술이 개발된다면 종양표지자의 활용범위가 훨씬 더 넓어질 전망이다.

표 13-2. 주요 종양 표지자와 질환

종양 표지자와 질환		주요질환
태아성단백	AFP	간세포암, Yolk sac 종양
	CEA	소화기암, 폐암, 생식기암
	POA	췌장암
	BFP	소화기암, 폐암, 비뇨기암, 난소암
종양관련항원	NCC-ST-439	소화기암, 유방암, 폐암
	CA50	소화기암
	SLX	폐암, 췌장암, 난소암
	DUPAN-2	소화기암
	PIVKA-II	간세포암
	TPA	소화기암, 유방암, 폐암, 생식기암
	Polyamine	소화기암, 백혈병, 악성 림프종
	IAP	소화기암, 폐암, 백혈병
	CA19-9	소화기암
	CA125	난소암
	SCC	폐암, 자궁암
	NSE	폐암, 신경아세포종
	CA15-3	유방암
	γ-Sm	전립선암
	PAP	전립선암
ISOENZYME	ALP	간암
	GGT	간암
	Amylase	폐암, 난소암, 췌장암, 대장암
	Aldolase	각종 악성종양
	LDH	각종 악성종양
	LAP	각종 악성종양
	5'-NPD-V	간암
이소성 HORMONE	ACTH	폐암, 췌장 랑게르한스섬암, 흉선암
	ADH	폐암, 췌장암
	PTH	폐암, 신장암, 난소암, 간암
	hCG	폐암, 간암, 위암, 융모암
	Prolactin	폐암, 신장암
	GH	폐암, 위암
	LH·FSH	폐암, 간암
	Calcitonin	폐암, Carcinoid
	EPO	소뇌혈관아종, 부신피질암
	Insulin	섬유육종, 간암
VIRUS 항원	EBV	전염성 단핵증, Burkitt 림프종
	HSV	자궁경부암
	Retro virus	성인T세포성 백혈병, AIDS
	HBV	간암
	HCV	간암

6) 종양표지자의 검사법

종양표지자의 측정 방법으로는 자외-가시부 흡광광도법(uv-vis, spectrophotometry), 형광면역분석법(Fluorecence Immuno Assay), 효소 면역분석법(Enzyme Immuno Assay), 형광편광 면역분석법(Fluorescence polarization Immuno Assay), 화학발광 면역분석법(Chemiluminescent Immuno Assay), 화학발광분자 면역분석법(Chemiluminescent Molecular Immuno Assay), 방사선동위원소 면역분석법(Radioisotope Immuno Assay), 면역 비탁법(Trubidimetry Nephelo-Immuno Assay)과 분자유전자 분석법으로 역전사 중합 효소 연쇄반응(RT-PCR), 중합 효소 연쇄반응 제한 효소 분석법(MRT-PCR), 유전자 신호 증폭 측정법, 염기서열 분석법, Blot hybridization, Gene Rearrangement Analysis, Chromosome Banding Techniques 등이 이용되고 있다.

표 13-3. 종양 표지자와 장기별 유용성

	소화기암·호흡기계								비뇨기·생식기계				
◎: 특히 유용성이 높다 ○: 유용성이 높다	식도	위	대장	간	담낭	췌장	폐	전립선	방광	유방	자궁	난소	융모
CEA(RIA)		○	○	○	○	○	○	○		○	○	○	
TPA(RIA)		○	○	○	○	○	○	○	○	○	○		
BFP(EIA)			○	○	○	○	○	○	○		○	○	
IAP	○	○		○		○	○				○	○	
SCC(RIA)	○						◎				◎		
NSE(RIA)							◎						
AFP		○		◎									
PIVKA-II(EIA)				◎									
CA19-9(RIA)		○	○		◎	◎	○					○	
CA-50(TR-FIA)			○		◎	◎							
SPan-1(RIA)					◎	◎							
KMO 1(EIA)					◎	◎							
POA(RIA)						◎							
DUPAN-2(EIA)		○		○	◎	◎							
Elastase(RIA)						◎							
PAP(RIA)								◎					
전립성특이항원(PA) (EIA)								◎					
γ-Sm(EIA)								◎					
CA125(RIA)						○					○	◎	
CA130(RIA)						○					○	◎	
CA72-4(RIA)		○	○									◎	
SLX(RLA)						◎	◎					◎	
NCC-ST-439(EIA)			○		○	◎	○			◎			
CA15-3(RIA)										◎			
BCA225										◎			
SP_1(RIA)													◎
STN(*재발예)		*◎										◎	

표 13-4. 종양표지자의 종류와 임상적 의의(계속)

검사항목	임상적 의의	측정법	검체	보존	참고치
AFP(α-Fetoprotein)	↑간세포암, 유아간염, 간경변, 임신후기	IRMA CMIA	혈청	냉장	≤15ng/mL
BCA 225(Breast carcinoid Antigen)	↑원발성 유방암, 유암 수술 후 치료경과 관찰	EIA	혈청	냉동	〈160U/mL
BFP(Basic Feto protein)	↑신장암, 췌장암, 고환종양, 난소암	EIA	혈청	냉동	≤75ng/mL
CA 125	↑난소암, 자궁근종, 자궁내막염, 간암	IRMA CMIA	혈청	냉동	≤35U/mL
CA 15-3	↑전이성 유방암, 폐선암, 난소암	IRMA	혈청	냉장	≤28U/mL
CA 19-9	↑췌장암, 담낭·담관암, 위암, 대장암	RIA CMIA	혈청	냉장	≤37U/mL
CA 50	↑췌장암, 담낭·담관암, 간암, 임신, 부인과 질환	RIA	혈청	냉장	〈40U/mL
CA 72-4	↑소화기암, 난소암, 유방암	IRMA	혈청	냉장	≤4U/mL
CA 546 CA 602	↑난소암(Mucin성 낭포성 선암)	EIA	혈청	냉장	〈12U/mL 〈63U/mL
CEA(Carcino Embryo Ag)	↑전이성간암, 결장·직장암, 췌장암, 담도암, 폐암, 위암, 유방암	IRMA CMIA	혈청	냉장	≤5ng/mL smoke:〈10ng/mL
Cyfra 21-1(cytokeratin 19 fragment)	↑폐편평상피암, 폐소세포암, 폐선암	IRMA	혈청	냉동	≤3.6U/mL
Dupan-2	↑췌장암, 담도계암, 간암	EIA	혈청	냉동	≤150U/mL
Elastase 1	↑췌장암, 급성췌장염	RIA	혈청	냉동	〈300ng/dL
Ferritin	↑백혈병, 재생불량성빈혈, 간암, 췌장염 ↓철결핍성 빈혈, 임신, 수유기	IRMA	혈청	냉동	M: 38~280ng/mL F: 9~90ng/mL
Free PSA	↑전립선암	IRMA	혈청	냉장	0.03~0.50ng/mL
IAP(Immuno suppresive acid protein)	↑각종 악성종양, 식도암, 폐암, 췌장암, 난소암, 담낭·담도암	TIA	혈청	냉동	〈500ng/mL
NMP 22(Nuclear Matrix protein)	↑방광암	EIA	단회뇨	냉장	0~10U/mL
NSE(neuron specific Enolase)	↑폐소세포암, 신경내분비종양, 위암, 유방암	IRMA	혈청	냉장	≤12ng/mL
PAP(Prostatic Acid phosphatase)	↑전립선암, 전립선염, 전립선비대	IRMA	혈청	냉장	0.50~4.65ng/mL
Polyamine	↑악성종양, 백혈병, 악성임파종양	EIA	단회뇨	냉장	13.2~46.2μM/g. creatinine
PSA(Prostate specific Ag)	↑전립선암, 전립선염, 전립선비대	IRMA CMIA	혈청	냉장	≤4ng/mL
PSTI(Pancreatic secretory trypsin inhibitor)	↑췌장암, 급성췌장염, 악성종양, 감염증	RIA	혈청	냉동	4.6~12.2ng/mL

표 13-4. 종양표지자의 종류와 임상적 의의(계속)

검사항목	임상적 의의	측정법	검체	보존	참고치
SCC(Squamous cellcarcinoma related Ag)	↑자궁경부암, 폐편평상피세포암, 식도암	IRMA	혈청	냉장	≤1.5ng/mL
Sialic Acid	↑염증성 질환, 악성종양, 류마티스질환, 교원병 ↓만성간염, 간경변	효소법	혈청	냉장	45~75mg/dL
Span-1	↑췌장암, 간·담도계암	RIA	혈청	냉동	<30U/mL
STN-Ag	↑난소암, 위암, 각종 소화기암	RIA	혈청	냉동	<45U/mL
TK(Thymidine kinase)	↑백혈병, 다발성 골수종 등 조혈기계 종양	RIA	혈청	냉장	<5U/L
TPA(Tissue polypeptide Ag)	↑악성종양, 소화기암, 유방암	IRMA	혈청	냉장	≤70U/L
UPA(Urokinase Type plasminogen Activator)	↑각종염증, 종양질환	IRMA	혈청	냉동	<0.8ng/mL
β-HCG(Human chorionic Gonadotropin)	↑융모성종양, 고환종양, 임신, 이소성 융모표피증	IRMA EIA	혈청요	냉장	M: <10mIU/mL F: 비임신 시 : <10mIU/mL
β_2-Micro globulin	↑악성종양, 다발성 골수종,만성 림프구성 백혈병	EIA	혈청 단회뇨	냉장	≤3.0μg/mL ≤0.3μg/mL
γ-Sm (γ-Semino protein)	↑전립선암	EIA	혈청	냉동	<4.0ng/mL

3. 골 표지자(bone markers)

미네랄과 뼈 대사는 인간 발달에 필수적이다. 각 미네랄과 이와 관련된 호르몬은 직·간접적으로 수백개의 생화학적, 생리적 반응과 영향을 주고 받는다. 이 미네랄과 호르몬은 뼈 형성과 재형성에 관련된 생체 표지자와 유기적으로 작용한다.

뼈에 관련된 질환을 가진 환자를 평가하는 것에는 뼈 회전율을 위한 진단검사와 뼈 형성과 흡수에 관한 생체 표지자를 측정한다. 뼈의 유용한 표지자는 뼈조직에 특이도가 있어야 하며, 재흡수가 아닌 오직 뼈의 형성만을 반영해야 한다. 뼈 표지자의 측정은 (1) 발병기전 (2) 치료작용의 기전 (3) 임상시험에서 적당한 약 농도 선택 (4) 임상시험에서 발병의시간적 경과와 유사성 및 치료 효과의 결정 (5) 뼈 미네랄 밀도와의 관계성 등에 관한 유용한 정보를 제공한다

1) 뼈 형성의 생체표지자

뼈 형성의 생체 표지자는 다음 조건을 충족시켜야 한다.

- 구조적인 단백질이 뼈로 합입되는 것에 비례하는 속도로 혈액 내로 분비되어야 하고, 분비

된 일부가 질병에 의해 변하지 않아야 한다.

- 특징기능이 있어야 하며, 뼈 재흡수 동안 변경되거나 분비되어서는 안 된다.
- 대사기전과 혈청 내 반감기를 알고있어야 한다.

현재 이상적인 뼈 흡수 표지자는 알려져 있지 않지만, 임상에 도움이 되는 표지자를 표 13-5에 나타내었다.

표 13-5. 뼈 형성의 임상화학적 표지자

표지자	기원조직	검체종류
알칼리 인산분해효소(ALP)	뼈, 간, 장 신장, 태반	혈청
뼈특이 알칼리 인산분해효소(BAP)	뼈	혈청
오스테오칼신(OC)	뼈, 혈소판	혈청

2) 뼈 재흡수의 생체표지자

뼈 재흡수의 생체표지자는 다음과 같은 조건을 만족해야 하며, 이상적인 뼈 재흡수 표지자는 아직 없지만, 임상에서 사용 가능한 뼈 재흡수 표지자를 표 13-6에 나타내었다

- 기질성분이 파괴되면서 생성되는 물질로, 다른 조직에서 발견되지 않아야 한다.
- 다른 인자에 의해 혈청수치가 변화되서는 안 된다.
- 새로운 뼈 형성에 재사용되어서는 안 된다.

표 13-6. 뼈 재흡수의 임상화학적 표지자

표지자	기원조직	검체종류
히드록실 프롤린	뼈, 연골, 연조직, 피부	뇨
뼈 시알로 프로틴(BSP)	뼈, 상아조직	혈청
타타르산염 내성 산성인산분해효소 (TRAP 또는 TR-ACP)	뼈, 혈액	혈장, 혈청
히드록시리신, 글리코시드	뼈, 연조직, 피부, 혈청보체	뇨
피리디놀린(Pyr 또는 PYD)	뼈, 연골, 힘줄, 혈관	뇨, 혈청
타입I 콜라겐의 카르복시말단 교차결합 텔로펩티드 (CTX-I)	타입I콜라겐을 함유한 모든 조직	뇨, 혈청
N-텔로펩타이드(N-telopeptide test, NTX)	타입I콜라겐을 함유한 모든조직	뇨, 혈청
카텝신(예, K, L)	K: 주로 파골세포 L: 포식세포, 파골세포	혈장, 혈청
데옥시피리디놀린(DPD)	뼈, 상아질	뇨, 혈청

3) 골 표지자의 측정법

생체 표지자 분석을 위한 분석 시료는 소변, 혈장, 혈청이 가능하다. 뼈 표지자를 측정하는 데 쓰이는 검사법은 분광광도법, RIA, immunoradiometric assay(IRMA), EIA, Enzymlinked immunosorbent assay(ELSIA), CLIA, HPLC 등이 사용된다.

분광광도법이 가장 일반적인 방법이며, 이는 자동화 화학분석기에 거의 적용할 수 있으며 검체로 혈장과 혈청을 이용한다. EIA나 CLIA와 같은 면역 분석법은 임상검사실에서 뼈표지자를 측정하는 데 유용한 방법으로 사용되고 있다.

HPLC는 뼈 표지자를 측정하는 데, 특히 뇨 검체를 측정하는 데 사용한다. 뇨검체에 대한 크로마토그래피의 검사법의 가장 큰 단점은 검체를 전처리하고 추출하는 것이 필요하여 분석시간이 길어지고 분석의 정확도를 떨어트린다.

골 표지자의 기본검사 항목은 osteocalcin(OC), C-telopeptide(CTx, serum), N-telopeptide(NTx, urine)이다.

4. 심장 표지자 (cardiac markers)

여러 심장질환의 발생은 혈관의 염증으로 시작되며 판의 발생, 판의 불안정화, 판의 파열, 그리고 허혈로 진행되며 세포의 죽음 혹은 괴사로 끝나게 된다.

혈관염증이 중요하다는 점을 지지하는 사람들은 죽상경화혈관병(atherosclerotic vasular disease, ASVD) 발생에서 지질이 관여한다는 중요성을 무시하지 못한다. 급성심장동맥증후군(acute coronary syndrome, ACS)은 불안정한 협심증(가슴조임증, ANGINA)에서 비정상-Q-파 AMI에 이르는 임상증상 및 징후의 연속선상에 있다고 설명된다.

ACS로 이끄는 변화와 연관되는 생화학적 표지는 표 13-7에 정리하였다

표 13-7. 세포의 죽음 혹은 심장기능부전으로 진행되는 CVD와 이에 관련된 생물표지자.

향염증 사이토카인	플라크 불안정성	플라크 파열	급성기 반응물	허혈	괴사	심장근육기능부전
IL-6 TNFa	MMP-9 MPO ICAM VCAM	sCD40L PIGF PAPP-A	CRP	IMA FFAu 콜린	cTnT cTnI	BNP NT-proBNP

심장질환의 생물표지자는 의사에게 가치 있는 특이적인 특징들을 갖고 있다. 모든 생물표지자들은 잠재적으로 환자의 진료에 도움이 되는 특징을 갖는다. 어떤 생물표지자(예, cTnI)는 의사로 하여금 환자에게 최적의 치료를 제공할 수 있는 여러 가지의 특징을 갖는다. 이상적인 심장표지자

들의 특성은 아래와 같다.

- ▶ 더 작은 표지자들이 손상 조직으로부터 더 빠르게 분비된다.
- ▶ 수용성 세포질표지자가 구조적 표지자를 선호된다.
- ▶ 절대적인 심장조직특이성을 가지고 있으며 다른 조직에는 존재하지 않아야 한다.
- ▶ 가역적손상(허혈)과 비가역적손상(괴사) 사이의 구별에 유용해야 한다.
- ▶ 손상 후에 심장근육으로부터의 분비가 완료되어야 한다.
- ▶ 분비된 표지자의 양이 손상의 크기(경색의 크기)와 직접 비례해야 한다.
- ▶ 검출되기 충분한 시간(12~24시간) 동안 "후기표출(late presenter)"된 혈청 내에서 증가된 상태로 남아있어야 한다. 이 환자는 협심증이나 심장발작과 같은 심장관련사건을 겪었지만 진단을 위해 병원 후송이 지연된 사람으로 기술된다.
- ▶ 위험등급에 있어 결과와 혈청내 표지자의 유무 혹은 "정상"보다 높은 표지자의 증가 정도 사이에 상관관계가 있어야 한다.
- ▶ 재발손상의 진단이 가능하도록 빠르게 청소되어야만 한다.
- ▶ 재관류 및 재폐쇄를 모니터링하는 데 유용해야만 한다.
- ▶ 측정이 상대적으로 쉽고 빠르게 수행되어야 한다.

심장세포 괴사의 생물표지자가 수십 년 동안 이용 가능해지고 있다. 심장세포 괴사의 예에는 크레아틴키나아제-MB(CK-MB) 동종효소 그리고 보다 최근에 심장트로포닌 I(cardiac troponin I, cTnI)과 심장트로포닌 T(cardiac troponin T, cTnT)가 있다. 이러한 생물표지자들은 심장질환으로 인한 전체적인 사망률을 감소시키는 중요한 역할을 하고 있다. 이러한 심장 표지자들의 증가 감소하는 시간을 표 13-8에 나타내었다.

표 13-8. 심장 표지자의 증가패턴과 감소패턴(시간패턴)

효소	증가시작(시간)	최대(시간)	정상회복(일)
총CK	4~6	24	3~4
CK-MB	4	18	2
LD, LD1	8~12	72~144	8~14
미오글로빈(Mb)	1~3	12	1
트로포닌 T(TnT)	4~6	10~24	10
트로포닌 I(TnI)	4~6	10~24	4

1) 심장 표지자의 측정법

심장 생물표지자에 대한 검사실검사방법은 화학발광화합물, 형광발색단(flurophore), 효소 등의 다양한 표지를 사용하는 면역측정법, 크로마토그래피, 전기영동, 그리고 효소결합면역흡착법

(enzyme-linked immunosorbent assay, ELISA) 등이 사용된다. 심장 생물표지자에 대한 방법들은 현장검사 장비, 자동분석기, 그리고 수동분석기로 통합되어 있다. 앞으로, 분자진단 및 질량분광광도법과 같은 보다 정밀한 기법들이 현재 사용되는 많은 방법들을 대체하게 될 것이다.

한글 찾아보기

ㅈ

ㅊ

ㅋ

ㅌ

ㅍ

ㅎ

영문 찾아보기

A

B

C

D

E

F

G

H

I

J

K

L

M

N

O

P

Q

R

S

T

U

V

W

Y

Z

임상화학

정가 35,000원

ISBN 978-89-7043-946-4

2013년 9월 1일 1판 발 행
2014년 8월 25일 1판 2쇄 발 행

공 저 : 김대은 · 김종호 · 김윤식 · 나영악 · 문기영
박 철 · 이국성 · 이은주 · 장철수 · 추상규

발 행 자 : 최 병 진

편집 : 이성림
교정 : 정유진
표지 : 서상석
제작 : 이창용

발 행 처 : 도서출판 **고 려 의 학**
(136-023) 서울 성북구 성북로9길 1 보문빌딩3층
Tel. 765-0333, 0337
Fax. 743-2288
등록번호 : 제 1-519호 1978. 6. 29.

표 준 주

주 족

기

ACS와 IUPAC에서 권장함.

[a]가장 안정하거나 잘 알려진 동위원소의 질량수
[b]가장 반감기가 긴 동위원소의 질량

원소기호	O 8	원자번호
이름	산소	
원자량	15.9994	
안정한산화수	−2 3.5	전기음성도

← 전 이 금 속

주기	1 (IA)	2 (IIA)	3 (IIIB)	4 (IVB)	5 (VB)	6 (VIB)	7 (VIIB)	8	
1	H 1 수소 1.00794 1 2.2								
2	Li 3 리튬 6.941 1 1.0	Be 4 베릴륨 9.01218 2 1.5							
3	Na 11 나트륨 22.98977 1 1.0	Mg 12 마그네슘 24.305 2 1.2							
4	K 19 칼륨 39.098 1 0.9	Ca 20 칼슘 40.08 2 1.0	Sc 21 스칸듐 44.9559 3 1.2	Ti 22 타이타늄 47.90 4 1.3	V 23 바나듐 50.9415 5 1.5	Cr 24 크로뮴 51.996 3 1.6	Mn 25 망가니즈 54.9380 2 1.6	Fe 26 철 55.845 3 1.6	C 2
5	Rb 37 루비듐 85.4678 1 0.9	Sr 38 스트론튬 87.62 2 1.0	Y 39 이트륨 88.9059 3 1.1	Zr 40 지르코늄 91.22 4 1.2	Nb 41 나이오븀 92.9064 5 1.2	Mo 42 몰리브데넘 95.94 6 1.4	Tc 43 테크네튬 98.9062[b] 7 1.4	Ru 44 루테늄 101.07 (3,4) 1.4	R 3
6	Cs 55 세슘 132.9054 1 0.9	Ba 56 바륨 137.327 2 1.0	La* 57 란타넘 138.9055 3 1.1	Hf 72 하프늄 178.49 4 1.2	Ta 73 탄탈럼 180.9479 5 1.3	W 74 텅스텐 183.84 6 1.3	Re 75 레늄 186.2 7 1.5	Os 76 오스뮴 190.2 4 1.5	Ir 4
7	Fr 87 프랑슘 (223)[a] 1 0.9	Ra 88 라듐 226.0254[b] 2 1.0	Ac** 89 악티늄 (227)[a] 3 1.0	Rf 104 러더포듐 (261)[a] 4 —	Db 105 더브늄 (262)[a] 5 —	Sg 106 시보귬 (266) — —	Bh 107 보륨 (264) — —	Hs 108 하슘 (269) — —	M 마 —

란타넘족 원소	* 6	Ce 58 세륨 140.116 3 1.1	Pr 59 프라세오디뮴 140.90765 (3,4) 1.1	Nd 60 네오디뮴 144.24 3 1.1	Pm 61 프로메튬 (145)[a] 3 1.1	S 3
악티늄족 원소	** 7	Th 90 토륨 232.0381[b] 4 1.1	Pa 91 프로탁티늄 231.03588 5 1.1	U 92 우라늄 238.02891 6 1.2	Np 93 넵투늄 (237) 5 1.2	P 4

율 표

.−12를 기초로 하였다.
어진 원자량은 가장 안정하거나
진 동위원소들의 것이다.

10	11 (IB)	12 (IIB)	13 (IIIA)	14 (IVA)	15 (VA)	16 (VIA)	17 (VIIA)	18 (VIIIA)
								He 2 헬륨 4.002602 — —
			B 5 붕소 10.81 3 2.0	C 6 탄소 12.011 +4, −4, 2.5	N 7 질소 14.0067 +3, −3 3.1	O 8 산소 15.9994 −2 3.5	F 9 플루오르 18.99840 −1 4.1	Ne 10 네온 21.1797 — —
			Al 13 알루미늄 26.98154 3 1.5	Si 14 규소 28.086 4 1.7	P 15 인 30.97376 5 2.1	S 16 황 32.06 6 2.4	Cl 17 염소 35.453 +1, −1 2.8	Ar 18 아르곤 39.948 — —
28 켈 .69 1.8	Cu 29 구리 63.546 2 1.8	Zn 30 아연 65.409 2 1.7	Ga 31 갈륨 69.72 3 1.8	Ge 32 저마늄 72.61 4 2.0	As 33 비소 74.9216 +3, −3 2.2	Se 34 셀레늄 78.96 4 2.5	Br 35 브로민 79.904 +1, −1 2.7	Kr 36 크립톤 83.80 — —
46 라듐 6.4 1.4	Ag 47 은 107.868 1 1.4	Cd 48 카드뮴 112.411 2 1.5	In 49 인듐 114.82 3 1.5	Sn 50 주석 118.71 4 1.7	Sb 51 안티모니 121.760 +3, −3 1.8	Te 52 텔루륨 127.60 4 2.0	I 53 아이오딘 126.904 +1, −1 2.2	Xe 54 제논 131.293 — —
78 금 .078 1.4	Au 79 금 196.9665 3 1.4	Hg 80 수은 200.59 2 1.5	Tl 81 탈륨 204.3833 1 1.4	Pb 82 납 207.2 2 1.6	Bi 83 비스무트 208.9804 3 1.7	Po 84 폴로늄 (210)[a] 4 1.8	At 85 아스타틴 (210)[a] +1, −1 2.0	Rn 86 라돈 (222)[a] — —
110 — 69) —	— 111 — (272) — —							

금속 준금속 비금속

내부전이원소

63 로퓸 .964 1.0	Gd 64 가돌리늄 157.25 3 1.1	Tb 65 터븀 158.92534 3 1.1	Dy 66 디스프로슘 162.50 3 1.1	Ho 67 홀뮴 164.93032 3 1.1	Er 68 어븀 167.26 3 1.1	Tm 69 툴륨 168.9342 3 1.1	Yb 70 이터븀 173.04 3 1.1	Lu 71 루테튬 174.97 3 1.1
95 리슘 43) 1.2	Cm 96 퀴륨 (247)[a] 3 1.2	Bk 97 버클륨 (247) 3 1.2	Cf 98 캘리포늄 (251)[a] 3 1.2	Es 99 아인슈타이늄 (251) — 1.2	Fm 100 페르뮴 (257) 3 1.2	Md 101 멘델레븀 (258) — 1.2	No 102 노벨륨 (259) — —	Lr 103 로렌슘 (262) — —